# 漢方と最新医学

## 漢方水嶋塾講義集

### 水嶋 丈雄

東京図書出版

# は じ め に

　漢方水嶋塾は2000年から長野で開かれて以来隔月に、2019年からリモートになってからは4カ月に1回のペースで開催しております。すでに100回を数え毎回100名を超える漢方医や漢方研究医の方の参加を得られています。第1回から第20回までは『現代医学における漢方製剤の使い方』（拙著・三和書籍）として、第21回から第40回までは『漢方治療の診断と実践：漢方水嶋塾講義録』（拙著・三和書籍）として発売させていただきました。今回は第80回から第100回までをまとめましたので書籍にしたいと思います。現代医学は日進月歩で漢方治療もしかり新しい知見が毎年増えています。それをいろいろな検査で実践検討しながらまとめていっています。医学はまず実践と検討が重要です。ですから毎年内容は更新されていっています。漢方薬は古いものですがその効果は現代医学にしっかりと息づいています。私の恩師の大阪医大・故兵頭教授に教えをうけたのが1976年でしたが、その時にも常に医学は進歩していることを忘れずに漢方治療も進歩させなければいけないと薫陶をうけました。1988年に中国に留学していた時にも指導中医師の付忠立先生から中医とは日本の漢方も含まれる、日本の江戸時代の漢方医は世界一である、例えば温病学を鎖国にもかかわらずよく理解していて温病学の薬を日本の薬でうまく代用していた原南陽しかり和田東郭しかりなど、中国にしかないような生薬を使うのではなく日本の独自の漢方薬を用いるべきである、そういう点で日本の漢方は中医と言ってよい、と教わりました。この原点を大切に現代医学にて漢方薬が果たすべき役割を実践主義で検討を加えながら研究しています。ここにその一端を御紹介したいと思いますが、これも時間とともに新しい知見が出てくるかもしれません。また漢方水嶋塾で漢方研究医の仲間とともに毎年更新しながら研究を続けていきたいと考えております。

 序論

　漢方薬は多成分が応答する生体システムである。それゆえにわかりにくい部分があるが、その中心となる作用を覚えていくと様々な疾患にうまく応用できる。これを漢方では君薬と臣薬という。さらに副反応をとるための佐薬と他の症状をとるための使薬から漢方は成り立っている。ここで生体システムを復習すると、

　1：熱産生システムつまりサイトカインから体温調節系に働くグループ、たとえばTNFαに作用するグループは麻黄湯や葛根湯、小柴胡湯や柴胡桂枝湯などの感冒薬である。
　2：免疫・抗炎症系に働く生体システムである。樹状細胞やTRL反応に由来する。人参湯、補中益気湯や補剤と言われるグループである。
　3：微小循環系や血管平滑筋に働くグループである。NO作用や抗血小板作用があると思われる。当帰四逆湯や芍薬甘草湯、越婢加朮湯、釣藤散など抗凝固系に働くグループである。
　4：水分調節系、これはアクアポリンに働くグループである。五苓散や抑肝散、清暑益気湯、呉茱萸湯などである。
　5：脳内分泌系、これは脳内ホルモンやオキシトシン系、抗ノルアドレナリン作用があり、加味帰脾湯や加味逍遥散、柴胡加竜骨牡蛎湯など気剤というグループである。
　6：消化管蠕動運動系、これはペプシノーゲンの作用で大建中湯や消化器製剤である。
　7：腎血管拡張作用、これは腎の輸入細動脈を拡張させ、抗リン作用で腎機能に改善作用をもたらすグループである。人参湯や八味地黄丸、真武湯などである。
　8：その他　心に対する変力作用やIL-8抑制効果などがあげられる。

これらを基本に疾患別に漢方薬の用い方を述べてみたい。また文章の中に適応外使用とあるが目的の病状以外に漢方薬の適応の病状が隠れている場合がほとんどである。漢方薬を使用の場合には適応をよく吟味して用いたいものである。

## 漢方の方が現代薬より優れているもの1

| | | | |
|---|---|---|---|
| インフルエンザの初期 | 麻黄湯 | 小児の腹痛 | 小建中湯 |
| 足のつれ | 芍薬甘草湯 | PCOS | 温経湯 |
| 気圧変化で出現する頭痛 | 五苓散 | 小児のPFAPA | 柴胡桂枝湯 |
| 流行性耳下腺炎 | 小柴胡湯 | 生理前不快気分障害 | 抑肝散 |
| ヘルパンギーナ | 人参湯 | 口腔内真菌症 | 人参湯 |
| 小児肛門周囲膿瘍 | 十全大補湯 | 内痔核 | 乙字湯 |
| 認知症のBPSD | 抑肝散 | 慢性便秘 | 大黄甘草湯 |
| 小児の嘔吐下痢症 | 五苓散 | | 麻子仁丸 |
| 更年期障害 | 加味逍遥散 | 免疫低下 | 補中益気湯 |
| 老人性うつ病 | 香蘇散　柴胡桂枝乾姜湯 | | |
| PTSD型新型うつ病 | 加味帰脾湯 | 伝染性軟属腫 | 黄耆建中湯 |
| 翼状片 | 越婢加朮湯 | 非細菌性膀胱炎 | 猪苓湯 |

図0-1

## 漢方の方が現代薬より優れているもの2

| | |
|---|---|
| 難治性口内炎 | 半夏瀉心湯　人参湯 |
| MRSA感染 | 当帰六黄湯 |
| 人工肛門周囲のびらん | 十味敗毒湯 |
| 肺気腫の咳嗽 | 瓜呂枳実湯 |
| レビー小体性認知症 | 加味温胆湯 |
| 急性紅皮症 | 越婢加朮湯 |
| 多発性硬化症 | 小続命湯 |
| 舌痛症 | 清熱補気湯 |
| 慢性骨髄炎 | 千金内托散 |
| 小児のアトピー性皮膚炎 | 黄耆建中湯 |
| 抗リン脂質抗体症候群 | 当帰四逆加呉茱萸生姜湯 |
| 腎萎縮 | 人参湯　　突発性湿疹には升麻葛根湯 |
| COVID-19後遺症味覚障害 | 清熱補気湯 |
| COVID-19後遺症嗅覚障害 | 麗沢通気湯 |

図0-2

## 現代薬と漢方薬の併用で効果を増強するもの

| | |
|---|---|
| ・片頭痛 | 呉茱萸湯＋イミグレン |
| ・大腸憩室炎 | 大黄牡丹皮湯＋抗生剤 |
| ・三叉神経痛 | 五苓散＋カルバマゼピン |
| ・関節リウマチ | MTX＋漢方薬（桂芍知母湯・大防風湯） |
| ・更年期障害の頭痛 | 鎮痛剤＋川芎茶調散 |
| ・NASH | ウルソ＋防風通聖散 |
| ・気管支喘息 | ステロイド吸入薬＋柴朴湯 |
| ・癌治療中の嘔気 | PPI＋六君子湯 |
| ・逆流性食道炎 | PPI＋茯苓飲合半夏厚朴湯 |
| ・アトピー性皮膚炎 | ステロイド外用薬＋越婢加朮湯 |
| ・アレルギー性鼻炎 | 抗ヒスタミン剤＋小青竜湯 |
| ・好酸球性副鼻腔炎 | 抗ヒスタミン剤＋小青竜湯合桔梗石膏 |
| ・右心不全 | 利尿剤＋木防已湯 |
| ・治療抵抗性高血圧 | 降圧剤＋釣藤散 |

図0-3

# 目　次

はじめに .................................................................. 1

序論 ...................................................................... 1

第1章　頭痛に対する漢方薬治療 .......................................... 5

第2章　脈診の実際 ...................................................... 7

第3章　頭痛の漢方と五苓散の働き ........................................ 9

第4章　釣藤散の働き ................................................... 11

第5章　冷え型の消化器疾患と人参湯グループ ............................. 14

第6章　腹診の実際 .................................................... 16

第7章　感冒の漢方薬 .................................................. 19

第8章　COVID-19について ............................................. 21

第9章　感冒の症例 .................................................... 22

第10章　舌診の復習 ................................................... 25

第11章　葛根湯の解説 ................................................. 26

第12章　呼吸器疾患と漢方 ............................................. 29

第13章　柴胡剤の解説 ................................................. 33

第14章　補剤の解説 ................................................... 36

第15章　慢性疼痛の漢方薬 ............................................. 45

第16章　リウマチと漢方薬 ............................................. 56

第17章　アレルギー疾患と漢方薬 ....................................... 62

第18章　心身症と漢方治療 ............................................. 78

第19章　婦人科疾患と漢方薬 ........................................... 91

第20章　循環器疾患と漢方薬 .......................................... 106

第21章　腎臓疾患と漢方薬 ............................................ 118

第22章　消化器疾患の漢方治療 ........................................ 130

第23章　感覚器疾患と漢方治療 ........................................ 159

第24章　小児疾患と漢方 .............................................. 176

あとがき ............................................................ 191

# 第1章

# 頭痛に対する漢方薬治療

まず頭痛には五苓散が有用である。これは水分調節系の代表薬で気圧の変化による頭痛に力を発揮する。図1は一次性頭痛の種類である。群発頭痛は夜間に増悪する傾向が強い、片頭痛は光刺激や臭い刺激で誘発されるが緊張型頭痛はストレスによって誘発される。片頭痛では様々な種類のトリプタン製剤が開発されていて最近では点鼻薬や注射療法も用意されている。しかし軽度の場合には漢方治療が奏効することもある。図2片頭痛では呉茱萸湯が有名であるが、これは左の腹直筋の緊張を目標とするとよい。さらに低血圧や冷え、めまいを伴う場合には半夏白朮天麻湯を用いる。これは舌の胖大と多汗を目標とする。ただし適応外使用なので症候病名としてたとえば内耳性めまいをつけていただきたい。緊張性頭痛には葛根湯を用いる。これは脈浮を目標とする。川芎茶調散を用いる場合もある。これは更年期障害を目標とする。群発頭痛には五苓散か桂枝茯苓丸を用いる。特に五苓散は気圧の変化による頭痛には奏効する。これは脈浮を目標とする。桂枝茯苓丸は漢方でいうところの瘀血という病態で血流不全を示している。これは腹部の圧痛を目標とする。また寺沢の瘀血スコアを参照にするとわかりやすい。さらに脳動脈硬化症による頭痛には釣藤散がよい。これは早朝の頭痛や頚部痛を目標とする。ただしこれも適応外使用なのでたとえば高血圧の病名が必要である。図3次いで二次性頭痛では漢方薬は副次的に用いるが副鼻腔炎では排膿散及湯を用いる。これは顔面部の化膿が目標になるが歯肉炎や副鼻腔炎が目標と考えるとよい。風邪による頭痛には川芎茶調散がよい。また緑内障による頭痛には五苓散がよい。眼圧の調整効果があるが適応外使用なので症候病名でたとえば習慣性頭痛が必要である。もちろん髄膜炎やクモ膜下出血などは漢方の適応にはならない。側頭動脈炎は最近では巨細胞性動脈炎であると解明された。また薬物乱用による頭痛には漢方薬を補助的に使用することもある。ここで巨細胞性動脈炎を復習しておくと写真1・図4のように側頭部に索状物を触れることが多くUSでは血流の増加を認める。頑固な頭痛には結構多いとおもわれる。治療はPSに五苓散を加えるのが良好である。ここで血管炎の復習をすると図5のように多種の疾患が知られている。とくにベーチェット病やリウマチ性多発筋

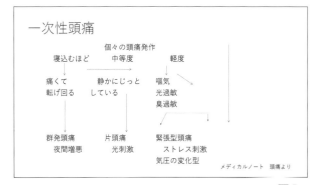

一次性頭痛

個々の頭痛発作

寝込むほど　　中等度　　軽度

痛くて　　　　静かにじっと　　嘔気
転げ回る　　　している　　　光過敏
　　　　　　　　　　　　　　　臭過敏

群発頭痛　　　片頭痛　　　緊張型頭痛
夜間増悪　　　光刺激　　　ストレス刺激
　　　　　　　　　　　　　気圧の変化型

メディカルノート　頭痛より

図1

漢方の適応となる頭痛

・群発頭痛　　五苓散　桂枝茯苓丸
・片頭痛　　　呉茱萸湯　半夏白朮天麻湯
・緊張性頭痛　葛根湯　川芎茶調散
・脳動脈硬化症　釣藤散
・特に漢方薬が優位な頭痛
・　気圧の変化による頭痛　五苓散

図2

二次性頭痛

・副鼻腔炎　　　　排膿散及湯
・かぜ　　　　　　川芎茶調散
・髄膜炎
・クモ膜下出血
・側頭動脈炎（巨細胞動脈炎）
・薬物乱用
・緑内障発作　　　五苓散

図3

覚えておきたい頭痛　巨細胞性動脈炎

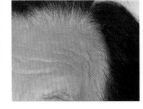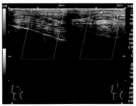

65歳　男性　自験例　　PS治療　五苓散も効果

写真1

巨細胞性動脈炎

**症状**
側頭部痛に加えものを噛み始めるとすぐに、顎とその筋肉に痛みと疲れが現れる。食べたり話したりするときに、舌が痛むこともある。さらに、発熱があったり、疲れや全身の具合の悪さを感じることがある。意図していないのに体重が減り、いつもより汗をかきやすくなることがある。臨床的には側頭部に圧痛のある索状物を触れることが多い

難病情報センターより

図4

IgG4関連疾患

(1)対称性の涙腺・耳下腺・顎下腺のいずれかの腫脹
(2)自己免疫性膵炎
(3)炎症性偽腫瘍
(4)後腹膜線維症
(5)生検組織病理診断で形質細胞性リンパ増殖症またCastleman病の疑いがある。
IgG4＋MOLPSと診断するための必須条件として、a)血清IgG4値＞135mg以上、b)病理組織におけるIgG4陽性形質細胞/IgG4陽性形質細胞＞40％以上

難病情報センターより

図6

血管炎の種類

• 結節性多発動脈炎
• 巨細胞性動脈炎
• リウマチ性多発筋痛症
• 多発血管炎性肉芽腫症
• ベーチェット病
• 高安動脈炎
• 好酸球性多発血管炎性肉芽腫症
• IgA血管炎
• 顕微鏡的多発血管炎

難病情報センターより

図5

症例からみる頭痛

• 58歳　女性
• 1年前から1週間に3-4回片頭痛あり、近医でナラトリプタン・スマトリプタン・アセトアミノフェンなどをもらうも軽快せず、受診
• 160cm　62kg　舌白胖　脈浮・滑・沈　沈・弦・沈　腹部心下痞・振水音あり　頭痛は拍動性でこめかみに多い側頭部を触れると索状物をふれる。髪の毛を触るだけで痛む。気圧にも関係するという。WBC3800μ/L　Hb10.4g/dL　CRP1.05　Plate15.6万　IgG4　142mg
• 巨細胞性動脈炎と考え五苓散7.5g/日プレドニゾロン5mgを処方　2週間で頭痛が消失した。

症例1

痛症には要注意である。ベーチェット病には温清飲が有用であるが、適応外使用なので症候病名を必ずつけていただきたい。リウマチ性多発筋痛症は後で述べることとする。またIgG4関連疾患も最近ではその病態が詳しく解明されてきている。図6自己免疫性膵炎はこの範疇に入るとされる。症例1は58歳女性で片頭痛と言われ種々の投薬を受けたが思うように改善せず、巨細胞性動脈炎であった症例である。PSと五苓散が有用に働いた。次の症例2は腹痛と下痢で受診したが自己免疫性膵炎でやはりPSと五苓散が有用に働いた症例である。

　さて五苓散を詳しくみてみると漢方薬投与目標である「証」は脈浮であるとされる（図7）。では脈浮とはいかなるものか漢方的な脈診を復習してみる。

**●参考文献**
『漢方見ひらき整理帳』井齋偉矢著　南山堂
『漢方治療の診断と実践』水嶋丈雄著　三和書籍
「難病情報センター」公益財団法人難病医学研究財団
「メディカルノート　頭痛」ヘルスケアプラットフォーム

症例からみる腹痛：60歳女性

• 原因不明の腹痛
• 数カ月前から腹痛と下痢　市販の止痢剤で様子を見ていたが時々キューとする腹痛あり、当院受診　WBC4200μ/L　Hb12.4g/dL　アミラーゼ204U/L　CA19-9　92.4U/mL　腹部USにて膵管拡張・膵線維化を認めIgG4　220mgあり自己免疫性膵炎と診断
• 東洋医学的には身長155cm　体重48kg　舌白胖　脈脾脈濡按無力　肺脈浮あり　腹部心下痞あり　振水音あり
• 証を脾虚湿盛と考え五苓散7.5g/日プレドニゾロン1mg/日を投与
• 投与1週間で腹痛は消失　1月にて下痢が消失　アミラーゼ118U/L　IgG4　182mgになった

症例2

五苓散の証とは

• 漢方の利尿剤―漢方では利水剤という
• 漢方治療の場合には「証」をみるという作業が必要です
• 「証」はポイントをおさえれば大丈夫です
• 五苓散の証をみるには　脈浮

図7

　図8にあるように脈診は手首の橈骨動脈を3本の指を並べて診る。心臓からでた動脈は右では腕頭動脈からダイレクトに手首に流れるのに対して、左は一度大動脈弓にあたってから鎖骨下動脈を流れ手首に達する。つまり右手は動脈の速度を診るのに適しているので「気」の脈と言い、左は一度速度を落としてから血液の粘稠度を見るのに適しているので「血」の脈という。また手首の橈骨動脈の験者の中指の下は少し高い骨があり（これを高骨という）その上を流れるので血管内の血漿量を見るのに適している。

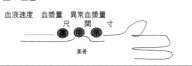

図8

また験者の薬指は坂道を上がる血液の流れをみるので血管の血流速度を見るのに適している。験者の示指はもし血管内に異常な血流があれば（ウイルス感染の初期やパニック状態）血管が高骨に当たって上にはねてしまう。つまり皮膚の浅いところで血管を触れまたグッと押し込むと血流が触れなくなってしまう。これを浮脈という。つまり浮脈は験者の示指、患者の一番手首に近い部位の脈（これを寸口の脈という）が皮膚の近くで触れるもグッと押し込むと消えるような脈のことをいう。患者の右手はウイルス感染の初期でリンパ系が異常に増加していると現れるので肺の脈と言い、これが麻黄湯や葛根湯ひいては五苓散の使用目標となる。患者の左手はノルアドレナリン系の増加により循環血漿量が増加している病態で心の脈と言いパニック障害などの際に触れることができる。逆に肺の脈がグッと押し込んで（沈取という）ようやく触れるようなときには肺の機能低下が疑われ、心の場合には精神的な低下が疑われる。験者の中指は坂道の頂上の脈つまり血管内循環血漿量の状態を見るのに適している。循環血漿量は消化管の吸収の程度と自律神経の血管収縮の程度に比例するため患者の右手、験者の中指は消化吸収力つまりすい臓の力を示し（古典ではすい臓がわからなかったため脾としるされている、これを関上の脈という）、患者の左手は肝の脈とされる。むかしから疳の虫という言葉があるように肝は自律神経の調整作用があるとされる。つまり脾の脈が皮膚の近くで触れるとき（滑脈という）は消化管の水液が過剰になっていることを示し、またグッと押し込んでようやく触れるときには消化管の機能低下が疑われる。次いで患者の左の関上の脈が強い場合は弦脈といい交感神経の緊張が疑われる、高血圧やストレス障害などの場合である。またグッと押し込んで触れる場合は肝機能の低下が疑われる。最後に験者の薬指は血管の坂道を登る速度を示し（尺中の脈という）、いわゆる内分泌の状態を表す。患者の右手の尺中の脈はコルチゾールの働きを示し、強く触れるときはリンパ系の水分過剰を（三焦の水滞）、グッと押さえ込んで触れるときは心機能の低下を表す。患者の左手は甲状腺ホルモンやアドレナリンの働きを示し、副腎や甲状腺の機能を示す。これらをまとめると図9のように被験者の左手では験者の示指は心、中指は肝、薬指は腎陰、右手では示指は肺、中指は脾、薬指は腎陽もしくは心包となる。脈の性質は寸口で右の浮脈は急性ウイルス性感染を表し、右手の柔らかく大きい滑脈はうつ状態、左手の滑脈はパニック状態を示す。関上の脈は左手の大きい弦脈は肝機能負担を示し、またグッと押さえて右手の関上脈が触れない場合には消化機能の低下を示す。また薬指の尺中の脈が左手で触れない場合は免疫機能の低下を示す（図10）。また脈の性状から血液粘稠度が強い場合には脈の立ち上がりが緩やかな脈状となりこれを渋脈という。いわゆる吉利の内科診断学による立ち上がりが悪い not celer の脈である。また貧血傾向のある場合には血管が細く触れる。これを細脈と言い、いわゆる血虚の病態を示す。動脈硬化の強い脈ではころころとした血管を触れることがある。これを革脈と言い、腎虚の病態を示す。慣れてくれば血管はよく触れるが内腔が空虚の病態を見ることがある。これはいわゆる葱を触っている病態と表現されるが脱水の状態である。さらに金匱要略には寸口と関上の間にころっとした滑脈に近いが押さえると触れなくなる脈を触れることがあるとある。これを短脈と言いパニックなどによくあらわれる（図11）。

●参考文献

『中医診断学ノート』内山恵子著　東洋学術出版社

『中医基礎理論』印会河編　上海科学技術出版社

『図説漢方処方の構成と適用』森雄材著　医歯薬出版

『入門漢方医学』日本東洋医学会学術教育委員会編　南
　　江堂

『傷寒論講義』湖北科学技術出版社

『金匱要略講義』湖北科学技術出版社

『中医医古文』上海科学技術出版社

『内科診断学』吉利和著　金芳堂

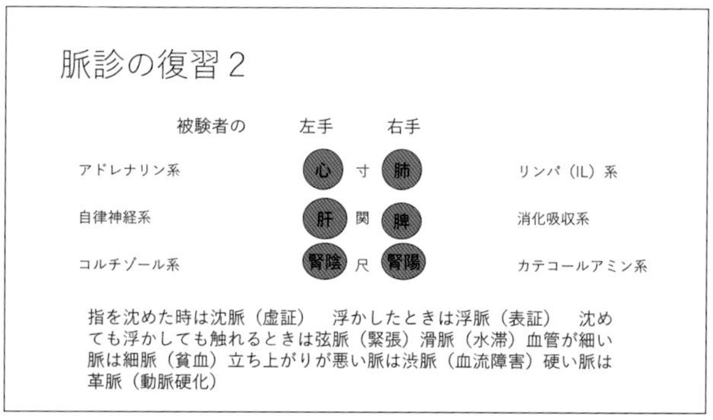

図9

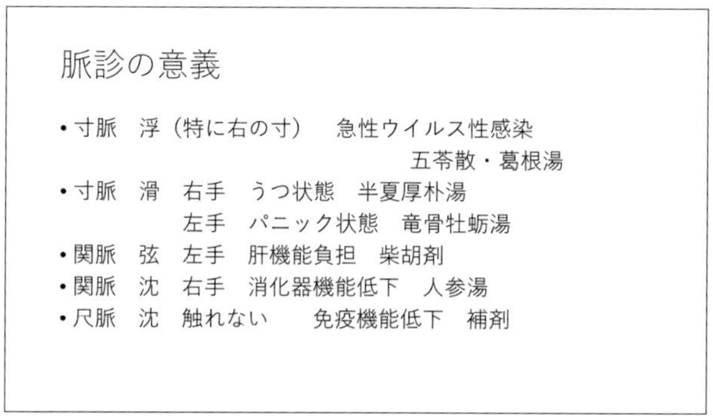

図10

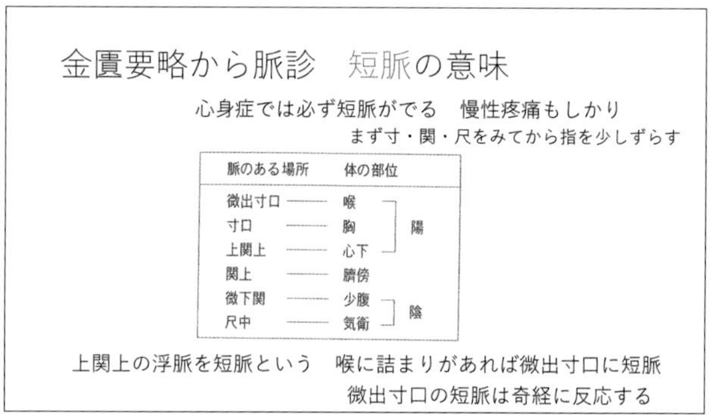

図11

# 第3章

# 頭痛の漢方と五苓散の働き

以上浮脈が理解されたところで五苓散をもう一度調べてみると、五苓散は漢方薬の利水剤と言われるが利尿剤ではない。ここが重要である。図12利水剤とは電解質のバランスを変化させず、細胞膜にあるアクアポリンの孔を塞ぐ働きを持っている。最近の研究ではアクアポリンはAQP1からAQP4まであり特にAQP4は脳室周囲に存在し脳圧亢進を抑制する。これらはMn（蒼朮）、Zn（猪苓・茯苓）にその効果を期待できる。当時熊本大の磯浜らの研究による脳梗塞モデルマウスの五苓散の脳浮腫改善効果を示したよい論文がある。つまり五苓散は浮腫にも脱水にも用いられる漢方薬であるが、脈浮を使用目標に緑内障や湿潤性皮膚炎、浮腫、メニエル病、慢性頭痛、慢性うっ血性心不全などに応用できる。図13・14は五苓散のグループであるがすべて脈浮が使用目標である。さらに使用目標をこまかくみると図14にあるように傷寒論には水気病として脈浮、口渇、小便不利、腹診にて水気音がする、のどは渇くが水を飲むと吐いてしまうとある。脈浮以外に膀胱炎でやや熱証がある場合には猪苓湯、血尿を伴う場合には猪苓湯合四物湯、下痢や蛋白尿を伴う場合には柴苓湯を用いる。柴苓湯はTh1の抑制効果を強く持つがこれは後で述べるとする。さらに腰痛や関節痛を伴い冷えのある方には五積散、慢性の尿路感染で細菌が検出されない場合には五淋散、過活動膀胱で頻尿を訴える場合には清心蓮子飲（腎陰の脈が浮になる）、じんましんを伴う場合には茵陳五苓散、胃部不快と水気病を訴える場合には胃苓湯を用いる。図15要するに五苓散は寸口脈浮が使用目標の第一であるが次いで口渇が目標になる。感冒の頭痛や気象病の頭痛、脳圧亢進や緑内障の頭痛にも効果がある。ただし便秘に注意されたい。症例3は56歳女性で雨の日の前に頭痛が起きる気象病の頭痛である。症例4は48歳男性で正常眼圧緑内障にて頭痛を訴えた症例である。正常眼圧緑内障では眼底の視神経周囲のハローが重要であり頭痛の際に眼球の突出を認めた場合には必ず眼底を見ていただきたい。症例5は14歳女性で視力の低下とともに頭痛を訴えた症例である。胸脇苦満はなくストレス障害があった頭痛である。症例6は3歳女児で急に発症したウイルス性胃腸炎で嘔吐している症例である。感染がなく急性嘔吐症にも効果はある。症例7

---

## 利水剤の基礎

- 利尿剤は電解質バランスを変化させる
- 利水剤は電解質を変えない（甘草のK+低下は要注意）
- 利水剤は細胞膜のNa-Kポンプではなく水チャンネル（AQP：アクアポリン）の孔を塞ぐ効果　脳室周囲のAQP 4に効果
- 特にMn（蒼朮）Zn（猪苓　茯苓）に効果
- つまり体の水分を動かすスピードを変えている
- 脳圧亢進を抑制する

図12

## 五苓散グループ

- 沢瀉・猪苓・茯苓・蒼朮・桂枝（猪沢茯朮）浮腫の病態 乏尿　蓄水状態　メニエル　うっ血性心不全　緑内障 湿潤性皮膚炎　慢性心不全の胸水コントロール（脱水にもつかえる利尿剤）
- 浮腫で表証には　加桂枝　：五苓散
  - 加羌活　：羌活五苓散
  - 加柴胡　：柴苓湯
- 浮腫で寒証には　加附子　：加減五苓散
- 浮腫で黄疸には　加茵陳蒿　：茵陳五苓散
- 八綱弁証：表・熱・中間・陽

図13

## 五苓散（水毒）グループ

五苓散　　猪苓・沢瀉・茯苓・蒼朮
　　水気病：脈浮　口渇　小便不利　腹拍水音
　　　喉は渇くが水を飲むとはいてしまう（水逆証）

| | |
|---|---|
| 五苓散 | 猪苓湯 |
| 猪苓湯合四物湯 | 柴苓湯 |
| 五積散 | 四苓湯 |
| 五淋散 | 清心蓮子飲 |
| 柴苓湯 | 胃苓湯 |
| 茵陳五苓散 | |

図14

## 五苓散の「証」

- 寸口の脈浮が第一目標
- 次に口渇や舌の白苔
- 感冒の頭痛や脳圧亢進状態にも適応（脳症の予防）緑内障の頭痛にも（眼圧低下）
- 便秘に注意
- 臨床では水逆を訴えることは少ない

図15

9

症例からみる頭痛：56歳女性

- 数年前から右側頭部の頭痛　締め付けられるような痛みで、特に雨の日の前にひどくなる　市販の鎮痛剤を内服してしのいでいるが最近ではあまり効かなくなってきた。
- 脳CT異常なし　脳神経所見異常なし　155cm　60kg　便秘はない　舌うすい白苔　脈寸に浮脈　腹部中等度　胸脇苦満なし　WBC3800μ/L　Hb11.2g/dL　Plate14.4万/dL　IgG4　120mg/dL
- 五苓散7.5g/日　にて内服して次の日から頭痛は軽減　3月で廃薬できた

症例3

症例からみる頭痛：48歳男性

- 数カ月前から前頭部の頭痛　絞られるような頭痛で気候には関係しないが、仕事が忙しいと頭痛がつらくなる。
- 脳CT異常なし　脳神経症候異常なし　眼球がやや突出　眼圧右22mmHg　左20mmHg
- 175cm　68kg　便秘はない　舌白苔　脈寸に浮脈　腹部中等度　右胸脇苦満と腹直筋緊張あり　眼科に紹介するがまだ緑内障とはいえず、経過観察とのこと
- 五苓散7.5g/日を投与　1週間にて頭痛が軽減　2週間後　眼圧右18　左16に

症例4

は23歳女性で多発性硬化症で複視が出現した症例である。適応外使用になるが五苓散の脳室周囲のAQP4の刺激が効果を示した症例である。この場合にも頭痛という症候が必ずあるので習慣性頭痛という病名をつけていただきたい。

　頭痛の漢方薬をまとめると群発頭痛には脈浮を目標に五苓散、脈浮がなければ桂枝茯苓丸（これは腹診で臍左下の圧痛、後で述べる）、片頭痛には左腹直筋緊張を目標に呉茱萸湯、腹直筋緊張がなければ舌の胖大を目標に半夏白朮天麻湯、緊張性頭痛には脈浮を目標に葛根湯、脈浮がなければ川芎茶調散、脳動脈硬化症には早朝頚部痛や頭痛を目標に釣藤散図16を用いる。

● 参考文献

「メディカルノート　頭痛」ヘルスケアプラットフォーム
「炎症・水毒 ── 和漢薬によるアクアポリン水チャネルの機能調節」磯濱洋一郎著『漢方と最新治療』17　27-36頁　2008

症例からみる頭痛：14歳女性

- 1年前から急に視力が低下　頭全体が重い頭痛がする
- 眼圧右20mmHg　左22mmHg　眼底近視眼底にはなっていない　視力右0.1　左0.4
- 158cm　38kg　やせ　口数が少ない　舌歯痕　脈浮　腹部軟　胸脇苦満なし　腹直筋緊張なし
- 五苓散5.0g/日投与　2週にて頭痛が取れ　1年後視力　右0.2　左0.4　にて維持している

症例5

症例からみる嘔吐：3歳女児

- 急に嘔吐　下痢はない　風邪かとおもい近医受診　風邪薬を処方されるも少しは良いが嘔吐は続く　3日後再診したところ自家中毒と診断　ドンペリドン座剤を処方されたが、座剤を嫌がる
- 105cm　15kg　下痢はない　腹部軟　正中芯あり
- 五苓散2.5g/日を指につけてなめるように指示　翌日には嘔吐は消失した

症例6

症例からみる複視：23歳女性

- 1年前から複視が出現　神経内科にて脳MRIにて前頭部に限局した多発性硬化症　四肢障害・筋力低下・知覚異常なし
- 170cm　48kg　舌白苔　脈浮　腹部中等度胸脇苦満なし　心下痞あり　便秘なし　下肢の冷えあり
- 五苓散7.5g/日　五苓散の脳室周囲のアクアポリン4刺激を期待　3月にて複視が消失　MRIにても悪化を認めず　5年後もコントロール中

症例7

頭痛の漢方

- 群発頭痛　五苓散　桂枝茯苓丸
- 片頭痛　呉茱萸湯　半夏白朮天麻湯
- 緊張性頭痛　葛根湯　川芎茶調散
- 脳動脈硬化症　釣藤散

図16

# 第4章

釣藤散の働き

　ここで釣藤散を解説してみたい。図17普済本事方には「肝厥頭暈ヲ治シ、頭目ヲ清スル」とある。勿誤薬室方函口訣には「気逆甚シク、頭痛、眩暈シ或ハ肩背強急眼赤ク、心気鬱塞スル者」とある。いわゆる頭痛の漢方薬で微小循環系の代表方剤である。肝厥とは側頭部の経絡の頭痛めまいを示し、気逆とはストレス障害が強い者をいっている。また普済本事方には朝の起床時に強い頭痛、頭重、めまいを訴える者という。図18内容は釣藤鈎3陳皮3半夏3麦門冬3茯苓3人参2菊花2防風2石膏5甘草1生姜1となっている。ここで少し疑問が出る。漢方薬といえども内服後30分で効果があらわれその効果は2時間から3時間継続するといわれる。では夕食時に内服した釣藤散が朝の起床時に効果が出るというのはどういうことであろうか。図19釣藤鈎の薬理は中枢性に脳血流をよくし脳動脈の攣縮を抑制しセロトニン代謝を調節して抗うつ作用を有し、末梢性には血行動態を改善するとある。確かに図20釣藤鈎のアルカロイドのなかでリンコフィリンとイソリンコフィリンは自律神経遮断作用と血圧降下作用を持つ。図21血圧の日内変動は図のように朝に起こるモーニングサージを重要と考え夜間に血圧が下がりすぎると脳梗塞や頭痛を引き起こすとされる。金沢大宮本らの研究によると釣藤散の脳血流に対する効果は脳血流の維持能力の増強が認められたとされる報告がある。ではどのように釣藤散の効果が失効せずに朝まで脳血流を保てているのであろうか。実は図22釣藤散における石膏の効果である。石膏は湯液をアルカリ性に保つ効果だけではなく釣藤鈎の成分のアルカロイドとポリフェノールが不溶性複合体を形成するのを抑制することが知られている（一晩置いた茶渋と同じ効果）。図23つまり釣藤散では釣藤鈎のアルカロイドとポリフェノールが形成する不溶性成分を石膏が抑制するため長時間の脳血流維持効果があり、降圧効果や早朝の頭痛の予防効果があると考えられる。ポリフェノールとポリフェノールの配合された漢方薬には石膏を入れることでその効果を長時間保つ効果があると考えられる。つまり釣藤散は漢方の時間リズムの薬剤である図24。症例8は72歳男性で朝にめまいを訴えた方である。脳CTでは皮質下虚血があり、舌乾燥、腹部中等度、臍下不仁、朝の頭痛より釣藤散を用いた

---

釣藤散

- 本事方「肝厥頭暈ヲ治シ、頭目ヲ清スル」
- 勿誤方函口訣「此方ハ俗ニ所謂癇症ノ人、気逆甚シク、頭痛、眩暈シ、或ハ肩背強急眼赤ク、心気鬱塞スル者ヲ治ス。此症ニ亀井南冥ハ温胆湯加石膏ヲ用ユレドモ此方ヲ優トス。」
- 頭痛の漢方　微小循環系の代表薬

図17

---

釣藤散

- 「普済本事方」頭痛頭暈方
- 肝厥頭暈を治し、頭目を清するは釣藤散
- 使用目標：朝の起床時に強い頭痛・頭重・めまい
- 釣藤鈎3　陳皮3　半夏3　麦門冬3　茯苓3　人参2　菊花2　防風2　石膏5　甘草1　生姜1

図18

---

釣藤鈎の薬理

- 中枢性に脳血流をよくし脳動脈の攣縮を防ぎ、セロトニン代謝を調節して抗うつ作用を有し、末梢性には血行動態を改善すると覚える
- 釣藤鈎のアルカロイドはRauwolfiaが含まれるので基本的にレセルピンと同程度の生薬である

『漢方薬　生薬大辞典』

図19

---

釣藤鈎　アルカロイド

- リンコフィリン・イソリンコフィリン
　　自律神経遮断作用　α遮断作用　心拍数減少　血圧降下
- ヒルスチン・ヒルステイン
　　鎮静作用　局麻作用　自律神経遮断　α遮断作用　抗不整脈作用　血圧降下　血管弛緩作用
- ジヒドロコリナンチン
　　中枢セロトニン親和　α遮断作用
- ジヒドロカダンビン
　　血圧降下作用
- レセルピンと同系統の薬剤　セロトニンが強すぎるとうつに

『漢方薬　生薬大辞典』

図20

---

ところ効果があった。さて漢方薬のアルカロイドは釣藤鈎、黄連、黄柏、黄芩、延胡索などで、ポリフェノールは大黄、茶葉、芍薬などである。この2種類が入っている処方には石膏・石決明・牡蛎などを加えると不溶性複合体を抑制しその作用時間を長くできる、つまり早朝まで効果が継続すると考えられる。図25たとえば小児喘息では走った後の喘鳴には麻杏甘石湯を用いるが石膏・桑白皮を加えた五虎湯や頓嗽湯は早朝の喘鳴に効果がある。図26同様に咽頭痛での処方は桔梗湯は一日通してののどの痛みに用いるが小柴胡湯加桔梗石膏は朝ののどの痛みに適応する。乾燥型咳嗽では発作性にせき込む咳嗽では麦門冬湯を用いるが竹葉石膏湯は朝の咳嗽に用いる。図27かゆみに関しては入眠時のかゆみには当帰飲子を用いるが終夜のかゆみには消風散を用いる。また当帰飲子は乾燥型で消風散は湿潤型であることはいうまでもない。これは後で述べる。花粉症には寒型で鼻閉、のどのイガイガには麻黄附子細辛湯を用いるが熱型で早朝のくしゃみには麻黄附子細辛湯加桔梗石膏を用いるとよい。症例9は8歳男児で喘息発作が断続的に続いてロイコトリエン阻害剤とステロイド吸入を用いるもなかなか効果がでない症例である。舌紅、腹部正中芯、咽頭部発赤なし、夜間にせき込むことが多いため運動作動性喘息ではなく咳喘息と考え五虎湯とICSで効果を認めた。図28最後に釣藤散の証をまとめると虚証で神経質な方の脳動脈硬化症の早朝頭痛ということになる。図29頭痛の漢方薬の用い方と使用目標のまとめである。

## ●参考文献

「メディカルノート　頭痛」ヘルスケアプラットフォーム
「炎症・水毒 ── 和漢薬によるアクアポリン水チャネルの機能調節」磯濱洋一郎『漢方と最新治療』17　27-36頁　2008
『新版漢方医学』日本漢方医学研究所
『中医方剤学』上海科学技術出版社

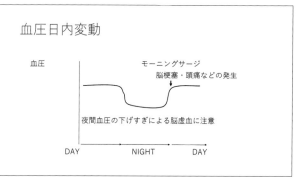

血圧日内変動

血圧　　　　　　　　　　　　モーニングサージ
　　　　　　　　　　　　　　脳梗塞・頭痛などの発生

夜間血圧の下げすぎによる脳虚血に注意

DAY　　　　NIGHT　　　　DAY

図21

釣藤散における石膏の意味

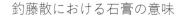
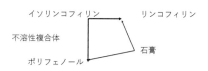

イソリンコフィリン　　　　　リンコフィリン

不溶性複合体

ポリフェノール　　　　　　石膏

- 石膏は釣藤鈎の薬効成分であるアルカロイドとポリフェノールの不溶性複合体形成を抑制する
- 余剰なポリフェノール溶出による煎液の酸性化を抑制

ツムラ研究所　榊原ら

図22

早朝頭痛に釣藤散

- 釣藤鈎に石膏を加えることで、釣藤鈎の有効成分であるアルカロイドとポリフェノールが形成する不溶性複合体による有効成分の失効を抑制する
- そのため長時間の脳血流保持効果と降圧効果を実現し早朝の頭痛・頭重を軽減する
- 釣藤散は早朝頭痛が目標だが七物降下湯には早朝頭痛はない

図23

釣藤散

- 中年以後の神経症でやや虚　頭痛・めまい・かたこりなどを呈するもの。
- この方は古方の竹葉石膏湯から竹葉・粳米をとり、釣藤・菊花・茯苓を加えたもので、虚証で気が上衝し　上部に鬱塞するのを引き下げ鎮静する
- 細野ら　本方は愁訴の多い者にもちいられ、特に頭痛、頭重、かたこり、めまいを訴え、さらに便秘、不眠、夜間尿、手足の冷え、動悸、耳鳴り、のぼせ、起こりやすい、食欲不振がある。頭痛は早朝覚醒時に多いとされる
- 裏・熱・虚

図24

症例からみる釣藤散

- 72歳男性
- 数カ月前から朝起きるときにめまい　立ち上がろうとするとフラッとする。近医内科にて血圧142/88　脳CT：皮質下虚血性変化　脳梗塞の前兆といわれアスピリン100mgを処方されたが効果がない
- 164cm　58kg　舌紅乾燥　脈沈渋　腹部中等度　胸脇苦満あり　臍下不仁あり　下肢冷えなし　便通は順　血圧148/102　上肢バレーサインなし　眼症状特記すべきものなし　朝に後頭部の張感がある
- 虚証で朝のめまい　頭部のこりより釣藤散7.5g/日を投与　2週間後血圧138/92　めまいが消失した

症例8

## 漢方（長時間作用）の応用

- アルカロイド：釣藤鈎　黄連　黄柏　黄芩　延胡索
- ポリフェノール：大黄　訶子　茶葉　紫根　芍薬
- 石膏・石決明・牡蛎などを加えると不溶性複合体を抑制し作用時間を長くできる（早朝に効果）
- １：小児喘息への対応
  - 麻杏甘石湯　───→　五虎湯・頓嗽湯
  - 麻黄・石膏・杏仁　　　麻黄・石膏・杏仁・桑白皮
  - 　走った後の喘鳴　　　　早朝の喘鳴

図25

## 漢方（長時間作用）の応用２

- ２：咽頭痛
  - 桔梗湯　←────→　小柴胡湯加桔梗石膏
  - 桔梗　甘草　　　　柴胡　桔梗　石膏　黄芩
  - 　喉の炎症　　　　　早朝の喉の痛み
- ３：乾燥型咳嗽
  - 麦門冬湯　←────→　竹葉石膏湯
  - 麦門冬　人参　半夏　麦門冬　石膏　半夏
  - 　発作性咳嗽　　　　　早朝の咳嗽

図26

## 漢方（長時間作用）の応用３

- ４：かゆみ
  - 当帰飲子　←────→　消風散
  - 当帰・地黄・蒺藜子　当帰・地黄・蝉退・石膏
  - 入眠時のかゆみ・乾燥　終夜のかゆみ・湿潤
- ５：花粉症（寒型）秋　　　　　（熱型）
  - 麻黄附子細辛湯　←──→麻黄附子細辛湯加桔梗石膏
  - 鼻閉・喉のイガイガ　早朝覚醒時のくしゃみ
- ６：花粉症（寒型）春　　　　　（熱型）
  - 小青竜湯　←────→　小青竜湯加桔梗石膏
  - 鼻汁　くしゃみ　　　早朝くしゃみ

図27

## 症例からみる五虎湯

- 8歳　男児
- 3日前から　咳が出る　以前より喘息といわれていた　ロイコトリエン阻害剤とステロイド吸入をするも夜間から朝にかけ断続的に咳をしている
- 138cm　30kg　舌紅　脈滑　腹部中等度　胸脇苦満なし　上腹部正中芯あり　便通は順　肺野喘息音なし　咽頭部発赤なし
- 運動作動性の喘息発作でなく　夜間の咳喘息と考え五虎湯5.0g/日とICSを夜間にするように指示
- 次日には咳がおさまった
- 頓嗽湯は百日咳に
- 熱産生・体温調節系（サイトカイン調節）
- 表・熱・実

症例9

## 釣藤散の証

- 脳動脈硬化症の早朝頭痛には釣藤散
  - 証は虚証で神経質　早朝頭痛
  - 多発性脳梗塞　拡張期高血圧
  - 脳血流の維持（モーニングサージ）

図28

## 漢方の適応となる頭痛

- 群発頭痛　五苓散（脈浮）　桂枝茯苓丸（臍下圧痛）
- 片頭痛　呉茱萸湯（左腹直筋緊張）半夏白朮天麻湯（舌胖大）
- 緊張性頭痛　葛根湯（脈浮）　川芎茶調散（更年期）
- 脳動脈硬化症　釣藤散（早朝頭痛）
- 特に漢方薬が優位な頭痛
- 気圧の変化による頭痛　五苓散

図29

# 第5章

# 冷え型の消化器疾患と人参湯グループ

次いで消化器疾患の人参湯グループ（四君子湯グループにも人参は入るので乾姜グループと呼んでもよい）の解説をしたい。図30・31冷えに伴う消化器疾患では漢方薬が大きな効果を持つ。特に人参湯は消化吸収機能の促進と冷えに対する血流促進の効果がある。この場合の証は舌の白苔である。また人参湯は萎縮腎に効果があるとされる。これは蒼朮の抗リン作用のためであるが、メーカーによっては白朮を配合している。この作用の違いは後で述べる。また小児のヘルパンギーナや口腔ヘルペスにも効果を有する。人参湯に桂枝を加えた桂枝人参湯は桂枝・甘草のペアで自律神経失調症に対応するため、冷えによる消化器病、頭痛や動悸に対応する。大建中湯は術後の亜イレウスの薬剤として有名であるが、大腸系の蠕動異常に対応する。またこれは大腸フローラの改善により３型自然リンパ球（IL-C3）を誘導することで炎症性大腸疾患に効果があることが分かっている。次いで苓姜朮甘湯は腰から下肢の冷えに対応する方剤で投与目標は胃腸虚弱と下肢の冷えである。腹診では臍下の動悸を触れることが多い。呉茱萸湯はインドール環を要する方剤で本来は冷え型の胃腸虚弱に用いるが習慣性片頭痛にも効果がある。証は左腹部の腹直筋緊張である。これらが冷えに伴う消化器症状の薬剤であり、図32共通する証は胃腸虚弱と冷え、舌診では白苔、腹診では腹力の虚弱である。図33呉茱萸湯の原典の記載である。傷寒論では乾嘔、吐涎、頭痛に用いるとあり、類聚方広義では嘔吐胸満を治し、心下痞硬するものとある。使用目標は心下痞硬ももちろんであるが腹部の左からの腹直筋の緊張や張り込みを目標とすると用いやすい。またPPIに呉茱萸湯でピロリ菌の減少が認められたという報告があるが、習慣性片頭痛とピロリ菌が関係するという学説があり興味深い。図34まとめると呉茱萸湯はインドール環を持つ漢方の鎮痛剤で腹部の冷えと左腹直筋の緊張を目標に習慣性片頭痛や頭痛に効果がある。症例10は32歳女性でスマトリプタンが無効であった習慣性片頭痛で、冷えと舌白苔、腹部左腹直筋緊張を目標に呉茱萸湯とナラトリプタンの頓用で効果を認めた症例である。図35は症例10の腹診のシェーマである。左の腹直筋の緊張と心下部の動悸が見てとれる。

---

**乾姜（人参湯）グループ**

- 大黄剤の反対　便無臭　寒さを嫌がる
  舌淡白膩苔（乾姜舌）
  冷えにともなう消化器症状
  漢方薬の独壇場
- 冷えと舌白苔を証とする
  人参湯（３２）　　桂枝人参湯（８２）
  大建中湯（１００）　苓姜朮甘湯（１１８）
  呉茱萸湯（31）

免疫・抗炎症系の代表方剤＋消化管の蠕動調整に

図30

---

**乾姜G（人参湯）のまとめ**

- 人参湯　冷えにともなう消化器疾患　心下痞・唾液が多いが目標　ヘルペス性口内炎・口唇炎・小児ヘルパンギーナ・真菌性舌炎
- 桂枝人参湯　人参湯＋桂枝湯　自律神経調整　頭痛・動悸　冷えと心下痞が目標
- 呉茱萸湯　元来は幽門筋の痙攣をとる　習慣性偏頭痛　腹部の左からはりこむ筋緊張が目標　心下痞
- 苓姜朮甘湯　腰が水に浸かっているようにひえて痛い　臍下動悸が目標　高齢者の冷え症に
- 大建中湯　癒着性イレウス　腹部の上から腸管の動きがわかる　腸管蠕動亢進

図31

---

**乾姜の証**

- 乾姜Gの証
  ①胃腸虚弱と冷え
  ②舌診では白苔
  ③腹診では腹力の脆弱（動悸を触れる）と冷え
- 慢性病には胃腸のひえに基因する種々の症状

図32

---

**呉茱萸湯**

- 治嘔而胸満。心下痞硬者。　類聚方広義
- 傷寒論　乾嘔、吐涎、頭痛。
- ポイントは嘔吐嘔気、頭痛、首肩のこり、下痢、手足の冷え、生理痛　腹部の左からはりこむ
- 習慣性偏頭痛　発作性の頭痛　肩こり首こりをともなう
- PPI＋呉茱萸湯にてピロリ菌の除菌に（長野・丸山）
- 裏・寒・虚

図33

●参考文献

『新版東洋医学』日本東洋医学研究所
『中医方剤学』上海科学技術出版社
『中医薬学』上海科学技術出版社

## 呉茱萸湯の証

- 証は冷えと胃腸虚弱
- 特に腹部の左の腹直筋緊張が特徴

- 呉茱萸はインドール環をもつ漢方の鎮痛剤

図34

## 症例からみる32歳女性

- 20歳代から片頭痛で困っている　脳神経外科に受診　脳CTにて異常なく　雨降りや寒いときまた臭いにて頭痛が誘発される　側頭部を中心に拍動性頭痛　スマトリプタン効果なく
- 160cm　58kg　舌白胖　脈細　腹部軟　左腹直筋緊張　便秘なし　足の冷え　やや神経質で不安が強い　WBC3400μ/L　Hb10.5g/dL　IgG486mg
- 呉茱萸湯7.5g/日　頭痛時ナラトリプタン頓用　2週でだいぶ楽である　3月後頭痛が消失

症例10

## 32歳女性の腹証

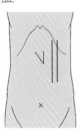

図35

<table>
<tr><td>第6章</td><td></td></tr>
</table>

# 第6章　腹診の実際

図36ここで腹診を復習しておく。腹診は漢方処方には欠かせないもので日本の漢方界で発展した診断学である。まず患者は膝を伸ばして仰臥位になり験者は患者の左に立って左手で腹部をよく診察する。これは手に余分な力を入れず験者の思い込みをなくして診察するためであるが、現在では診察台の位置が左手にあることが多いので患者の右より右手で診察しても構わない。腹部の心下水気音を見る場合には膝を立ててみるとわかりやすい。図37・38まず腹部を上腹部から下腹部にかけ軽く押さえ腹力を見る。腹部の緊張は腸管蠕動が見えるような弱から中等度、腹部にまったく指が入らないような実までを鑑別する。次いで両肋骨の下に手を差し入れ押し返すような反動や圧痛がないかを調べる。これを胸脇苦満という。これは自律神経失調による横隔膜の異常収縮によるもので、寺沢によれば玄癖といわれ背部胸椎7−8に反応がでる脊髄自律神経反射といわれる。漢方的には柴胡剤を用いる目標と言われる。また横隔膜下臓腑の炎症反応でも胸脇苦満が認められる。これも柴胡剤の適応となる。柴胡剤は君薬は柴胡であるが臣薬において柴胡・黄芩となる場合と柴胡・芍薬となる場合がある。柴胡・黄芩は抗炎症作用があり、肝臓炎症疾患や胆嚢炎症、すい臓炎症に用いられる。また柴胡・芍薬は自律神経調整作用にて自律神経失調に用いられる。後で詳しく述べるが、柴胡・芍薬のペアは神経末梢からグルタミン酸遊離を抑制するためセロトニンの遊離を増加し精神安定効果があるとされる。次に心下痞であるが、心下の圧痛をいう。これは消化器疾患の反応点であるが、腹力が虚で振水音を聞く場合も多いが

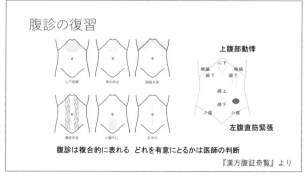

腹診の復習

胸脇苦満（ヒポコントリー）―自律神経失調による横隔膜の収縮からリンパ系の鬱滞、肝臓の炎症反応の場合も
　柴胡剤の適応　自律神経には柴胡・芍薬　炎症には柴胡・黄芩のペアを使い分ける
心下痞硬―胃腸疾患の反応点
　虚証なら人参剤　実症なら瀉心湯剤（虚実は腹力）
臍下不仁―甲状腺機能低下・横隔膜の可動性低下により内臓下垂による腹直筋の緊張低下
　副腎皮質（コルチゾール）低下なら六味丸　髄質（カテコールアミン）低下なら八味地黄丸
少腹急結―末梢血液循環不全
　回盲部圧痛なら桃仁剤　S状部圧痛なら大黄剤

　　　　　　　　　　　　　　必ず足を伸ばして診察

図36

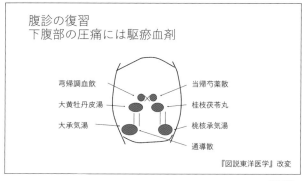

腹診の復習

上腹部動悸

左腹直筋緊張

腹診は複合的に表れる　どれを有意にとるかは医師の判断

『漢方腹証奇覧』より

図37

腹診の復習
下腹部の圧痛には駆瘀血剤

芎帰調血飲　　　　　　　　　当帰芍薬散
大黄牡丹皮湯　　　　　　　　桂枝茯苓丸
大承気湯　　　　　　　　　　桃核承気湯
　　　　　　　通導散

『図説東洋医学』改変

図38

この場合は人参湯グループの適応である。また腹力が中間から実の場合には瀉心湯グループを用いる。心下痞が上にふわっと広がっている場合には心下痞堅といい心臓疾患のケースが多い。また中間証から実証の心下痞では寺沢らがアドレナリンの高値を示している。さらにノルアドレナリンの高値は左腹直筋の緊張の場合によく知られている。次いで下腹部の腹力低下は臍下不仁といい、加齢や体力低下、甲状腺機能の低下により横隔膜の可動域が低下し腹部内臓が下垂している場合にみられる。加齢や体力低下の場合には副腎皮質（つまりコルチゾール）の低下が認められ、この場合には漢方のコルチゾール山薬（自然薯のことで天然のコルチゾールを有する）を配合した六味丸を用いる。この場合にはコルチゾールの低下により水分保持能力が低下し身体が脱水状態となりカサカサの状態になる。これを肝腎陰虚という。また副腎髄質（つまりカテコールアミン）が低下している場合にはカテコールアミンの不足により心機能の低下が認められうっ血性心不全のような浮腫が出てくることが多い。これを腎陽虚水犯という。この場合には漢方のジギタリスである附子が配合された八味地黄丸を用いる。老年ではなく臍下不仁が認められる場合は甲状腺機能低下（大建中湯や苓桂朮甘湯）や女性ホルモンの低下（当帰芍薬散や温経湯）が疑われる。これはまた後で述べるとす

る。もう一つ腹部圧痛については腸管蠕動の低下や便秘に伴いいわゆる瘀血の病態を示す。駆瘀血剤は後で詳しく述べるが大黄や桃仁・牡丹皮などがありこれは圧痛の部位で決まる。特に婦人科疾患では腹診は重要である。腹部が虚で臍左に親指大の圧痛がある場合には当帰芍薬散を、臍右に圧痛がある場合には芎帰調血飲を、腹部中間証で臍左下に圧痛を認める場合には桂枝茯苓丸を、臍右下に圧痛を認める場合には大黄牡丹皮湯を、腹部実証でS状結腸部に圧痛がある場合には桃核承気湯を、回盲部に圧痛がある場合には大承気湯を、下腹部の腹直筋緊張が強い場合には通導散を用いる。また下腹部の左腹直筋緊張は男性ホルモンと関係しており、抗男性ホルモン剤が必要となる場合が多い。図39・40は心下痞と江部の膈不通また左腹直筋の緊張で胆気陽亢の場合を示したものであるが、たしかに心下痞と左腹直筋緊張ではノルアドレナリンを低下させていた。図41つまり腹診から診断できるのは胸脇苦満は柴胡剤グループの処方を、上腹部動悸が認められる場合には桂枝湯グループや当帰湯グループを、上腹部圧痛では虚証の場合には人参湯グループを、実証の場合には瀉心湯のグループを、腹直筋緊張では芍薬（自律神経調整）の配合されたグループを、あるいは竜骨牡蛎（抗不安作用）の配合されたグループを、下腹部の緊張低下では地黄丸のグループを、下腹部の圧痛があるグループでは駆瘀血剤のグループを用いる指標となる。図42これはおまけであるが心下支結という概念はノルアドレナリンの高値を認めるが恩師の兵頭理論では右季肋部中央と臍を結ぶ線の上3分の1の圧痛を見るとよいとされる。丁度十二指腸球部の真上である。

　症例11は28歳女性で片頭痛の方である。虚証で冷え、特に左腹直筋の緊張が顕著で呉茱萸湯で効果を得た。図43は腹診のシェーマである。症例12は58歳女性でやはり虚証で左腹直筋の緊張が顕著で呉茱萸湯と少量のアスピリンで効果を得た症例である。図44は腹診のシェーマである。

### ● 参考文献

『漢方腹証奇覧』稲葉克文礼著　医道の日本社
『図説東洋医学』山田光胤著　学研プラス
『経方医学1－4』江部洋一郎著　東洋学術出版社
『内科診断学』吉利和著　金芳堂

---

### 心下痞の種類（江部の経方理論）

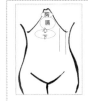

膈不通と胆気陽亢は
ノルアドレナリン高値

心下痞はコルチゾール高値

水嶋自験例

図39

---

### 心下痞からみたノルアドレナリン

- 心下痞有意でノルアドレナリンは変化するか
- 高血圧患者
- 抑肝散8例　288±92　3月後　242±108
- 香蘇散6例　188±104　3月後　178±82
- 柴胡加竜骨牡蛎湯4例　261±77　200±85
- 甘麦大棗湯6例　206±117　3月後　166±90
- 半夏厚朴湯4例　216±92　3月後　108±84
- 人参湯4例　190±88　3月後　162±92
- パニックに対する処方はノルアドレナリンを低下させる ノルアドレナリン高値は心下痞（腸）だけではない

自験例

図40

---

### 腹診より診断

- 胸脇苦満→柴胡の処方
- 上腹部動悸→桂枝の処方　当帰の処方
- 上腹部圧痛→人参の処方　瀉心湯の処方
- 腹直筋緊張→芍薬の処方　竜骨牡蛎の処方
- 下腹部緊張低下→地黄丸の処方
- 下腹部圧痛→駆瘀血剤の処方

図41

---

### 心下支結

- 兵頭理論
　　右季肋部中央と臍を結ぶ上3分の1の圧痛
- 寺沢理論
　　上腹部中心線の中央の圧痛

- どちらもノルアドレナリンの高値を認めることが多い（左腹直筋の緊張もノルアドレナリン）

図42

---

### 症例からみる28歳女性

- 2年前から片頭痛　いやな臭いと特に生理前に左側頭部に拍動性の痛み　目の奥から側頭部にかけて痛む　眼科にて眼圧右18mmHg　左20mmHg　眼底異常なく　片頭痛と診断
- 165cm　65kg　舌白胖　脈滑　腹部中等度　左腹直筋緊張　足の冷え　便秘がある　生理は順
- 呉茱萸湯7.5g/日　2月にて頭痛消失

症例11

## 28歳女性の腹証

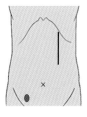

図43

## 症例からみる58歳女性

- 30代から片頭痛　3月前に脳神経外科にて脳CT：白質虚血あり　疲労にて拍動性片頭痛が出現
- 158cm　68kg　舌白　脈細渋　腹部中等度　左腹直筋緊張　便秘なし　下肢冷え
- 呉茱萸湯7.5g/日＋アスピリン100mg　1Tにて2週で頭痛が軽減

症例12

## 58歳女性の腹証

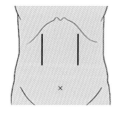

図44

　図45次いで感冒について解説する。感冒初期やインフルエンザの初期には麻黄湯と言われるが、はたしてそうであろうか。麻黄湯は熱産生系の代表であるが、どこに効果があるかというと図46ノイラミニダーゼは細胞内のウイルスの細胞外への流出を抑制するのに対してバロキサビルはウイルスの逆転写酵素を阻害する。麻黄は自然免疫賦活にてウイルス増殖を抑制するといわれる。しかしノイラミニダーゼは異常行動の出現が惹起され、またバロキサビルはウイルスの遺伝子変化を起こし耐性ウイルスの出現が知られている図47。麻黄にはその副反応はなく用いやすい。図48白木によると麻黄湯はインフルエンザ感染にて発熱セットポイントを惹起するIL-1αの誘導を抑制することで感冒の初期に効果があり、NSAIDsがCOX1を抑制する前に効果があるとされる。また葛根湯は肺内でIL-12の増殖を賦活し肺炎を予防するとされる。図49ここで傷寒論では麻黄湯は「太陽病、頭痛、発熱、身疼、腰痛……悪風シ、汗無ク喘スル者」とあり、桂枝湯は「太陽中風、陽浮ニシテ陰弱……淅淅トシテ悪風シ」とありさらに「病常ニ自ラ汗出ズル者ハ、此レ栄気和スルトナス。……衛気以テ栄気ト共ニ階和セザルガ故ニシカラム。」とある。この悪風や発熱は栄気と衛気の関係とされる。つまり体表面を流れる衛気と皮下を流れる栄気の循環が汗や悪風、発熱に関係している。これをわかりやすく図にしたのが図50である。ウイルス感染を起こすとまずIL-1αが出現し発熱セットポイントをあげるためTNFαやIFNγを誘導する。この時にはまずリンパ球が誘導される（循環血漿量が増加する）。この場合に先ほど勉強した肺の脈浮が出現する。リンパ球は副交感神経を誘導するため、鼻汁や流涙、悪寒が出現する。そして体内産生される熱を外に逃がさないために自律神経反射で皮膚の腠理や汗腺を閉じてしまう。いわゆる鳥肌がたつという状態である。これは自律神経反射が強いため実証という。この場合には麻黄湯を用いる。麻黄湯のポイントは脈浮つまり風邪の初期で無汗の時とある。しかし自律神経反射がうまくいかないと（衛気と栄気の関係）腠理や汗腺がうまく閉じられずぞくぞくしながらも汗をかいている状態となる。これは自律神経反射が弱いので虚証という。この場合には桂枝湯を用いる。たしかに桂枝湯の使用

## 感冒薬としての漢方薬

- インフルエンザの初期に麻黄湯

- 熱産生系の代表薬

図45

## 抗インフルエンザウイルス

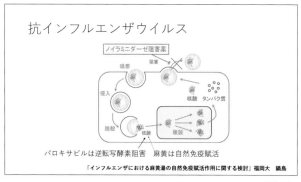

「インフルエンザにおける麻黄湯の自然免疫賦活作用に関する検討」福岡大　鍋島

図46

## パロキサビル（ゾフルーザ®）

1：有症状期間を1日短縮する効果　タミフルと同等
2：ウイルス検出期間はタミフルより2-3日短縮する
3：約1割の患者ではウイルスに遺伝子変異を起こしウイルス検出期間が延長する
- 昨年度は73％に遺伝子変化か　国立感染症研？
　（耐性ウイルスの発現）
- 小児の異常行動についてはオセルタミビルリン酸塩と同等

"New England Journal of Medicine" 2018; 379: 913-923

図47

## ウイルス感染と漢方薬

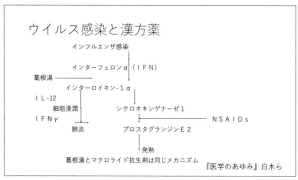

葛根湯とマクロライド抗生剤は同じメカニズム　　『医学のあゆみ』白木ら

図48

目標には風邪の初期で汗をかく場合とある。桂枝湯には麻黄・桂枝という強い発汗作用はなく、桂枝・生姜で軽く発汗させ脱水にならないように大棗・芍薬で循環血漿量の保持をしている。では葛根湯はというと実は葛根湯は麻黄湯と桂枝湯の合方なのである。つまり実証にも虚証にも使いやすい方剤として漢方薬の代表感冒薬とされている。しかし麻黄が入るので麻黄での交感神経刺激の副反応、不眠、胃腸障害、動悸には気をつけたい。ついで感染から3－4日もしくは7日経過すると混合感染を引き起こし雑菌に対して好中球を中心とする顆粒球が増加してくる。この場合には交感神経が優位になるので発熱や関節痛が起こり抗生剤が必要になる。しかしこの時にPG-E2やCOX1が出すぎると胃腸障害を引き起こしてしまう。これがこじれた感冒といい免疫バランスを整える胃腸方剤の配合された柴胡剤が必要となる。漢方では少陽病といい微熱・胸脇苦満・胃腸障害を3つの特徴とする。さらに時間の経過とともに肺熱が残存すると咳や痰が残ることがある。邪熱残存といい竹筎温胆湯を用いる。妊娠中の方はもともと体液が少ないので空咳の感冒を引き起こす

図49

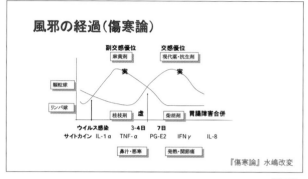

風邪の経過（傷寒論）

『傷寒論』水嶋改変

図50

ことが多い。この場合には乾燥感冒で麦門冬湯を用いるが麦門冬湯はIL-8を抑制することが知られている。妊娠中にIL-8が高いと子供に心身疾患が多いとされ、妊娠中感冒の麦門冬湯はまったく理にかなった使い方である。

● 参考文献

「インフルエンザにおける麻黄湯の自然免疫賦活作用に関する検討」福岡大 鍋島茂樹 "New England Journal of Medicine" 2018; 379: 913-923
『医学のあゆみ ── サイトカインと疾患』白木ら 2010年7月31日号 医歯薬出版
『傷寒論』大中華文庫
『勿誤薬室「方函」「口訣」釈義』長谷川弥人著 創元社

# COVID-19について

次いで今話題のCOVID-19について述べてみると図51 COVID-19は潜伏期間2－3日で発症と同時に強い咽頭痛と発熱が特徴である。また臨床検査では白血球の減少（平均値5202/μL）にリンパ球の減少（平均値23.5％）とCRPの高値が特徴である。舌には黄色苔をつける。これは傷寒論で説明しようとするとなかなか難しい。図52傷寒論では少陰病にあたるとされ、桔梗湯は「少陰病二三日咽頭痛む者は甘草湯を与え、治らなければ桔梗湯」とされる。感冒初期にいきなり少陰病というのは少し無理があるように思える。図53ここで考えられたのが温病学という概念である。これは感染直後に皮膚体表面の衛気が抵抗し衛分病という病態を示す。その中で風温は発熱と同時に無汗、口渇を示すいわば細菌感染が最初に起こったと考える病態で、漢方薬は銀翹散を用いるがエキス剤では葛根湯合桔梗石膏で代用する。春温は発熱と口渇、咽頭痛、舌の黄色苔が起こる病態で消化器症状（悪心、下痢）が強ければ黄芩湯を用いる。これはサンワから出ている。さらに咽頭痛が強ければ金羚感冒錠を用いる。これはコタローから出ている。ただし保険適応外である。さらに湿温は湿の絡んだ感冒で頭痛や発熱に体の重だるさ、舌の白苔を呈する。この場合には藿朴夏苓湯を用いる。エキス剤では香蘇散合薏苡仁湯で代用する。暑温とは夏バテの発熱の状態で悪心、頭痛、めまいに舌白苔を特徴とする。白虎加人参湯が有用である。最後に秋燥とは秋の乾燥感冒で発熱に痰の少ない咳嗽、舌は乾燥を特徴とする。桑菊飲を用いるがエキス剤では麦門冬湯で代用する。次いで熱邪が肺に入ると気分病といい、傷寒論の陽明病と同じ発熱と大汗と言われる。さらに熱邪が横隔膜下の臓器や消化器に侵入すると営分病といい発熱に横隔膜下の症状が出現する。この場合には清営湯を用いるがエキス剤では治頭瘡一方がもっとも近い。最後には熱邪が血液に侵入するといわゆる敗血病のような病態で発熱以外に意識障害や湿疹を発症する。この時には舌がどす赤い色となり絳舌という。これらが温病学であり、今回のCOVID-19ではこの温病学の春温に適合すると考えられる。それ以外では湿度の高い感冒（湿温）や乾燥感冒（秋燥）などが使いやすい。ただしオミクロン株では感染当初から白血球の増加やリンパ球の増加を示す場合がある。ただし微熱で咽頭痛はさほど強くない。これは傷寒論で太陽病と陽明病の併病と考えるのが適当である。柴葛解肌湯や小柴胡湯加桔梗石膏を用いるとよい。

---

COVID-19の特徴
• COVID-19は潜伏期間2－3日で強い発熱と咽頭痛を発症する。舌は黄色苔で白血球の減少（平均値5202/μL）とリンパ球の減少（平均値23.5％）が顕著である。またCRPの高値（平均値2.5mg/dL）が特徴である。
• これは傷寒論ではなく温病学の春温に属すると考えられる。
• 温病学の春温は発病初期から裏熱証があらわれ咽頭痛・発赤・発熱・頭痛を呈する。悪寒はつよくないのが特徴で舌は黄色苔で脈は弦数（浮ではない）となる。
• この場合には胃腸症状がでれば黄芩湯、咽頭痛がつよければ金羚感冒錠を用いる。
• これらは発熱セットポイントのTNFαとIL-6を抑制する働きがある。
自験例

図51

咽頭痛は少陰病
• 桔梗湯「少陰病二三日、咽頭痛ム者ハ甘草湯ヲ与ウベシ、差エズバ桔梗湯ヲ与ウ。」
　　「咳シテ胸満シ、振寒シテ脈数。咽乾ケド渇セズ。」
• 感冒の初期からいきなり少陰病は無理がある。寒邪がいきなり熱邪に変化というのは
• この欠点を補うために熱邪が体に侵入した温病学が考えられた。

図52

温病学
• 衛分病　風温　発熱　無汗　口渇　銀翹散（葛根湯桔梗石膏）
　　　　　春温　発熱　口渇　黄芩湯
　　　　　　　　　　　　　　金羚感冒錠（小柴胡湯桔梗石膏）
　　　　　湿温　頭痛　発熱　身重　藿朴夏苓湯（香蘇散薏苡仁湯）
　　　　　暑温　悪心煩熱　頭痛　めまい　白虎加人参湯
　　　　　秋燥　発熱　咳嗽少痰　桑菊飲（麦門冬湯）
• 気分病　陽明病と同じ　白虎加人参湯
• 営分病　清営湯（治頭瘡一方）
• 血分病　安宮牛黄丸（治頭瘡一方＋麦門冬湯）

図53

● 参考文献

『温病学』成都中医学院編　東方書店
『中医基礎理論』上海科学技術出版社

# 第9章　感冒の症例

症例13は15歳男性でインフルエンザ感染にて発熱、両親がオセルタミビルなどを拒否されたため麻黄湯で奏効した症例である。実証で汗が出ないのが特徴である。図54オセルタミビルやパロキサビルの血中抗体価を調べてみると（症例数が少ないので統計的な検討はできないが）投与前に比して5日は抗体値がよく上がっているがまったく変化しないものもあった。図55また麻黄湯と葛根湯も同じように抗体値を調べてみると麻黄湯、葛根湯ともに抗体値がよく上昇していた。効果のないものはみられなかった。面白いことにオセルタミビルとパロキサビルで抗体値の上昇が認められなかった症例に感染5日後であったが麻黄湯を加えたところすべての症例で抗体値の上昇を認めた。つまりオセルタミビルやパロキサビルと漢方薬の併用は意味のあることと考えられる。症例14は38歳男性でインフルエンザ感染と関節痛を訴えた症例である。パロキサビルと麻黄湯の併用により有用な効果を認めた。

図56ウイルス感染と漢方薬の使い方をまとめてみると麻黄湯と桂枝湯の虚実は自律神経反射の強弱で汗の出方で判別できる。また迷った場合や感冒初期にもかかわらずリンパ球数が低い場合には葛根湯が奏効する。現代薬と柴胡剤の違いは胃腸症状の有無で判定する。小柴胡湯は微熱が続いている場合、柴胡桂枝湯は腹痛を訴える場合、大柴胡湯は便秘がある場合、柴陥湯は咳と胸痛を訴える場合、柴朴湯は咳と白い痰を訴える場合に用いる。さらにRSウイルスやマイコプラズマはIL-8を産生し咳が長引く傾向にある。この場合には柴朴湯と麦門冬湯がIL-8を抑制する。また後で詳しく述べるが柴胡剤はウイルス感染の初期にはIFNγの産生を促進するが後期には抑制することが知られている。つまり柴胡剤は副交感優位の生体状況ではTh2を抑制するが、生体が交感神経優位に傾くとTh1亢進になる。これはアレルギー疾患や内分泌疾患の治療に重要である。症例15はCOVID-19がかなり疑わしい症例で胸XPでは右下肺野に浸潤影が確認できたが金羚感冒錠の内服で発熱もなく治癒した症例である。図57感冒初期の漢方薬のまとめである。悪寒・無汗で脈浮には麻黄湯、悪寒・有汗で脈浮には桂枝湯、悪寒・首こりで脈浮には葛根湯、悪寒・冷えで脈浮でない場合には麻黄附子細辛湯を用いる。図58こ

## 症例からみるインフルエンザ

- 15歳男性　インフルエンザ感染
- 昨日から発熱（KT38.0℃）関節痛
- 咽頭の発赤はさほどではなく、頚部リンパ節腫脹
- インフルエンザ簡易キットにてA型陽性
- オセルタミビルリン酸塩やパロキサビルをすすめるも、副作用が怖いと拒否された。身長166cm　体重62.0kg　腹部実証で汗なく　舌紅薄黄色苔　そこで胃腸虚弱なく、無汗、脈浮を目標に麻黄湯7.5g　発熱時にアセトアミノフェン300mgを頓用をすすめた。麻黄湯は初日には4方から5方食後に服用を認めた（胃内pH高いほど麻黄が有効）
- 発病2日にて解熱　少しの咳が残るため竹筎温胆湯をさらに5日内服して治癒

症例13

## インフルエンザ抗体測定値

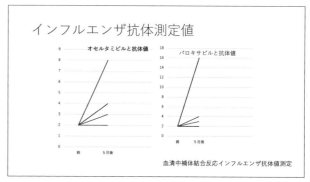

血清中補体結合反応インフルエンザ抗体値測定

図54

## 麻黄湯の抗インフルエンザ抗体

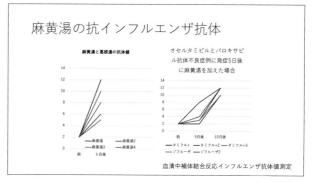

血清中補体結合反応インフルエンザ抗体値測定

図55

## 麻黄湯

- 38歳男性　朝起きたら頭痛・発熱・関節痛あり
- 身長175cm　体重70kg　舌紅黄色苔　脈浮緊　腹部汗をかいており左右に胸脇苦満あり
- 熱38.6℃　血圧148/82　胸xp異常なし　WBC3100μ/dL　Hb14.6g/dL　CRP2.04　Ly20.2%インフルエンザ抗体（迅速）A（+）
- 麻黄湯7.5g/日（食後）にパロキサビル1pさらにアセトアミノフェン400mgを頓用で処方
- 第3病日では解熱アセトアミノフェンは2回使った　第5病日で治癒した

症例14

じれた感冒には胃腸障害には柴胡桂枝湯、さらに微熱がある場合には小柴胡湯、IL-8の抑制には麦門冬湯、柴朴湯を用いる。半夏厚朴湯を咳に用いることがあるがこれは咽頭咳反射の抑制である。図59特殊な感冒についてはうつ傾向のある方の感冒には加味逍遙散（胸脇苦満）・香蘇散（虚証）、熱型感冒には桔梗湯（舌黄色）これは温病薬を使うことも多い。胃腸型感冒には参蘇飲（心下振水音）・五苓散（脈浮）を用いるが、図60もう少し詳しく述べるとPGE2・COX1が多く出すぎて胃腸障害をきたしたこじらせた感冒には胸脇苦満を目標に小柴胡湯（微熱）、柴胡桂枝湯（腹痛）、大柴胡湯（便秘）、柴朴湯（咳・白色痰）、柴陥湯（咳・黄色痰）となるが、胸脇苦満にとらわれず病気の進展（少陽病）や症状から処方しても良い結果がでる。しかし小柴胡湯は舌の乾燥している人に使用してはいけない。思わぬ副作用が出ることがある。また小柴胡湯は急性耳下腺炎には初期に投与すると効果がある。これはムンプスやその他のウイルスが交感優位に働くからと考えられる。次いで最初からリンパ球が多い方はうつ傾向があり胃腸型になることが多い。また小型球形ウイルスなど胃腸型ウイルスなどでは胃腸障害を初期から呈する。うつ傾向の患者では胸脇苦満や冷えを目標に加味逍遙散、胃腸虚弱の患者には香蘇散を用いる。どちらも抗うつ作用がある。老人のうつには用いやすい。脈診で肺が浮かつ脾が浮の場合には太陽病と太陰病の併病と言い先ほどの柴胡剤が適応する場合が多いが、胃腸型ウイルスの場合には脾が浮になっており直接胃腸に感染が起こり太陰直中という。これを太陽病と太陰病の合病という。自験例ではカンピロバクターなど発熱と嘔気が強い場合には参蘇飲を用いる。この場合には腹部振水音が目標となる。感染性大腸菌の場合には桂枝加芍薬湯を用いる。腹痛と下痢が目標であるが、これは太陽病と太陰病の併病であることが多い。さらに腹痛と便秘がある場合には桂枝加芍薬大黄湯を用いる。腹痛と冷えを訴える症例では人参湯を用いるがこれは合病であり、腹卒中と言い原因不明の腹痛に用いる。ほとんどは胃痙攣の場合が多いようだが、使用目標は心下痞となる。脱水傾向があり下痢を訴える場合には清暑益気湯を用いる。これは冷え型の潰瘍性大腸炎にも用いると奏効する。これは大腸粘膜の防御機構の粘液を増加させるためである。酒飲みで舌に黄色苔が付きγ-GTPが高いような人の感冒は胃痛や嘔気が出現するが、黄連湯が奏効する。肥満傾向の方がクーラーなどで風邪を引いた場合には五積散が

## ウイルス感染と漢方

- 麻黄湯と桂枝湯　虚実は自律神経反射の強弱　汗の出方でわかる
- 実際の治療では初期でもほとんどのケースがリンパ球の減少を示す　その場合には中間証といい　麻黄湯＋桂枝湯＋葛根の合剤である葛根湯を用いるケースが多い
- 現代薬と柴胡剤　胃腸症状の有無　遷延型は柴胡剤　小柴胡湯（微熱）　柴胡桂枝湯（腹痛）　大柴胡湯（便秘）　柴陥湯（咳と胸痛）　柴朴湯（咳）
- 柴胡剤はウイルス感染初期にはIFNγの産生を促進　後期には抑制　つまり柴胡剤はこじれた風邪の薬
- RSウイルス・マイコプラズマはIL-8を産生　喘息様症状をきたす
- 副交感優位ではTh2抑制　交感優位ではTh1亢進

図56

## 症例

職場の方の濃厚接触者となり7日間の自宅待機となった。第1病日からコタロー金羚感冒錠を6T×3回内服した。第2病日にのど違和感があり発熱は36.2度WBC4200/μL CRP2.4に肺XPにて右下肺野に軽い浸潤影あるもPCRは陰性であった。抗生薬と金羚感冒錠を飲み続けた。第3病日にも発熱もなく咳嗽もなかった。第4病日再度PCR検査をうけるも陰性であり、第7病日に治療は終了となった。

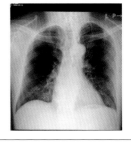

症例15

## 感冒初期

- 悪寒・無汗　脈浮　麻黄湯
- 悪寒・有汗　脈浮　桂枝湯
- 悪寒・頸部こり　脈浮　葛根湯
- 悪寒・冷え　脈沈　麻黄附子細辛湯

図57

## こじれた感冒

- 胃腸障害には柴胡桂枝湯　小柴胡湯
- IL-8の抑制には麦門冬湯　柴朴湯
- 半夏厚朴湯は咽頭咳反射の抑制

図58

## ポイント：特殊な感冒

- うつ傾向の感冒　　加味逍遥散　香蘇散
- 熱型感冒　　　　　桔梗湯
- 胃腸型感冒　　　　参蘇飲　五苓散

図59

よい。昔は井戸掘り職人の感冒といい体表面は冷えているが体の内部は熱を持っている場合である。傷寒論の原典では大青竜湯を用いるがエキスにないので五積散を用いるとよい。ノロウイルスなどで激しい下痢と嘔吐の場合には五苓散を用いる。内服できない場合には親水軟膏に混ぜて座薬として用いる先生もいる。これは保険適応外なので注意したい。

## ●参考文献

『傷寒論講義』湖北科学技術出版社

『金匱要略』上海科学技術出版社

『中医医古文』上海科学技術出版社

『勿誤薬室「方函」「口訣」釈義』長谷川弥人著　創元社

『漢方古方要方解説』奥田謙蔵著　医道の日本社

『漢方後世要方解説』矢数道明著　医道の日本社

---

### 胃腸型感冒

- PGE2・COX1が多すぎる人
- 胃腸障害をきたす：柴胡剤　小柴胡湯（微熱）柴胡桂枝湯（腹痛）大柴胡湯（便秘）柴朴湯（咳）柴陥湯（胸痛）
- リンパが多すぎる人　胃腸型ウイルス
- 参蘇飲（66）発熱と嘔気　カンピロバクター
- 桂枝加芍薬湯（60）腹痛と下痢　感染性大腸菌
- 桂枝加芍薬大黄湯（134）腹痛と便秘
- 人参湯（32）腹痛と冷え　口唇ヘルペス　ヘルパンギーナ
- 清暑益気湯（136）脱水と下痢　潰瘍性大腸炎
- 黄連湯（120）酒飲みの感冒　舌黄色苔　急性胃粘膜病変
- 五積散（63）肥満とクーラー風邪
- 五苓散（17）ノロウイルス

自験例

図60

# 第10章

# 舌診の復習

　図61ここで舌診の復習をすると、図62の右上のように舌に黄色い苔がある場合には IL-6 が多くなっている病態である。日本漢方では急性期の感冒には舌の変化はないとされるが、そうでもないみたいである。急性期でも IL-6 の分泌量にて黄色い苔がつく。漢方ではうつ熱といい、例えば柴胡剤では実証では小柴胡湯より抗炎症作用のある大黄の配合のある大柴胡湯がよい。小柴胡湯にも黄芩が配合されるが大柴胡湯では黄芩に大黄も配合されているからである。だから小柴胡湯では舌は白苔、大柴胡湯では舌は黄色苔とされている。柴胡桂枝乾姜湯では舌は乾燥となっている。これを取り違えると柴胡剤で思わぬ副作用が出ることがある。柴胡桂枝乾姜湯での副作用の間質性肺炎は有名で、特に呼吸器疾患では要注意である。次に図62の左上のように舌に白い苔がついている場合には消化管での水湿異常が考えられる。漢方薬では水毒という。身体の各所に病理的水分の貯留があり、いわゆる利水剤を用いる。これは先ほども述べたように体内のアクアポリンを刺激するもので現代薬の利尿剤とは作用を異にする。例えば胃腸剤では四君子湯ではなく二陳湯を加えた六君子湯を用いる。次に舌が乾燥している場合には白苔の逆で体内の循環血漿量の不足を示す。漢方では津虚といい麦門冬や人参など滋陰剤を用いる。たとえば呼吸器疾患では柴朴湯ではなく滋陰降火湯や滋陰至宝湯などを用いる。その名に滋陰とついているのは乾燥の空咳で夜間身体が温まってくるとせき込むような呼吸器疾患に用いる。舌に黒い斑点がついたり舌が紫色になったり舌を裏返すと静脈が怒張しているような病態は漢方では瘀血といい血液の循環不全を示す。桃仁や牡丹皮などの駆瘀血剤を用いる。これは腹診にも反映されまた使い方は後で述べる。図62の左下は舌が大きく周囲に歯形が残る舌である。これは歯痕舌といい特に胃の水分吸収が悪いときにあらわれる。胃腸機能の低下を示し虚証の舌と言われる。図62の右下の舌は黄色苔が著明でやはり体内のうつ熱が疑われたが、検査の結果胃癌がみつかった症例である。図63要するに舌診からわかることは舌の黄色苔は炎症性サイトカインに対する方剤で黄色の名前の付くもの、黄連や黄芩、大黄や瀉心湯のグループを使いなさいという目安である。白苔は水分代謝を調節する漢方薬、半夏や二陳湯また五苓散グループの使用の目安となる。舌の乾燥は麦門冬など循環血漿量を増加させる漢方薬、瓜呂仁などを用いる目安となる。舌が紫色の斑点や色になっている場合には駆瘀血剤を用いる目安となる。

## 舌診の復習

舌黄色苔—IL-6（炎症性サイトカイン）大黄・黄連剤・石膏
　漢方ではうつ熱・実熱といい柴胡剤では小柴胡湯ではなく大柴胡湯（大黄がはいる）を選択する
舌白色苔—病理的水分貯留　利水剤（五苓散・猪苓湯・二陳湯）
　漢方では水毒といい胃腸剤では四君子湯ではなく六君子湯（二陳湯がはいる）を選択
舌乾燥—循環血漿量不足　滋陰剤（麦門冬・人参剤）
　漢方では津虚といい呼吸器では柴朴湯ではなく滋陰降火湯（麦門冬が入る）を選択
舌黒色斑—末梢血液循環不全・骨盤腔内静脈うっ血
　　駆瘀血剤（桃仁・牡丹皮）
　漢方では瘀血といい腹診を参考に桂枝茯苓丸などを選択する

図61

## 舌診の実際

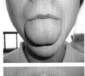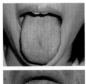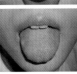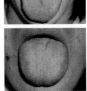

図62

## 舌診より診断

- 黄色苔→黄連……湯　大黄……湯　……瀉心湯　一貫堂処方　炎症性サイトカインに対する方剤
- 白色苔→半夏……湯　二陳湯の処方（半夏・陳皮）　五苓散の処方
- 舌乾燥→麦門冬の処方　瓜呂仁の処方　炎症で消耗された循環血漿量の維持
- 舌紫色→桃仁の処方　腹診とあわせて
- 舌絳色→温病の処方　抗細菌剤

図63

●参考文献
『中医学基礎』上海中医学院編　燎原書店
『舌診アトラス手帳』松本克彦著　メディカルユーコン

## 第11章 葛根湯の解説

図64さて葛根湯の話に戻るが、葛根湯は本来冬型感冒の薬であり麻黄湯の加味方である。葛根は塩酸パパベリンの効果があり頚部から肩にかけての筋緊張を伴う疼痛や緊張性頭痛にも効果がある。図65原典では傷寒論に「太陽病（感冒初期）項背強ばること几几（鶴が首をのばしているような）汗無く悪風するもの（自律神経反射が強く実証）」とあるが浅田宗伯の勿誤薬室方函口訣には「此の方は外感のみならず（感冒症候群のみならず）積年肩背に凝結ありて（長く肩から背中の痛み）」とあり、感冒症候群の方剤を慢性病にも用いて効果を示している。このように本来は急性病の漢方方剤をその組成を理解して慢性病に応用したのが日本漢方（古方）の特徴である。さらに江戸時代の漢方医は温病学にも精通していてそれを日本の漢方で代用して治療をしていたようである。これらは中国で中医の先生から聞いた話であるが、是非江戸時代の漢方医の勉強もしてうまく前人の知恵を生かしていってほしいと述べていた。その頃の日本漢方も中医学の一つであると。確かにそのとおりであると考える。図66次いで生来リンパが多い人は基本的にうつ傾向があったり肥満傾向の人に多いのであるが、好中球（顆粒球）がうまく誘導できずに最初からなおりにくい感冒となったりアレルギー様症状が続いたりすることが多い。この場合には柴胡や香附子など漢方の抗うつ剤が必要である。たとえば加味逍遙散（胸脇苦満、ほてり、便秘を目標に）、香蘇散（加味逍遥散でも胃腸に障るような虚証）、柴胡桂枝乾姜湯（不安障害、虚証で舌の乾燥）などを用いるとよい。図67は葛根湯の使用目標のまとめである。脈浮がポイントである。図65は葛根湯の原典である。基本的に傷寒論は急性病に、金匱要略は慢性病に用いるのだが、日本漢方は傷寒論もその組成を理解して慢性病に用いるところに長所がある。図66はリンパが多い人の感冒薬である。基本的に副交感が強いので感冒ウイルスがなかなか排除できずに感冒症状が長引くケースが多い。この場合にはまず抗うつ効果で交感神経を刺激する方剤がよいとされる。例えば防已黄耆湯、これは中年女性のリンパ優位の方に用いるが防已にアセトアンフェタミン様作用がある。また柴胡・香附子なども交感刺激になる。加味逍遙散は更年期女性に用いるがいわゆる不定愁訴のコロ

### 葛根湯
- 葛根湯は本来冬型感冒の薬
- 麻黄湯の加味方　脈浮
- 葛根は塩酸パパベリンの効果があり頚部の筋緊張にともなう頭痛に有効
- 表・寒熱・実

図64

### 葛根湯
- 急性病・傷寒論「太陽病　項背強バルコト几几、汗無ク悪風スルモノ」
- 慢性病・金匱要略「太陽病　汗ナクシテ小便反ッテ少ク　気胸ニ上衝シ、口噤語ルコトヲ得ズ　剛痙ヲナサント欲ス」
- 勿誤薬室方函口訣「此方ハ外感ノ項背強急ニ用ルコトハ　五尺ノ童子モ知ルコトナレドモ　古方ノ妙方ハ種々アリテ思議スベカラズ。例ヘバ積年肩背ニ凝結アリテ其ノ痛ミ時々心下ニサシコム者　此方ニテ一汗スレバ忘ルルガ如シ」
- 葛根はパパベリン様鎮痙作用

図65

### リンパが多い人の風邪
- 15歳までは基本的にはリンパ優位
- 悪性疾患はリンパ系　アレルギーが多い
- 防已黄耆湯体質（中年のやや太りぎみの婦人）とうつ傾向の人はリンパ優位　防已はアセトアンフェタミン様作用
- 顆粒球が十分でない　ウイルスが除去できない　風邪をこじらせる　胃腸型も多い
- 柴胡・香附子など抗うつ効果が必要
- 加味逍遙散（24）コロンボ症候群・顔のほてり・便秘
- 香蘇散（70）胃腸虚弱・うつ傾向
- 柴胡桂枝乾姜湯（11）不安障害・乾燥

図66

### 葛根湯の証
- 脈浮が第一目標
- 次に胃腸が強いことを確認（上腹部動悸を触れない）
- 麻黄がはいるため不眠・胃腸障害に注意　食後に服用
- ウイルス感染が先行する

図67

ンボ症候群に用いるとよい（診察後に再び戻ってくる方）。香蘇散は虚弱者のうつ傾向によい。柴胡桂枝乾姜湯は虚弱者の不安障害によいが、必ず舌の乾燥を確認いただきたい。この乾燥の使用目標を見誤ると間質性肺炎などの副作用が出現することがある。図67は葛根湯のまとめである。図68さて漢方薬は食前の内服がよいとされるが、実は麻黄湯と胃内のpH別にエフェドリン濃度を調べてみると、胃内pHがアルカリ性の際に最もエフェドリン濃度が上がることがわかる。つまり麻黄のようなアルカロイドは食後の方が吸収がよく有機酸では食前の方が吸収がよいとされる。薬学的には麻黄湯のようなアルカロイドは食後の投与もよい（ただし適応外使用であるため処方には食前とされたい）。図69アルカロイドは麻黄や附子であり、有機酸は蘇葉や桂皮などである。さらに有機酸のグループは胃内での吸収率が悪いためPPIで吸収がよくなることが知られている。ただしPPIは老人では認知症や骨粗鬆症の増加があるため投与には十分に気をつけたい。症例16は38歳男性で葛根湯を緊張性頭痛に用いた症例である。実証、脈浮、腹部充実、無汗が使用目標である。このように葛根湯を慢性病に用いて効果を示すことも多々ある。図70はマクロライドの最近の研究結果で抗ウイルス作用も知られている。いわゆる感冒症候群にマクロライドをもっと活用したいものである。またマクロライドはIL-8の抑制効果があり慢性咳嗽に用いられるのはよく知られる。図71は麻黄附子細辛湯の使用目標であるが、冷え型の冬の感冒に効果がありこの場合には脈浮は使用目標とならない。またインフルエンザワクチンの前に内服すると抗体がよくできる。逆にスタチンは抗体がつきにくいのでワクチンの前1週間は休薬が望ましい。図72もうひとつ特殊な感冒に升麻葛根湯があるが、陽明病の経病（陽明経に湿疹がでる）の方剤とされ麻疹や風疹、突発性湿疹などに効果がある。症例17は8歳男児で手足口病にて口腔内のアフタが痛くて食事がとれない症例である。このような場合にも升麻葛根湯が役に立つ。写真は手掌にできたアフタである。症例18は特殊な症例であるが反復性嘔吐症で感冒に用いる越婢加半夏湯を慢性病に用いて効果を示した症例である。このように傷寒論の急性病の方剤を慢性病に応用するのは日本漢方（古方）の優れた考え方である。症例19-1・2・3は私が最初に経験したCOVID-19が疑われた症例である。なぜかPCR検査は必要ないとされたがCT上でも浸潤影が認められた。竹筎温胆湯で症状が軽快

麻黄湯と胃内pHの関係

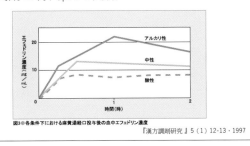

図3●各条件下における麻黄湯経口投与後の血中エフェドリン濃度

『漢方調剤研究』5（1）12-13・1997

図68-1

漢方薬と胃内pHの関係

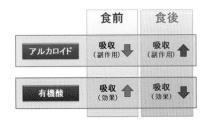

図68-2

アルカロイドと有機酸

• アルカロイド　麻黄　附子　など

• 有機酸　　　　蘇葉　桂皮　など

• 有機酸は吸収率が悪いPPI（P-CAP）にて吸収がよくなる

• PPIは認知症・骨粗鬆症が増加する　老人には注意

図69

症例からみた38歳男性

• 1年前から朝起きた時に頭痛　首がこって頭全体が絞められるように痛い　脳CT異常なく　心療内科に行った方がよいといわれた

• 175cm　68kg　舌紅　脈寸が浮滑渋　腹部充実・動悸を触れない　右胸脇苦満あり　頸部XPややストレートネック　便秘はない　下肢の冷えはない　SDS38/67

• 葛根湯7.5g/日+エチゾラム1T　にて2週間で頭痛が軽減

症例16

マクロライド療法の見直し

• 抗ウイルス作用　　　九州保健福祉大　佐藤ら
　　　　　　　　　　　　　　　名古屋市立大　鈴木

• 血管内皮細胞増殖因子抑制　鹿児島大　松根ら

• NFκB・p38活性化抑制　TARC抑制　東京大　小宮根ら

• 抗IL-8作用　　　　　九州大　井上ら

図70

27

## 麻黄附子細辛湯

- 冷え型の感冒
- 冬に受験する受験生には最適の漢方薬

- インフルエンザワクチンの前に飲むと抗体がよくできる
- スタチン製剤併用は抗体がつきにくい
- ワクチン接種1週間前には休薬のこと
  表裏・寒・虚　　　　（漢方常用処方解説）

Influence of Statins on Influenza Vaccine Response in Elderly Individuals
http://jid.oxfordjournals.org/content/early/2015/10/15/infdis.jiv456.abstract

図71

## 湿疹を伴う感冒症候群に升麻葛根湯

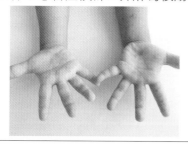

症例17-2

## 升麻葛根湯

- 傷寒頭痛、時疫、寒ヲ憎ミ熱壮ク、肢体痛ミ、発熱悪寒、鼻乾キテ眠ルヲ得ザルヲ治す。兼テ寒喧時ナラズ人多ク疾疫シ、乍チ暖ク衣ヲ脱シ、及ビ瘡疹已ニ発シ、未ダ発セザルニ似タルノ間ニ宣シク用ウベシ。
- 麻疹　風疹　水痘、痘瘡、猩紅熱、突発性湿疹など湿疹の不分明な時期の常用処方
- 陽明病の経病
- 表・熱・実

図72

## 症例からみる越婢加半夏湯

- 16歳　女性　くりかえす嘔吐
- 10歳時より食事のたびに嘔吐を繰り返す　総合病院で胃腸や心身的要因を検査するも異常なく、嘔吐の原因がわからない
- 158cm　42kg　やせてはいるが心因性嘔吐症のようなやせではない　発語もしっかりしている。WBC3000/μL　Hb11.8g/dL　Ly38％　肝機能　腎機能異常を認めない
- 舌白　白苔　脈滑　腹部軟　胸脇苦満なし　心下痞なし
- 胸脇苦満がなく柴胡剤ではない　心身的要因を考えるが半夏厚朴湯のような水毒がみられない
- そこで咳のたびに嘔吐をくりかえす越婢加半夏湯（越婢加朮湯＋半夏厚朴湯）を投与
- 1月後には嘔吐が1/10になり　食事が楽しくなってきた

症例18

## 症例からみる：8歳男児

- 昨日から手と足、口腔内に湿疹　痛くて物を食べるのがつらい
- 発熱37.8℃　元気は良い　身長138cm体重38kg　舌紅　口腔内にアフタ性湿疹　手と足に水泡　腹部中等度　肺部に濁音
- 近医にかかるが薬はないのでアセトアミノフェンSy 8 mlを処方　食事前に内服するようにといわれた。不安になった母親が同日に当院受診させた。
- 升麻葛根湯5.0g／日を処方
- 通常平均5.4日かかる湿疹消退が3日で消退した

症例17-1

## 56歳女性

- 出身が中国武漢で　春節の際1週間里帰りをしていた。
- 日本に帰国してから37.0～37.5度の微熱が続き徐々に咳と黄色い痰がでるようになった。味覚障害はない　体がだるい
- WBC4200/μL　Ly12.5％　CRP8.8　Dダイマー0.8　胸XPでは異常は認めないがCTにて右中下葉に粘液出現　左舌区に気管支影増強
- COVID-19を疑い　PCR検査を依頼するも体調が良いと断られる
- 舌黄色苔　脈肺浮　腹部中等度右胸脇苦満あり

症例19-1

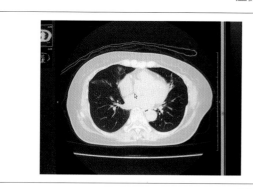

症例19-2

した症例である。竹筎温胆湯は急性発熱疾患の余熱がいつまでも続き咳や黄色痰が続いている場合に用いる。万病回春にその原点をみるが温病の春温の方剤と考えるのが妥当である。

● 参考文献

『漢方調剤研究』5（1）12-13　1997

"Influence of Statins on Influenza Vaccine Response in Elderly Individuals"マクロライド新作用研究会　九州大　井上　http://jid.oxfordjournals.org/content/early/2015/10/15/infdis.jiv456.abstract

『傷寒論講義』湖北科学技術出版社

『勿誤薬室「方函」「口訣」釈義』長谷川弥人著　創元社

『温病学』成都中医学院編　東方書店

## 竹筎温胆湯

- 竹筎　黄連　柴胡　茯苓　半夏　麦門冬　人参　枳実　陳皮　生姜　甘草　香附子　桔梗
- 急性発熱性疾患の余熱がいつまでも退かずそのために咳や痰が残り息苦しくて気が昂ぶり眠れない　万病回春
- 抗ウイルス＋熱性肺疾患＋精神安定
- CRP高値　Ly低値　肺炎や細気管支炎　黄色痰　味覚異常　気分の低下
- 表証あれば合麻黄湯・葛根湯
- 凝固系異常には合通導散・桂枝茯苓丸を併用
- 裏・熱・虚

症例19-3

## 第12章　呼吸器疾患と漢方

さて次いで呼吸器疾患に話をすすめたい。図73は慢性咳嗽の原因を示したものであるが、湿性咳嗽はCOPDや気管支拡張症など、乾性咳嗽には胃食道逆流症や間質性肺炎がある。忘れてはならないのが副鼻腔炎やうっ血性心不全である。漢方薬はそれぞれに効果があるが例えば柴胡桂枝乾姜湯のように証（舌乾燥）を間違えると黄芩・黄連・黄柏などのアレルギー作用にて間質性肺炎を惹起することがあるのでその投与はくれぐれも慎重に行いたい。思いもかけず呼吸器科から疑義薬剤として中止を求められることがある。図74は咳止めの代表薬剤麦門冬の作用機序であるが、サブスタンスPの低下とC-fiberの興奮抑制さらにIL-8の抑制が知られている。図75のようにIL-8は炎症性喘息の主役とされ、また妊娠中のIL-8は胎児に影響を及ぼすことが知られている。図76実際に慢性咳嗽の症例に（症例数が少ないが）IL-8の値を調べてみると麦門冬湯と柴朴湯がIL-8の抑制を示した。呼吸器疾患での漢方薬の役割は乾燥型咳嗽にあり、図77のように循環血漿量を増加させ咳嗽を抑える働きを持つ薬剤を滋陰剤という。代表薬剤は先ほどの麦門冬である。図78これらはすべて舌乾燥が使用目標であるが清肺湯は肺気腫で黄色痰を呈する場合に用いる。いわばエリスロマイシン（マクロライドの代表）とカルボシステイン（去痰）を一緒にした方剤と考えると用いやすい。滋陰降火湯は夜に布団に入り体が温まるとひどく咳き込むような病態に用いる。いわばエリスロマイシンとフドステインをあわせた方剤と考える。また漢方的には虚熱をとる代表薬剤である。滋陰至宝湯はストレスが影響している慢性呼吸器疾患に用いる。いわばクロチアゼパムとエプラジノンが一緒になった方剤である。先ほどの竹筎温胆湯は風邪や肺炎のあと咳が止まらず眠れない人に用いる。いわばエリスロマイシンにレンバチニブメシルが一緒になった方剤である。次いで図79は遷延性咳嗽に対する漢方薬の使い方である。①軽度の咳が残る場合にはこじれた感冒の柴胡剤を用いる。柴胡剤は使用目標は胸脇苦満だが、さらに微熱がある場合には小柴胡湯、便秘がある場合には大柴胡湯、腹痛の場合には柴胡桂枝湯、うつが強い場合には柴胡桂枝乾姜湯、白色痰で咳き込む場合には柴朴湯、黄色痰で咳き込む場合には柴陥湯などを用いる。②咳

慢性咳嗽

| 湿性咳嗽 | 乾性咳嗽 |
|---|---|
| 肺結核 | 咳喘息 |
| COPD | 間質性肺炎 |
| 肺水腫 | 胃食道逆流症 |
| 肺がん | |
| 気管支拡張症 | |

その他　うっ血性心不全
　　　　副鼻腔炎
　　　　アレルギー性鼻炎

図73

肺の滋陰剤

麦門冬　活性型コルチゾールの分解酵素を抑制
　　　　カプサイシン・サブスタンスPなどの炎症性
　　　　ケミカルメディエーターの抑制
　　　　NEP（ニュートラル・エンドペプチターゼ）活性の亢進

　　　　　以上よりサブスタンスP濃度の低下
　　　　　C-fiberの過度の興奮性を低下
　　　　IL-8の抑制

図74

IL-8 は炎症性喘息の主役

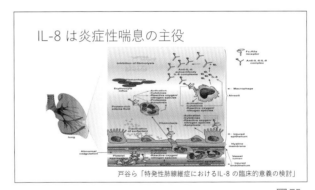

戸谷ら「特発性肺線維症におけるIL-8の臨床的意義の検討」

図75

漢方薬とIL-8　（慢性咳嗽に対するIL-8）

IL-8 市場値2.0以下pg/mL

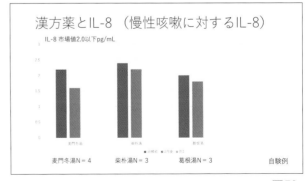

麦門冬湯N＝4　　柴朴湯N＝3　　葛根湯N＝3　　　　自験例

図76

嗽がひどい場合には日中の咳には麻杏甘石湯、明け方の咳には五虎湯、咳をして嘔吐するものには越婢加半夏湯、から咳には麦門冬湯を用いる。③気管支喘息が基礎疾患にある場合には柴朴湯（精神的要因で発作）、麦門冬湯（顔をまっかにして発作的に咳）、竹筎温胆湯（咳で不眠）、神秘湯（小児で運動作動性に発作）。④COPDが基礎疾患にある場合には黄色痰には清肺湯、夜間に咳き込むのは滋陰降火湯などを用いるがもちろん吸入薬や咳止めの薬剤を併用していただきたい。症例20は60歳女性で風邪の後に咳が続く症例である。症例21は8歳男児で運動作動性喘息である。もちろん喘息発作の場合などでは漢方薬だけで治療するのは危険である。図80は慢性呼吸器疾患の場合に漢方薬をどのように用いるかを示したものであるが、咳や全身状態の低下などには漢方治療は奏効する。図81は慢性閉塞性肺疾患の重症度と代表的な吸入薬であるが、現在ではLABAとLAMAの併合剤やICSとLABAの併合剤やあるいは3剤の併合剤も多く発売されている。図82・83また咳喘息には呼気NO測定が推奨されている。図84これらをまとめるとCOPDに対する漢方薬として①比較的体力のある咳嗽には、から咳に麦門冬湯、喀痰を伴う咳嗽には清肺湯、痰が絡む人には半夏厚朴湯、②体力が低下して痰が切れにくい人で皮膚が乾燥（舌乾燥）している人には滋陰降火湯、不眠やうつ傾向のある人には竹筎温胆湯、体力の低下を訴える人には滋陰至宝湯、③全身状態の低下には食欲不振には補中益気湯、夜間尿には八味地黄丸、気力の低下には茯苓四逆湯（真武湯合人参湯）、胃腸の調子がわるく補中益気湯が合わない人には六君子湯となる。くれぐれも間質性肺炎を惹起しないように気をつけて使っていただきたい。心配な方にはKL-6をチェックしながら使用していただきたい。症例22は68歳男性で肺気腫にて呼吸困難を訴えていた方である。肺性心があるため瓜呂枳実湯を用いた症例である。瓜呂枳実湯は煙草を吸っていた方の呼吸困難に劇的に効果を示すことがある。図85は感冒の胃腸の強弱と感冒の時期を勘案した漢方薬の用い方である。図86は感冒症候群の漢方薬のまとめである。図87は症状が体表面（太陽病期）か症状が内臓に及んでいる（少陽病期）かを勘案して作成した感冒薬の一覧である。桂麻各半湯や桂枝加葛根湯、桂枝加厚朴杏仁湯などもエキス剤があるので活用してほしい。図88は皮膚免疫のサイドから補剤の感冒の用い方である。特に葛根湯はIL-12を賦活して肺炎を予防する効果がある

---

### 滋陰剤（麦門冬G）

- 体液の不足により臓腑組織の栄養不足分泌能の低下により 抵抗力が衰え炎症性感染にかかりやすく熱感性症候を呈する状態 循環血漿量を増加させるG（活性型コルチゾールの分解酵素11β-HDSを抑制）乾燥を主とする慢性呼吸器
- 肺陰：麦門冬・百合・沙参
- 胃陰：麦門冬・地黄・角砂糖
- 肝陰：玄参・天門冬・芍薬
- 腎陰：地黄・山薬・山茱萸

図77

---

### 肺陰虚の考え方（すべて乾燥）

清肺湯(90)：麦門冬・天門冬＋桔梗・山梔子
　　肺気腫 たばこの吸いすぎで黄色痰 エリスロシン＋ムコダインの作用 裏・熱・虚
滋陰降火湯(93)：麦門冬・天門冬＋知母・黄柏
　　夜間布団にはいると咳き込む慢性呼吸器 エリスロシン＋スペリアの作用 裏・熱・虚
滋陰至宝湯(92)：麦門冬・芍薬＋柴胡・地骨皮
　　ストレスが咳に影響している慢性呼吸器疾患 リーゼ＋レスプレンの作用 咳喘息に 裏・熱・虚
竹筎温胆湯(91)：麦門冬・人参＋竹筎・黄連
　　風邪・肺炎のあとの咳がとまらない人 裏・熱・虚→裏表

図78

---

### 遷延性咳嗽

①軽度の咳嗽がのこる 倦怠感/微熱が残る
　→証にあわせて柴胡剤
　　小柴胡湯（微熱）大柴胡湯（便秘）柴胡桂枝湯（腹痛）柴胡桂枝乾姜湯（うつ傾向）柴朴湯（咳）柴陥湯（胸痛）
②咳嗽がひどい場合
　→麻杏甘石湯（日中咳）五虎湯（朝咳）越婢加半夏湯（嘔吐）麦門冬湯（から咳）
③気管支喘息が基礎疾患
　→柴朴湯（精神的要因）麦門冬湯（発作的）竹筎温胆湯（不眠）神秘湯（小児）
④COPDが基礎疾患
　→清肺湯（黄色痰）滋陰降火湯（睡眠時咳）

図79

---

### 竹筎温胆湯

- 60歳 女性 風邪を引いた後の咳
- 1週間前に風邪をひき近医で抗生剤と風邪薬をもらったが、熱はひいたが咳が止まらない。痰はない 時に夜間と朝にむせるような咳がでる
- 160cm 60kg 舌白やや黄色苔 脈滑 腹部中等度 胸脇苦満なし 咽頭部発赤なし 肺野全般に呼吸音延長 喘息音はない 便通は正常 下肢ひえなし 胸xp 心陰影正常 肺野浸潤影なし 夜間は咳のため不眠 WBC3800/μL Hb12.8g/dL CRP0.30 Ly38.0%
- 感冒後の遷延性咳嗽として 竹筎温胆湯7.5g/日と寝る前にフスコデ2T を投与
- 次の日から咳がおさまり 1週間後廃薬できた

症例20

---

### 運動作動性喘息

- 8歳男児
- 3年前から運動時に咳がでる 近医で咳喘息といわれホクナリンT®とステロイド吸入をもらった
- 138cm 32kg 舌紅 脈滑腹部中等度 圧痛なし 肺野喘息音なし 気管支音やや延長
- 給食を食べた後に運動をすると咳が出る 夜間や早朝はない
- 麻杏甘石湯5.0g/日を処方 1月で咳発作はなくなった 3月で咳発作なく廃薬

症例21

## 慢性呼吸器疾患

1：気流閉塞：Air trapping　　　気管支拡張剤
2：気道の慢性炎症　　　　　ステロイド吸入・漢方薬
3：咳嗽・喀痰　　　　抗菌剤・喀痰調節薬・漢方薬
4：全身状態の低下　　　栄養療法・漢方薬
5：急性憎悪　　　　抗菌剤・喀痰調節薬・漢方薬

図80

## 瓜呂枳実湯

- 68歳　男性　呼吸困難と動悸
- 20歳ころよりタバコを一日40本吸っていた　65歳で禁煙したが、少し動くと呼吸が苦しく動悸がする
- 158cm　50kg　舌乾燥　黄色苔　脈滑緊　腹部中等度　胸脇苦満なし　肺野肺気腫による鼓音　呼気延長あり　喘息音はない　心濁音界拡張　下肢浮腫あり　咳は少ないが、痰が黄色い　WBC3800/μL　Hb13.6g/dL　Ly18％　胸Xpで心陰影60％うっ血あり　浸潤影はない
- 肺性心として清肺湯を考えるが、心不全が強いため瓜呂枳実湯とした　裏・熱・虚
- 瓜呂枳実湯　当帰3　茯苓3　貝母3　瓜呂仁2　桔梗2　陳皮2　黄芩2　縮砂1　木香1　甘草1　山梔子1　枳実1　竹葉1　生姜1

症例22

## 5. 気道閉塞性疾患

(1)　COPDの病期分類　（予測1秒量に対する比率）

| 病期 | 定義 |
|---|---|
| Ⅰ期 | 軽度の気流閉塞 | %FEV₁ ≧ 80% |
| Ⅱ期 | 中等度の気流閉塞 | 50% ≦ %FEV₁ < 80% |
| Ⅲ期 | 高度の気流閉塞 | 30% ≦ %FEV₁ < 50% |
| Ⅳ期 | きわめて高度の気流閉塞 | %FEV₁ < 30% |

気管支拡張薬投与後の1秒率（FEV₁/FVC）70%未満が必須条件.

＜慢性安定期の薬物治療＞
ステップ1（病期Ⅰ期の症例）
・無症状の場合：経過観察
・労作性呼吸困難などの臨床症状がある場合

| スピリーバ吸入用カプセル（18 μg）　1回/日 |
| シーブリ吸入用カプセル（50 μg）　1回/日 |

ステップ2（病期Ⅱ～Ⅲの症例）

| スピリーバレスピマット（2.5 μg）2吸入/日　分1 |
| スピリーバ吸入用カプセル（18 μg）　1回/日 |
| ユニフィルLA錠（400 mg）　1回/日 |

上記の組み合わせで効果が不十分な場合

| スピオルトレスピマット2吸入/日　分1 |
| ユニフィルLA錠（400 mg）　1回/日 |

「COPD診断と治療のためのガイドライン」日本呼吸器学会

図81

## 風邪症候群の漢方治療

| | 急性期 | 亜急性期 | 回復期 |
|---|---|---|---|
| 胃腸 | | | |
| ふつう | 葛根湯 | 小柴胡湯 | |
| | | | 麦門冬湯 |
| ↓ | 小青竜湯 | | 竹筎温胆湯 |
| 弱い | 麻黄附子細辛湯 | | 補中益気湯 |

図85

## 喘息管理の呼気NO測定

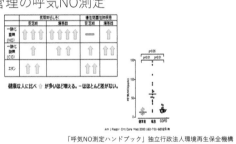

「呼気NO測定ハンドブック」独立行政法人環境再生保全機構

図82

## 感冒症候群

- 感　冒　初　期：葛根湯（実）香蘇散（虚）
- 感　冒　後　期：小柴胡湯（白苔）
　　　　　　　　　　柴胡桂枝湯（消化器症状）
- 胃腸型感冒：参蘇飲
- 乾燥型感冒：麦門冬湯
- 感　冒　後　咳：竹筎温胆湯
- 感染型喉頭炎：桔梗湯

図86

方法：多施設共同横断的研究（和歌山県立医大、国立病院機構相模原病院、帝京大学久留米大学）
対象：18歳以上の日本人健常者240名（男性131名、女性109名）を対象にNIOX MINOを用いて呼気NOを測定した。
　　　呼気NOの参照範囲はデータが正規分布するよう対数変換を行い、Mean±2SDを算出し逆変換した。

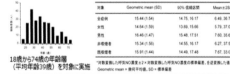

| 対象 | Geometric mean (SD) | 90% 信頼区間 | Mean±2SD* |
|---|---|---|---|
| 全症例 | 15.44 (1.54) | 14.75, 16.57 | 6.49, 36.76 |
| 女性 | 14.64 (1.59) | 13.69, 15.66 | 5.79, 37.04 |
| 男性 | 16.46 (1.47) | 15.48, 17.51 | 7.60, 35.68 |
| 非喫煙者 | 15.34 (1.56) | 14.55, 16.17 | 6.27, 37.57 |
| 既喫煙者 | 15.91 (1.44) | 14.49, 17.48 | 7.67, 33.02 |

*対数変換した呼気NO濃度±2×対数変換した呼気NO濃度の標準偏差、を逆変換した値
Geometric mean＝幾何平均値、SD＝標準偏差

18歳から74歳の年齢層
（平均年齢39歳）を対象に実施

**日本人成人健常者における呼気NO濃度の正常値は約15ppb、正常上限値は約37ppbと算出された。**

Allergol Int 2010；59-363-7
「呼気NO測定ハンドブック」

図83

## ウイルス感染症

- 症状が体表面に限局
- 実証　麻黄湯　小青竜湯　葛根湯
　　　　　　桂麻各半湯
- 虚証　桂枝湯　桂枝加葛根湯　升麻葛根湯
　　　　　桂枝加厚朴杏仁湯　桂枝加朮附湯
- 症状が内臓に及ぶ
- 柴胡剤　小柴胡湯　柴胡桂枝湯　大柴胡湯　柴朴湯　柴陥湯　柴胡桂枝乾姜湯　加味逍遥散

図87

## COPDに対する漢方薬

①比較的体力のある咳痰
　　空咳　　　　　　　麦門冬湯
　　喀痰を伴う咳　　　清肺湯
　　痰がからむ　　　　半夏厚朴湯
②体力が低下して痰がきれにくい
　　皮膚乾燥　　　　　滋陰降火湯
　　不眠・うつ　　　　竹筎温胆湯
　　体力低下　　　　　滋陰至宝湯
③全身状態の低下
　　食欲不振　　　　　補中益気湯
　　夜間尿・冷え　　　八味地黄丸
　　気力低下・冷え　　茯苓四逆湯（真武湯＋人参湯）
　　胃の調子が悪い　補中益気湯が合わない　六君子湯

図84

## 皮膚免疫のサイドから感染予防

- 補中益気湯　冷え　自覚的発熱感
- 十全大補湯　ほてり　貧血
- 人参養栄湯　やせ　肺の防御機能低下
- 大防風湯　筋肉のやせ　腎の防御機能低下
- 六君子湯　胃腸虚弱　脾の防御機能低下
- 肺の細胞性免疫から感染予防
- 葛根湯　IL-12

図88

（予防的投与は適応外使用になるので注意したい）。
症例23は43歳女性で成人型伝染性紅斑症と診断された症例である。抗生剤にても解熱せず、升麻葛根湯が有用であった症例である。症例24はレアな症例であるがブルセラ病に対して犀角地黄湯の方意で治頭瘡一方と滋陰降火湯を用いて効果のあった症例である。

● 参考文献

「特発性肺線維症におけるIL-8の臨床的意義の検討」戸谷ら『日呼吸会誌』40（11）2002
「COPD診断と治療のためのガイドライン」日本呼吸器学会
「呼気NO測定ハンドブック」独立行政法人環境再生保全機構
「第8回総合アレルギー講習会」日本アレルギー学会

---

成人型伝染性紅斑症

- 43歳 女性 突然の発熱 40度の熱が出近医受診
  WBC2400 CRP0.0 熱の割に全身状態はよく 特に具合は悪くないという 抗生剤を処方されるも解熱せず
- 第3病日当院受診 舌：紅乾燥 脈：浮・濡
  腹部：上腹部動悸 頬が少し赤い WBC2800 Ly18.4%
  CRP2 証を温病の 営分病と考えたが 成人型りんご病を考え、抗ウイルス剤として乾燥・発熱・口渇・発疹などより升麻葛根湯7.5gを処方
  第4病日には解熱した。ヒトパルボウイルス抗体が陽性であった。

症例23

---

ブルセラ病

- 20歳 女性 イタリア旅行の後 原因不明の発熱 39度から40度弛張熱を繰り返す。総合病院にてブルセラ抗体陽性
- ドキシサイクリン・ストレプトマイシンを繰り返し投与するが解熱せず 体力が衰えてきた 両親が医師のため第12病日に当院受診された
- 舌：絳・乾燥 脈：弱・尢 腹部：弱く 動悸
- 証を温病の血分と考え 犀角地黄湯の方意で滋陰降火湯7.5g+治頭瘡一方7.5gを処方した
- 第14病日から解熱を始め 第20病日には平熱となり元気に退院された

症例24

# 第13章

# 柴胡剤の解説

そこで次は柴胡剤と補剤の使い方を解説する。図89柴胡剤の証とは傷寒論でいえば少陽病でいわばこじれた感冒のことをさすが、少陽病とは胸脇苦満と持続するあるいは断続的な微熱に口が苦いあるいは消化器症状をさす。太陽病が脈浮を特徴とする体表面の病状（表証）に対して少陽病は病邪がやや内方に入り始めているが未だ裏には達していない状態で往来寒熱と胸脇苦満に消化器症状を特徴とする（八綱弁証では裏熱虚証とされるが実際には半表半裏とした方がわかりやすい）。また陽明病とは熱性が極気の状態で裏熱実証とされる。感冒症候群でも示したように柴胡剤は急性疾患では IFNγ や TNFα の抑制にて抗炎症効果が期待されるが、こじれた感冒では逆に IFNγ を賦活する。慢性疾患では自律神経失調症に対応することが知られている。図90もう少し詳しく調べると柴胡・黄芩のペアは抗炎症作用があり外的因子に対し効果があるが、副交感優位では IFNγ を抑制し交感優位では IFNγ を促進する。また柴胡・芍薬のペアでは自律神経調整作用が働き、特に柴胡＋利水剤のグループでは不活性コルチゾンを増加させ Th1 を抑制する、代表薬剤は柴苓湯である。また柴胡＋大黄・石膏などでは IFNγ の分泌を促進し Th2 を抑制する。代表薬剤は小柴胡湯加桔梗石膏である。これが柴胡剤がいろいろな難病に用いられる一つの理由である。図91は柴胡剤の一覧であるが、小柴胡湯は柴胡・黄芩であるため抗炎症作用とあるが、柴胡桂枝湯は柴胡・黄芩・芍薬が配合されているので抗炎症作用と自律神経調整作用がある。また四逆散は柴胡・芍薬なので自律神経調整作用となっている。図92繰り返すが小柴胡湯は肝機能障害、強皮症に伴う間質性肺炎となっている。使用目標は少陽病の３つの要件、胸脇苦満、微熱、消化器症状である。柴胡桂枝湯は柴胡・黄芩・芍薬なので抗炎症効果と自律神経調整機能があるため自己免疫性慢性膵炎や胃潰瘍・十二指腸潰瘍の維持療法として働く。大柴胡湯も柴胡・黄芩・芍薬なので抗炎症効果とともに自律神経失調症（ノイローゼ・不眠症）などの適応がある。また高脂血症や高血圧にはエビデンスがある。柴胡加竜骨牡蛎湯は柴胡・黄芩・芍薬に抗不安作用の竜骨・牡蛎が配合され神経衰弱・ヒステリー・てんかん・神経性心悸亢進症などの病名がつく。いつまでも古い疾患名はい

## 柴胡の証

- 柴胡の証とは（傷寒論）
    胸脇苦満と持続する微熱　口が苦い
    芍薬がはいると自律神経調整機能
- 急性疾患では抗炎症効果を期待　INFγ の作用
    こじれた（亜急性）感冒　急性耳下腺炎は例外
- 慢性疾患では抗Th2効果と自律神経調整効果を期待
- 熱産生系と免疫バランス（サイトカイン）の薬剤

図89

## 柴胡剤の運用

柴胡剤には２つの働き
　柴胡-黄芩　にて抗炎症作用　外的因子に対する作用
　　副交感優位ではIFNγ を抑制する
　　交感優位ではIFNγ を促進する
　柴胡-芍薬　にて自律神経調整作用　Th1/Th2調整
　　Th1抑制には柴胡＋利水剤（内因性コルチゾールの分解促進
　　不活性コルチゾン下にてIL-10分泌）代表方剤は柴苓湯
　　Th2抑制には柴胡剤＋大黄・石膏（IFNγ の分泌）代表方剤
　　は小柴胡湯加桔梗石膏

自験例

図90

## 小柴胡湯グループ

- 小柴胡湯—柴胡・黄芩
    少陽病：胸脇苦満　往来寒熱　消化器症状
    　　　　（必須）　（微熱）　（口苦）

| | |
|---|---|
| 柴胡桂枝湯 | 柴胡加竜骨牡蛎湯 |
| 柴胡桂枝乾姜湯 | 四逆散 |
| 加味逍遙散 | 大柴胡湯 |
| 柴朴湯 | 柴苓湯 |
| 柴陥湯 | 抑肝散 |
| 神秘湯 | |

図91

## 柴胡剤のまとめ

- 小柴胡湯　肝機能障害　上半身の炎症　強皮症に伴う間質性肺炎　舌白苔　KL-6チェック
- 柴胡桂枝湯　　自律神経調整機能　本来はぶり返した風邪にもちいる　慢性膵炎　胃潰瘍の予防　心下支結
- 大柴胡湯　舌黄苔　抗コレステロール　胸脇苦満が強く左右につながっている　便秘
- 柴胡加竜骨牡蛎湯　取り越し苦労　左右胸脇苦満と臍動悸　取り越し苦労　神経質
- 抑肝散　自律神経失調　左腹直筋緊張が特徴　疳の虫を抑えるチックや顔面けいれん
- 四逆散　　ストレス　左右腹直筋緊張が特徴　腹痛
- 柴胡桂枝乾姜湯　乾燥が特徴　不安障害　虚証

図92

ささか抵抗があるが。抑肝散は柴胡・芍薬のペアで神経末端からグルタミン酸の遊離抑制にてセロトニンの遊離を助ける効果がある。神経症・不眠症・小児夜泣きなどの病名がつく。四逆散も柴胡・芍薬のペアでヒステリー・神経症・胃酸過多などの病名がつく。柴胡桂枝乾姜湯は柴胡・芍薬のペアで不眠症・神経症・更年期障害などの病名がつく。ただし繰り返しになるが、この処方は舌乾燥が最も重要な使用目標でこれを誤ると思わぬ副作用が出ることがある。図93これらの柴胡剤の使用目標は胸脇苦満であるが、方剤によってその程度が異なるので要注意である。胸脇苦満の強い方から左右に胸脇苦満があり、舌黄色苔なら大柴胡湯、便秘がなければ大柴胡湯去大黄。左右の胸脇苦満があり、臍周囲に動悸を触れる場合には柴胡加竜骨牡蛎湯、左右の腹直筋緊張を認める場合には四逆散（二本柱）、左腹直筋緊張を認める場合には抑肝散、右胸脇苦満がありほてりがある場合には加味逍遙散、右胸脇苦満に炎症所見がある場合には小柴胡湯、右胸脇苦満に心下支結（右肋骨中点と臍を結ぶ線の上3分の1に圧痛）がある場合には柴胡桂枝湯、小さい右胸脇苦満があり乾燥所見がある場合には柴胡桂枝乾姜湯、右にわずかに胸脇苦満がある場合には補中益気湯を用いる。これは腹診からみた柴胡剤の使い分けである。症例25は48歳女性非定型耳下腺炎で小柴胡湯が奏効した症例である。耳下腺炎の場合には発症初期から小柴胡湯は効果を示す。症例26は反復性発熱症の8歳女子である。柴胡桂枝湯が奏効する。ただし適応外使用であるため必ず症候病名をつけていただきたい。この場合には肝炎疑いに反復性発熱と症候の病名が必要になる。図94は小児の場合の腹診の取り方である。立ったまま腹部を打診し清音か濁音かを診断する。とくに肝の部位に濁音（疳の虫）や肺の部位に濁音（アレルギー疾患）があれば要注意である。症例27は60歳女性心因性動悸で虚証ではなく実証で柴胡加竜骨牡蛎湯が奏効した症例である。病名に注意して（自律神経失調症）使用したい。症例28は78歳女性でBNP 38.6は循環器的には経過を見る症例であるが、本人にとっては不安が強く多彩な愁訴を訴える症例である。柴胡桂枝乾姜湯はこのようなケースに奏効するが、乾燥という目標で間違えないで用いたい。もし乾燥がなければ香蘇散であるが、香蘇散はコタローでなければ不安神経症の適応がないので注意したい。

　図95は柴胡剤のまとめである。免疫バランスには補中益気湯がよいが、これは柴胡剤であると同時

---

### 柴胡剤の強弱（腹診から）

実　大柴胡湯　舌黄苔　便秘（－）なら去大黄
　　柴胡加竜骨牡蛎湯　臍部動悸
　　四逆散　　左右腹直筋緊張　柴胡・芍薬
　　抑肝散　　左腹直筋緊張
　　加味逍遥散　右胸脇苦満・ほてり
　　小柴胡湯　右胸脇苦満・炎症　柴胡・黄芩
　　柴胡桂枝湯　右胸脇苦満・心下支結　消化器
　　柴胡桂枝乾姜湯　乾燥・炎症・うつ傾向
虚　補中益気湯　補剤

図93

---

### 症例からみる小柴胡湯

・48歳　女性
・3日前から急に右耳下腺の下が腫れてきた　痛みはない
・体温36.5度　WBC4500/μL　CRP0.4　Hb11.4g/dL
・舌やや白い苔　脈肺浮　腹部中等度右胸脇苦満あり　右耳下腺の腫脹あり　左はない
・非定型耳下腺炎として小柴胡湯7.5g/日を処方　3日後には腫脹消退した
・EBウイルス3.5＜0.5以下が陽性であった

症例25

---

### 症例からみる柴胡桂枝湯

・8歳　女児
・3年前から月に1回38度台の発熱あり　検査では異常なく周期的発熱症と診断される
・WBC4800/μL　Hb12.8g/dL　Plate28.0万/dL　CRP0.2
・舌紅　脈滑　腹部中等度　右胸脇苦満あり　正中芯なし　便通は正常　時々鼻血をだす　頭に汗が多い
・PFAPAと考え柴胡桂枝湯5.0g/日を処方　3月後には発熱をしなくなり　6月後に廃薬とした

症例26

---

### 小児の腹診

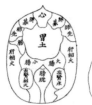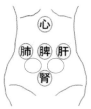

立位のまま叩打　清音か濁音か

図94

---

### 症例からみる柴胡加竜骨牡蛎湯
### 60歳女性

・数年前から動悸がする　循環器にて診察を受けるも心電図は異常を認めない
・168cm　56kg　舌紅黄色苔　脈弦　腹部充実　肥満　左右に胸脇苦満あり　便秘はない　臍周囲に動悸あり　会社を経営していてストレスが多い　軟便　下肢の冷え　不眠あり
・桂枝加竜骨牡蛎湯7.5gを処方するも2月経過しても動悸がとれない　柴胡加竜骨牡蛎湯7.5gに変更　1月後動悸は消失　よく眠れるという

症例27

に補剤でもある。続いて補剤の解説をしたい。

● 参考文献

『漢方処方解説』矢数道明著　創元社
『漢方古方要方解説』奥田謙蔵著　医道の日本社
『中医傷寒論講義』湖北科学技術出版社

症例からみる柴胡桂枝乾姜湯
78歳女性

- 最近眠れない、夜間頻尿がある。物忘れもでる。動悸、眩暈がする。
- 内科にてMMSE30/30　BNP38.6にて老人性うつ病と診断されドグマチールを処方されるも震えがでる。日中も眠くて転んでしまう。
- 138cm　40kg　舌乾燥　脈沈細　腹部軟　臍下不仁あり　口渇を訴える　柴胡桂枝乾姜湯7.5g/日にて3月後症状軽快する

症例28

免疫に柴胡剤

- 免疫低下に補中益気湯

- 免疫バランスの代表薬

図95

## 第14章　補剤の解説

　図96補剤もしくは補益剤とは人参・黄耆・蒼朮（白朮）・甘草の４つの生薬を含む漢方薬の総称でTh1系の免疫を上昇させる働きがある。代表は補中益気湯であるが、十全大補湯、人参養栄湯また大防風湯や加味帰脾湯、六君子湯などにも同様の効果が認められる。図97実際に消化器癌や婦人科癌、呼吸器癌などの術後の46例に対し補中益気湯20例、十全大補湯18例、人参養栄湯８例を使用した結果リンパ球数とTh1細胞が優位に上昇した。図98最近では免疫監視機構として自然免疫系の働きが注目されている。これはアレルギーのところで詳しく述べる。図99・100さらにTh1/Th2以外のマーカーも調べてみると癌術後の75例に対してTh1細胞の上昇とIL-2、L-18、NK細胞の上昇と腫瘍マーカーの低下が認められた。これらは図101にあるように富山医薬大の済木先生の研究によればマクロファージからCTL細胞またTRL4からNKT細胞などの経路をへて癌の転移抑制に働いたと考えられている。癌治療における漢方薬の有用性は疑う余地はないのであるが、とくに副作用の防止にはよく用いられる。図102例えば白金製剤の使用の場合は腎毒性が問題になるが、リンゴ酸Naを含有する十全大補湯（当帰の成分）が有用に腎保護に働く、抗リン作用をもつ蒼朮を含有する苓桂朮甘湯も同様である。嘔気にはHT3の効果（グレリン）を増強する六君子湯が、骨髄抑制には十全大補湯が有効である。タキサン系のしびれには牛車腎気丸がκオピオイドの効果で有用であり、最近では鍼灸治療も脚光をあびている。トポテシンによる下痢には半夏瀉心湯がGN（グルクロン酸Na）の抑制にて効果がある。パクリタキセルの発赤・頻脈には黄連解毒湯が効果があり、そのほか赤血球減少には八味地黄丸、肝機能障害には小柴胡湯、リンパ浮腫には五苓散、血小板減少には加味帰脾湯、腸管蠕動異常には大建中湯などが有用である。また乳癌（HER2陽性）治療後には女性ホルモンの刺激がいけないので当帰・川芎の配合されている漢方は禁忌であるが、鍼灸治療が術後免疫をよく維持することができる。図103は十全大補湯の原典太平恵民和剤局方の条文である。諸虚百損、栄衛不和で体がやせて腰膝が重いなどとしるされている。この栄衛不和というのが感冒症候群でも述べたが皮膚免疫つまりTLR4を刺激して癌免疫を強くす

---

補（益）剤とは

・補剤とは　人参・黄耆・蒼朮（白朮）・甘草の4生薬を含む方剤のことでTh1系免疫を上昇させる働きがある
・補中益気湯　食欲がない　消化器疾患術後　皮膚免疫の脆弱　内臓下垂　冷え・ほてり（内熱）
・十全大補湯　貧血　自己血輸血　放射線合併症の予防　COX2阻害剤　ほてり・冷え
・人参養栄湯　慢性消耗性疾患のやせ　抗ウイルス作用
・その他　大防風湯　帰脾湯　加味帰脾湯

図96

---

補剤G

補剤G　N=46　59.8±11.8歳
癌術後症例　十全大補湯18例　補中益気湯20例　人参養栄湯8例
　白血球　前5100±1606　後5020±2088
　顆粒球　61.1±12.4　　53.2±11.0
　リンパ球　31.6±11.8　39.6±10.6
　Th1/Th2　前18.3±9.7/2.6±1.5
　　　　　　後23.0±8.7/2.2±0.8

自験例

図97

---

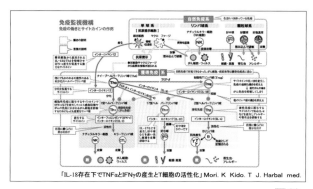

「IL-18存在下でTNFαとIFNγの産生とT細胞の活性化」Mori. K Kido. T J. Harbal med.

図98

---

癌術後75例における補剤とTh1/Th2

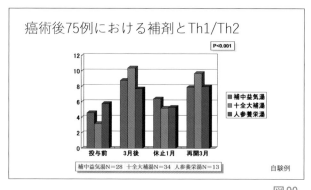

P<0.001

■補中益気湯
■十全大補湯
■人参養栄湯

投与前　3月後　休止1月　再開3月

補中益気湯N=28　十全大補湯N=34　人参養栄湯N=13

自験例

図99

る効果をもつ。図104同様に勿誤薬室方函口訣でも表気を固めるとある。図105十全大補湯の使用目標のまとめとしてこの方剤は補剤の代表で内容は黄耆＋四君子湯＋四物湯と考えるとわかりやすい。免疫的にはTh1を上げる方剤の代表で骨髄保護の作用をもつ。白金製剤や放射線治療の骨髄抑制の予防に効果があるが適応外使用なので病名に気をつけたい。主たる病名にかならず食欲不振をつけていただきたい。また骨髄異栄養症にも用いられるがCOX2の効果もあり、意外なところで鎮痛効果がある。また皮膚のターンオーバーを促進する効果を併せ持ち乾燥性皮膚炎や皮膚びらん、皮膚潰瘍やステロイド皮膚炎にも用いられる。全身性強皮症やベーチェット病の粘膜びらんにも効果があるが、これらはすべて適応外使用なので必ず症候病名をつけていただきたい。症例29は56歳乳癌でER・PgR・HER2ともに陽性であった方で手術後にレトロゾールを内服したが、CA15-3は20.4でTh1/Th2は22.4/3.8で免疫状態は十分ではなかった。虚証で冷えで胸脇苦満はあったが風邪をひきやすいということで十全大補湯を処方した。ところが内服1週間でCA15-3が38.6に上昇、あわてて胸脇苦満より補中益気湯に変方した。さらに1週間後にはCA15-3が20.8に下がり、3月後にCA15-3は14.6、Th1/Th2は28.6/2.8になり免疫はよくなってきた。その後5年経過にてもCA15-3は10.8、Th1/Th2は30.2/2.0となり10年経過にてもCA15-3は12.5、Th1/Th2は32.5/2.4にて再発は認めていない。ちなみにこの時はTreg細胞が測定できなかったが10年経過ではTreg細胞は8.2％で正常であった。当帰・川芎の配合の漢方薬は十全大補湯、当帰芍薬散、温経湯、芎帰膠艾湯、女神散、当帰飲子、四物湯である。症例30は骨髄異栄養症の48歳男性である。白血球数1800/μL、Hb9.6g/dL、血小板10.4万/μLと汎血球減少を認めたが十全大補湯で3月後白血球2800/μL、Hb11.2g/dL、血小板12.4万/μLとなり経過良好であった症例である。しかしこれは適応外使用になるので貧血・食欲不振を必ずつけてほしい。症例31は62歳で重症皮膚掻痒症であるがアレルギー反応は陰性でストロンゲストステロイドでも軽快しなかった症例である。十全大補湯内服にて3月で掻痒が軽快したが、これも適応外使用なので冷え症に食欲不振をつけてほしい。図106は人参養栄湯の原典である。太平恵民和剤局方には積労虚損に喘少気という記載があり、また勿誤薬室方函口訣には気血両虚にやはり脾肺を維持するとある。図107は人参養栄湯で黄耆＋四君子湯＋四物湯＋肺症

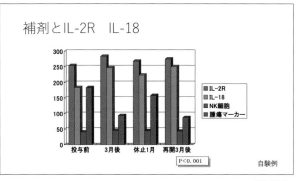

補剤とIL-2R　IL-18

- IL-2R
- IL-18
- NK細胞
- 腫瘍マーカー

投与前　3月後　休止1月　再開3月後

P<0.001

自験例

図100

---

漢方薬とBRM

- 十全大補湯 ── マクロファージ ── CTL
- 補中益気湯 ── TLR4 → NKT ── 転移抑制
- 人参養栄湯 ── 肺免疫系（MΦ）

富山医薬大　済木

図101

---

癌化学療法の副作用防止

- 白金製剤　腎毒性　補剤（十全大補湯）当帰・リンゴ酸Na
　　　　　利水剤（苓桂朮甘湯）白金効果抑制
　　　　　骨髄抑制　十全大補湯
　　　　　嘔気　HT3効果増強（グレリン）　六君子湯
- タキサン系　しびれ　牛車腎気丸　κオピオイド　鍼灸治療
- トポテシン　下痢　半夏瀉心湯　GN抑制
- パクリタキセル　発赤　頻脈　黄連解毒湯
- その他　赤血球減少　八味地黄丸　肝機能障害　小柴胡湯　口腔粘膜炎　人参湯　リンパ浮腫　五苓散　血小板減少　加味帰脾湯　腸管蠕動異常　大建中湯
　　　これらにも虚実はあるが　殆どが虚証と考えられる

自験例

図102

---

十全大補湯

- 太平恵民和剤局方「治男子婦人　諸虚不足　五労七傷　不進飲食　久病虚損　時発潮熱　気攻骨脊　拘急疼痛　夜夢遺精　面色萎黄　脚膝無力　一切病後気不如　憂愁　思慮傷動気血　喘嗽中満　脾腎気弱　五心煩悶　並治此之　此薬性温不熱平補（後略）」「治諸虚百損　栄衛不和　形体羸痩　面色萎黄　脚膝酸疼　腰背倦痛　頭眩　耳重　口苦舌乾　骨粘内煩　心松多汗　飲食進退　寒熱往来　喘嗽吐衄　遺精失血　婦人崩漏　経候不調　凡病後不復　及憂慮傷動血気　此薬平補有効　最宣服之」

図103

---

十全大補湯

- 勿誤薬室方函口訣「此方ハ　局方ノ主治ニヨレバ　気血虚スト云ガ　八珍湯ノ目的ニテ　寒トモ云ガ黄耆　肉桂ノ目的ナリ。又下元衰トモモ肉桂ノ目的ナリ。又薛立斎ノ主治ニヨレバ　黄耆ヲ用ルハ人参ニカヲ合セテ自汗　盗汗ヲ止メ表気ヲ固ムルノ意也。肉桂ヲ用ルハ黄耆ニカヲ合テ　遺精白濁　或ハ大便滑泄　小便短少　或頻数ナルヲ治ス。又九味ノ薬ヲ引導シテ　夫ノ病所ニ達スルノ意ナリ。何レモ此意ヲ合点シテ諸病ニ運用スベシ」

図104

37

## 十全大補湯

- 補剤の代表
- 黄耆の証＋四君子湯の証＋四物湯の証
- Th1upの代表　骨髄保護
- 白金製剤の骨髄抑制　放射線治療の骨髄抑制　の予防
- 骨髄異栄養症
- COX２刺激効果（鎮痛効果）
- 乾燥性皮膚炎　びらん　潰瘍　強皮症　ベーチェット病の粘膜びらん
- 裏・寒・虚

図105

---

- 172cm　80kg　太り気味で、食欲はない　足は冷える　下肢浮腫あり　風邪をひくと咳が長引く　下痢はない
- 舌白胖大　脈細滑　腹部虚軟　右胸脇苦満あり　臍部動悸
- 冷えと胃腸虚弱　貧血にて十全大補湯7.5 g/日を処方
- ３月後WBC2800/μL　Hb11.2g/dL　Plate12.4万/μL　すこぶる調子がよい

症例30-2

---

## 症例からみる56歳乳癌

- 56歳　乳癌術後　T2M0N1　低分化腺癌
- ER（+）PgR（2+）HER2（+）術後にレトロゾールを内服
- 200X年4月漢方薬治療を希望され来院
- 受診時　CA15-3　20.4　Hb11.4　WBC3200　Th1/Th2　22.4/3.8　p53抗体2.24
- 158cm　48kg　やせ　舌白胖大　脈細　腹部弱　右胸脇苦満（+）足は冷え　食欲は普通　やや軟便　風邪をひきやすい

症例29-1

---

## 症例からみる62歳皮膚掻痒症

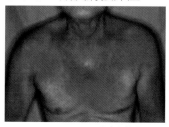

TARC240　IgE38　十全大補湯

症例31-1

---

- 貧血と冷え　風邪をひきやすいということから　黄耆+四物湯と考え十全大補湯7.5 g/日を処方した
- 内服１週間で CA15-3　38.6 に上昇　p53抗体 3.25　WBC3800
- あわてて、十全大補湯から当帰を除去　湯液として処方した　女性ホルモン様作用は当帰・川芎
- さらに１週間後　CA15-3 21.4に低下　p53抗体2.24　しかし湯液は飲みにくいとのことで補中益気湯7.5gに変方

症例29-2

---

## 62歳　皮膚掻痒症

- 3年前から前胸部を中心に皮膚のかゆみが出現　皮膚掻痒症として抗ヒ剤やストロンゲストステロイドを用いるも改善せず
- 全身の皮膚紅皮症　掻破疹　出血を認める　155cm　53kg　舌乾燥　脈細沈　腹部軟　胃腸は弱くすぐ下痢をする　温度変化ですぐ喉を痛める　Hb11.8　WBC3400　皮膚は熱をもつが足は冷える
- 冷え、胃腸虚弱、貧血にて十全大補湯7.5g/日を処方3月にて皮膚掻痒が改善した

症例31-2

---

- １週間後にはCA15-3　20.8　p53抗体1.84にて補中益気湯を継続
- ３月後　WBC4200　Hb12.8　CA15-3　14.6　Th1/Th2　28.6/2.8　p53抗体0.82　経過良好
- ５年後再発なくWBC4400　Hb11.8　CA15-3　10.8　p53抗体　0.62　Th1/Th2　30.2/2.0
- 10年経過にて再発なく　WBC4230　Hb12.4　CA153　12.5　Th1/Th２　32.5/2.4　p53抗体　0.48
- ER（+）PgR（2+）HER2（+）では当帰・川芎にて女性ホルモンを刺激することがある
- 当帰・川芎の方剤は十全大補湯・当帰芍薬散・温経湯・芎帰膠艾湯・女神散・当帰飲子・四物湯

症例29-3

---

## 人参養栄湯

- 太平恵民和剤局方「治積労虚損　四肢沈滞　骨肉酸疼　呼吸少気　行動喘喝　少腹拘急　腰背強痛　心虚驚悸　咽乾唇燥　飲食無味　陽陰衰弱　悲憂惨戚　多臥少起　久者積年　急者百日　漸至痩削　五臓気喝　難可振復　又治肺与大腸倶虚　咳嗽下痢　喘乏少気　嘔吐痰涎」
- 勿誤薬室方函口訣「此方ハ気血両虚ヲ主トスレドモ　十補湯二比スレバ　遠志　橘皮　五味子アリテ　脾肺ヲ維持スルノカラ優ナリ。　三因ニハ肺与大腸倶虚ヲ目的ニテ　下利喘乏二用テアリ。万病トモ此意味ノアル処二用ユベシ。又傷寒壊病二　先輩　炙甘草湯ト此方ヲ使ヒ分テアリ。熱考スベシ。又虚労　熱有テ咳シ　下利スル者二用ユ」

図106

---

## 症例からみる48歳　骨髄異栄養症

- 会社の検診にて貧血を指摘され　専門病院にて精査
- WBC1800/μL　Hb9.6g/dL　Plate10.4万/μL
- 骨髄検査にてしばらく経過を見るように言われたが心配で仕方がない

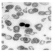

症例30-1

---

## 人参養栄湯

- 補剤
- 黄耆の証＋四君子湯の証＋四物湯の証＋肺症状
- 肺系のTh1（IL-12）を上昇させる
- 免疫低下状態に
- 慢性疲労　気管支喘息　精神不安　不眠　盗汗
- 裏・熱・虚

図107

状（陳皮・五味子）を加えたものと理解できる。つまり肺呼吸器のIL-12を賦活しTh1を上昇させる働きがある。慢性疲労、貧血、寝汗に加え気管支喘息やCOPDなどに対応するが呼吸器疾患は適応外使用になる。最近では老年者のサルコペニアに用いる症例が多いがこれも適応外使用になるので要注意である。症例32は66歳女性で左上部肺腺癌で近隣臓器に癒着しているため手術適応がないといわれた症例である。虚証で舌乾燥、脈は細渋で食欲不振、咳が出るという訴えにより肺脾両虚と考え人参養栄湯を処方した。初診時Th1/Th2は12.5/4.2、Treg細胞22.4%（正常5－10%）であったが、3月後にはTh1/Th2は24.3/2.8、Treg 16.1%になり、12月後にはTh1/Th2は24.8/3.0、Treg 10.2%で胸部レントゲン・CTでも腫瘍の縮小を見た症例である。続いて補中益気湯であるが、まず図108にあるように金元4大家という漢方の大家がいる。和剤局方と異なり清熱の方剤を重要視した劉完素（防風通聖散）と張従政（三聖散）に対し、瀉法が強いといけないので補気をしながら瀉法が重要と考えたのが李東垣（補中益気湯）と朱丹溪（大補陰丸）である。ここに補中益気湯が生まれたのであるが、私事ながら中国に留学していた時にこの条文が大変難しく赤点ばかり取っていた条文である。図109は李東垣の脾胃論の条文である。図110瀉法を多用すると内臓が痛みそれを補う必要があると記されている。図111勿誤薬室方函口訣では補中益気湯を用いる8つの症候が書かれている。第1手足倦怠、第2語言軽微、第3眼勢無力、第4口中生白沫、第5失食味、第6好熱物、第7当臍動悸、第8脈散大無力、このうち2－3の症候があてはまれば補中益気湯を用いる。私の経験では口の白泡状の涎と脈の散大無力が多いようである。図112補中益気湯のまとめである。補剤の代表でTh1を上げる働きをもち胃腸虚弱と内臓下垂などが目標となるが、口白沫と脈の散大無力などが目標となる。とくに癌の患者様ではすべての脈が浮いているような病態がある。これを釜沸浮脈といい予後が悪い目標となる。症例33は66歳男性肺癌で手術を忌避された方である。冷えと味がわからない、臍の動悸を目標に補中益気湯を用いたところ、運よく肺の腫瘍が消失した症例である。これは稀有な例でやはりまず手術を勧めなければいけないがTreg細胞があまり多くなかったのが幸いした症例である。症例34は56歳男性で直腸癌の術後局所再発である。腹部は充実しているがよく押さえると軟弱で術後は少し突っ張る症例が多い。食欲不振、

---

**症例からみる66歳女性　肺癌**

- 201X年4月肺癌　左上葉部腺癌　T2M1N1　近隣臓器に癒着があり手術ができないといわれ漢方薬治療を希望　予後6月と診断
- 158cm　58kg　やせ　下痢をしやすい　空気が変わると咳が出る　食欲がなく味がよくわからない　舌乾燥　脈細渋　腹部軟　上腹部動悸が触れる　WBC3200/μL　Hb9.4g/dL　Th1/Th2　12.5/4.2　Treg22.4%
- やせ　下痢　咳より人参養栄湯9.0g／日を処方

症例 32-1

治療前

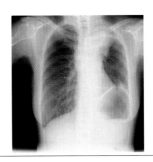

症例 32-2

- 投与後1月にて咳嗽が消失　WBC4200/μL　Hb10.7g/dL　Th1/Th2　22.4/3.0　Treg20.61%
- 3月後のレントゲン・CTにて腫瘍影が消失した　WBC4000/μL　Hb12.4g/dL　Th1/Th2　24.3/2.8　Treg16.1%
- 12月後Th1/Th2　24.8/3.0　Treg　10.2%で腫瘍は再発なく　24月後も元気で通院している
- しかし5年後に肺腫瘍再発　肺炎を併発し逝去された

症例 32-3

3月後

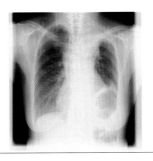

症例 32-4

**金元4大家**

- 和剤局方の補法とは異なり清熱の瀉法という考え方が生まれた
- 劉完素（河間）　清熱瀉法　防風通聖散
- 張従政（子和）　駆除邪気　三聖散
  現代の一貫堂方剤に発展
- 瀉法にて体を弱らせてしまうため補気しながら清熱しようという考え方
- 李杲（東垣）　甘温除熱　補中益気湯
- 朱震（丹溪）　滋陰降火　大補陰丸

図108

## 補中益気湯

・脾胃論「古之至人窮　於陰陽之化究乎　生死之際所著　内外経悉　言人以胃気為本　蓋人受水穀之気　以生所謂　清気　栄気　運気　衛気　春升之気　皆胃気之別称也　夫胃為水穀之海　飲食入胃　遊溢精気　上輸於脾　脾気散精　上帰於肺　通調水道　下輸膀胱　水精四布五経　並行合於四時五臓　陰陽撥也　以為常也　若飲食失節　寒温不適　即脾胃乃傷　喜怒憂恐　損耗元気　即脾胃気衰　元気不足而心火独盛　心火者陰火也　起於下焦　其系繋於心　心不主令　相火代之　相火下焦　包絡之火　元気之賊也　火興元気不両立　一勝即一敗　脾胃気虚　即下流於腎　陰火得以乗其土位　故脾証始得　即気高而喘　身熱而煩　其脈洪大而頭痛　或渇不止　続」

図109

## 補中益気湯

・其皮膚不任風寒　而生寒熱　蓋陰火上衝　則気高喘　而煩熱　為頭痛　為渇而脈洪　脾胃之気下流　使穀気不得　升浮　是春生是令不行　則無陽以護其栄衛　則不任風寒乃生寒熱　此皆脾胃之気不足所到也　然而　與外感風寒所得之証頗同而実異　内傷脾胃乃傷其気　外寒風寒乃傷其形　傷其外為有余　有余者瀉之　傷其内為不足　不足者補之　内傷不足之病　苟誤認作外感有余之病　而反瀉之　則虚其虚也　実実虚虚如此死者　医殺之耳　然則奈何惟当　以辛温之剤　補其中而升其陽　甘寫以瀉其火　則癒矣　経曰　労者温之　損者温之　又云　温能除大熱　大忌苦寒之薬　損其脾胃　脾胃之証始得則熱中今立治始得之証

図110

## 補中益気湯

・勿誤薬室方函口訣「此方元来　東垣建中湯　十全大補湯人参養栄湯ナドヲ差略シテ組立ナレバ　後世家ニテ種々ノ口訣アレドモ　畢竟小柴胡湯ノ虚証ヲ帯ル者ニ用ユベシ。補中ダノ益気ダノ升提ダノト云名義ニ泥ムベカラズ。其虚候ト云モノハ　第一手足倦怠　第二語言軽微　第三眼勢無力　第四口中生白沫　第五失気味　第六好熱物　第七当臍動悸　第八脈散大無力等　八症ノ内一二症アレバ　此方ノ目的トナシテ用ユ。（後略）」
・方読弁解「此方　婦人男子共ニ　虚労諸症ニ拘ラズ此方ヲ長服シ効ヲ得ルコトアリ。婦人ニ最効アリ。又群ニ見　雑病門及下部諸痔門」

図111

## 補中益気湯

・補剤
・Th1up
・胃腸虚弱と自覚的発熱感　内臓下垂
・八つの症候：手足倦怠・言語微力・眼勢無力・口中白沫・失飲食味・好熱物・当臍動悸・脈無力
・裏・寒・虚

図112

## 症例からみる66歳男性

・201X年2月　肺癌を指摘　扁平上皮癌　T1M0N0　手術をすすめられるも拒否　漢方薬治療を希望された
・172cm　62kg　やせ型　下痢をしやすく　風邪もひきやすい　足は冷えるが就寝時は足がほてる　食欲はない　味がわるい　舌白胖大　脈細沈　腹部軟　臍部動悸　WBC3400/μL　Hb12.6g/dL　Th1/Th2　22.0/3.9　Treg　10.2%
・冷えと内熱　味がわからない　臍動悸から補中益気湯7.5g/日を処方
・3月後　調子が良い　食欲が出てきた　WBC3600/μL　Hb12.2g/dL　Th1/Th2　24.0/3.0　Treg　8.2%CT上腫瘍陰影が消失
・201X+5年　5年経過しても腫瘍再発なく元気で通院している

症例 33-1

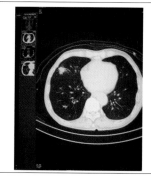

症例 33-2

## 3月後

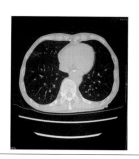

症例 33-3

## 症例からみる直腸癌局所再発

・56歳　男性　直腸癌手術後1年で局所再発（CT 5 cm大）
・FOLFOX 4 を開始するもWBC2400/μLに減少　嘔気も強く治療に難渋していた
・WBC2200/μL　Hb10.4g/dL　Plate12.4万/μL　CEA28.0　Th1/Th2　108.0/4.2
・172cm　72kg　食欲がない　脂においをかぐと嘔気がする　口に白沫　汗が多い　舌紅黄苔　腹部一見充実しているが押すと力なく軟　腹水はない　両胸脇苦満あり　体格は実証であるがWBCの低下より虚証と判断

症例 34-1

## 腹部所見

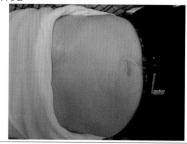

症例 34-2

・まず補中益気湯7.5g　FOLFOX点滴の朝に六君子湯2.5gを内服前にWBC2200/μL　Th1/Th2　18.0/4.2であったのが内服1月でWBC3000/μL　Th1/Th2　20.2 /3.8となり、その後FOLFOX4を3クールでき、局所再発は縮小した（径CTにて1.0cm）
・200X＋8年　局所の腫瘍は残存するが元気で通院している

症例 34-3

臭いで嘔気あり補中益気湯を用いたところ、抗癌剤治療がうまくいった症例である。これはやや古い症例でTreg細胞は検査していない。現代では腹腔鏡手術になるであろうと思われる。症例35は66歳男性で非小細胞癌の肺癌で手術適応がなく化学療法のみで経過を見ていた方である。虚証で食欲不振、足の冷えと熱っぽい脈細無力にて補中益気湯を処方した。当初Th1/Th2は16.2/5.1、Treg 12.8%であったが3月後にはTh1/Th2は20.7/2.2、Treg 8.6%になり、嘔気や手足のしびれが消失。その後10年経過したが症状なく元気にゴルフをしている。CT上では腫瘍の大きさに変化を認めない。漢方薬が癌治療に寄与できるのはTh1/Th2細胞の上昇とTreg細胞がどの程度低下するかという部分に由来するようである。図113は帰脾湯の解説である。勿誤薬室方函口訣には健忘、思慮過度の心と脾の症状にとあり、虚熱や肝火があれば加味帰脾湯をと記されている。図114も同様である。図115は加味帰脾湯のまとめである。これも補剤であるが補剤の作用よりも精神活動に由来する健忘やうつに効果をもつ。実際にはオキシトシンの分泌を賦活することが知られている。症例36は50歳の若年性認知症であったが陽性症状の強い場合に現代薬が使えないことがある。加味帰脾湯を用いたが短期記憶障害が改善せず、VSRADや髄液中のタウ蛋白に改善がなかったため手前味噌であるが信州大で研究中のヤマブシ茸エキス錠を併用した。図116・117はヤマブシ茸の薬理作用である。脳内グリア細胞の賦活に効果があった。確かに現代薬ではアセチルコリン阻害剤ばかりで直接グリア細胞に働いてくれるものがなかった。症例36-2はこの方の脳CTであるが特に問題を認めない。症例36-4はVSRADであるがVOI萎縮度・全脳萎縮度ともに高度である。症例36-5は初診時のMMSEの五角形の描画である。症例36-8は10年経過時の五角形の描画である。症例36-9は10年経過時のVSRADであるが、VOI萎縮度・全脳萎縮度ともに改善していた。現在元気に仕事をしている症例である。図118は山口晴保先生の認知症のBPSDに対する処方の仕方に漢方薬を組み合わせたものである。特に易怒性には抑肝散、不眠には酸棗仁湯、攻撃性には抑肝散が効果が高い。さて図119は補剤のまとめであるが、主要3補剤の使用目標をTh1の上昇が5.0以上あったもの（つまり免疫的に効果があったもの）についてオッズ比を用いて使用の目標を示したものである。補中益気湯は味がしない、足が冷えるに対して十全大補湯は貧血・足のほてり、

---

症例からみる66歳男性　肺癌

- 201X年6月　検診にて肺癌（非小細胞癌）が認められたが気管支に浸潤を認めT2M1N0にて手術適応がなく、化学療法をすすめられた。
- 同年6月よりナベルピンを開始するも嘔気手足のしびれ強く治療に難渋していた
- 同年7月当院受診　WBC2800/μL　Hb11.0g/dL　CEA88.6　Th1/Th2　16.2/5.1　p53抗体2.19　Treg12.8%　身長172cm　60kg　たまに咳が出る　足の冷えあるが午後は熱っぽい　実際には体温は正常　食欲はあるが味はあまりない　目に力がない　便通は正常　汗が多いという
- 舌紅　白苔　脈細無力　腹部軟右胸脇苦満と臍部に動悸あり

症例35-1

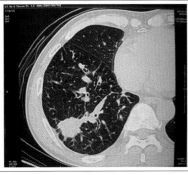

症例35-2

- 手足倦怠（しびれ）味がわからない　眼力がない　腹部動悸　脈無力から補中益気湯7.5 g/日を処方
- 3月後ナベルピンにても嘔気がなくなった　WBC4200/μL　Hb12.5g/dL CEA22.2　p53抗体0.78　Th1/Th2　20.7/2.2　Treg8.6%
- 201X年+10年　6月　3月に1回ナベルピンを施行するも元気でゴルフをしている
- WBC3900/μL　Hb12.8g/dL　CEA8.3　p53抗体0.28　Th1/Th2　30.2/2.0　Treg8.4%

症例35-3

10年経過

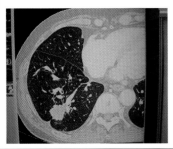

症例35-4

帰脾湯

- 勿語薬室方函口訣「此方ハ明医雑著ニ拠テ遠志　当帰ヲ加ヘ用テ　健忘ノ外　思慮過度シテ心脾ニ臓ヲ傷リ　血ヲ摂スルコトナラズ　或ハ吐血衄血　或ハ下血等ノ症ヲ治スルナリ。此方ニ柴胡　山梔ヲ加ヘタルハ内科摘要ノ方ナリ（加味帰脾湯）。前症ニ虚熱ヲ挾ミ　或ハ肝火ヲ帯ル者ニ用ユ。大凡補剤ヲ用ルトキハ小便通利少ナキ者多シ。此方モ補剤ニシテ　且利水ノ品ヲ伍セザレドモ　方中ノ木香気ヲ下シ胸ヲ開ク故　ヨク小便ヲシテ通利セシム。主治ニ大便不調ヲ云ハ　能小便ヲ利スルヲ以　大便自止ノ理ナリ。」

図113

41

## 帰脾湯

・厳氏済生方「論曰　夫健忘者　常常喜忘是也　蓋脾主意与思　心亦主思　思慮過度　意舍不清　神官不職　使人健忘　治之之法当理心脾　使神意寧静思　則得之矣　治思慮過制労傷心脾　健忘怔忡」

図114

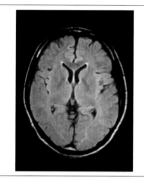

症例36-2

## 加味帰脾湯

・遠志・酸棗仁　心臓＋精神活動
・老化による健忘　思慮過度　うつ病
・不眠　黄連解毒湯の虚証に
・微熱・手足のほてり　には加味帰脾湯
・裏・寒・虚

図115

## 東洋医学的診断

・X年4月漢方治療を希望されて来院
・身長170cm　体重65kg　イライラしている　昨日の食事を尋ねても付き添いの妻をふりかえり「なんだっけ？」と尋ねている。建設業をしているが現場を間違えたり、作業道具を一つ二つ忘れていってしまう。MMSE22/30点　特に図形描写が稚拙。血液生化学的には異常を認めないが髄液中タウ蛋白215pg/dLで増加　舌診淡紅　舌苔なし　脈診沈細　特に右尺中沈按無力　腹診中等度左腹直筋緊張あり　便通は良好　冷えはなくのぼせがある　不眠はないが寝るときに足がほてる　イライラして落ち着かない　椅子にじっと座っていられない　早く帰りたいという　「証」を心脾両虚・虚火上亢と考え加味帰脾湯7.5g/日を投与した
・VSRAD　VOI内萎縮度2.05（1.0以上で萎縮）VOI内萎縮割合35.69％（30％以下正常）萎縮比5.32％（0-5正常）

症例36-3

## 症例からみる50歳男性

・4-5年前から　物忘れが出現　近医総合病院で若年アルツハイマー型認知症と診断された。
・特に短期記憶が障害されているが、それを指摘すると怒り出す。ドネペジル・ガランタミン・リバスチグミンなどを試すもいずれも陽性症状が強く内服ができない。
・170cm　65kg　短期記憶障害以外には自覚症状もなく、MMSE22点。舌白　食欲は良好　脈沈細　腹部中等度　左腹直筋緊張あり　臍動悸なし　足は冷えなくむしろ熱い、夜間も布団の外に足を出している。VSRAD萎縮度2.05（1.0以上で萎縮）髄液中タウ蛋白215pg/dL（正常200以下）
・加味帰脾湯7.5g/日にヤマブシ茸9T（株・ホクト）を処方　1年後MMSE29点　昨日の食事を覚えている。5年後日常生活にも問題なく、短期記憶も良好MMSE30点　VSRAD萎縮度0.99　タウ蛋白180pg/dL

症例36-1

## VSRAD

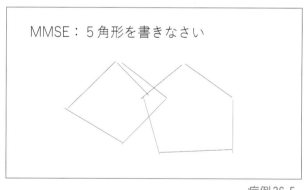

VOI萎縮度2.05　1.0以上で萎縮　　全脳萎縮比5.32％　0-5％で正常

症例36-4

## ヤマブシ茸の薬理作用

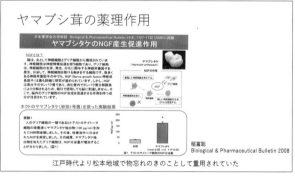

江戸時代より松本地域で物忘れのきのことして重用されていた

図116

## MMSE：5角形を書きなさい

症例36-5

## ヤマブシ茸の薬理作用

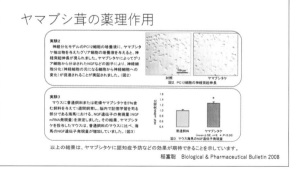

図117

## 経過

・X＋1年　短期記憶にはあまりかわりなくMMSE20/30点　髄液中タウ蛋白210pg/dL
・X＋2年　MMSE26点になり、ほてりはなくなるが時々イライラと易怒性が出現　仕事の道具を忘れるのはかわりなく今日の朝食を覚えていない
・そこで脳内グリア細胞の賦活作用のある㈱ホクト社製ヤマブシ茸粉末錠を9Tを追加した

症例36-6

## 経過

- X+2.5年　短期記憶が少しよい　昨日の朝食は覚えていないが今朝の朝食はおぼえている。診察時に後ろを振り返ることがなくなった。仕事の道具を忘れなくなった。MMSE28/30点、髄液中タウ蛋白204pg/dL
- VSRAD　VOI内萎縮度1.48　VOI内萎縮比4.16%となった
- X+5年　短期記憶が改善　日常生活にも問題なく　仕事もできる。MMSE30/30点　髄液中タウ蛋白180pg/dL
- VSRAD　VOI内萎縮度0.99　VOI内萎縮比3.31%になった
- X+10年　MMSE30/30点　髄液中タウ蛋白163pg/dL
  VSRAD　VOI内萎縮度0.87　VOI萎縮割合0.47%　短期記憶には問題を認めない　日常生活も仕事も順調である

症例36-7

## MMSE：５角形図形描写

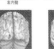

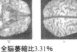

症例36-8

## VSRAD

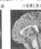
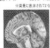
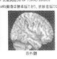
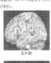

VOI萎縮度0.99　　全脳萎縮比3.31%
1.0以上で萎縮　　0-5%で正常

症例36-9

## 認知症に伴うBPSD

- BPSD　行動障害前頭側頭型認知症
  ドネペジルは中止（脱抑制をおこしやすい）
- 易怒性　抑肝散2.5g　クエチアピン1/2T　セチプチリン1/2T
- 不眠　チアプリド１T　酸棗仁湯2.5g
- 攻撃型　クロルプロマジン4mg　抑肝散7.5g
- 妄想型　ハロペリドール0.3mg　加味帰脾湯2.5g
- とられ妄想　リバスチグミンパッチ（低用量）セチプチリン1/2T　抑肝散2.5g
- ADDの意欲低下　レボドパベンセラチド１T　香蘇散2.5g
- 終末期食欲不振　レボドパベンセラチド１T　六君子湯2.5g
- せん妄　リバスチグミンパッチ　抑肝散2.5g

『マドバーにてあなたも名医！』山口晴保改変

図118

## 補剤の有用性

| 補中益気湯 | 十全大補湯 | 人参養栄湯 |
|---|---|---|
| 倦怠感 | 顔色が悪い | 倦怠感 |
| 味がしない | 皮膚乾燥 | 食欲不振 |
| 口中白沫 | 貧血 | 寝汗 |
| 臍動悸 | 臍動悸 | 呼吸症状 |
| 足の冷え | 足のほてり | 足の冷え |
| 舌白 | 倦怠感 | 貧血 |
| 発語が弱い | 寝汗 | 筋肉の萎縮 |

投与後Th1が5.0以上の上昇群でオッズ比が高いものを示した

自験例

図119

## 漢方の効果が期待できる疾患

- 翼状片に越婢加朮湯
- 微小循環系に作用

図120

## 越婢加朮湯

- 治一身悉腫。喘而渇。自汗出。悪風者。金匱要略
- 麻黄と石膏の合方である
- ポイントは発熱・悪風・汗は多い人もいれば少ない人もいる。口渇。浮腫。筋肉が重だるい。関節腫痛。小便不利。　指圧痕のつかない浮腫、皮膚表面の炎症、浸出液などを越婢加朮湯の証
- 関節腫脹・発熱を症状とする関節炎・リウマチ　むくみを主訴とする急性腎炎　皮膚の表皮にちかい部位の炎症性皮膚炎
- 表　熱　実

図121

## 越婢加朮湯

- 勿誤方函口訣「此方ハ裏水トアレドモ、越婢湯方後ニ風水加朮四両トアレバ、風水ノ誤リト知ルベシ。朮ヲ加フルモノハ湿邪ニ麻黄加朮湯ヲ与フト同手段ナリ。千金ニ附子ヲ加エテ脚弱ヲ治スベシ。風湿ノ邪ノタメニ脚弱スル者ニテ、即チ今ノ脚気萎弱ナリ。」

図122

## 症例からみる越婢加朮湯

- 58歳男性
- 最近目があかいのに気が付いた　視診で翼状片が認められたため眼科へ紹介　まだ瞳孔にかかっていないので手術はまだしなくてよいとのこと
- 168cm　78kg　舌紅黄色苔　脈渋　腹部充実　胸脇苦満あり　冷えなし　便秘がつよい
- 実証で便秘があるため　大柴胡湯7.5g/日と越婢加朮湯7.5g/日を処方
- 1月後ほぼ翼状片が消失

症例37-1

## 越婢加朮湯

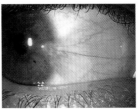
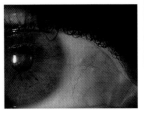

自験例

症例37-2

人参養栄湯は呼吸症状と筋肉萎縮が優位な症状であった。図120は漢方薬の効果として越婢加朮湯が微小循環系に働く1例である。図121は越婢加朮湯の使用目標であるが、麻黄と石膏の合方であり、発熱、皮膚に近い部位の浮腫が目標になる。図122は勿誤薬室方函口訣からの解説であるが、金匱要略の裏水は間違いで風水であるとされる。これは有名な誤りで浅田宗伯の方が正しいとされる。症例37は58歳男性で眼球結膜の翼状片であるが、舌黄色苔、脈渋、便秘から越婢加朮湯を用いたところ1月でほぼ翼状片が消失した症例である。しかし、これは適応外使用なので病名に気をつけたい。このケースは手のかゆみを訴えていたので手湿疹とした。適応外使用には必ずその症候病名をつけていただきたい。

●参考文献

「IL-18存在下でTNFαとIFNγの産生とT細胞の活性化」Mori.K, Kido.T, J. Harbal, med　稲富聡 "Biological & Pharmaceutical Bulletin" 2008

『マドパーにてあなたも名医！』山口晴保著　共同図書出版社

『中医医古文』上海科学技術出版社

『癌医療への漢方の寄与』丸山孝士著　篠原出版新社

# 第15章

# 慢性疼痛の漢方薬

　図123は疼痛疾患に対する漢方薬の使い方を示したものである。漢方薬なんてそんなに効かないのではと言われることが多い。実は漢方の鎮痛剤（麻黄・附子・抗炎症剤）はCOX1の働きが強い鎮痛剤なので胃腸障害は少ないが鎮痛効果も少ないのである。つまりセレコキシブの働きを想像していただければよいが、漢方薬の特徴は冷えや血流障害という随伴症状をとるところにある。ほかにも疼痛を伴う自律神経失調には抑肝散が奏効する。これはグルタミン酸の遊離を阻害しセロトニンの遊離を誘導するからである。ここで図124慢性疼痛の概念を復習する。これは慢性疼痛診療ガイドラインによくまとめてある。図125・126・127ヘルニアが神経を圧迫しているので痛いとか骨の変形や背骨がずれているから痛いというのは誤解である。関節が痛いというのも軟骨や骨には知覚神経がない。関節周囲の粘膜や筋・腱が痛みの発信源となる。ストレスによって痛みの閾値が低下すると痛覚過敏になり慢性疼痛になりやすい。この場合には早く痛みを止めてよく動かすことが重要でNSAIDsが必要である。ヘルニアの場合も神経の圧迫刺激はまず運動神経、次に触覚神経、圧覚神経、最後に痛覚神経を刺激するためヘルニアの場合は痛みを訴えるより先に麻痺が起こるのが普通である。図128もう一度疼痛を考えると、疼痛とは侵害刺激が高閾値機械的受容体を介して感覚野や連合野という上位脳に伝わる生理的な感覚の痛みを一次痛といい、侵害刺激がポリモーダル受容体を介して情動や感情を司る大脳辺縁系に伝わる痛みを二次痛という。図129愛知医科大の牛田によれば機能的異常に関連した痛みは筋アセチルコリン受容体の増加や神経末端の変化と脊髄での神経系の変化によるが、図130慢性疼痛では脳海馬回の萎縮が脳灰白質密度の低下を引き起こし脊髄運動神経の変性と末梢神経の脱髄を起こすとされる。これらを放置すると非可逆的な変化として記憶に残るようになり慢性疼痛となるとされる。図131は大脳と脊髄と局所の疼痛のサイクルを示したものであるが局所の酸欠からくる局所乏血（ざらざらや凹み）、血管収縮による筋の攣縮（こり）は鍼灸治療による経穴として認識される。もちろん局所注射にも応用できる。図132これらを総合して痛みの種類は①炎症や刺激による侵害受容体の局所痛、②神経障害性の疼痛特

漢方の良い適応
- 交感神経優位のRA・慢性疼痛に
  漢方薬の鎮痛剤（麻黄剤・附子剤・抗炎症剤）はCOX1＜COX2阻害剤　漢方薬は附随症状を軽減する　冷え・血流阻害を伴う症例
- 疼痛を伴う自律神経失調症（慢性疼痛）抑肝散
- 冷えを伴う消化器疾患　人参湯
- Th2が病態の主体となったアレルギー　柴胡剤
- サイトカインストーム　インフルエンザ・RA
- 免疫機能の低下を伴う疾患　Th1低値　柴胡剤
- ウイルス感染症　麻黄剤
- ステロイド治療の補助　五苓散

図123

疼痛疾患

- 疼痛の種類
- 疼痛への理解（2001年　アメリカ　疼痛の10年宣言から）
- 2021年　慢性疼痛診療ガイドライン　日本ペインクリニック学会　日本慢性疼痛学会　全日本鍼灸学会など

図124

痛みのメカニズム

- 「ヘルニアが神経を圧迫しているから痛い」
- 「変形しているから痛む」
- 「骨盤や背骨がずれているから痛む」
- 「太っているから痛む」
- 「姿勢が悪いから痛む」
- これらは構造の問題が痛みの原因とされているがしかし基礎医学では誤解と思い込み

図125

関節と痛み

- 関節が痛いといっても軟骨や骨には知覚神経がない
- 関節周囲の筋・腱・靭帯や関節粘膜が痛みの発信地になる
- ストレスによって痛みの閾値が低下すると痛覚過敏になり、わずかの痛みも脳に届いてしまう
- 早く痛みを止めてよく動かすことが重要
- 鎮痛剤の必要性・NSAIDs（末梢性神経障害性疼痛）

図126

に脊髄下行抑制系の抑制による線維筋痛症などの慢性疼痛と③心理社会的な大脳辺縁系による痛みいわゆる慢性疼痛に分類される。これを順にみていくと図133まず侵害受容体の疼痛とは変形性関節症や圧迫骨折を伴う骨粗鬆症また関節リウマチや肩関節周囲炎、頚肩腕症候群などがあげられる。これらは急性にはNSAIDs（鎮痛剤）を用いて早く鎮痛し慢性化しないようにすることが重要である。亜急性期になるとトラマドール（推奨度B）、クロドロン酸（推奨度なし）を用いるが慢性期になるとフェンタニール（推奨度B）が必要である。では漢方薬は推奨度Cであるが冷えや血流障害があればCOX2刺激の効果がある漢方薬が必要である。図134神経障害性疼痛とは帯状疱疹後疼痛や糖尿病性神経障害などであるが急性期にはプレガバリン（推奨度A）、亜急性期にはトラマドール（推奨度B）、慢性期にはプレガバリン（推奨度A）、フェンタニール（推奨度B）を用いる。やはり冷えや血流障害がある場合には漢方薬が有用である。図135混合性疼痛とは腰部脊柱管狭窄症や腰椎症、椎間板ヘルニアや非特異性腰痛（仙腸関節症）などをさすが急性期にはNSAIDs（推奨度C）、亜急性期にはトラマドール（推奨度B）、慢性期にはフェンタニール（推奨度B）を用いる。やはり冷えや血流障害などには漢方薬（推奨度C）を用いる。

　ここで図136具体的に腰痛から解説する。先ほど示したように椎間板ヘルニアや腰椎症、腰部脊柱管狭窄症は混合性疼痛で、骨粗鬆症や非特異性腰痛症は侵害受容体疼痛となり、末梢神経障害性腰痛は神経障害性疼痛である。しかし慢性疼痛は大脳辺縁系疼痛となる。図137痛みの第1現場での鎮痛はNSAIDs（COX1とCOX2）を用いるが脊髄後角に伝搬した疼痛では鍼灸治療でゲートコントロールの鎮痛を用いたり神経ブロックや硬膜外ブロックを用いる。痛みの第2現場（脊髄）ではセロトニン（推奨度B）、デュロキセチン（推奨度B）を用いる。慢性疼痛にはオピオイド（推奨度B）を用いる。ここで漢方薬はCOX2と下行抑制系に同時に働くことが知られている。つまり鎮痛効果は弱いが痛みの第1現場と第2現場に同時に働くのである。図138はCOX1とCOX2の一覧である。ジクロフェナクやアスピリンなどはCOX1の効果を強く持っているが、エトドラクや芍薬甘草湯はCOX2の効果が強い。また選択的COX2阻害剤ではセレコキシブや十全大補湯があげられる。図139さて治療に困難をする慢性疼痛では線維筋痛症（これは神経障害性疼痛

---

### ヘルニアと痛み

- ヘルニアによって神経が圧迫されて痛むというのは本当か
- 神経にたいする圧迫は運動神経麻痺、触覚および圧覚神経麻痺を早期に起こさせる
- 圧覚にて影響をうける順番は運動神経、触覚神経、圧覚神経、痛覚神経です
- 痛みを訴える前に麻痺がおこる
- 神経障害性疼痛　中枢性・末梢性　NSAIDS　プレガバリン
- 下行抑制系の薬剤の必要性　デュロキセチン　漢方薬

図127

---

### 痛みのメカニズム

- 一次痛と二次痛
- 一次痛とは侵害刺激が高閾値機械的受容体を介して感覚野や連合野という上位脳に伝わる生理的な感覚の痛み
- 二次痛とは侵害刺激がポリモーダル受容体という未分化な受容体を介して最終的には情動や感情を司る大脳辺縁系に伝わる痛み

図128

---

### 機能的異常に関連した変化

1：関節滑膜の癒着　軟骨の圧迫壊死
2：筋線維のタイプの変化
3：筋アセチルコリン受容体の増加
4：関節部機械受容器の異形化（神経末端の組織学的変化）
5：神経系の変化（脊髄での変化）

愛知医科大学　牛田

図129

---

### 慢性疼痛

- PTSDの患者　脳（海馬）の萎縮が起こる
- 慢性疼痛　灰白質密度の低下をおこす
- 関節固定は脊髄運動神経の変性と末梢神経の脱髄を起こす

- これらは多くは可逆的であるが、放置すると非可逆性の変化になる
- 痛みなどのネガティブな経験は記憶として残る

愛知医科大　牛田

図130

---

### 痛みの悪循環

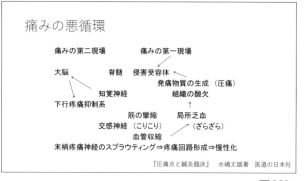

『圧痛点と鍼灸臨床』　水嶋丈雄著　医道の日本社

図131

46

## 痛みの種類

①炎症や刺激による痛み
　　　侵害受容体の痛み　　　局所痛
②神経が障害されることの痛み
　　　神経障害性の痛み　脊髄下行抑制系
③心理・社会的な痛み
　　　大脳辺縁系の痛み　慢性疼痛

図132

## 鎮痛のポイント

- 痛みの第一現場
　　NSAIDs　　　COX1とCOX2
　　脊髄後角　ゲートコントロール
　　　　　　　神経ブロック　硬膜外ブロック
　　　　　　　鍼灸治療（経穴は下行抑制）
- 痛みの第二現場
　　セロトニン　下行抑制系　上行抑制系
　　デュロキセチン
- 慢性疼痛（中枢性神経障害性疼痛）　オピオイド　ノルスパン・トラマール・トラムセット
- 漢方薬はCOX2と下行抑制系に効果

図137

## 疼痛疾患の分類

1：侵害受容体性疼痛　変形性関節症
　　　　　　　　　　骨粗鬆症（圧迫骨折）
　　　　　　　　　　関節リウマチ
　　　　　　肩関節周囲炎　頚肩腕症候群
- 急性期　NSAIDs（鎮痛剤）
- 亜急性期　トラマドール　クロドロン酸
- 慢性期　フェンタニール
- 冷え・血流障害など合併症あれば漢方薬
- 鍼灸治療　局所の障害電流　多くの場合に下行抑制系の疼痛を合併

図133

## NSAIDsとCOX

| NSAIDs | COX1 | COX2 |
|---|---|---|
| エトドラク（ハイペン） | 0.68 | 122 |
| ジクロフェナク（ボルタレン） | 0.100 | 0.037 |
| ロキソプロフェン（ロキソニン） | 0.12 | 0.38 |
| インドメタシン（インフリー） | 3.5 | 3.0 |
| アスピリン | 26 | 3.2 |
| オキシカム（フルカム） | 36 | 2.2 |
| 芍薬甘草湯 | 0.1 | 24.0 |

選択的COX2阻害剤　セレコキシブ　モービック
　　　　　　　　　　　　　　十全大補湯

図138

## 疼痛疾患の分類

2：神経障害性疼痛　帯状疱疹後神経痛
　　　　　　　　　　糖尿病性神経障害

- 急性期　　プレガバリン
- 亜急性期　トラマドール
- 慢性期　　プレガバリン　フェンタニール
- 冷え・血流障害など合併症あれば漢方薬
- トリガーポイント注射・鍼灸治療　下行・上行抑制系の反応点
　（トリガーポイント）

図134

## 疼痛疾患の分類（慢性疼痛）

- 慢性疼痛
- 慢性疼痛　線維筋痛症　脊椎関節炎
- プレガバペン・ガバペン・クロドロン酸
　　　　（病名注意）　　（炎症性・岡山大）
- オピオイド　　　　　　（過剰摂取注意）
- 疎経活血湯　通導散　五積散
- 烏薬順気丸
- 鍼灸治療　大脳辺縁系のトリガーポイント

図139

## 疼痛疾患の分類

3：混合性疼痛　腰部脊柱管狭窄症
　　　　　　　　腰椎症
　　　　　　　　腰部椎間板ヘルニア
　　　　　　　　非特異性腰痛症（仙腸関節症）

- 急性期　NSAIDs
- 亜急性期　トラマドール
- 慢性期　フェンタニール
- 冷え・血流障害など合併症あれば漢方薬
- 鍼灸治療　局所侵害受容体と下行抑制系　大脳辺縁系にも反応

図135

## 線維筋痛症

・後頭部（後頭下筋腱付着部）
・下部頚椎（C5-7頚椎間関節前方）
・僧帽筋（上縁中央部）
・棘上筋（起始部で肩甲骨棘部の上）
・第2肋骨（肋軟骨接合部）
・肘外側上顆（上顆2cm遠位）
・臀部（4半上外側部）
・大転子（転子突起後方）
・膝（上方内側脂肪堆種部）

4kgの圧力で指で圧痛点を圧迫すると、
18ヵ所中11ヵ所以上に痛みを訴える。
**特に第2肋骨の圧痛は特徴的**

図140

## 腰痛症

- 椎間板ヘルニア　混合性疼痛
- 腰椎症
- 腰部脊柱管狭窄症
- 骨粗鬆症　　侵害受容体性疼痛
- 非特異性腰痛症
- 末梢神経障害性腰痛　　神経障害性疼痛
- 慢性疼痛　大脳辺縁系疼痛

図136

## 線維筋痛症

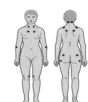

**第2肋骨付着部の圧痛は特徴的**

図141

であることが多い）や脊椎関節炎ではプレガバペン
やガバペン（推奨度A）、クロドロン酸（推奨度な
しだが炎症を合併しているケースで岡山大が研究し
ている）を用いるがこれらは慢性疼痛の適応がない
ので病名に気をつけたい。またオピオイドは推奨度
Bであるが過剰摂取で死亡率が増加するという研究
があるため投与量に注意が必要である。漢方では推
奨度Cであるが疎血活血湯や通導散、五積散を用い
る。随伴症状に気をつけて用いれば推奨度よりも効
果がある。図140は線維筋痛症の圧痛点であるがす
べて鍼灸治療の圧痛点と一致している。特徴的なの
は第2肋骨胸骨付着部の圧痛である。図141はもう
少しわかりやすくした図である。タイプは3タイプ
知られており、1筋付着部炎型、2筋緊張亢進型、
3メランコリー型と言われる。ともかくも第2肋骨
の疼痛は特徴的である。図142は慢性疼痛診療ガイ
ドラインの推奨度一覧である。筋緊張亢進型と筋付
着部炎型ではプレガバリンが推奨度Aであるが、メ
ランコリー型ではミルナシプランやデュロキセチン
が推奨度Bである。漢方薬では推奨度Cで鍼灸治療
では推奨度Bである。図143ここで烏薬順気丸を紹
介したい。烏薬・陳皮・麻黄・川芎・桔梗・枳実・
白芷・甘草・生姜・白姜蚕からなる生薬で残念なが
らエキス剤にはないのであるが、手足の疼痛や肩上
肢の引きつれ、五十肩や顔面神経麻痺などに効果が
ある。図144は白姜蚕の解説であるが、漢方生薬の
原典本草綱目には鎮痙・鎮痛とあり、使ってみると
クロナゼパムと同様の効果であった。確かに難治な
慢性疼痛にクロナゼパムを用いると有用なことが多
いが適応外使用なので注意したい。症例38は72歳
女性で線維筋痛症と診断されたが難治な方であっ
た。虚証で渋脈つまり血流不全あり冷えがない点か
ら烏薬順気丸を用いたところ効果があった症例であ
る。次いで図145は脊椎関節炎の鑑別である。もち
ろん脊椎関節炎ではHLA-B27の高値を認めるが強
直性脊椎炎ではアキレス痛とともに竹節様脊椎変化
がある。乾癬性関節炎ではソーセージ様指趾炎や爪
の変形を認める。また最近認められている仙腸関節
炎では仙腸関節の乖離度と石灰化で診断がつく。図
146は強直性脊椎炎の竹節様変化である。図147は
乾癬性関節炎で指趾がスカート状に広がった変形で
ある。図148は脊椎関節炎の治療である。脊椎関節
炎ではNSAIDsや抗リウマチ薬が推奨度B・Cであ
るが疎経活血湯も推奨度Cである。ただし血流阻害
という随伴症状を確認して用いたい。乾癬性関節炎
では消風散や薏苡仁湯が推奨度Cであるがそれぞ

線維筋痛症の治療

- 筋緊張亢進型　プレガバリンA・ガバペンチンB・ピロカルピン塩酸塩B
- 筋付着部炎型　プレガバリンA・プレドニンC・NSAIDs・C
- うつ型　ミルナシプフン・デュロキセチンB
- 重複型　オピオイドB：痛覚過敏
- ノイロトロピンB
- 五積散　通導散　烏薬順気丸　　C
- 鍼灸治療　　B

図142

烏薬順気丸

- 烏薬2　陳皮2　白姜蚕2　麻黄2　川芎2　桔梗2　枳実2　白芷1　甘草1　生姜1
- 体力のある方で脳卒中の後遺症の改善に
- 手足の疼痛　言語障害　肩上肢のひきつれ　しびれ　五十肩　顔面神経麻痺などに

- 麻杏薏甘湯+地竜
  地竜はマツウラで販売　アスピリン喘息にも用いる

図143

白姜蚕

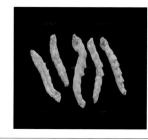

- 白姜病菌に感染したカイコの幼虫を乾燥
- 鎮痙・鎮痛として小児けいれん、扁桃炎、脳卒中による言語障害、半身不随に用いる。
- 有効成分は未詳

図144

症例

- 72歳　女性
- 数年前から全身あちこちが痛む　朝は痛みのために起きられず。近医を受診、血液生化学的は異常なくRF（-）CRP（-）であった。NSAIDsをいろいろ試してみたが効果がなく、当院を受診。総合病院を紹介したところ、線維筋痛症と診断された。インフリー®とノイロトロピン®を処方されるも痛みがすっきりしない。
- 155cm　62kg　舌白胖　脈沈渋・滑渋・沈　沈・滑渋・沈渋　腹部中等度　心下痞あり　線維筋痛点12/18圧痛あり。アキレス痛はない。下肢の冷えはない。本来なら五積散であるが、冷えがない点。疼痛閾値7.4から疼痛が強い点から上記に烏薬順気丸を処方した。
- 1月後　疼痛　VAS10→4に疼痛閾値9.0になった

症例38

脊椎関節炎

- 脊椎関節炎　HLA-B27
- 強直性脊椎炎　CRP上昇　アキレス痛　竹状脊椎
- 乾癬性関節炎　アキレス痛　ソーセージ様指趾炎　爪の変形　CRP上昇
- 仙腸関節炎　脊椎関節炎の初期　仙腸関節の乖離度と石灰化で診断

図145

れ舌膩苔や手掌腱鞘炎を目標にするとわかりやすい。強直性脊椎炎では疎経活血湯や補陽還伍湯が推奨度Cである。補陽還伍湯はこの後解説する。仙腸関節炎では大防風湯が推奨度Cであるがこれは補剤で下肢の冷えを使用目標とする。図149は補陽還伍湯である。当帰・川芎・芍薬・桃仁・紅花・黄耆・地竜が配合されている。元来は脳卒中の片麻痺に用いる方剤であるが動物性薬が配合されるとCOX1の鎮痛効果が作用するようである。四物湯に地竜エキスで代用する。図150は仙腸関節炎のスコアである。脊椎関節炎の初期といわれ、もとは原因不明の腰痛といわれていた。図151は仙腸関節炎の際に効果があるとされるいわゆるAKA法である。骨盤のゆるみを作りながら関節の持つ本来の可動域を助けて動かす方法であるが、まず仙腸関節を広げて仙骨を下げる。fixed関節なので数ミリ程度しか動かないがその後、てこの原理で腰椎のずれを補正していく。確かに腰椎すべり症や側弯、仙椎の機能的ずれによる疼痛には効果がある。ただしこのAKA法は日本AKA医学会の研修を受けてからの施行を勧められている。症例39は56歳女性で脊椎関節症と診断された難治な腰痛である。虚証で脈渋（瘀血）であったため疎経活血湯にプレガバリンを投与したところ効果を認めた。漢方では左半身は血の影響を受けやすいので（脈診を参照）疎経活血湯は左半身の疼痛に効果を呈することが多い。では右半身はというと気の影響を受けやすいので抑肝散がよい。症例39-2はこの方の仙骨のレントゲン写真である。もちろん白石先生の指導によりUSガイド下で仙腸関節にブロックする方法もある。次いで頚肩腕症候群であるが、図152のように頚肩腕症候群として変形性頚椎症や頚椎ヘルニア、胸郭出口症候群では侵害受容体性疼痛に神経障害性疼痛が合併していることが多い。また痙性斜頚では筋原性疼痛と慢性疼痛が合併していることが多い。この場合には筋膜リリースが効果を出すことが多い。図153は僧帽筋の筋膜リリースの仕方であるが、これ以外にも菱形筋や肩甲挙筋になる場合もある。いずれにせよUSガイド下で筋膜の筋が広がるのを確認しながらジフルカンを注射する。生食を用いる先生も多いが生食では保険適応がないので要注意である。図154はUSプローブの当て方であるが、注射針に対してプローブを横方向から当てるのがよい。その方が針先の位置を確認しやすい。もちろん鍼灸治療でもリリースができる。その際には筋膜にあたったら何回か雀啄をして血流を回復させることが肝要である。図155は膝痛

強直性脊椎炎

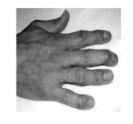
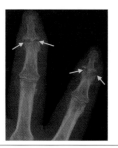

強直性脊椎炎

強直

腰椎正面　　　側面

図146

乾癬性関節炎

図147

脊椎関節炎の治療

- 脊椎関節炎　NSAIDs（B）　抗リウマチ薬（MTX・アザルフィジン）（C）　疎経活血湯（C）
- 乾癬性関節炎　NSAIDs　抗リウマチ薬　消風散　薏苡仁湯（C）
- 強直性脊椎炎　NSAIDs　抗リウマチ薬アダリムマブ（ヒュミラ®）（B）　疎経活血湯　補陽還伍湯（C）
- 仙腸関節炎　NSAIDs　抗リウマチ薬　大防風湯（C）

難病情報センター　改変

図148

補陽還伍湯

- 当帰3　川芎2　芍薬3　桃仁2　紅花2　黄耆5　地竜2
- 「医林改錯」此の方は半身不随し、口眼歪斜し、口角に涎がながれ、大便は乾燥し、小便は頻数し、遺尿するを治す。脳梗塞後遺症

鑑別
- 小続命湯　手足のしびれ　脳出血後遺症
- 通導散　体力がある（実証）　便秘　瘀血
- 桂枝加朮附湯　虚証　体が冷え　大小便を失禁
- 四物湯+地竜で代用

図149

仙腸関節炎スコア

|  |  |  |
|---|---|---|
| ・自発痛 | 3点 |  |
| ・one finger test(PSIS付近を指す) |  | (2点) |
| ・鼠径部痛 |  | (1点) |
| ・疼痛誘発動作 | 3点 |  |
| ・椅子座位 |  | (1点) |
| ・仰臥位 |  | (1点) |
| ・患側下側臥位 |  | (1点) |
| ・Newtonテスト | 2点 |  |
| ・圧痛点 | 4点 |  |
| ・PSIS |  | (1点) |
| ・長後仙腸靭帯 |  | (1点) |
| ・仙結節靭帯 |  | (1点) |
| ・腸骨筋 |  | (1点) |
| ・12点中5点で陽性 |  |  |

村上『診断のつかない腰痛　仙腸関節の痛み』南江堂

図150

## 仙腸関節性腰痛とAKA法

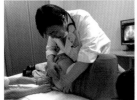

仙腸関節を広げる　　　　仙骨を押し下げる

図151-1

## 筋膜リリースの仕方　僧帽筋

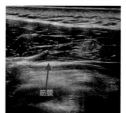

筋膜

USガイド下で筋膜にネオビタカインを注入
肩こり・痙性斜頸などのブロック法

図153

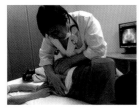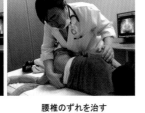

仙腸関節を広げる　　　　腰椎のずれを治す

図151-2

## 筋膜リリースのポイント

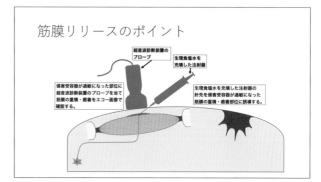

超音波診断装置のプローブ

生理食塩水を充填した注射器

侵害受容器が過敏になった部位に超音波診断装置のプローブを当てて筋膜の重積・癒着をエコー画像で確認する。

生理食塩水を充填した注射器の針先を侵害受容器が過敏になった筋膜の重積・癒着部位に誘導する。

図154

## 症例

- 56歳　女性　腰痛症
- 3年前から腰痛に悩まされ、整形外科にて椎間板ヘルニアと診断されNSAIDsを処方されるも胃腸障害にて飲めない、鍼灸・接骨にかようも軽快せず。当院受診
- 腰XPにてヘルニアにはあるも神経学的所見なし、仙腸関節の乖離と脊椎関節の石灰化を認め脊椎関節症と診断
- 舌紅　脈渋　腹部軟　下腹部に軽い圧痛　腰はとくに左臀部から大腿後部が痛む　疎経活血湯7.5g/日を処方するが、すこし良いがまだ痛むと、さらにプレガバリン1T　寝る前を処方　疎経活血湯7.5g+プレガバリン1Tで鎮痛効果あり、1月後にはVAS10→3になる

症例39-1

## 膝痛症

変形性膝関節症　　　　侵害受容体性疼痛
膝内障
色素性絨毛性膝関節症
痛風膝

図155

## 仙腸関節症

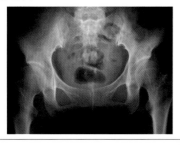

症例39-2

## 膝痛のブロック法　鵞足炎

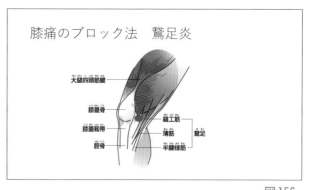

大腿四頭筋腱

膝蓋骨
膝蓋靱帯
脛骨

縫工筋
薄筋
半腱様筋
鵞足

図156

## 頸肩腕症候群

- 頸肩腕症候群　　　　　　侵害受容体性疼痛
- 変形性頸椎症
- 頸椎椎間板ヘルニア
- 胸郭出口症候群
　　　　　　　　　　神経障害性疼痛を合併

- 痙性斜頸　　　　　筋原性疼痛　慢性疼痛
- 筋膜リリース

図152

## 鵞足炎　ブロック

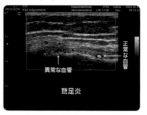

正常な血管

異常な血管

鵞足炎

膝内障の90%　変形性膝関節症の30%に鵞足に圧痛
関節裂隙の圧痛はヒアルロン酸を　エスフルルビプロフェンTも効果

図157

症である。変形性膝関節症や膝内障、色素性絨毛性膝関節症、痛風膝など多くの疾患があるが押しなべて侵害受容体性疼痛であり、慢性になると脊髄下行抑制疼痛となる。これは膝のヒアルロン酸注射が推奨されているが、初期の膝痛や膝内障では縫工筋・薄筋・半膜様筋からなる鵞足に圧痛が出ることがある。ここにトリガー注射をすると効果があるといえる。図156・157は鵞足のブロックの様子をシェーマにした。肩と同じく筋膜の厚くなっているところに注射をするのであるが、関節裂隙の圧痛になった場合にはヒアルロン酸の注射がよいようである。エスフルルビプロフェンテープも効果があるが、かぶれやすいので気をつけたい。症例40は48歳女性でうつ型線維筋痛症であった。虚証で冷えが強いため当帰四逆加呉茱萸生姜湯にオピオイド3Tを加え効果を認めた症例である。図158はニプロ社製のペインビジョンである。体性感覚誘発神経電気刺激装置であり知覚・痛覚定量分析装置である。日本ペインクリニック学会では疼痛管理の参考にとしるされている。図159にあるようにN＝126例に対し平均値は10.4±0.6であった。つまり図160疼痛閾値10以下の場合には脊髄下行抑制系の低下が疑われる。線維筋痛症などである。この場合にはプレガバペンや呉茱萸湯（左腹直筋緊張）や疎経活血湯（瘀血・左半身）が有用で、疼痛閾値が10以上では身体表現化障害が疑われ、脊椎関節炎メランコリー型である。デュロキセチンや抑肝散（左腹直筋緊張）や五積散（冷え・むくみ）などを用いる。あまり一般的にならなかったのが残念であるが保険収載もされている。図161は疎経活血湯の原典である。万病回春に遍身特に左に痛みが走ると記載されている。漢方薬の下行抑制系の代表で冷えと血流不全（瘀血）に効果を示す。症例41は58歳女性で筋付着部型線維筋痛症であったが、ペインビジョンで疼痛閾値8.4で脈渋、左半身に強く疼痛があったため疎経活血湯にプレガバペン1Tにて効果を認めた症例である。図162はNSAIDsとしての漢方薬である。これらはCOX2としての効果があるが脊髄下行抑制系にも効果をもつため混合性疼痛にはNSAIDsと併用したいものである。芍薬甘草湯は特にこむら返りや筋肉性疼痛に効果をもつ。女性で冷え症には当帰四逆加呉茱萸生姜湯、下半身の冷えには大防風湯、肋間神経痛で冷えには麻黄附子細辛湯、手関節痛や多発筋痛症には薏苡仁湯、膝関節痛には防已黄耆湯、さらに熱を持っていれば加石膏（エキスでは桔梗石膏）、冷えがあれば附子末を加える。図163

## 症例

- 48歳女性
- 数年前から全身痛が出現。病院を転々とし心因性の疼痛といわれるも本人は納得せず、NSAIDsも効果なく鍼灸治療を希望して当院を受診
- アキレス腱に圧痛あり。全身の線維筋痛点12/18あり。うつ型線維筋痛症と診断　舌白　脈細渋　腹部軟　下肢の冷え著明　便通は順　冷えが関与していると考え当帰四逆加呉茱萸生姜湯7.5g/日を投与　まだ痛みが強いと　オピオイド3Tを加えさらに鍼灸治療にて加温すると徐々に軽快　1月後VAS10→5になった

症例40

## ペインビジョンとは

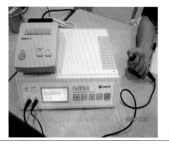

ニプロ(株)社製

図158

## ペインビジョンから見た疼痛

疼痛閾値　10.4±0.6　N＝126

図159

## ペインビジョンより見た慢性疼痛

- 疼痛閾値10以下　脊髄下行疼痛抑制系の低下
  線維筋痛症
  プレガバペン（B）　呉茱萸湯　疎経活血湯（C）

- 疼痛閾値10以上　身体表現化障害
  脊椎関節炎
  デュロキセチン（A）　抑肝散　五積散（C）

図160

## 疎経活血湯

- 「万病回春」遍身痛ミ走リ刺スガ如ク、左足痛ムコト尤モ甚シキヲ治ス。左ハ血ニ属ス。多ク酒色ニ因リテ損傷シ、筋脈虚空、風寒湿ヲ被リ熱内ニ感ズ。熱寒ヲ包ミ則チ痛ミ筋脈ヲ傷ル。是レ以テ昼軽ク夜重シ。宣シク以テ経ヲ疎シ、血ヲ活シ湿ヲ行ラスベシ。此レ白虎歴節風ニ非ザルナシ。
- 漢方薬の下行抑制系の代表　冷えと血流不全の疼痛　特に左半身

図161

は大防風湯の解説である。原典は太平恵民和剤局方であるが、両膝が痛くて曲げられない、筋肉がやせて膝がまるで鶴の膝のよう（鶴膝風）とある。これは十全大補湯に鎮痛効果のある漢方薬を配合されていて、虚証で下半身の冷えを訴える者によい。いわゆる漢方薬のNSAIDsと下行抑制系の処方である。また補剤なのでサルコペニアにも効果がある。症例42は58歳男性で頑固な下肢痛で受診されたが足底の腫脹があり、実証で渋脈であった。足底腱板炎を疑い足底のヒアルロン酸注射と芍薬甘草湯を用いたところようやく効果を認めた症例である。図164は足底腱板炎の診断である。足関節底屈で疼痛を誘発するのが特徴である。図165は足底腱板炎の治療であるが、漢方薬で痛散湯（麻杏薏甘湯＋防已もしくは防已黄耆湯）や当帰拈痛湯を用いる。図166は当帰拈痛湯の解説であるが、体力中等度以上で関節痛や筋肉痛、関節が赤くはれて熱感を伴う疼痛とある。症例43は19歳女性でリウマチ反応はなく、実証で関節が熱感を持っている。ペインビジョンでは疼痛閾値8.2で繊維筋痛症の亜型を考え薏苡仁湯より当帰拈痛湯を選択したところ効果があった。この場合にはエキス剤では薏苡仁湯＋桔梗石膏が妥当と考える。図167は薏苡仁湯の解説である。原典は明医指掌で手足の疼痛や麻痺にとあるが、勿誤薬室方函口訣には麻杏薏甘湯より重症で桂芍知母湯にて効果がないものに用いるとある。つまり手足の炎症や関節痛、筋肉痛に用いるが中間証で風湿が侵入した筋肉痛に用いる。漢方薬のNSAIDsで下行抑制系にも効果がある。症例44は70歳女性で両手の痛みとこわばりが続きNSAIDsは効果がなく心身症と言われた症例である。白血球の減少と炎症反応があり脈は細渋で虚証であったが、両手のむくみが強く薏苡仁湯と少量のプレドニンで効果を認めた。これはRS3PEの症例であった。図168はRS3PEの解説である。血清中のVEGFを調べれば診断がつくが消化器癌や悪性リンパ腫の精査を忘れないでしてほしい。図169漢方薬のNSAIDsの代表である芍薬甘草湯の解説である。COX2として下肢のこむら返りやスポーツの後の筋肉痛に効果があるが甘草の量が多いので偽アルドステロン症に注意が必要である。もともとK値が低い高齢者には分1で内服をすすめている。図170は芍薬甘草湯の作用機序である。ペオニフロリンとグリチルリチン酸の相乗作用でアセチルコリン受容体に作用し神経筋シナプス遮断効果を示す。透析中の筋痙攣や肝硬変や糖尿病の筋痙攣にも有用である。面白いことに漢方薬は内容生薬数が

---

## 疎経活血湯

- 58歳女性
- 全身のあちこちが痛む　いろいろな病院を回ったが原因不明といわれ　夜間の疼痛のために1時間毎に目が覚める。NSAIDs・オピオイドなどを用いるが効果がなく鍼灸治療を希望して来院
- 160cm　65kg　舌紅瘀斑　脈細渋　腹部軟　右胸脇苦満あり　ペインビジョン閾値8.4　疼痛度208.5　線維筋痛点14/18に陽性　筋付着部型線維筋痛症と判断　左半身の疼痛が強く瘀血症状があるため疎経活血湯7.5g/日＋プレガバペン1T
- 1週後疼痛VAS10→6に　1月後VAS10→3にペインビジョン閾値9.0　疼痛度80.4になった

症例41

---

## NSAIDsとしての漢方薬

- COX2阻害・こむらかえり　芍薬甘草湯
- 女性・冷え　当帰四逆加呉茱萸生姜湯
- 下半身・冷え　大防風湯
- 肋間神経痛　麻黄附子細辛湯
- 手関節痛・多発筋痛症　薏苡仁湯
- 膝関節痛　防已黄耆湯　＋石膏　附子
- これらはCOX2としては鎮痛効果は弱いが下行疼痛抑制系にも効果あり　混合性疼痛には併用

図162

---

## 大防風湯

- 去風順気、活為血脈、壮活筋肉、除風寒湿、又後患痢疾、痛脚感弱、不能行履。和剤局方
- 両膝腫痛、髀脛枯痩、只残皮骨、拘攣足臥、不能屈伸、名鶴膝風。
- ポイントは十全大補湯に防風・羌活・牛膝・附子を加えたもの　脈は弱く腹は軟　補剤の作用と下半身の疼痛・ひえ
- 大塚敬節　患者の手のひらが赤いものは用いない
- 漢方薬のNSAIDsと下行抑制系　冷えと筋力低下（サルコペニア）

図163

---

## 症例

- 58歳男性　3年前から両足底から下肢・大腿にかけ痛む　特に夜間痛がよく整形外科や麻酔科を転々とするがモートン病といわれたり神経障害性疼痛といわれ、NSAIDsを試すが効果がなく、受診。
- 舌紅乾燥　脈滑渋　腹部充実　左下腹部に圧痛　便通はやや固い　下肢の冷えはある　よく見ると両足底が腫脹している
- サインバルタも試した　トラムセットも試したが効果がないという　ペインビジョンでは疼痛閾値5.6　疼痛度200にて線維筋痛症を考え　疎経活血湯7.5gを処方するが効果がないという　足底腱板炎の合併を考え足底にヒアルロン酸注射さらに、芍薬甘草湯2.5gを就寝前に追加
- 1月後VASにて10→3になりペインビジョンでも閾値9.0　疼痛度34になった

症例42

---

## 治りにくい足底痛：足底腱板炎

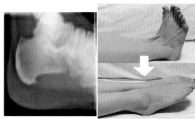

小さい骨棘　　足関節底屈で疼痛を誘発

図164

## 足底腱板炎治療

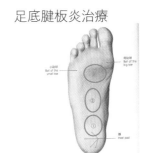

- ヒアルロン酸注射

- 体外衝撃波疼痛治療
- ドルニエエイポスウルトラ
- 痛散湯（麻杏薏甘湯+防己）
- 当帰拈痛湯

図165

## 当帰拈痛湯

- 羌活２　当帰２　猪苓２　知母２　白朮２　沢瀉２　茵蔯蒿２　人参２　苦参２　升麻２　葛根２　防風２　蒼朮２　甘草２　黄芩２
- 体力中等度以上の関節痛　筋肉痛　筋肉や腱板が赤く発赤して腫脹する。痛みがひどく熱感をともなう
- 梧竹楼方函口訣「ある男子右足の第１指と第２指が赤くはれて痛みがはなはだしく　その後下肢全体が痛み、諸治療にて効果がなく　本方で２服で治癒した。
- 裏　熱　実

図166

## 症例

- 19歳　女性
- 数年前から全身に痛み、近医受診しても異常はないと、当院受診、血液生化学的には異常を認めず、RF（－）CRP（－）抗GAL欠損　IgG4.6
- 165cm　58kg　舌紅　脈滑　腹部中等度　左右腹直筋の緊張あり、頭痛が強く頸部筋緊張あり、手関節、足関節の疼痛あり、やや発赤ある。線維筋痛点8/18であるが、線維筋痛症の亜型を考えペインビジョン疼痛閾値8.2　疼痛度148であった
- 薏苡仁湯を考えたが、関節の発赤あり、当帰拈痛湯を処方。
- 3月後にVAS10→3　疼痛閾値11.0　疼痛度84になった
- エキスでは薏苡仁湯+桔梗石膏

症例43

## 薏苡仁湯

- 明医指掌　「手足ノ流注、疼痛、麻痺不仁、以テ屈伸シ難キヲ治ス」
- 勿誤方函口訣「此方ハ麻黄加朮湯、麻黄杏仁薏苡甘草湯ノ一等重キ処ヘ用ルナリ、ソノ他、桂芍知母湯ノ症ニシテ附子ノ応ゼザル者ニ用テ効アリ。麻黄杏仁薏苡甘草湯ハ風湿ノ流注シテ痛解セサル者ヲ治ス。蓋此症風湿皮膚ニ有シテ未至関節故ニ発熱身疼痛スルノミ此方ニテ強ク発汗スベシ。若シ其症一等重キ者ハ名医指テ薏苡仁湯ヲ宣ス。若シ発汗後病不差関節ニ聚リテ痛熱甚キ者ハ当帰拈痛湯ニ宣ス。」
- 漢方薬のNSAIDsと下行抑制系に　特に筋肉痛に
- 裏　熱　中間

図167

## 高齢者の突然の手足の腫脹

- 70歳女性
- 数年前から両手が腫れて痛む　朝にこわばりあり、リウマチ反応はない　病院を転々とするもNSAIDs効果がなく、心療内科に行けと言われた
- 150cm　40kg　舌紅　脈細渋　腹部軟　下腹部膨満　便通は正常　下肢の冷えあり　WBC3800　RF×10　CRP2.30　Hb11.4　RS3PE症候群と考え　薏苡仁湯7.5g/日とプレドニン２mg/日を処方　14日後には疼痛が消失　両手の腫脹もとれた　RF×8　CRP0.30

症例44-1

## RS3PE症候群

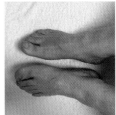 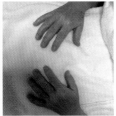

薏苡仁湯7.5gとプレドニゾロン2.5gで2週間で緩解

症例44-2

## RS3PE症候群

- Remitting seronegative symmetrical synovitis with pitting edema
- 60歳以上に好発する比較的急速に発症する圧痕浮腫を伴うリウマトイド因子陰性の対称性滑膜炎でX線上関節破壊をきたさず再発・再燃はまれである
- 血清中のvascular endothelial growth factor（VEGF）が増加している
- プレドニンを10〜15mg内服
- 消化器癌や悪性リンパ腫の精査が必要

図168

## 疼痛疾患・漢方の代表方剤

- 芍薬甘草湯　COX2（下行抑制）として　　　　　Kの低下に注意

- 高齢者には2.5g　分１で処方

図169

## 芍薬甘草湯

- 骨格筋・平滑筋の急激な痙攣性疼痛
- 芍薬のペオニフロリンによるCaイオンの細胞流入抑制作用と甘草のグリチルリチン酸によるKイオン流出促進作用がブレンド作用を起こし　アセチルコリン受容体に作用し神経筋シナプス遮断作用を示す
- 血液透析中の筋痙攣には88.5%有効
- 肝硬変・糖尿病の筋痙攣には67.9%の効果
- スポーツ障害の筋肉痛に
- 薬物アレルギーの整形手術後の鎮痛にも
- 裏・熱・実

図170

## 症例

- 38歳男性
- 朝から急に側腹部痛　居ても立ってもいられないほど痛む
- 178cm　64kg　舌紅　脈弦　腹部充実　左右胸脇苦満あり　腹部肝１横指触知あり　検尿潜血反応（+++）腹部レントゲンで下部尿路に結石あり　ソリタT3200mL+ラシックス1/2Aで点滴　芍薬甘草湯7.5g/日を処方　排尿時痛なく次日には疼痛が軽快した。

症例45

少ないほど効果は即効性がある。症例45は38歳男性で尿路結石の疼痛である。利尿剤の点滴と芍薬甘草湯で効果を示した。図171は選択的上行・下行抑制系に働く漢方薬である。慢性疼痛に用いるが左腹直筋の緊張には呉茱萸湯や抑肝散を用いる。特に抑肝散は身体表現化障害に効果があり、帯状疱疹後神経痛やCRPSにも応用される。胸脇苦満には柴胡剤を用いる。これも実証には柴胡加竜骨牡蛎湯、中間証で腹部症状が強ければ柴胡桂枝湯、虚証で身体表現化障害が強ければ柴胡桂枝乾姜湯（ただし繰り返しになるが乾燥に気をつけたい）、上腹部動悸を触れれば桂枝湯グループ（桂枝加竜骨牡蛎湯・桂枝加朮附湯）、下腹部圧痛があれば駆瘀血剤などを用いる。身体表現化障害と駆瘀血剤については後で詳しく述べることとする。図172は神経障害性疼痛の復習である。ワクシニアウイルスもよく用いられるが内服よりも点滴の方が効果がよいようである。症例46は70歳女性で線維筋痛症による慢性疼痛にて虚証で乾燥ありペインビジョン疼痛閾値14.8の症例であった。本来なら柴胡桂枝乾姜湯を考えるのであるが本人が新聞でみた痛散湯をくれというので湯液で痛散湯とデュロキセチンを処方した。その後エキスがよいというので麻杏薏甘湯に変方したところ効果があった。このように身体表現化障害の強い人はハイリーセンシティブ（HSS）なケースが多く自身のいう投薬以外は副反応を示すことが多い。実はこれは気持ちの問題で副反応ではないのであるが、本人の申し立てにて仕方がない場合が多い。後で述べる成人型ASD（発達障害）の方にもHSSは多い。成人型ASDは多彩な症状を訴えるが簡単に言うと診察室で敬語が使えない方が多いように思われる。図173はサルコペニアの診断方法であるが、老人にはうつ傾向の方も多くその場合にはフレイルサルコペニアという。大阪大萩原先生は牛車腎気丸がよいとされた。症例47は78歳男性でフレイルサルコペニアであった。虚証で認知があり臍下不仁を認めた。確かに牛車腎気丸の証ではあったが舌の乾燥が顕著で食欲もないため六君子湯1方と意欲改善のためレポドラ・ベンセラジドを1T処方した（ほとんどに血管性パーキンソンの兆候がある）。これにて症状が改善した症例である。図174は復習であるが認知症に伴うBPSDの処方と漢方薬を示したものである。適応外使用もあるので気をつけて用いたい。適応外使用の場合には必ず症候病名をつけていただきたい。

---

### 選択的下行・上行抑制系の方剤

線維筋痛症・慢性疼痛・脊椎関節症
- 左腹直筋緊張→呉茱萸湯　抑肝散
- 胸脇苦満→柴胡剤（柴胡加竜骨牡蛎湯・柴胡桂枝湯・柴胡桂枝乾姜湯）
- 上腹部動悸→桂枝剤（桂枝加竜骨牡蛎湯・桂枝加朮附湯）
- 下腹部圧痛→桂枝茯苓丸・桃核承気湯
- これらは鎮痛ではないが「証」があえば劇的に効果

図171

---

### 神経障害性疼痛（慢性疼痛）

- 慢性疼痛　線維筋痛症　脊椎関節炎
- プレガバリン（B）・ガバペンチン（B）・ワクシニアウイルス（D）
- トラマドール（要注意）（B）
- 疎経活血湯　通導散　五積散（C）
- 烏薬順気丸
- 慢性疼痛は心理的要因が大きい　下行疼痛抑制系にはデュロキセチン（A）　場合によってはワンデュロパッチ（B）も効果

図172

---

### 症例

- 70歳　女性
- とにかく全身が痛む　痛みのために夜間も目がさめる。いろいろな病院にかかって慢性疼痛といわれ、NSAIDs・オピオイド・プレガバペンなど試すもいずれも効果がなく胃腸にさわるという。
- 155cm　58kg　舌紅　乾燥　脈細渋　腹部軟臍下不仁あり　線維筋痛点4/18　疼痛閾値14.8　疼痛度240　足の冷えあり　便通はやや固い　本人が痛散湯をくれという
- 痛散湯（麻杏薏甘湯＋防已）処方　1月後少し良いが痛みがまだつらいと　デュロキセチン1T夕に追加　3月後疼痛閾値11.8　疼痛度86　よく眠れるという　湯液がつらいというので麻杏薏甘湯7.5g/日にデュロキセチン1Tに　その後疼痛コントロール良い

症例46

---

### サルコペニア

- 老年症候群のひとつ
- 握力男性26kg以下　女性18kg以下　歩行速度0.8m/秒以下　筋肉量　男性7.0kg/1m²以下女性5.4kg以下
- 輪っかテスト　大腿部周囲（膝蓋骨上10cm）が親指と人差し指で囲める
  食事療法　BCAA（バリン・ロイシン・イソロイシン）
  漢方薬　牛車腎気丸
  　　　　　　　　大阪大萩原　第58回日本老年医学会

図173

---

### フレイルサルコペニア

- 78歳　男性
- ここ1年前から両足の脱力を訴える。気力の低下もあり、衣服を脱ぐのもいやがる。歩行は両手支えにてやっとできる。
- 155cm　48kg　MMSE20/30点　握力右20kg　左18kg　大腿周囲48cm　舌紅乾燥　脈沈渋腹部軟　臍下不仁　食欲もなく風呂にも入らない　血圧138/92　SPO₂92%
- 牛車腎気丸を考えたが、舌の乾燥が顕著で六君子湯2.5g/日とレポドラ・ベンセラジド1Tを処方　筋力増強のリハビリを指示した。
- 3月後だいぶ意欲が改善　MMSE24/30点　握力右24kg　左24kg　大腿周囲50cm　歩行ができるようになった。

症例47

●参考文献

「慢性疼痛診療ガイドライン」日本ペインクリニック学
　会

『診断のつかない腰痛　仙腸関節の痛み』村上栄一　南
　江堂

「慢性疼痛の克服に向けて」牛田亨宏 "PAIN
　RESEARCH", 34（2）2019

『圧痛点と鍼灸臨床』水嶋丈雄　医道の日本社

「非ステロイド性消炎鎮痛薬」花田千賀子ら　『薬局』
　50/11　1999

「線維筋痛症」Joseph J. Biundo　MSDマニュアル

「脊椎関節炎の治療」難病情報センター

『関節運動学的アプローチ』博田節夫編　医歯薬出版

『外来超音波診療』白石吉彦著　中山書店

「足底腱膜症」Kendrick Alan Whitney　MSDマニュアル

「RS3PE症候群」難病情報センター　萩原　第58回日本老年医学会

認知症に伴うBPSD

- BPSD　行動障害型前頭側頭型認知症
- ドネペジルは中止（脱抑制をおこしやすい）
- 易怒性　抑肝散2.5g　クエチアピン1/2T　セチプチリン1/2T
- 不眠　　チアプリド1T　酸棗仁湯2.5g
- 攻撃型　クロルプロマジン4mg　抑肝散7.5g
- 妄想型　ハロペリドール0.3mg　加味帰脾湯2.5g
- とられ妄想　リバスチグミンパッチ（低用量）セチプチリン1/2T　抑肝散2.5g
- ADDの意欲低下　レボドパ・ベンセラジド1T　香蘇散2.5g
- 終末期食欲不振　レボドパ・ベンセラジド1T　六君子湯2.5g
- せん妄　リバスチグミンパッチ　抑肝散2.5g

『マドパーにてあなたも名医！』　山口晴保改変

図174

# 第16章　リウマチと漢方薬

さてリウマチの治療には現在は生物学的製剤が有用であるが、NSAIDs としての漢方薬や免疫調整としての漢方薬がよく用いられる。図175はまず NSAIDs としての漢方薬であるが漢方でよく用いられる四神の図を利用して説明すると、まず初期には麻黄剤（東）が用いられる。実証には麻黄湯、中間証には薏苡仁湯、虚証には桂枝二越婢一湯を用いる。リウマチ中期には石膏剤（西）、中間証には桂芍知母湯、実証には越婢加朮湯。末期になると冷えが影響してくるため附子剤（北）、中間証には桂枝加朮附湯、虚証には大防風湯を用いる。図176は ACR/EULAR の新しい RA の診断基準でポイントは腫脹関節数と骨びらんの有無である。図177は同様に RA の診断基準である。図178は抗 CCP 抗体の RA 特異性である。ただし１回しか調べられない。図179は RA の治療ガイドラインである。メトトレキサートを基本とし、現在では８T／日までよいとされるが４T／日以上は効果的にはあまり変わらない（東京女子医大の調査）、また大球性貧血に十分気をつけて用いたい（メトトレキサートは葉酸の代謝に関係する）。ここに漢方薬が入ってこないが図180のように桂枝湯のグループで（これは桂枝湯の証は上腹部の動悸であるためまとめてある）桂枝加朮附湯は桂枝湯の証に血液循環（瘀血）と冷えを目標に用いる。桂枝加芍薬湯は桂枝湯の証に腹直筋の緊張を目標に用いる。図181 当帰四逆加呉茱萸生姜湯は桂枝湯の証に四肢の冷えを目標に用いる。いずれも漢方の NSAIDs としてまた随伴症状の軽減に用いることが多い。図182は当帰四逆加呉茱萸生姜湯の解説である。傷寒論と婦人良方に原典はあるが、桂枝湯の証（上腹部の動悸）で四肢の甚だしい冷えに用いる。また婦人の冷えによる生理痛や生理不順にも用いられるが、桂枝湯の証であることを忘れずに用いたい。最近では抗リン脂質抗体症候群にも効果があった。症例48は28歳女性で冷えによる不定愁訴で虚証で上腹部に動悸を触れるため当帰四逆加呉茱萸生姜湯が奏効した症例である。症例49は抗リン脂質抗体症候群でプレドニンを忌避した方である。虚証で冷えがあり上腹部動悸を触れるため当帰四逆加呉茱萸生姜湯が効果があった症例である。驚くことに抗カルジオリピン抗体の値も減少していた。次いで麻黄剤の NSAIDs である。図183 麻黄の

リウマチと漢方薬
NSAIDs（末梢性神経障害疼痛）としての漢方

・麻黄・附子・抗炎症剤は鎮痛剤（COX1＜COX2）
・　　　　　附子剤（交感刺激）末期
・　　　　　桂枝加朮附湯（18）・大防風湯（97）

・石膏剤（IL6）中期　　　　麻黄剤（交感）初期
・桂芍知母湯ｻﾝﾜ180　　　　麻黄湯　薏苡仁湯（52）
・越婢加朮湯（28）　　　　　桂枝二越婢一湯

　　　　　　大黄剤（清熱）

中医学　四神の考え方に基づく漢方の分類

図175

## ACR/EULAR新分類基準

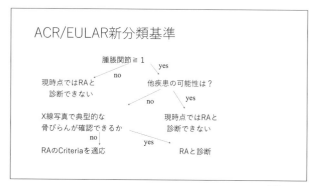

図176

## 新しいRA診断基準

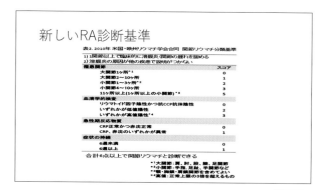

図177

## 抗CCP抗体

### 抗CCP抗体とは

抗シトルリン化蛋白抗体：(anti-citrullinated ptotein antibody：ACPA)

・関節リウマチの診断感度　：70〜85%
・関節リウマチの診断特異度：95〜98%
・関節炎の発症に先だって数年前から血清中に出現する。
・関節破壊のリスクファクターとして明らかとなっている。
・遺伝的要因(HLA-DRB1*0405; 日本人)との関連性が指摘されている。

2010年　ACR/EULAR　RA分類基準
低値陽性＝2点、高値陽性＝3点（合計6点でRAと診断）

関節リウマチの診断・治療に抗CCP抗体は重要と考えられている

日常臨床における抗CCP抗体測定：保険点数 210点（2100円）
確定診断後1回まで測定可能（最大2回）

図178

証は実証で胃腸が強く無汗であるが、麻黄附子細辛
湯は附子が入ることで虚証に対応し冷えと無汗が証
になる。図184は麻黄附子細辛湯の解説であるが、
傷寒論に原典があり無汗に冷えが特徴である。冷え
が特徴のアレルギー性鼻炎や脈が遅脈のSSSにも
効果がある。また帯状疱疹後の肋間神経痛（冷え
がある場合）にも用いる。続いて図185はDMARD
としての漢方薬の用い方である。漢方薬の免疫の

---

## 症例

- 28歳女性　不定愁訴
- ここ1年間　冷え　動悸　生理痛あり　会社にも行けない
- 婦人科的には異常なく　どうも人工中絶のあとから症状が出現している
- 舌白　腹部弱く上腹部に動悸を触れる
- まず当帰四逆加呉茱萸生姜湯7.5gを処方
- 約1月にて症状が軽快した

症例48

---

## 関節リウマチの治療

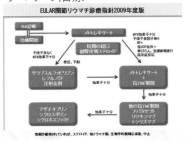

図179

---

## 症例

- 18歳　女性
- 3月前から下肢の冷え、網状皮斑、紫斑あり近大学病院で抗リン脂質抗体症候群と診断　プレドニンをすすめられるも抵抗感があり当院受診
- WBC3200　抗カルジオリピン抗体×160　PT-INR1.04
- 舌白胖　脈細渋　腹部軟　上腹部動悸　下肢冷えあり　ところどころ紫斑　便秘なし
- 当帰四逆加呉茱萸生姜湯7.5g/日処方
- 3月後紫斑消失　抗カルジオリピン抗体×80

症例49

---

## NSAIDsとしての漢方薬
## 桂枝湯で鎮痛効果が期待できるもの

- 桂枝湯（45）：交感刺激と副交感刺激
　　　　　　発汗・循環血流量の増加・風邪の初期
- 現代漢方はさらに慢性病に応用・その効果を強調するため加味をする
- 桂枝加朮附湯（18）蒼朮と附子　血液循環と冷え　桂枝湯の証と冷え　神経痛やRSD・骨粗鬆症の疼痛
- 桂枝加竜骨牡蛎湯（26）竜骨・牡蛎　安定剤　桂枝湯の証と不安　不眠や動悸ふけ　インポテンツ
- 桂枝加芍薬湯（60）桂枝湯＋芍薬甘草湯（68）桂枝湯の証と腹直筋の緊張　筋肉の痙攣　腹直筋の攣縮
- 同じ薬が感冒薬になったり鎮痛薬になったりする　証にあわせる
- 桂枝湯の証　体格が弱く自律神経反応が弱く上腹部に動悸を触れる

図180

---

## 麻黄剤で鎮痛効果が期待できるもの

- 麻黄剤：交感優位　浮脈を目標に　清熱　抗ウイルス（特に抗インフルエンザウイルス）　鎮痛効果
- 麻黄湯（27）風邪の引き始め　副交感の時期　交感：鼻閉塞　乳幼児の鼻閉塞
- さらに麻黄湯を慢性病に応用するため加味
- 小青竜湯（19）麻黄湯＋半夏・細辛（利水）水の多い風邪：アレルギー鼻炎　麻黄湯の証で心下水気音（舌白）
- 麻黄附子細辛湯（127）麻黄湯＋附子（冷え）冷えのアレルギー　附子が加味され麻黄湯より附子の証になる　細辛は局所麻酔剤　帯状疱疹など神経痛
- 同じ薬が感冒薬になったり鎮痛薬になったりする
- 麻黄湯の証：体格がよく自律神経反射が強い汗をかかない

図183

---

## 桂枝湯の解説2

- 苓桂朮甘湯（39）桂枝＋茯苓　利水剤は副交感　病理的水滞をとり自律神経調整にて動悸・めまい　桂枝湯の証とめまい　目標は臍上部の動悸
- 当帰四逆加呉茱萸生姜湯（38）桂枝＋呉茱萸　散寒陰部の冷え　桂枝湯の証と四肢の冷え　婦人科手術の後不定愁訴（腹痛・便秘）冷え　レイノー症候群　しもやけ

- 桂枝茯苓丸（25）桂枝＋桃仁　うっ血のしもやけ・駆瘀血剤の代表でこれは体格は桂枝湯ではない　目標は下腹部の圧痛　ギプス後のコンパートメント症候群の予防
- 同じ薬が感冒薬になったり鎮痛薬になったりする
- 桂枝湯の証：体格が弱く自律神経が弱く上腹部に動悸を触れる

図181

---

## 麻黄附子細辛湯（127）

- 少陰病　始之得、反発熱、脈沈者　傷寒論
- ポイントは無汗　悪寒が顕著　発熱もしくは発熱しない　精神衰弱　倦怠感が顕著　顔面暗で光沢がない　手足が冷える　脈は沈　無汗・倦怠感・冷えを麻黄附子細辛湯の証とする
- 冷えを合併するアレルギー性鼻炎　四肢の冷えをともなう疼痛疾患　脈沈遅が認められるSSS
- 帯状疱疹後肋間神経痛　麻黄湯の裏処方
- 麻黄湯の証で冷えを伴う
- 裏　寒　虚

図184

---

## 当帰四逆加呉茱萸生姜湯（38）

- 手足厥寒。脈細欲絶者。久寒者。傷寒論
- 胸腹満嘔吐、腹痛劇者。治産痛。悪露綿延不止。身熱頭痛。腹中冷痛。嘔而微利。腰脚酸痲或微腫者。婦人良方
- ポイントは厥寒　桂枝湯の証で甚だしい冷えにより気血の運行がわるく脈が触れないような状態　四逆とは手足が末梢から冷えてくる
- レイノー症候群・凍瘡・頭痛・閉塞性血栓血管炎・坐骨神経痛・肩関節周囲炎・リウマチ性関節炎・生理不順・生理痛・帯下
- 抗リン脂質抗体症候群に
- 裏　寒　虚

図182

---

## DMARDとしての漢方薬
## （サイトカインネットワーク）

- 柴苓湯（114）DMARDの代表　胸脇苦満
　　　　　　　　免疫の過亢進　Th1抑制
- 柴胡清肝湯（80）炎症反応　舌黄苔　Th2抑制
- 柴胡桂枝湯（10）反復性感冒　Th1抑制
- 補中益気湯（41）皮膚免疫の脆弱（TLR）　補剤　Th1賦活　以上は柴胡剤（胸脇苦満が必要）　Th1抑制には五苓散（利水剤）を加味
- 当帰芍薬散（23）冷え　胸脇苦満（－）　Th2抑制
- 八味地黄丸（7）老人　小腹不仁　Th1賦活

図185

作用は柴胡剤のところでも解説したが、柴苓湯は
DMARD の代表薬剤で Th1 の抑制効果をもつ。もち
ろん柴胡剤であるから胸脇苦満は証として重要な使
用目標になる。次いで柴胡清肝湯は Th2 の抑制効果
があり舌の黄色苔が目標になる。柴胡桂枝湯は Th1
抑制効果があり、反復性感冒の症状が使用目標にな
る。補中益気湯は Th1 賦活の効果があり、虚証で食
欲不振が使用目標になる。また柴胡剤以外では当
帰芍薬散は Th2 抑制効果があり、八味地黄丸は Th1
賦活の効果がある。図186は柴苓湯で RA の13例に
対し Th1 の変化を調査したグラフである。13例中
3例を除いて Th1 の上昇を見たが3例も Th1 の値は
15〜20に収斂されていた。そのため柴苓湯は免疫
調整の働きがあると考えられた。図187つまり柴胡
剤は元来はこじれた感冒に用いるのであるが柴胡剤
に利水剤を加えると Th1 抑制に、清熱剤を加えると
Th2 抑制に働き、当帰剤は Th2 抑制に、補剤は Th1
賦活に働くのである。図188は最近よく用いられる
生物学的製剤であるが、さらに皮膚疾患や呼吸器疾
患にも新しい生物学的製剤ができている。TNFα 抑
制にはインフリキシマブが有名であるが最初の生物
製剤として抗体ができやすいという欠点がある。エ
タネルセプトやアダリムマブは MTX の使用は必須
ではないという特徴がある。セルトリズマブは胎盤
通過性がないという特徴がある。IL-6の抑制にはト
シリズマブがあり、これは即効性があり、急性増悪
に用いられる。T 細胞の抑制にはアバタセプトがよ
い。RA の中には脱毛を訴える症例がありこの場合
にはアバタセプトがよいが、変方した時に少し疼痛
の悪化を見ることが多い。さて図189生物学的製剤
で全身状態はよいのに局所の疼痛腫脹が取れないこ
とがある。これは局所でのサイトカイン（TNFαや
IL-6）が上昇しているためと考えられ原因はサイト
カインストームにあるとされる。サイトカインス
トームは感冒の時に出てきた言葉でこれには漢方
薬が大いに役に立つ。症例50は62歳女性で10年来
の RA でゴリムマブを用いたが局所指の腫脹疼痛が
取れずサイトカインストームと考え中間証で桂芍知
母湯を用いたところ効果を認めた。症例51は58歳
男性で全身に及ぶ尋常性乾癬に悩まされてきた方で
ある。舌黄色苔、脈は滑渋、腹部は中等度、胸脇苦
満があり虚証ならば十全大補湯も考えたが皮膚の紅
皮が強く舌に黄色苔があったため消風散を処方し
た（Th1 抑制）。しかし効果が少なくアダリムマブ
の併用にて効果を認めた。最近ではのう胞性乾癬に
も新しい生物学的製剤ができている。しかし高額な

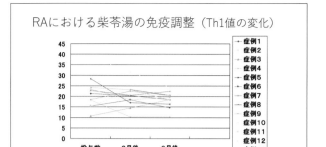

RAにおける柴苓湯の免疫調整（Th1値の変化）

水嶋クリニック N=13

図186

漢方薬とサイトカイン

- 柴胡剤はこじれた風邪に
- 柴胡剤はウイルス感染にて副交感優位の初期にはIFNγ促進　交感優位の後期にはIFNγ抑制
- 柴胡剤　+利水剤　Th1抑制
　　　　　+清熱剤　Th2抑制
- 当帰剤　Th2抑制
- 補剤　Th1賦活　地黄剤　Th1賦活

図187

RAと生物学的製剤

- TNFα抑制剤　インフリキシマブ　抗体ができやすい
　　　　　　　　エタネルセプト　MTX併用必須ではない
　　　　　　　　アダリムマブ　MTX併用必須ではない
　　　　　　　　ゴリムマブ　MTX必要
　　　　　　　　セルトリズマブ　胎盤通過性がない
- IL-6抑制剤　トシリズマブ　即効性
- T細胞抑制剤　アバタセプト　抗CCP抗体に効果

図188

ＲＡの七不思議

- RAには生物学的製剤が有用
- 局所関節にてサイトカイン（TNFα・IL-6）がかえって上昇することがある
- サイトカインストームの可能性
- 漢方薬の併用でサイトカインストームを抑制できる（漢方薬のDMARD）
- インフルエンザの漢方治療を参照のこと

図189

症例

- 62歳　女性　10年来のRA　両手関節変形　PIP変形　こわばり6時間　DAS28（CRP）　4.06
- リウマトレックスは胃腸障害あり　エタネルセプトにて対応　一時効果的であったが1年にて効果が薄れてきた。舌乾燥　脈細渋　腹部軟弱　右に胸脇苦満　心下痞あり
- ゴリムマブに変更　効果があり　6月後DAS28（CRP）1.02　こわばりとれた　1年後DAS28（CRP）0.88　PIPの腫脹が取れないため桂芍知母湯を併用　1.5年後　PIPの腫脹もとれた

症例50

58

のが難点である。図190はよく用いられるRAの漢方薬である。いずれもNSAIDsとして用いられる。冷えには桂枝加朮附湯＋防已黄耆湯、効果が薄い時には煎じ薬にして附子を烏頭に変えると効果が高い。熱型には桂芍知母湯＋防已黄耆湯、湿型には桂枝二越婢一湯＋防已黄耆湯、効果が得られないときには治打撲一方を加える。しかし漢方製剤では一度の処方は2剤までとしている県が多いので要注意である。防已黄耆湯は皮下の水湿をとってくれるのであるが、脈が渋の場合には桂枝茯苓丸を加えることもある。図191は疼痛に頻用される漢方薬のまとめである。まずは麻黄剤は胃腸が強く汗をかかないのが証である。葛根湯は首のこり（頚肩腕症候群）や三叉神経痛に用いるがCOX2の効果と下行抑制系に働く。脈浮を忘れないで用いたい。越婢加朮湯は患部に熱感を伴う関節リウマチや膝痛に用いるが追加処方として用いられることが多く、実証である。やはりCOX2の効果をもつ。薏苡仁湯は患部の筋肉痛が目標であるが中間証で関節リウマチの手の腫脹や疼痛に用いる。COX2と下行抑制の効果をもつ。五積散は冷えのぼせが目標となるがRAやOA膝に用いる。下行抑制の効果をもつ。麻黄湯は胃腸の強い方にRAの初期やウイルス感染の疼痛に用いる。脈浮を忘れないで用いたい。COX2の効果をもつ。図192は附子剤で附子剤の特徴は冷えである。三叉神経痛や上腕神経痛には虚証の冷えには桂枝加朮附湯を、実証で冷えには葛根加朮附湯を用いるが、どちらもCOX2と下行抑制の働きを持つ。しかし慢性疼痛になっていると抑肝散や抑肝散加陳皮半夏が有用なことが多い。高齢で腎陽虚つまり冷えでうっ血性心不全を合併しているような症例では腰痛、坐骨神経痛に八味地黄丸、夜間頻尿やむくみがあれば牛車腎気丸を用いる。これはどちらも脊髄下行抑制系の方剤である。腹部の冷えがあるRAや腹痛・軟便には真武湯、筋肉の萎縮があれば大防風湯、女性の冷えの腰痛には当帰芍薬散加附子を用いる。これらもCOX2と下行抑制系の方剤である。図193はそのほかの漢方鎮痛剤であるが、膝痛には防已黄耆湯、これは水ふとりと下肢浮腫が目標になるがやはりCOX2の方剤である。肩こりと緊張性頭痛や片頭痛には呉茱萸湯、これは下行抑制系の方剤である。芍薬甘草湯は急性の筋肉痛やこむら返り、頚椎捻挫などに応用するがCOX2と下行抑制系の方剤である。当帰四逆加呉茱萸生姜湯は手足の冷えを伴う生理痛や腰痛に用いるがこれは下行抑制系の方剤である。図194は防已黄耆湯の解説である。虚証の水ふとり

---

### 症例

- 58歳男性　全身に及ぶ尋常性乾癬
- ストロンゲストステロイド・カルシポトリオールドベタメタゾンを用いるも皮膚の菲薄化ステロイド皮膚炎をおこし中止　漢方治療を希望　舌黄色苔　脈滑渋　腹部中等度右胸脇苦満あり　証を中間証　湿阻肌膚と考えた
- 消風散を使用するも少し効果があるのみで　8割の苔癬領域が残存　アダリムマブを併用　3月にて苔癬領域2割に両肘にわずかに残るのみ　かゆみ消失

症例51-1

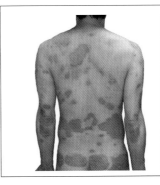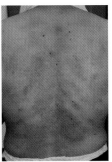

症例51-2

### よく用いられる漢方リウマチ剤

- 関節痛（NSAIDsとして）
  冷え　桂枝加朮附湯＋防已黄耆湯
  　　　　附子を烏頭にかえると効果が良い
  熱　　桂芍知母湯＋防已黄耆湯
  　　　　知母を1両2gでもちいる　6〜8gで
  湿　　桂枝二越婢一湯＋防已黄耆湯
  　　　　効果が得られないときには治打撲一方を加える
- 痛散湯　麻杏薏甘湯＋防已（利尿・鎮痛・解熱）
- 防已黄耆湯を加えるのがこつ

今田屋『慢性関節リウマチの漢方治療』改変

図190

### 疼痛に頻用される漢方
### 麻黄剤

| | | | |
|---|---|---|---|
| 葛根湯（1） | 寒気・首のこり | 感冒・頚部痛 | COX2＋下行抑制 |
| | | 三叉神経痛 | |
| 越婢加朮湯（28） | 患部の熱感 | 関節リウマチ | COX2 |
| | | 膝痛 | |
| 薏苡仁湯（52） | 患部の筋痛 | RA・OA膝痛 | COX2＋下行 |
| 五積散（63） | 冷えのぼせ | 腰痛・生理痛 | 下行抑制 |
| 麻黄湯（27） | 悪寒・全身痛 | RA・感冒 | COX2 |

麻黄湯の証　体格がよく自律神経反応が強く汗をかかない

図191

### 疼痛に頻用される漢方2
### 附子剤

| | | | |
|---|---|---|---|
| 桂枝加朮附湯（18） | 冷え | 三叉神経痛 | COX2＋ |
| 葛根加朮附湯（サンワ） | | 上腕神経痛 | |
| 八味地黄丸（7） | 腎陽虚　高齢 | 腰痛　下行抑制 | |
| 牛車腎気丸（107） | 腎虚浮腫 | 坐骨神経痛　下行抑制 | |
| 真武湯（30） | 腹部冷え | RA・腹痛　下行抑制 | |
| 大防風湯（97） | 筋肉萎縮 | RA　COX2＋下行 | |
| 当帰芍薬散加附子（サンワ） | | 女性腰痛　下行抑制 | |

附子の証　冷えが強い

図192

59

の方によいとされるが疲れやすく膝に痛みのある方で舌に白い苔がつく方によい。ちなみに実証タイプには麻杏薏甘湯である。図195は変形性膝関節症や膝内障の漢方薬の使い方であるが、水腫つまり膝の腫れや膝蓋骨浮動のある場合には防已黄耆湯（虚証）で、膝に熱感がある場合には防已黄耆湯加桔梗石膏もしくは加越婢加朮湯に、膝に冷えを感じる場合には防已黄耆湯加附子末か加桂枝加朮附湯という用い方をする。図196次いで五積散の解説である。これも和剤局方に原典があり、腰の冷えや冷えほてりを目標とするが気・血・痰・寒・食の五積を治療するものであり虚証で冷えの強い中年女性の慢性腰痛や股関節痛に用いる。図197はNSAIDsとしての漢方薬のまとめであるが、COX2阻害剤としての漢方薬はほとんどが下行抑制系にも効果がある。四肢の冷えには当帰四逆加呉茱萸生姜湯、下半身の冷えと筋肉のやせには大防風湯、肋間神経痛には麻黄附子細辛湯、手関節痛には薏苡仁湯、膝関節痛には防已黄耆湯を用いるが、漢方は鎮痛効果は弱いが随伴症状を改善してくれる特徴があり、それぞれの漢方薬の特徴をよく理解して用いたい。図198は選択的下行抑制系に働く漢方薬でそれぞれが鎮痛効果は適応になっていないので病名に注意して用いたい。特に抑肝散は三叉神経痛やCRPS、帯状疱疹後神経痛などに効果がある。図199は神経障害性疼痛（慢性疼痛）に対する漢方薬である。これは治療に難渋することが多く現代薬や鍼灸治療なども用いながら総

---

変形性膝関節症と漢方

熱　関節局部　────→　加　越婢加朮湯
│　熱感と水腫　防已黄耆湯加桔梗石膏
│　水腫　────→　防已黄耆湯
│　冷感と水腫　防已黄耆湯加附子
寒　強い冷感　────→　加　桂枝加朮附湯

漢方の極意は附子と石膏・大黄の使い方

図195

---

五積散（63）

- 和剤局方　調中順気、除風冷、化痰飲。脾胃宿冷、腹脇脹痛、胸隔停痰、嘔逆悪心、或感外風寒、傷内生冷、心腹痞悶、頭目昏痛、肩背拘急、肢体怠惰、寒熱往来、治不飲食。
- ①腰冷痛②腰股攣急③上熱下冷④小腹痛
- 気・血・痰・寒・食の五積を治する
- 中年女性の慢性腰痛　クーラー風邪
- 防已黄耆湯は膝痛　五積散は股関節痛・腰痛
- 虚証で冷えが強いタイプ
- 裏　寒　虚

図196

---

NSAIDsとしての漢方薬

- COX2阻害　芍薬甘草湯　＋
- 四肢の冷え　当帰四逆加呉茱萸生姜湯　＋
- 下半身の冷え・筋肉のやせ　大防風湯　＋
- 肋間神経痛　麻黄附子細辛湯
- 手関節痛・筋肉痛　薏苡仁湯
- 膝関節痛　防已黄耆湯　＋
- 漢方の特徴は合併症を取る　NSAIDs（COX2）と下行抑制系（＋）に同時に働く

図197

---

疼痛に頻用される漢方3

防已黄耆湯　膝の疼痛　　　OA膝・RA　COX2＋
呉茱萸湯　肩こり頭痛　緊張性頭痛下行抑制
芍薬甘草湯　急性の筋痛　　頚椎捻挫　COX2＋
　　　　　　　　　　　　　こむらがえり
当帰四逆加呉茱萸生姜湯　　下行抑制
　　　　　　　　　手足の冷え　生理痛・腰痛
呉茱萸湯は左腹直筋の緊張が特徴的

図193

---

防已黄耆湯（20）

- 金匱要略　風水。脈浮為在表。其人或頭汗出。表無他病。病者但下重。従腰以上。為和。腰以下当腫及陰。難以屈伸。為即按。
- ①色白　肉が柔らかく　俗に水ふとり②疲れやすく汗が多い　下肢に浮腫③膝関節痛④舌白苔
- 麻杏薏甘湯　脈浮汗出ずして悪風するもの　防已黄耆湯の実証型
- 真皮のむくみをとる利水剤　黄耆がはいるため皮膚免疫を強くする
- 虚証の水太りタイプ

図194

---

選択的下行抑制系の方剤
腹証から証を判断

- 線維筋痛症・慢性疼痛・脊椎関節炎
- 左腹直筋緊張→呉茱萸湯　抑肝散
- 胸脇苦満→柴胡剤（柴胡加竜骨牡蛎湯・柴胡桂枝湯・柴胡桂枝乾姜湯）
- 上腹部動悸→桂枝剤（桂枝加竜骨牡蛎湯・桂枝加朮附湯）
- 下腹部圧痛→桂枝茯苓丸・桃核承気湯
- これらは鎮痛漢方ではないが用い方で鎮痛効果が期待できる

**下行疼痛抑制系に働くのはデュロキセチン**

図198

---

神経障害性疼痛（慢性疼痛）

- 慢性疼痛　線維筋痛症　脊椎関節炎
- プレガバペン・ガバペンチン・ワクシニアウイルス
- オピオイド（要注意）
- フェンタニール
- 疎経活血湯　通導散　五積散
- 烏薬順気丸（麻杏薏甘湯＋地竜）
- 鍼灸治療も効果的（推奨度B）

図199-1

合的に治療されることをおすすめする。

●参考文献

2010年「関節リウマチ分類基準」米国・欧州リウマチ
　　学会合同
日常診療における抗CCP抗体測定
「EULAR関節リウマチ診療指針」2009年度版
『慢性関節リウマチの漢方治療』今田屋章著　現代出版
　　プランニング

漢方薬の働き
漢方とは多成分薬剤が応答する生体システム
　1：熱産生・体温調節系：サイトカイン反応　ＴＮＦα抑制
　　　感冒薬　清熱剤
　2：免疫・抗炎症系：樹状細胞・TRL反応
　　　補剤
　3：微小循環系：血管平滑筋弛緩・NO作用・抗血小板作用
　　　抗凝固系
　4：水分調節系：アクアポリン作用
　　　利水剤
　5：脳内分泌・ホルモン系：オキシトキシン分泌・抗ノルアドレナリン作用
　　　気剤
　6：消化管蠕動調整系　ペプシノーゲン作用：消化器剤
　　　その他　腎血管拡張　補腎剤　心変力作用　補心剤　ＩＬ-8抑制
　　　　　　　2019年現在解明されている生体調節系
井齋偉矢『漢方見ひらき整理帳』改変

図199-2

　続いて漢方薬の最も得意とするアレルギー性疾患について解説する。これは漢方薬の働きの免疫・抗炎症系に属するが、たとえばアトピー性皮膚炎では種々の治療の中で漢方治療だけが唯一エビデンスが出ている。図200はヘルパーT細胞の分化を示した図である。かつてはTh2細胞がアレルギーに、Th1細胞が自己免疫に関与するといわれていたが、現在ではTreg細胞が免疫抑制に、Th17細胞が特異的自己免疫に関与することが分かっている。図201最近の知見では自然リンパ球の働きが重要視されていて特にIL-C2は抗原認識機能を持たないがサイトカインによって機能することが分かっている。図202自然リンパ球の関与する疾患の数々である。特にアレルギーや自己免疫疾患に大きな関係がある。図203特にIL-33はアトピー性皮膚炎のTSLPの産生に関与し、アレルギー性鼻炎にも関与しており、自然免疫および獲得免疫両者に作用しアレルギー性炎症を引き起こすDAMPsである。最近このIL-33に対する生物学的製剤が開発された。これらをまとめたのが図204である。

　さてこれらを踏まえアレルギー性鼻炎の発生メカニズムを考えてみたい。図205まず花粉に感作されるとIL-33やTSLPが反応を起こしIL-C2という自

### 自然リンパ球の関与

- アレルギー
  気管支喘息　アトピー性皮膚炎　アレルギー性鼻炎　接触性皮膚炎
  慢性副鼻腔炎　結膜炎　食物アレルギー
- 感染症
  寄生虫感染　真菌感染　インフルエンザウイルス感染　ライノウイルス感染
- 代謝疾患
  メタボリックシンドローム　動脈硬化
- 自己免疫疾患
  COPD　多発性硬化症　好酸球性腹水　肺線維症　肝硬変　ウイルス性肝炎　胆道閉鎖症　バセドウ氏病　がん　アテローム性動脈硬化症

アレルギー学会　テキスト　理化学研究所　茂呂

図202

### IL-33とアレルギー性疾患

- IL-33はヒトの気管支喘息とアトピー性皮膚炎のゲノムワイド関連解析で疾患関連領域に含まれる
- 気管支喘息患者において重症度と相関し、気管支リモデリング促進とステロイド抵抗性に寄与する
- アトピー性皮膚炎患者のケラチノサイドはIL-33によってTSLP産生が促進される
- アレルギー性鼻炎患者の鼻粘膜ではIL-33のmRNA発現の上昇を認める

IL-33は自然免疫および獲得免疫の両者に作用しアレルギー性炎症を惹起するDAMPsである

アレルギー学会　テキスト　千葉大中山

図203

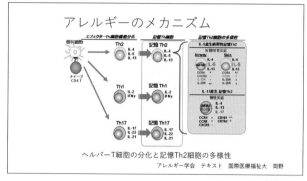

ヘルパーT細胞の分化と記憶Th2細胞の多様性

アレルギー学会　テキスト　国際医療福祉大　岡野

図204

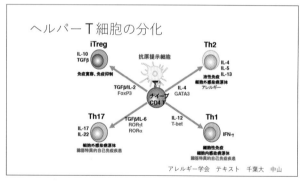

図200

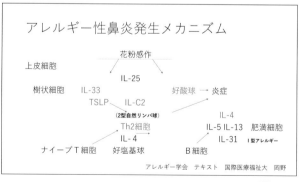

図205

### 自然リンパ球の分類

- Group 1　ILC
  NK細胞　ILC1　T-bet依存的分化　IFNγ産生
  ウイルス感染や細胞内細菌感染で働く
- Group2　ILC
  NH細胞　Neurocyte　GATA3依存的分化
  IL-4　IL-5　IL-6　IL-9　IL-13　産生
  寄生虫や真菌感染やアレルギーに
- Group 3　ILC
  LTi細胞　NKp-46⁺IL-C3　NKp-48⁺IL-C3　RPGgt依存的分化
  IL-17　IL-22産生　細胞外細菌感染で働く
- 抗原認識機能を持たないIL-C2はサイトカインによって機能する　IL-33R　IL-25 R

アレルギー学会　テキストより　東京薬科大　久保

図201

然系免疫細胞が賦活され Th2 細胞を刺激する。そこで IL-4 や IL-5 によって好酸球が増加し炎症を引き起こす。また IL-4、IL-5 は IL-13 や IL-31 と B 細胞によって肥満細胞を刺激しヒスタミンを遊離するとされる。そこで図206 のようにアレルギー性鼻炎の方に（症例数が少ないのであるが N ＝ 3）麻黄湯を内服してもらい前と 2 週間後、1 月後に好酸球と IL-2、IL-4 を測定した。結果は好酸球と IL-4 はよく低下したが IL-2 はあまり変化がなかった。次いで図207 アレルギー性鼻炎（N ＝ 3）の方に桔梗石膏を内服してもらい、前と 2 週間後、1 月後に好酸球と IL-2 と IL-4 を測定した。結果は好酸球と IL-4 はあまり変化せず、IL-2 の減少をみた。図208 最後に同じく症例が少なく N ＝ 3 であるが発症後 1 年以上経過した方に小柴胡湯を内服し前と 2 週間後、4 週間後に好酸球と IL-4、TARC（Th2 ケモカイン）の検査をした。結果は IL-4 と好酸球は大きな変化はなかったが TARC（Th2 ケモカイン）が減少していた。図209 これらのことからもう一度アレルギー性鼻炎のメカニズムで考えてみると、上皮細胞から花粉に感作され引き起こされる IL-33 や TSLP さらに自然リンパ球である IL-C2 に対しては石膏がその抑制効果があり、Th2 細胞の感作に関しては柴胡が有用である。また好酸球に関与する IL-4、IL-5 の抑制には黄芩が効果があり、肥満細胞のセロトニンの発生には麻黄・桂枝は有用であると考えられた。ただし症例数が少ないので断定はできないが古典でのアレルギー性鼻炎の使用方法（急性期には麻黄剤、慢性期には柴胡剤）と合致する。図210 もちろん現在では舌下免疫療法もあり、これは Tr1 から Th2 抑制効果があり花粉症の予防効果が高い。3 年経過で予防率は 50％程度とされる。ただし β ブロッカーやステロイドを使用中の方は禁忌であるためこの場合には漢方薬の出番と考えられる。図211 はそれらをふまえてアレルギー性鼻炎の漢方薬の使い方をシェーマにしたものである。鼻腔粘膜の腫れには好

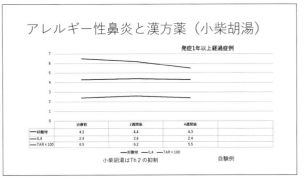

図207

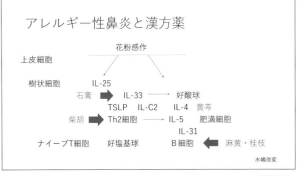

図208

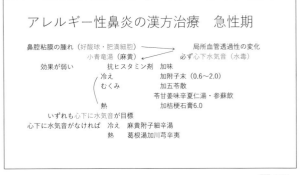

図209

## 舌下免疫療法

- 作用機序
FceR1→樹状細胞→Tr1→IL-10→Th2 抑制→IgG 4 /IgA 誘導
- 喘息予防　3 年　25％
- 花粉症予防　3 年　50％
- 舌下投与　アナフィラキシー発作　0.0％
- β ブロッカー・重篤喘息・悪性疾患・免疫低下状態・ステロイドには禁忌

図210

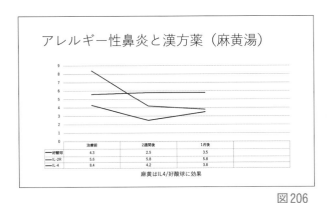

図206

酸球や肥満細胞が関与しておりこの場合には小青竜湯（麻黄剤）が有用である。これは肥満細胞の抑制と局所血管透過性の変化により症状の改善をめざすが必ず心下水気音（水毒）が必要である。ただし小青竜湯は実証の薬である。さらに効果が弱い時には抗ヒスタミン剤を追加したり、冷えが強い時には附子末を加え、熱が強い時には桔梗石膏を加える。鼻腔粘膜のむくみがある場合には五苓散を加えた苓甘姜味辛夏仁湯に変方したりする。苓甘姜味辛夏仁湯は小青竜湯から麻黄を去しており虚証にも用いられるが適応外使用なので病名に気をつけたい。もし心下水気音がなければ冷えには麻黄附子細辛湯、熱には葛根湯加川芎辛夷を用いる。麻黄附子細辛湯は虚証であるが無汗と冷えが使用目標であり、葛根湯加川芎辛夷は脈浮と無汗が使用目標である。図212アレルギー性鼻炎が通年性になっている場合にはTh2やTSLPの関与がありこの場合には柴胡・黄芩の方剤が必要である。もちろん同時に使用することも多い。柴胡剤の目標は胸脇苦満であることはいうまでもない。図213は復習であるが、柴胡剤の免疫に関する働きを示したものである。図214はアレルギー性鼻炎の漢方薬治療のまとめである。IL-4、IL-5の関与するアレルギー性鼻炎には鼻腔粘膜の変化がある場合には小青竜湯、粘膜が蒼白なら加附子末、粘膜が発赤なら加桔梗石膏、鼻腔粘膜の浮腫が強い場合には苓甘姜味辛夏仁湯（虚証・病名注意）もしくは参蘇飲（虚証・心下水気音・病名注意）を用いる。特に参蘇飲は胃腸虚弱で心下水気音が著明で鼻汁が多く一晩でティッシュ1箱を使ってしまうような方によい。次いでTSLP・IL-C2が関与している場合には大体通年性が多いのであるが小柴胡湯加桔梗石膏（適応外使用、病名注意）や小青竜湯合五虎湯もしくは桔梗石膏を用いる（適応外使用、病名注意）。耳鼻科の先生の中には竜虎湯として使用している先生もいる。これは大変覚えやすい。図215は小青竜湯の解説である。咳嗽や水様の多量の痰に用いるとある。ポイントは腹部の水気音であるが麻黄剤なので実証で脈浮も目標にしてほしい。症例52は50歳男性で鼻汁好酸球＋3でTARC 465であり実証で脈浮より小青竜湯にデスロラタジン1Tを使用した症例である。症例53は50歳男性で鼻汁好酸球＋4でTARC 826であり実証で脈浮であった症例である。本来は麻黄剤と柴胡剤の併用が必要なのであるがまず症状を軽減するために小青竜湯合桔梗石膏を用いた症例である。症例54は28歳女性で鼻汁好酸球は＋2でTARC 560であったが虚証で胃腸

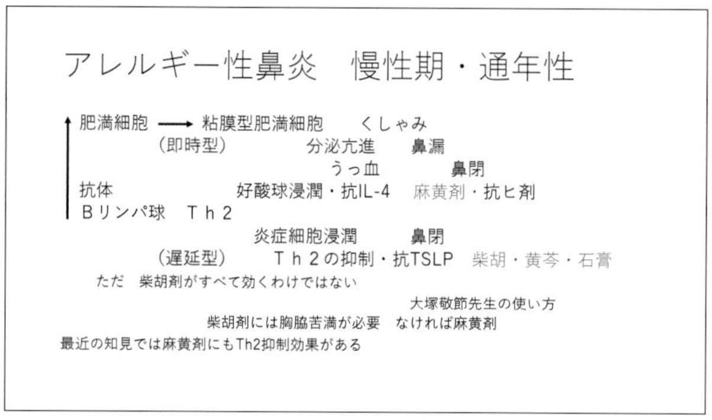

アレルギー性鼻炎　慢性期・通年性

肥満細胞　→　粘膜型肥満細胞　　くしゃみ
（即時型）　　　分泌亢進　　鼻漏
　　　　　　　　　うっ血　　　鼻閉
抗体　　好酸球浸潤・抗IL-4　　麻黄剤・抗ヒ剤
Bリンパ球　Th2
　　　　炎症細胞浸潤　　　　鼻閉
（遅延型）　　Th2の抑制・抗TSLP　　柴胡・黄芩・石膏
ただ　柴胡剤がすべて効くわけではない
　　　　　　　　　　　　　大塚敬節先生の使い方
　　　　　　　柴胡剤には胸脇苦満が必要　なければ麻黄剤
最近の知見では麻黄剤にもTh2抑制効果がある

図212

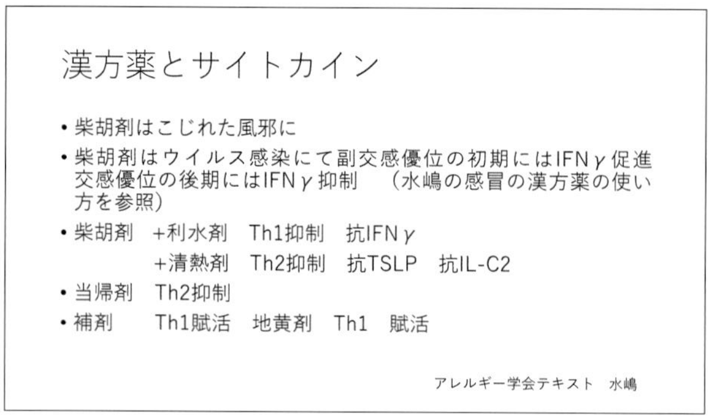

漢方薬とサイトカイン

・柴胡剤はこじれた風邪に
・柴胡剤はウイルス感染にて副交感優位の初期にはIFNγ促進
　交感優位の後期にはIFNγ抑制　（水嶋の感冒の漢方薬の使い方を参照）
・柴胡剤　＋利水剤　Th1抑制　抗IFNγ
　　　　　＋清熱剤　Th2抑制　抗TSLP　抗IL-C2
・当帰剤　Th2抑制
・補剤　　Th1賦活　地黄剤　Th1　賦活

アレルギー学会テキスト　水嶋

図213

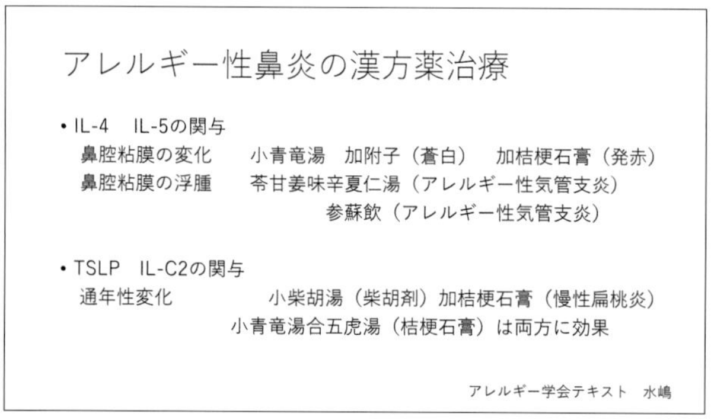

アレルギー性鼻炎の漢方薬治療

・IL-4　IL-5の関与
　鼻腔粘膜の変化　小青竜湯　加附子（蒼白）　加桔梗石膏（発赤）
　鼻腔粘膜の浮腫　苓甘姜味辛夏仁湯（アレルギー性気管支炎）
　　　　　　　　　参蘇飲（アレルギー性気管支炎）

・TSLP　IL-C2の関与
　通年性変化　　　小柴胡湯（柴胡剤）加桔梗石膏（慢性扁桃炎）
　　　　　　　　　小青竜湯合五虎湯（桔梗石膏）は両方に効果

アレルギー学会テキスト　水嶋

図214

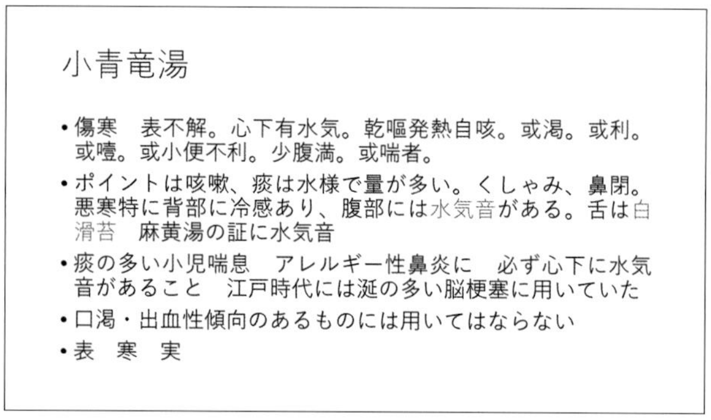

小青竜湯

・傷寒　表不解。心下有水気。乾嘔発熱自咳。或渇。或利。或噎。或小便不利。少腹満。或端者。
・ポイントは咳嗽、痰は水様で量が多い。くしゃみ、鼻閉。悪寒特に背部に冷感あり、腹部には水気音がある。舌は白滑苔　麻黄湯の証に水気音
・痰の多い小児喘息　アレルギー性鼻炎に　必ず心下に水気音があること　江戸時代には涎の多い脳梗塞に用いていた
・口渇・出血性傾向のあるものには用いてはならない
・表　寒　実

図215

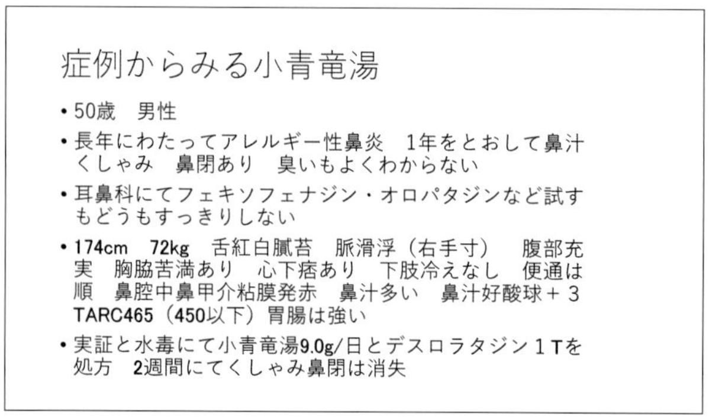

症例からみる小青竜湯

・50歳　男性
・長年にわたってアレルギー性鼻炎　1年をとおして鼻汁　くしゃみ　鼻閉あり　臭いもよくわからない
・耳鼻科にてフェキソフェナジン・オロパタジンなど試すもどうもすっきりしない
・174cm　72kg　舌紅白膩苔　脈滑浮（右手寸）　腹部充実　胸脇苦満あり　心下痞あり　下肢冷えなし　便通は順　鼻腔中鼻甲介粘膜発赤　鼻汁多い　鼻汁好酸球＋3　TARC465（450以下）胃腸は強い
・実証と水毒にて小青竜湯9.0g/日とデスロラタジン1Tを処方　2週間にてくしゃみ鼻閉は消失

症例52

が弱いため苓甘姜味辛夏仁湯で効果があった症例である。図216は新しい抗ヒスタミン剤の一覧である。デスロラタジンは食事の影響を受けないのが特徴でビラスチンは食前投与であるが早く効果が表れる。ルパタジンフマルは抗PAF作用があり強力な効果をもつが好塩基球に関与する。これは後で述べる。翌朝まで眠気が残ることがあるのでその点では要注意である。図217は好塩基球の働きである。実はIgE依存的慢性アレルギーやIgG型アナフィラキシーの誘導に好塩基球が関与していた。ルパタジンフマルは血小板活性化因子（抗PAF作用）を抑制することでこの好塩基球の抑制にも効果があることが分かっている。つまりIgG型アナフィラキシーの予防に効果がある。図218は麻黄附子細辛湯の解説である。ポイントは冷えを合併するアレルギー性鼻炎であるが虚証に用いる方剤である。しかし適応外使用になるので病名に注意したい。それ以外には脈が徐脈の洞不全症候群（SSS）でペースメーカーの適応にならないようなケースや冷えを伴う帯状疱疹後神経痛にも用いる。これらも適応外使用なので病名に注意したい。症例55は麻黄附子細辛湯の症例である。腹部軟弱で冷えがあり鼻汁好酸球＋1、TARC 405であったが虚証で冷えがあることより麻黄附子細辛湯が効果を認めた。図219は参蘇飲の解説である。虚証で心下水気音の著明な感冒や気管支炎に用いる。症例56は32歳男性で鼻汁好酸球＋4、TARC 754、実証で鼻腔粘膜蒼白であった。本来なら小青竜湯合桔梗石膏なのであるが、よく聞くと胃腸はさほど強くない、アレルギー性気管支炎でせきを伴うため参蘇飲に変方したところ大変効果があった。病名に気をつけて用いたい。図220は桔梗湯の解説である。本来は化膿性咽喉頭炎に用いる。症例57は38歳男性で通年型のアレルギー性鼻炎で咽頭部の不快感を訴える。鼻汁好酸球＋4でTARC 524、実証で熱型のアレルギー性鼻炎であったため桔梗湯とラマトロバン1Tにて軽快した症例である。病名に注意して用いたい。図221は好酸球性副鼻腔炎の鼻ポリープではIL-33が関与しているという図である。症例58は好酸球性副鼻腔炎の18歳女性でIL-33を抑制するため小青竜湯合五虎湯を用いた症例である。病名に注意して用いたい。

さて図222次いでアトピー性皮膚炎について考えてみたい。アトピー性皮膚炎の発生には次の3タイプが考えられている。①アレルゲンが樹状細胞を感作しTh2細胞からB細胞を刺激しIgEが関与するタイプ。ここにはIL-4・IL-5が関与する。②アレルゲ

---

## 症例からみる小青竜湯

- 50歳男性
- 毎年春になると鼻汁　くしゃみ　目のかゆみはひどい
- 175cm　60kg　舌紅やや黄色苔あり　脈滑　肺浮（右手寸）　腹診実証　左右胸脇苦満　心下拍水音あり　鼻中鼻甲介発赤浮腫　鼻汁多い　眼瞼結膜発赤　鼻汁好酸球＋4　TARC826（450以下）　IgE1044
- 抗ヒスタミン剤は営業で車に乗るのでいらないと　実証で熱型　水毒あり小青竜湯9.0g合桔梗石膏6.0gを処方
- 投与初日から鼻がスッキリして症状が改善した

症例53

---

## 症例からみる苓甘姜味辛夏仁湯

- 28歳女性
- 年間をとおして鼻がむずむずしてくしゃみと鼻汁がつらい
- 155cm　48kg　鼻汁少量　鼻中鼻甲介蒼白　浮腫　眼瞼結膜やや発赤　鼻汁好酸球＋2　舌白胖　脈細　肺湿　腹部中等度　心下痞あり　拍水音あり　下肢がひえる　TARC560（450以下）IgE328
- 他院で小青竜湯をもらったが胃にさわると内服できなかった
- 虚証　水毒　胃腸虚弱にて苓甘姜味辛夏仁湯7.5gを処方　今度のみやすい
- 内服1週間で症状軽減した　病名　アレルギー性気管支炎

症例54

---

## 新しい抗ヒスタミン剤

- デスロラタジン　食事の影響を受けない
- ビラスチン　早く効いて強力
- ルパタジンフマル　抗PAF作用

効果が弱い時にはヒスタミン受容体拮抗薬

プロメタジン（ピレチア®）
アリメマジン（アリメジン®）

トロンボキサンA2受容体拮抗薬

ラマトロバン
プランルカスト
モンテルカストナトリウム

図216

---

## 好塩基球の働き

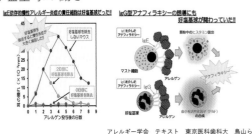

アレルギー学会　テキスト　東京医科歯科大　鳥山ら

図217

---

## 麻黄附子細辛湯

- 少陰病　始之得、反発熱、脈沈者　傷寒論
- ポイントは無汗　悪寒が顕著　発熱もしくは発熱しない　精神衰弱　倦怠感が顕著　顔面暗で光沢がない　手足が冷える　脈は沈　無汗・倦怠感・冷えを麻黄附子細辛湯の証とする
- 冷えを合併するアレルギー性鼻炎（気管支炎）　四肢の冷えをともなう疼痛疾患　脈沈遅が認められる　SSS
- 帯状疱疹後肋間神経痛　麻黄湯の裏処方
- 裏　寒　虚

図218

## 症例からみる麻黄附子細辛湯

- 38歳 女性
- 数年前から春と秋にアレルギー性鼻炎 くしゃみ・鼻汁・鼻閉がつらい 栄養士をしているが臭いもわかりづらい 近医で小青竜湯をもらうも効果がわからない
- 158cm 54kg 舌白やや乾燥 脈沈 腹部軟 胸脇苦満なし 臍下不仁あり 下肢冷え 胃腸は弱い 便通は順 TARC405（450以下） 鼻汁好酸球＋1 鼻腔粘膜蒼白 浮腫はない
- 虚証 舌水毒がない 冷えより 麻黄附子細辛湯7.5g/日を処方 2週間で鼻がすっきりした 病名アレルギー性気管支炎
- 冷えがなければ苓甘姜味辛夏仁湯

症例55

## 好酸球性副鼻腔炎の鼻ポリープではIL-33産生細胞が増加している

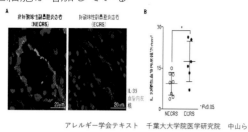

アレルギー学会テキスト　千葉大大学院医学研究院　中山ら

図221

## 参蘇飲

- 和剤局方「感冒・発熱・頭疼ヲ治ス 自カラ能ク中ヲ寛クシ 膈ヲ快クシテ 脾ヲ破ルコト至サズ 兼ネテ大イニ中脘痞満 嘔逆 悪心ヲ治ス。」
- 虚証で心下振水音の著明な者の感冒や気管支炎に用いる
- 裏 寒 虚

図219

## 好酸球性副鼻腔炎

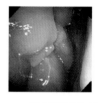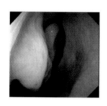

（好酸球性副鼻腔炎患者）

アスピリン不耐症に関係　小青竜湯合五虎湯　18歳女性自験例

症例58

## 症例からみる参蘇飲

- 32歳 男性 胃部不快
- 春になると鼻汁・鼻閉・かゆみあり せきをともなう RASTにてスギ花粉に＋4 胸XPではアレルギー性気管支炎
- 170cm 68kg TARC754（450以下）鼻所見：中鼻甲介腫脹 蒼白 鼻汁好酸球＋4 眼瞼やや発赤 舌白胖大 脈肺浮（右手寸）腹部心下痞あり 右胸脇苦満あり 拍水音あり 胃腸よくもたれる 足の冷えなし 便通は良好 花粉の季節になると夕方から朝にかけくしゃみと鼻水がひどく一晩にティッシュ1箱つかってしまう
- 舌下免疫療法をすすめるも花粉の季節のためできず 本人が漢方薬でよいと
- 体力あり・心下痞・拍水音では小青竜湯合桔梗石膏であるが、やや胃腸虚弱とせきを伴うため参蘇飲7.5g/日を処方 非常に効果あり 毎年春になると参蘇飲をもとめて受診する 病名アレルギー性気管支炎

症例56

## アレルギー皮膚炎発生メカニズム

① アレルゲン→樹状細胞→Th2細胞→B細胞→IgE→肥満細胞→ヒスタミン（IL-4）

　　当帰飲子・黄連解毒湯

② アレルゲン→上皮細胞→ネクローシス→IL-33→IL-C2→IL-5・IL-13→好酸球浸潤

　　消風散・越婢加朮湯

③ バリア機能低下→細菌→TSLP賦活→IgE・肥満細胞→ヒスタミン

　　十味敗毒湯・黄耆建中湯

④ 非JAK由来性アレルギー 皮膚表面バリア破綻（フィラグリン・ロイケミン）→十全大補湯

水嶋改変

図222

## 桔梗湯

- 金匱要略「咳シテ胸満シ 振寒シ 脈数 咽乾クモ渇セズ 時ニ濁唾臭ヲ出シ 久久トシテ膿ヲ吐スルコト米粥ノ如キ者ハ肺癰ト為ス」
- 化膿性咽喉頭炎に用いる
- 扁桃炎の病名が必要
- 裏 熱 実

図220

## アトピー性皮膚炎の分類　1型

IL-4 IL-5から B細胞の関与
皮膚の特徴は発赤掻痒疹
顔面や四肢間擦部に多い（江部の脾胃型）
食物アレルギーの関与が大きい
温清飲（黄連解毒湯）

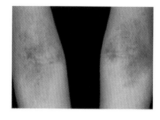

図223

## 症例からみるアレルギー性鼻炎

- 38歳男性 通年型のアレルギー性鼻炎 咽頭部不快
- 2年前より通年型のアレルギー性鼻炎 咽頭が詰まるような感じ 咳をすると喉がイガイガする フェキソフェナジンやオロパタジンをもらったが効果がない
- 172cm 62kg 舌紅 咽頭発赤 腹部中等度 右胸脇苦満あり 脈滑・浮（右手寸）ではない 鼻汁好酸球＋4 TARC524（450以下）
- 熱型のアレルギー性鼻炎とアレルギー性扁桃炎と考え桔梗湯7.5g/日とラマトロバン1Tを処方
- 3日にて喉の違和感がとれた

症例57

## アトピー性皮膚炎の分類　2型

IL-33から好酸球の関与
背部を中心に掻き壊しが大きい乾燥湿疹
体幹伸側や前額部に多い（江部の肝胆型）
掻把で出血痕
消風散 柴胡清肝湯
紅皮疹には越婢加朮湯

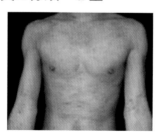

図224

ンが上皮細胞のネクローシスを起こし自然免疫系の
IL-33やIL-C2を介して好酸球浸潤を引き起こすタ
イプ。③皮膚のバリア機能の低下で細菌感染を引き
起こしTSLPを賦活しIgE・肥満細胞を介するタイ
プ。しかし実際の臨床では混合型で出現することも
多い。最近ではJAK受容体に由来しないアトピー
性皮膚炎も報告されている。これは皮膚表面のフェ
ラグリン・ロイケミンなどが減少し皮膚のバリアが
破綻したものと考えられ、漢方薬の十全大補湯が有
用である。図223はタイプ1のケースでIL-4やIL-5
が関与するいわゆる古典的なアトピー性皮膚炎であ
る。特徴は江部の経方理論より顔面の下半分や四肢
間擦部に発赤掻痒疹が出現する。特に食物アレル
ギーの関与が大きいと考える。漢方薬では温清飲
（中間証・日光にて悪化）や黄連解毒湯（実証・紅
皮症が強い）が効果があるが、どちらも適応外使用
なので病名に注意したい。図224はタイプ2で
IL-33から好酸球の関与がある。江部の経方理論よ
り顔面額部や背部四肢伸側部に終結を伴う乾燥紅皮
症を認め掻痒が強い。漢方薬では消風散（実証・舌
に膩苔）、柴胡清肝湯（実証・腹部腹直筋緊張、ツ
ムラは小児のみコタローは成人にも適応）、紅皮疹
には越婢加朮湯（実証だが虚証にも用いる）を用い
る。図225はタイプ3で皮膚バリア機能の破綻によ
りTSLPが関与しているケースである。全身性の乾
燥苔癬が多く膿痂疹を混じることも多い。もちろん
3タイプともに外用剤は必須である。漢方薬では十
味敗毒湯（中間証・膿痂疹・胸脇苦満）、当帰飲子
（虚証・乾燥湿疹）などを用いる。図226は最近注
目されているIV型アレルギーである。接触性皮膚炎
の一種であるがいわゆるリウマチ型と言われ、少し
時間がたってから現れるうるし職人のかぶれや治療
の外用剤でかぶれることもある。Th2（TARC）が
低くTh1が優位なのが特徴である。図227は左がい
わゆるうるしかぶれで、右は化粧品による接触性皮
膚炎であった。図228は漢方薬とサイトカインの働
きをまとめたものである。感冒症候群や柴胡剤で何
度も述べたように漢方薬の主たる働きはサイトカイ
ンに対するものである。まず桂枝湯グループはIgE
の抑制に働き（効果は弱いがロイコトリエン阻害剤
や抗ヒスタミン剤とともに用いると効果は強くな
る）、麻黄湯のグループはロイコトリエン阻害剤や
抗ヒスタミン剤とともに用いるとIL-4・IL-5抑制や
好酸球の抑制に働く。さらにもっとも効果的なのは
柴胡剤で柴胡剤と抗ヒスタミン剤や抗炎症漢方薬
（代表は桔梗石膏）をともに用いるとTSLPの抑制

アトピー性皮膚炎の分類　3型

バリア機能の破綻
TSLPの関与が大きい
全身性の乾燥苔癬　掻痒疹
膿痂疹を混じることも
外用剤は必須
十味敗毒湯　当帰飲子

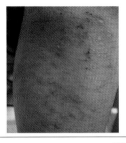

図225

IV型アレルギー

• 接触性皮膚炎の一種
• 最近IV型アレルギーが増えている
• リウマチ型　うるし型
• 外用剤を塗布した部位に湿疹
• Th2が300以下

図226

うるしかぶれと接触性皮膚炎

56歳男性　山へいってからかゆみがでた　42歳女性　化粧品をかえたらかゆみ

自験例　ウルシかぶれと接触性皮膚炎
越婢加朮湯を用いた症例

図227

漢方薬とサイトカイン

• 漢方薬（桂枝湯G）→IgE抑制
• 漢方薬（麻黄湯G）＋ロイコトリエン阻害剤・抗ヒ剤→IL-4・IL-5
抑制→好酸球抑制
• 漢方薬（柴胡剤G）＋抗ヒ剤・抗炎症漢方薬（桔梗石膏）→IL-33・
TSLP抑制→Th2抑制
• 漢方薬（柴胡剤G）＋ステロイド・利水剤（五苓散）→IFNγ抑制
→Th1抑制
• 漢方薬単独より導引剤を併用する方がサイトカインを変化させる
• アトピー性皮膚炎の治療にはTARCを600以下にプロアクティブ治療

水嶋改変

図228

皮膚科疾患と漢方

• 皮膚科には皮膚疾患対応（外用剤）と抗アレルギー作用
（抗ヒ剤　漢方薬）

• アトピー性皮膚炎の内服治療でエビデンスのあるのは漢方
治療（アレルギー学会）
• デュピクセントも効果あり

図229

と Th2の抑制に働く。柴胡剤にステロイドや利水剤（代表は五苓散）を用いるとIFNγの抑制からTh1の抑制に働く。これらの追加薬剤を漢方の働きを思った方向に導くので導引剤という。導引剤は漢方薬のみならず現代薬を用いることも多い。さて図229皮膚疾患に話はもどるが、皮膚科に働く漢方薬は皮膚症状に対応する外用剤や漢方薬と抗アレルギー作用そのものに対応する抗ヒスタミン剤と漢方薬に分けられる。このうちアトピー性皮膚炎の内服治療ではアレルギー学会にて漢方薬だけがエビデンスを獲得している。もちろん最近のデュビルマブや内服薬も治療効果がありすぐにエビデンスが出ると思われる。図230は皮膚症状に対応する漢方薬の一覧である。漢方では湿熱というのは滲出性皮膚炎に相当しTSLP抑制作用の消風散（滲出性湿疹・舌膩苔）が対応する。また消風散はTh1の抑制効果もありこれは抗アレルギー作用として後で述べる。血熱とは掻把により起こる出血性皮膚炎でIL-4・IL-5抑制効果の温清飲（適応外使用・日光にて悪化する湿疹・皮下の慢性炎症性湿疹）や黄連解毒湯（掻痒が保険適応）を用いる。血虚とは乾燥性皮膚炎でTSLP抑制効果の当帰飲子（乾燥湿疹）を用いる。熱毒とは丘疹性湿疹でIL-33の抑制効果の十味敗毒湯（胸脇苦満・膿痂疹を混じる）を用いる。また当帰飲子はTh2抑制効果ももつ。さて皮膚科疾患は見た目が8割と言われるが実際の皮膚症状を診ながら漢方薬を考える。症例59は1歳男児で前額部を中心とする落屑を伴う湿疹でところどころに黄色落屑がみられる。本来ならば治頭瘡一方なのだが胃腸の弱い小児や乳幼児では味の点で飲んでくれないことがあり小建中湯合桔梗石膏とした。症例60は36歳女性で顔面の落屑を伴う紅皮疹でTARC 386とIgE 104は正常であった。すなわち脂漏性湿疹で当帰飲子が奏効した。症例61は56歳女性で体幹に円形状の紅皮掻痒疹があり、乾癬やカンジタなどの鑑別が必要になる。乾癬ではTh2が低くTh1型の湿疹でありまたカンジタでは顕微鏡で菌糸を認める。TARC（Th2ケモカイン）は206で正常にて貨幣状湿疹と判断した。消風散（Th1抑制）にて効果があった。症例62は同じように体幹に円形の紅皮疹があり辺縁の発赤が著明で中心部は落屑があった。掻痒が強くTARCは186でIgEは100でありいわゆるTh1型の尋常性乾癬であった。温清飲（適応外使用）を用いたが発赤が取れないため治頭瘡一方を併用した症例である。症例63尋常性乾癬は爪が変形するのが特徴である。この症例も爪の変形がありTARC 186、

---

皮膚病と漢方弁証別　薬の分別

- 湿熱→滲出性皮膚炎→消風散　TSLP抑制
- 血熱→出血性皮膚炎→温清飲　黄連解毒湯　他　IL-4抑制
- 血虚→乾燥性皮膚炎→当帰飲子　TSLP抑制
- 熱毒→丘疹性湿疹→十味敗毒湯　IL-33抑制
- 原因を分析してからTh1・Th2の調整剤を
- 桂枝湯G・白虎湯G・麻黄湯G・柴胡剤Gなども皮膚病の方剤

自験例　アレルギー学会テキスト　水嶋

図230

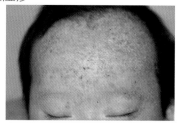

脂漏性湿疹

1歳男児落屑を伴う湿疹　小児にて小建中湯合桔梗石膏　自験例

症例59

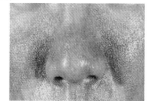

脂漏性湿疹

36歳女性　顔面の落屑を伴う紅皮症　当帰飲子

TARC386　IgE104　自験例

症例60

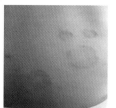

貨幣状湿疹

乾癬との鑑別　消風散
56歳　女性　TARC206　IgE108　自験例

症例61

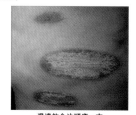

尋常性乾癬

温清飲合治頭瘡一方
60歳　女性　TARC186　IgE100　自験例

症例62

IgE 204にて黄連解毒湯（適応外使用）で効果があった。症例64は52歳女性で手掌に発赤と紅皮疹があり、掌蹠膿疱症との鑑別が必要になるが、膿疱がない点やTARC 484でTh1優位ではない点から手掌角皮症と診断した。薏苡仁湯（適応外使用）が有用であったが、更年期障害の角皮症には加味逍遥散を用いる。続いて症例65はよく見ると掌に紅皮疹と膿疱を混在し掌蹠膿疱症であった。30歳女性でTARCは306でTh1優位が疑われ消風散が有効であった。膿疱が著明なら十味敗毒湯になることもある。症例66は上腕の発赤疹で掻痒が強い。18歳男性でクラブでの運動のあとにかゆみが強いとのこと、TARC 284、IgE 204でアレルギーはなく汗疱状湿疹であった。温清飲（適応外使用）が奏効した。TARCはアレルギーの判定に役に立つのであるがあまり一般的にならなかったのが残念である。症例67は38歳男性で下肢に乾燥性湿疹と苔癬を混じ掻痒による出血もみられる。TARC 2008、IgE 1082でアレルギー反応が強くアトピー性皮膚炎のタイプである。当帰飲子合桔梗石膏が効果があった。症例68は全身に広がる小丘疹で掻痒は強いタイプであった。29歳女性で多発性痒疹である。マラセチアとの鑑別が必要であるが顕微鏡検査で菌糸を確認すればよい。またコリン作動性蕁麻疹は運動後にあらわれることが多く鑑別になる。桂麻各半湯（適応外使用）が有用であった。症例69は2歳女児で皮膚カンジタ症である。顕微鏡で菌糸を認める。小児の場合は頚部に発症することが多い。もちろん抗真菌剤の外用で有効であった。症例70は皮膚科専門医以外の先生も見逃してはいけない湿疹で、有棘細胞癌はその形状からわかりやすいが基底細胞癌はわかりにくい。顔面にできるほくろ状の湿疹を見逃さないようにしたい。症例71も同様に高齢者に多いケラトアカントーマである。症例72は乳癌術後の皮膚瘻孔である。排膿散及湯（適応外使用）にて効果があった症例である。症例73は28歳男性で接触性皮膚炎かと思ったが、TARC 128すなわちTh1優位の湿疹であり貨幣状湿疹であった症例である。消風散が有用であった。図231はアトピー性皮膚炎での合併症である。特にヘルペス感染や膿痂疹に注意が必要で、ヘルペスには黄耆建中湯（適応外使用）、伝染性膿痂疹には十味敗毒湯を、また白内障の予防には牛車腎気丸を用いる。この白内障に対してはステロイドとの関係性はまだわかっていない。かゆみのために顔面をたたき過ぎて網膜剥離を引き起こした例や膿痂疹が進行して心内膜炎を起こした

尋常性乾癬
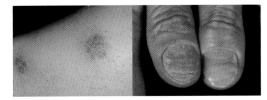
爪の変形　黄連解毒湯
62歳女性　TARC186　IgE204
自験例
症例63

手掌角皮症
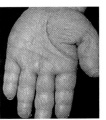
掌蹠膿疱症との鑑別　薏苡仁湯　更年期角皮症には加味逍遥散
52歳女性　TARC484　IgE108
自験例
症例64

掌蹠膿疱症
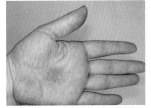
消風散　膿疱が著明なら十味敗毒湯
30歳女性　TARC306　IgE148
自験例
症例65

汗疱状湿疹
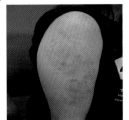
18歳　男性　TARC284　IgE204　温清飲
自験例
症例66

アトピー性皮膚炎：苔癬化
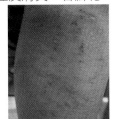
38歳男性　TARC2008　IgE1082　当帰飲子合桔梗石膏
自験例
症例67

## 多発性痒疹

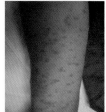

マラセチアとの鑑別　コリン作動性蕁麻疹との鑑別　（東洋）桂麻各半湯
29歳女性

自験例

症例 68

## 貨幣状湿疹

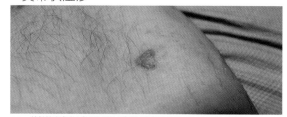

接触性皮膚炎と考えたがTh1高値で貨幣状湿疹であった症例　消風散
28歳男性　TARC128　IgE86

自験例

症例 73

## 皮膚カンジタ症

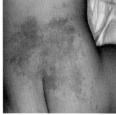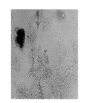

2歳女児　皮膚カンジタ　TARC220　IgE132　抗真菌剤

自験例

症例 69

## アトピー性皮膚炎

- 合併症に注意
- ヘルペスウイルス感染症　黄耆建中湯
- 伝染性膿痂疹　十味敗毒湯
- 白内障　牛車腎気丸
- 網膜剥離
- 心内膜炎

図231

## 見逃してはいけない基底細胞癌

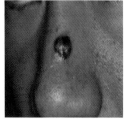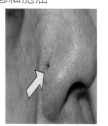

参考資料　『あたらしい皮膚科学』（北海道大　清水著）より

症例 70

## 紅皮症

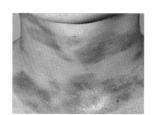

薬剤性　アトピー性などの鑑別が必要　TARC385　IgE150　越婢加朮湯
20歳女性　金属アレルギー

自験例

症例 74

## 見逃してはいけないケラトアカントーマ

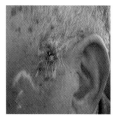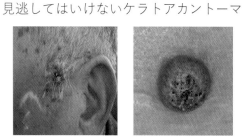

参考資料　『あたらしい皮膚科学』（北海道大　清水著）より

症例 71

## 尋常性乾癬

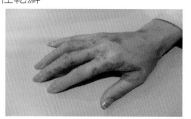

30歳女性　TARC286　IgE128　消風散
乾癬様湿疹を混じる

自験例

症例 75

## 乳癌術後皮膚瘻孔

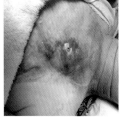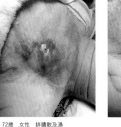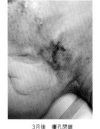

72歳　女性　排膿散及湯　　　　3月後　瘻孔閉鎖

自験例

症例 72

## 貨幣状湿疹

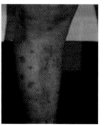

41歳男性　TARC182　IgE116　消風散

自験例

症例 76

症例もある。症例74は20歳の女性で頚部を中心に紅皮症が出現、薬剤性湿疹やアトピーなどの鑑別が必要であり TARC 385、IgE 150が正常であったため紅皮症と診断、越婢加朮湯が有用であった。症例75は30歳女性で手の甲を中心に掻痒の強い乾燥湿疹が出現、爪の変形は顕著ではなかったが TARC 286、IgE 128で相対的に Th1 が高い症例であった。尋常性乾癬で消風散と外用剤が有用であった。症例76は下肢を中心に掻痒の強い円形湿疹が出現、やはりアレルギー性皮膚炎の鑑別が必要で TARC 182、IgE 116であり相対的に Th1 が高い症例で貨幣状湿疹であった。消風散が有用であった。症例77は72歳の男性で体幹に掻痒の強い掻把紅皮疹が出現、TARC 240、IgE 38で皮膚掻痒症であった。十全大補湯と抗ヒスタミン剤が有用であった。図232はアトピー性皮膚炎と間違いやすい皮膚疾患をまとめたものである。脂漏性湿疹は基本的に当帰飲子（乾燥湿疹）であるが効果がなければ清上防風湯（顔面の紅皮疹・適応外使用）、次いで貨幣状湿疹には Th1 の抑制効果の消風散がよいが効果を認めなければ温清飲（紅皮疹・適応外使用）。多発性痒疹には桂麻各半湯（脈浮）、効果がなければ越婢加朮湯（発赤疹）。尋常性乾癬には温清飲（紅皮疹・適応外使用）、効果がなければ薏苡仁湯（手の皮膚硬化・適応外使用）。乾癬性紅皮症には薏苡仁湯、効果がなければ越婢加朮湯（発赤疹）。手掌角皮症には加味逍遙散（胸脇苦満・更年期・適応外使用）、効果がなければ薏苡仁湯。掌蹠膿疱症には消風散（Th1抑制・舌膩苔）、効果がなければ十味敗毒湯（胸脇苦満）。急性紅皮症には越婢加朮湯、効果がなければ清上防風湯（顔面ニキビ）を用いるとよい。もちろん外用薬は使っていただきたい。図233免疫の点から皮膚疾患をまとめると Th1 細胞が優位なものは IL-33や TSLP などを介する尋常性乾癬、自己免疫性皮膚炎、貨幣状湿疹、円形脱毛症などがあげられる。逆に Th2 が優位な皮膚疾患は IL-4、IL-5が関与するアトピー性皮膚炎やアレルギー性皮膚炎があげられる。図234はアトピー性皮膚炎に漢方薬（温清飲、当帰飲子、越婢加朮湯、柴胡清肝湯など）を用いた場合と抗ヒスタミン剤（フェキソフェナジン、オロパタジンなど）を併用した場合について3月後の TARC（Th2ケモカイン）の低下を示したものであるが、やはり漢方薬単独よりも漢方薬と抗ヒスタミン剤を併用した方がよく低下している。これを導引薬という。症例78はアトピー性皮膚炎や接触性皮膚炎を疑ったが TARC 226で相対的に Th1 の亢進

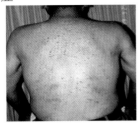

皮膚掻痒症

72歳男性　TARC240　IgE38　十全大補湯＋抗ヒ剤　　　　自験例

症例77

アトピー性皮膚炎と間違いやすい皮膚疾患

- 脂漏性湿疹　当帰飲子　　　s清上防風湯
- 貨幣状湿疹　消風散　　　　s温清飲
- 多発性痒疹　桂麻各半湯　　s越婢加朮湯
- 尋常性乾癬　温清飲　　　　s薏苡仁湯
- 乾癬性紅皮症　薏苡仁湯　　s越婢加朮湯
- 手掌角皮症　加味逍遥散　　s薏苡仁湯
- 掌蹠膿疱症　消風散　　　　s十味敗毒湯
- 急性紅皮症　越婢加朮湯　　s清上防風湯

自験例　アレルギー学会テキスト　水嶋

図232

Th1とTh2細胞

- Th1細胞　　──→　尋常性乾癬
　　　　　　　　　　　自己免疫性皮膚炎
　IL-33　TSLP　　貨幣状湿疹
　　　　　　　　　　　円形脱毛症
　　　　　　　　　　　自己免疫性アトピー

- Th2細胞　　──→　アトピー性皮膚炎
　　　　　　　　　　　アレルギー性皮膚炎
　IL-4 IL-5

アレルギー学会テキスト　水嶋

図233

アトピー性皮膚炎とTh2（TARC）

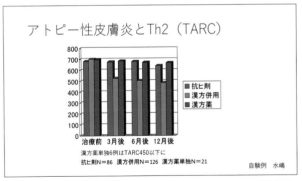

漢方薬単独6例はTARC450以下に
抗ヒ剤N＝86　漢方併用N＝126　漢方薬単独N＝21

自験例　水嶋

図234

金属アレルギー

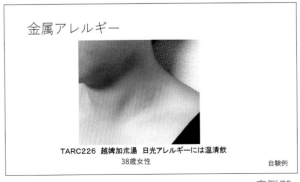

TARC226　越婢加朮湯　日光アレルギーには温清飲
38歳女性

自験例

症例78

が疑われ金属アレルギーであった。越婢加朮湯が奏効した。図235はアトピー性皮膚炎のまとめであるが、小児は純陽体といい、清熱をしっかりする必要があるため、治頭瘡一方や清瘟敗毒飲（湯液）を用いるとよい。幼児の心身症には甘麦大棗湯（夜泣き・ひきつけ）が有用でこれは母親と半分ずつ内服してもらうことが多く母子同服という。胃腸の虚弱には小建中湯合桔梗石膏、乾燥肌や食物アレルギーの合併には黄耆建中湯を用いる。学童時には乾燥肌には白虎加人参湯がよいが手の届くところのみ掻いているような心身症のタイプには柴胡清肝湯がよい。また皮膚の性状に合わせ乾燥には当帰飲子、じくじくには消風散、膿痂疹には十味敗毒湯、かゆみには桂麻各半湯などを用いるが内服量が増える場合には湯液を作ることが多い。図236は成人のアトピー性皮膚炎の処方であるが、虚熱には三物黄芩湯、実熱で顔を中心に発赤がある場合には梔子柏皮湯、かゆみには黄連解毒湯などを用いる。ステロイドが多くなり副腎の低下が認められる場合には五苓散、色素沈着には桂枝茯苓丸加薏苡仁やビオチン散、Th2優位の女性には当帰飲子など当帰剤、男性には荊芥連翹湯など柴胡剤を用いる。Th1優位の場合には消風散やステロイド剤などを用いるが、もちろんデュビルマブは両方のタイプに有用である。症例79は1.5歳の女児でTARC 566、IgE 388で治頭瘡一方が効果を示した症例である。症例80は20歳の男性でTARC 1028、IgE 1086にて柴胡清肝湯（コタロー）が効果を示した症例である。症例81は28歳女性でTARC 882、IgE 264にて梔子柏皮湯が効果を示した症例である。図237は柴胡清肝湯の解説である。腹直筋の緊張が特徴で神経質な小児に用いるが成人では荊芥連翹湯にしたりコタローの柴胡清肝湯にするとよい。図238は柴胡清甘湯の原典である。瘡毒という炎症性湿疹を示している。図239は梔子柏皮湯の解説である。特に顔面や目の周囲の湿疹によいとされる。症例82は日光皮膚炎とアトピー性皮膚炎の鑑別でTARC 662が役に立った症例である。温清飲が有用であった。図240は皮膚疾患における生物学的製剤を示した。さらに最近では内服薬も開発されているが高額なのが欠点である。アトピー性皮膚炎のデュビルマブや乾癬のノボリズマブは特に有用である。図241は治頭瘡一方の解説である。特に頭部・顔面の湿疹に対応するが舌の黄色い苔が特徴である。成人ではわきの下や陰部の湿疹に応用する。図242さらに自験例ではあるが五苓散と合わせデング熱に用いたところ効果があった。図

## アトピー性皮膚炎の漢方治療

- 小児は純陽体：清熱をしっかり
  - 治頭瘡一方　清瘟敗毒飲（湯液）
- 小児の心身症は甘麦大棗湯　夜泣き
  - 小建中湯合桔梗石膏　胃腸虚弱
  - 黄耆建中湯　乾燥肌
- 学童は胃腸の冷え：白虎加人参湯　乾燥肌
  - 心身症：柴胡清肝湯　胸脇苦満　腹直筋緊張
- 皮膚の性状にあわせ当帰飲子（カサカサ）　乾燥肌
  - 消風散（ジクジク・舌苔）　十味敗毒湯（膿痂疹・丘疹）
  - 桂枝各半湯（東洋）かゆみだけ
  - 皮膚科疾患は本治と標治がある

図235

## アトピー性皮膚炎の漢方治療

- 成人は虚熱：三物黄芩湯
  - 実熱：梔子柏皮湯（314）顔
  - 黄連解毒湯　消風散　かゆみ
- ステロイドには五苓散を加味
- 色素沈着には桂枝茯苓丸加薏苡仁　ビオチン散
- Th2優位のアトピーには
  - 女性は生理を順調に：当帰剤　当帰飲子
  - 男性はストレスを：柴胡剤　荊芥連翹湯
- Th1優位は難しい　消風散　柴苓湯　ステロイド
  - 副腎免疫維持を目的に補中益気湯　十全大補湯

図236

アトピー性皮膚炎

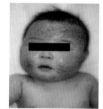

TARC566　IgE388　治頭瘡一方
1.5歳　女児

自験例

症例79

アトピー性皮膚炎

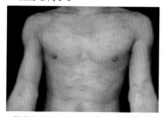

TARC1028　IgE1086　コタロー柴胡清肝湯
20歳男性

自験例

症例80

アトピー性皮膚炎

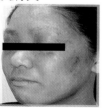

TARC882　IgE264　梔子柏皮湯
28歳女性

自験例

症例81

## 柴胡清肝湯

- 四物湯＋黄連解毒湯＋柴胡・連翹・桔梗・牛蒡子・瓜呂根・薄荷
- 裏　実　熱　腹直筋の緊張
- ①神経質で癇が強い　②皮膚が浅黒い　③やせ　④好き嫌いが多い　⑤手足が湿っている　⑥性格がきまま　⑦靴下がきたない　⑧くすぐったがり　いわゆる腺病質といわれ炎症をくりかえす
- 一貫堂の解毒証体質　首から上の炎症には荊芥連翹湯　上半身には柴胡清肝湯　下半身には竜胆瀉肝湯
- アトピー・アデノイド・不眠
- 手の届くところだけをかいているアトピー性皮膚炎
  ⇒成人には荊芥連翹湯

図237

## 柴胡清肝湯

- 外科枢要「鬢疽及ビ肝胆三焦、風熱怒火ノ症、或ハ項胸痛ミヲ作シ、或ハ瘡毒発熱スルヲ治ス。」
- 勿誤方函口訣「此方ハ口舌唇ノ病ニ効アリ。柴胡、黄芩ハ肝胆ノネライトシ、升麻、黄芩ハ陽明胃経ノ熱ヲサマシ、地黄、当帰、牡丹皮ハ牙銀ヨリ唇吻ノ間ノ血熱ヲ清解シ、瘀血ヲ清散ス。清熱和血ノ剤ニシテ。上部ニ尤モ効アルモノト知ルベシ。」

図238

## 梔子柏皮湯（314）

傷寒論「傷寒身黄発熱　梔子柏皮湯主之」
傷寒の過程中小腸に湿熱を生じ　皮膚に溢れる湿疹
顔の発赤・湿潤性湿疹
特に顔面、目の周囲の湿疹
表　熱　中間

図239

## 日光皮膚炎

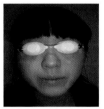

日光皮膚炎とアトピーとの鑑別　TARC662　温清飲
18歳女性
自験例

症例82

## 皮膚疾患における生物学的製剤

- アトピー性皮膚炎
  デュビルマブ　抗IL-4/13抗体　Th2の抑制
  ネモリズマブ　抗IL-31
- 乾癬
  ノボリズマブ　抗IL-5抗体　抗酸球性炎症抑制
  ベンゼラズマブ　抗IL-5抗体
  セクスキヌマブ　抗IL17A抗体
  ウステキヌマブ　抗IL-12/23抗体
- 慢性蕁麻疹
  オマリズマブ　抗IgE抗体

図240

## 治頭瘡一方

- 「くさ」といわれる小児の頭部湿疹　分泌物、かさぶたのあるもの　成人にはわきの下陰部の湿疹に応用
- ①頭部・顔面の湿疹　分泌物・びらん・痂皮。かゆみ・化膿②比較的体力のある③頚部・わきの下・陰部の湿疹④舌黄苔
- 表　熱　中間

図241

## 治頭瘡一方

- 勿誤方函口訣「此方ハ頭瘡ノミナラズ、凡ベテ上部顔面ノ発瘡ニ用ユ。清上防風湯ハ清熱ヲ主トシ、此方ハ解毒ヲ主トスルナリ。」
- 小児の顔面アトピー性皮膚炎
- 成人の脇と陰部の湿疹

- 適応外：五苓散と合わせデング熱に

図242

## 当帰飲子

- 済生方　心血凝滞し、内に風熱を蘊み、皮膚に発見し、遍身に瘡疥あり。或いは腫れ、或いは痒く、或いは膿水浸遙し、或いは赤疹痘瘰を発するを治する
- ①虚弱な人や老人②皮膚枯燥　分泌物少ない③掻痒を主とする
- 表　寒　虚

図243

## 当帰飲子

- 勿誤方函口訣「此方ハ老人血燥ヨリシテ瘡疥ヲ生ズル者ニ用ユ、若シ血熱アレバ温清飲ニ宣シ、又此方ヲ服シテ効ナキモノ、四物湯ニ荊芥、浮萍ヲ加エ長服セシメテ効アリ。」
- 乾燥傾向の湿疹
- 桔梗石膏を併用も

図244

## 十味敗毒湯

- 華岡青洲　十味敗毒散　家方　癰疽及び瘡腫起こりて、増寒壮熱、広斤痛の者を治する
- ①小柴胡湯の適応する体質で胸脇苦満し化膿症やアレルギー性皮膚疾患　②湿疹は発赤腫脹、熱感、疼痛、かゆみなど炎症反応
- 丘疹や膿痂疹、蕁麻疹に
- 鑑別　消風散　分泌物が多い　口渇　表　熱　実
  温清飲　乾燥して赤い　ひっかくと粉がこぼれる
  　　　　表　熱　虚
- 表　熱　実

図245

243は当帰飲子の解説である。虚証の老人や虚弱な人の乾燥性湿疹によい。図244炎症が残っている場合には桔梗石膏とともに用いることが多い。図245は十味敗毒湯の解説である。これは華岡青洲の家方で小柴胡湯の加減方であるため胸脇苦満が使用目標となる。丘疹や膿痂疹に有用である。後で述べるが男性ホルモンの抑制の効果（つまりニキビに効果）も持つ。図246はやはり十味敗毒湯の解説である。胸脇苦満が特徴である。症例83は2歳の男児にてTARC 768でアトピー性皮膚炎であった。十味敗毒湯が奏効した症例である。図247は越婢加朮湯の解説である。麻黄と石膏の合剤で皮膚の表面に近い部位の炎症をとる。いわゆる指圧痕の付かない浮腫によい。図248は浅田宗伯の勿誤薬室方函口訣より裏水ではなく風水の間違いを指摘された有名な条文である。図249は消風散の解説である。地肌がなんとなく汚く舌膩苔をつけるのが特徴である。特にTh1の抑制効果があるため貨幣状湿疹や尋常性乾癬などに効果がある。図250は消風散の原典である。掻痒がひどく全身に剥離性の湿疹ができるとある。そのため魚鱗癬などにも効果をみた。症例84は28歳女性にて掌蹠膿疱症で消風散にて効果があった症例である。図251は一貫堂の処方をまとめた。金元4大家から発祥し森道伯が完成させた理論でありすべて実証の炎症性疾患や皮膚疾患に用いる。治頭瘡一方もこの種類である。ほかに荊芥連翹湯は顔面の湿疹に、柴胡清肝湯は上半身の湿疹に、竜胆瀉肝湯は下

---

### 越婢加朮湯

- 治一身悉腫。喘而渇。自汗出。悪風者。金匱要略
- 麻黄と石膏の合方である
- ポイントは発熱・悪風・汗は多い人もいれば少ない人もいる。口渇。浮腫。筋肉が重だるい。関節腫痛。小便不利。 指圧痕のつかない浮腫、皮膚表面の炎症、浸出液などを越婢加朮湯の証
- 関節腫脹・発熱を症状とする関節炎・リウマチ むくみを主訴とする急性腎炎 皮膚の表皮にちかい部位の炎症性皮膚炎
- 表 熱 実

図247

### 越婢加朮湯

- 勿誤方函口訣「此方ハ裏水トアレドモ、越婢湯方後ニ風水加朮四両トアレバ、風水ノ誤リト知ルベシ。朮ヲ加フルモノハ湿邪ニ麻黄加朮湯ヲ与フト同手段ナリ。千金ニ附子ヲ加エテ脚弱ヲ治スベシ。風湿ノ邪ノタメニ脚弱スル者ニテ、即チ今ノ脚気萎弱ナリ。」
- 紅皮疹が強い場合

図248

### 消風散

- 白虎湯証で体が重だるい、舌苔膩（汚い苔） 浮腫傾向のあるもの 類聚方広義
- 皮膚掻痒、あるいは膨疹 これを掻くと分泌物がでて 長引いて治らない。熱感、煩燥、口渇、浮腫傾向 小便不利 なんとなく地肌が汚いもの
- 蕁麻疹・急性湿疹・慢性湿疹・アレルギー性皮膚炎・神経性皮膚炎・急性腎炎
- 貨幣状湿疹には特効 表 熱 実
- Th1の関与が疑わしい場合

図249

### 十味敗毒湯

- 勿誤方函口訣「此方ハ青州ノ荊防敗毒散ヨリ取捨シタル者ニテ、荊敗ヨリハ其力優ナリ。」
- 膿痂疹を混ずる場合
- 胸脇苦満がある場合

図246

### 消風散

- 外科正宗「風湿、血脈ニ浸淫シ、瘙疥ヲ生ズルコトヲ致シ、掻痒絶エザルヲ治ス。及ビ大人、小児、風熱、癮疹身ニ遍ク、雲片班点、タチマチ有リ、タチマチ無キヲ、並ニ効アリ。」
- 勿誤方函口訣「此方ハ風湿血脈ニ浸淫シテ瘙疥ヲ発スル者ヲ治ス。一婦人年三十許リ、年々夏ニナレバ惣身悪瘡ヲ発シ、肌膚木皮ノ如ク、掻痒時稀水淋凛トシテ忍ブベカラズ。医手ヲ束ネテ癒エズ。余此方ヲ用ユルコト一月ニシテ効アリ。三月ニシテ全ク癒ユ。」

図250

### アトピー性皮膚炎

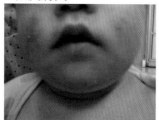

2歳男児 TARC768 十味敗毒湯 　自験例

症例83

### 掌蹠膿疱症

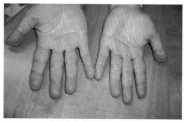

28歳女性 TARC288 消風散 　自験例

症例84

半身の湿疹に、防風通聖散は炎症性湿疹であるがナイシトールといった方が通りがよい。便秘のある肥満体質に効果がある。通導散は瘀血症状が強く便秘のある女性に用いる。図252は荊芥連翹湯の解説である。解毒作用があり脂汗の多い顔面の炎症性疾患に用いる。症例85は24歳女性で全身に及ぶ掻把疹と紅皮疹を発症した。いまだにステロイド外用を拒否する方がいるがほとんどが成人型ASDに伴うHSS（ハイリーセンシティブ）つまり身体表現型の心身症である。この症例は幼少時に発症したアトピー性皮膚炎が18歳時に再発した症例である。虚証で生理不順があり生理前に湿疹の悪化を認めるため温清飲とようやく微弱ステロイドを外用してくれたが、湿疹が軽快せず湯液で当帰四逆湯加減にて3月で改善をみた症例である。図253はエキス剤漢方でなかなかうまくいかない場合の漢方湯液の処方の仕方である。女性の場合は基本は当帰四逆湯で当帰・細辛・白朮・車前子をまずカタカナで処方。次いで皮膚の性状で表皮の急性炎症つまり皮膚表面の発赤に越婢加朮湯の方意で麻黄・石膏を加える。真皮の急性炎症つまりどす黒い発赤でガラス圧子で押さえても発赤が取れない場合には桂枝茯苓丸の方意で地黄・芍薬を加え、表皮の慢性炎症つまり苔癬ができた場合には当帰飲子の方意で玄参・貝母を加え、真皮の慢性炎症つまり象皮のような角皮症には滋陰降火湯の方意で知母・黄柏を加える。次いで表皮の水滞つまりテカッとした指圧痕の付かない浮腫には消風散の方意で杏仁・茯苓を加え、真皮の指圧痕の付くような浮腫には薏苡仁湯の方意で薏苡仁を加える。さらに冷えがあれば附子、ジクジクがあれば沢瀉、色素沈着には牡丹皮、カサカサには防風、胃腸虚弱には人参、苔癬が強い時には貝母・牡蛎を加える。これらをカタカナで表記しグラム数を入れれば保険適応で処方できる。図254同様に男性の場合には基本方剤は柴胡・黄芩が多く表皮の急性炎症には麻黄・石膏を、真皮の急性炎症には地黄・瓜呂、表皮の慢性炎症には玄参を、真皮の慢性炎症には烏梅・黄柏を追加、表皮の水滞には茯苓・半夏、真皮の水滞には薏苡仁を追加する。冷えには人参・附子を、ジクジクには滑石・沢瀉を、苔癬には牡蛎・貝母、かゆみには蟬退、カサカサには麦門冬、色素沈着には芍薬（皮つき、これが赤芍薬と同等の効果がある）と阿膠、ストレスが多い場合には竜骨・牡蛎などを追加処方する。これらも保険適応である。図255これら皮膚疾患を免疫学的に整理すると湿熱（滲出性皮膚炎）にはTSLPとTh1抑制効果

---

## 一貫堂の処方

- すべて実証に　炎症性疾患や皮膚疾患に
- 治頭瘡一方　乳幼児の湿疹　わきの下・陰部のかゆみ
- 荊芥連翹湯　顔面の湿疹　腺病質
- 柴胡清肝湯　上半身の湿疹　Th2の抑制
- 竜胆瀉肝湯　下半身の湿疹
- 防風通聖散　炎症性湿疹　太鼓腹　便秘
- 通導散　瘀血症状と精神症状　便秘
- かゆみに黄連解毒湯

図251

---

## 荊芥連翹湯

- 黄芩　黄柏　黄連　桔梗　枳殻　荊芥　柴胡　山梔子　地黄　芍薬　川芎　当帰　薄荷　白芷　防風　連翹　甘草
- 万病回春「両耳腫痛スル者ヲ治ス。腎経風熱有ルナリ。鼻淵、胆熱ヲ脳ニ移スヲ治スルナリ。」
- 裏・熱・実　解毒の作用で　皮膚が浅黒く光沢を帯び手足の裏に脂汗が多く脈腹ともに緊張があり主として上焦に発した鼻炎・扁桃炎・中耳炎・上額化膿症などに用いられる　矢数道明
- 裏　熱　実

図252

---

## アトピー性皮膚炎

- 24歳女性　2歳時に全身に及ぶ掻痒と掻破を伴う乾燥湿疹　清瘟敗毒飲+ワセリン外用で3月で治癒
- 18歳時に再び　顔面と背部に乾燥性発赤疹掻痒を伴う　IgE288 TARC486　舌白　脈細　腹部中等度　心下痞なし　生理不順あり　生理前になると皮疹の悪化をみる。
- 温清飲7.5gとヒドロコルチゾン外用にて対応したが湿疹が改善せず。
- 湯液で当帰3白朮3細辛2車前子2麻黄2石膏8蟬退1甘草2人参2として分3処方。3月で治癒IgE284　TARC460　病名月経困難症

症例85-1

---

## アトピー性皮膚炎

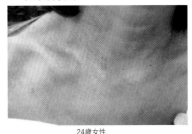

24歳女性　　　　　　　　自験例

症例85-2

---

## アトピー性皮膚炎漢方の組み方　湯液で

成人女性基本：当帰・細辛・白朮・車前子

|  | 急性病変 | 慢性病変 | 水滞 |
|---|---|---|---|
| 表皮 | 麻黄・石膏<br>（越婢加朮湯） | 玄参・貝母<br>（当帰飲子） | 杏仁・茯苓<br>（消風散） |
| 真皮 | 地黄・芍薬<br>（桂枝茯苓丸） | 知母・黄柏<br>（滋陰降火湯） | 薏苡仁<br>（薏苡仁湯） |

冷え：附子　　　　　　　　カサカサ：防風
ジクジク：沢瀉　　　　　　胃腸虚弱：人参
色素沈着：牡丹皮　　　　　苔癬：牡蛎　貝母
これらも保険でできる　カタカナで薬名とg数を

図253

75

の消風散、血熱（出血性皮膚炎）にはIL-4、IL-5抑制の温清飲（適応外使用）・黄連解毒湯を、血虚（乾燥性皮膚炎）にはTSLPとTh2抑制の効果をもつ当帰飲子を、熱毒（丘疹性湿疹）にはTSLPとIL-33を抑制する十味敗毒湯を用いる。ただし漢方使用には証が必要であり、もし効果がなかった場合には図232にもどってセカンドチョイスを選択するとよい。図256は免疫学的にアトピー性皮膚炎の発症経過をまとめたものである。①アレルゲン感作から樹状細胞、Th2細胞からB細胞を経由してIgE・IL-4、IL-5などが肥満細胞を刺激してヒスタミンを遊離するタイプ。当帰飲子（乾燥湿疹・虚証）、黄連解毒湯（かゆみ・実証）、②アレルゲンから上皮細胞のネクローシスを通じてIL-33からIL-C2など自然免疫系を介して好酸球を誘導するもの。消風散（舌膩苔）、越婢加朮湯（紅皮症）、③皮膚バリア機能の低下からTSLPが誘導されIgEと肥満細胞が刺激されるタイプ。十味敗毒湯（胸脇苦満）、黄耆建中湯（小児・適応外使用）があげられる。図257は1型で皮膚湿疹は顔面や四肢間擦部に多い。食物アレルギーの関与が大きい。温清飲（日光・汗で悪化・適応外使用）を用いる。図258は2型で背部を中心に掻把乾燥疹を認める、四肢は伸側部に湿疹があり掻把にて出血斑が多い。消風散（舌膩苔）、柴胡清肝湯（腹直筋緊張）、紅皮疹が強い時には越婢加朮湯を用いる。症例86は2型と思われるアトピー性皮膚炎の症例で20歳の男性であった。やや古い症例になり現代ではデュピルマブを用いる症例であるが、この当時にはまだ製品がなかったのでシクロスポリンを用いた症例である。図259は3型でバリア機能の破綻からTSLPの関与が大きい型で全身性の乾燥型湿疹があり膿痂疹を混じることも多い。十味敗毒湯（胸脇苦満）、当帰飲子（乾燥）を用いる。図260は以上のまとめになる。外用でよくコントロールできている場合には小児には黄耆建中湯（正中芯・腹皮拘急・適応外使用）にてTSLPを抑制する。成人では十味敗毒湯（胸脇苦満・丘疹）、当帰飲子（乾燥湿疹）ともにTSLPの抑制、コタロー柴胡清肝湯（腹直筋の緊張・実証）はIL-33の抑制効果がある。皮膚に炎症が残っている場合には小児では治頭瘡一方（紅皮症）、成人では越婢加朮湯（紅皮症）、温清飲（日光・汗で悪化・適応外使用）、黄連解毒湯（かゆみが強い）、いずれもIL-4を抑制する。また越婢加朮湯や梔子柏皮湯はIL-C2の抑制効果ももつ。図261次いでTh1やIL-33の関与が疑わしい場合には消風散（舌膩苔）、効果がな

漢方治療の組み方2　湯液で

成人男性：柴胡剤が基本：柴胡・黄芩

| | 急性病変 | 慢性病変 | 水滞 |
|---|---|---|---|
| 表皮 | 麻黄・石膏（越婢加朮湯） | 玄参（消風散） | 茯苓・半夏（猪苓湯） |
| 真皮 | 地黄・瓜呂（桂枝茯苓丸） | 烏梅・黄柏（滋陰降火湯） | 薏苡仁（薏苡仁湯） |

冷え：人参　附子　　　　　　カサカサ：麦門冬
じくじく：滑石　沢瀉　　　　色素沈着：赤芍　阿膠
苔癬：牡蛎　貝母　　　　　　ストレス：竜骨　牡蛎
かゆみ：蝉退　唯一の動物生薬

図254

皮膚病と漢方弁証別　薬の使い方

- 湿熱→滲出性皮膚炎→消風散　TSLP抑制　Th1抑制
- 血熱→出血性皮膚炎→温清飲　黄連解毒湯　他　IL-4抑制
- 血虚→乾燥性皮膚炎→当帰飲子　TSLP抑制　Th2抑制
- 熱毒→丘疹性湿疹→十味敗毒湯　TSLP抑制　IL-33抑制
- 原因を分析してからTh1・Th2の調整剤を
- 桂枝湯G・白虎湯G・麻黄湯G・柴胡剤Gなども皮膚病の方剤

自験例　アレルギー学会テキスト　水嶋

図255

アトピー性皮膚炎発生メカニズム

①アレルゲン→樹状細胞→Th2細胞→B細胞→IgE→肥満細胞→ヒスタミン　（IL-4・IL-5）
　　　　　当帰飲子・黄連解毒湯
②アレルゲン→上皮細胞→ネクローシス→IL-33→IL-C2→IL-5・IL-13→好酸球浸潤
　　　　　消風散・越婢加朮湯
③バリア機能低下→細菌→TSLP賦活→IgE・肥満細胞→ヒスタミン
　　　　　十味敗毒湯・黄耆建中湯
④非JAK由来性アレルギー　皮膚表面バリア破綻（フィラグリン・ロイケミン）→十全大補湯
　　実際には混合型で臨床症状が出ることが多い

水嶋改変

図256

アトピー性皮膚炎の分類　1型

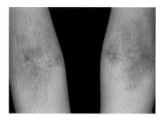

IL-4 IL-5からB細胞の関与
皮膚の特徴は発赤掻痒疹
顔面や四肢間擦部に多い
（江部の脾胃型）
食物アレルギーの関与が大きい
温清飲（黄連解毒湯）

図257

アトピー性皮膚炎の分類　2型

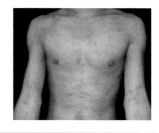

IL-33から好酸球の関与
背部を中心に掻き壊しが大きい乾燥湿疹
体幹伸側や前額部に多い
（江部の肝胆型）
掻把で出血痕
消風散　柴胡清肝湯
紅皮疹には越婢加朮湯

図258

ければ柴苓湯（下痢・適応外使用）、膿痂疹の場合には IL-C2 抑制の十味敗毒湯（胸脇苦満）、効果がなければ清上防風湯（坐瘡）、かゆみには IL-4、IL-5 抑制の黄連解毒湯（舌黄色苔）、効果がなければ温清飲（日光・汗で悪化・適応外使用）、TSLP の関与が疑わしい場合には十味敗毒湯（胸脇苦満）、効果がなければ桔梗石膏（紅皮疹）、当帰飲子（乾燥）、好酸球の関与が疑わしい場合には Th2 抑制効果の柴胡清肝湯（腹直筋緊張）、効果がなければ当帰飲子（乾燥）などを用いる。図262 最後に食物アレルギーについて述べてみると IL-4、IL-5 から B 細胞が関与するタイプが多く、IL-C2 の関与する自然免疫リンパ球の型、さらに TSLP から IgE の関与するケースがあるが、腸管分泌型 IgA と細菌叢が関与し粘膜免疫などが複雑に関係していると考えられる。小児には黄耆建中湯（正中芯・適応外使用）がよい。投与 6 月で IgE 抗体の低下を認めるがこれが食物アレルギーの改善につながるかどうかはいまだ検討中である。

● 参考文献

アレルギー学会　第 1 〜 8 回総合アレルギー講習会
『経方医学』江部洋一郎著　東洋学術出版社
『勿誤薬室「方函」「口訣」釈義』長谷川弥人著　創元社
『あたらしい皮膚科学』清水宏著　中山書店
『外科皮膚科の中医臨床』北京中医医院編　雄渾社

---

### アトピー性皮膚炎

- 20歳男性　幼少時より全身の掻痒を主とするアトピー性皮膚炎　ベリーストロング外用のために皮膚の色素沈着が著明
- 舌乾燥　脈細滑　腹部中等度心下痞　胸脇苦満あり　両腹直筋緊張　胃腸は弱い　IgE50365　Eo21.6%　TARC2054
- 中間証　血虚湿疹　腹直筋緊張を目標に　コタロー柴胡清肝湯を処方　同時にTh2抑制のためシクロスポリン（10mg）1 T とマイルドステロイドに変方する
- 3月後には色素沈着取れ　かゆみも良好　シクロスポリン中止　IgE20583　Eo14.6%　TARC876
- 1年後にはほぼ正常の皮膚になりIgE1060　Eo9.6%　TARC460
- シクロスポリンはTh1抑制にも　Th2抑制にも
- 現在ではデュピクセントを用いる

症例86

---

### アトピー性皮膚炎の分類　3型

バリア機能の破綻
TSLPの関与が大きい
全身性の乾燥苔癬　掻痒疹
膿痂疹を混じることも
外用剤は必須
十味敗毒湯　当帰飲子

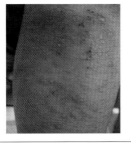

図259

---

### ポイント：皮膚疾患まとめ

- 外用コントロールができている場合
  小児のアトピー性湿疹　黄耆建中湯（腹皮拘急・正中芯）　TSLP
  成人のアトピー性湿疹　十味敗毒湯（胸脇苦満）TSLP　当帰飲子（乾燥）
  　　　　　　　　　　　　　　　　　　　　　　　　　　　　TSLP
  　　　　コタロー柴胡清肝湯（腹直筋緊張）IL-33

- 皮膚炎症が残っている場合
  小児　治頭瘡一方（紅皮症）IL-4
  成人　越婢加朮湯（紅皮症）IL-4　温清飲（適応外日光皮膚炎・夏に悪化）IL-4
  　　　黄連解毒湯（かゆみ）IL-4　桂麻各半湯　IL-4 抑制

  急性・慢性紅皮症　越婢加朮湯（IL-C2抑制）　梔子柏皮湯（顔面）IL-C2抑制

図260

---

### ポイント：皮膚疾患のまとめ

- Th1の関与が疑わしい場合　IL-33の関与が疑わしい場合
  　消風散　（舌膩苔）Th1抑制 s柴苓湯（適応外　下痢）
- 膿痂疹
  　十味敗毒湯　（胸脇苦満）IL-C2抑制　s清上防風湯（坐瘡）
- かゆみ
  　黄連解毒湯　（舌黄色苔）　温清飲（日光皮膚炎）IL-4 抑制
- TSLPの関与が疑わしい場合
  　十味敗毒湯（胸脇苦満）桔梗石膏（紅皮疹）当帰飲子（乾燥）
  TSLP抑制
- 好酸球の関与が疑わしい場合
  　柴胡清肝湯（腹直筋緊張）Th2抑制　s当帰飲子（乾燥）

図261

---

### 食物アレルギー

- 特異型IgE抗体の関与
- IL-4　IL-5から　B細胞の関与（1型）
- IL-C2の自然リンパ球の関与（2型）
- TSLPからIgEの関与（3型）
- 腸管分泌型IgAと細菌叢の関与　粘膜免疫などが複雑に関係している
- 小児には黄耆建中湯にて
- 6月で食物特異IgE抗体の低下をみるが　これが食物アレルギーを抑えるかどうか現在検討中

図262

# 第18章

# 心身症と漢方治療

　図263心身症とはストレス反応がコルチゾール分泌を促し分泌過多ではセロトニン不足となりうつ状態になる。またコルチゾール不足になるとアドレナリンが分泌されパニックになるとされる。またコルチゾール不足は視床下部の女性ホルモン刺激の低下につながり感情コントロールの扁桃体に影響すると生理前の気分不快症候群を引き起こす（PMS・PMDD）。また卵巣の女性ホルモンが低下すると視床下部の女性ホルモン刺激の亢進が起こりいわゆる更年期障害を引き起こすとされる。この2疾患については女性疾患のところで解説する。図264漢方薬で身体表現化障害（パニック障害や更年期障害）に用いるのは半夏厚朴湯（咽頭部不快）、加味逍遥散（胸脇苦満）、抑肝散（左腹直筋緊張）、柴胡加竜骨牡蛎湯（左右胸脇苦満）、柴胡桂枝乾姜湯（舌乾燥）、加味帰脾湯（上腹部動悸）など柴胡剤が多い。これらは脈診で験者の示指（寸口）が患者の右手（肺）より左手（心）が大きく触れる場合に認められる。図265次いで漢方薬のうつに対する方剤は半夏厚朴湯（咽頭違和感）、香蘇散（胃腸虚弱）、柴朴湯（喘息）、女神散（実証・頭痛）、半夏白朮天麻湯（めまい）、茯苓飲合半夏厚朴湯（胃部不快感）など半夏や香附子の配合剤が多い。この場合には脈診で患者の右手の寸口（肺）が左（心）より大きく触れる。逆のようだが実は正確には寸口と関上の間にころっとした脈すなわち短脈を触れるのである。そのため患者の左手は肝に影響され身体表現化障害に強く触れる、一方患者の右手は肺と脾の間であり心の影響を強く受けうつ症状の際に強く触れるのである。では漢方薬のうつ剤の代表である半夏厚朴湯はどのくらい効果があるのであろうか。図266症例数は少ないが咽頭部違和感を訴える方5例にパロキセチンを内服、一方6例の方に半夏厚朴湯7.5g/日を内服してもらいSDSを3月後と6月後に測定したところ、半夏厚朴湯はパロキセチンの効果の約半分程度であった。もちろん個人差が大きく固執型の方にはパロキセチンより効果が大きい場合もある。図267これは現在考えられているうつの原因であるが、HHV6ウイルスの再活性化、PTSDや女性ホルモンの低下を原因とするストレス反応によるコルチゾール過剰、扁桃体の過剰亢進などが考えられている。そのため外国では磁力による前頭葉刺激療法や

---

### ストレス反応

- ストレス→コルチゾール分泌
- コルチゾール分泌過多→セロトニン不足→うつ状態
- コルチゾール不足→アドレナリン分泌→パニック状態
- コルチゾール不足→視床下部の女性ホルモン刺激の低下→感情のコントロールの扁桃体に影響→生理前気分不快症候群（うつに近い）
- 卵巣の女性ホルモン低下→視床下部の女性ホルモン刺激の亢進→更年期障害（パニックに近い）

図263

---

### 精神的由来の不定愁訴

身体表現化障害の漢方薬（脈診　寸・示指　右＜左）
- 半夏厚朴湯
- 加味逍遥散
- 抑肝散
- 柴胡加竜骨牡蛎湯
- 柴胡桂枝乾姜湯
- 加味帰脾湯
- 　　柴胡剤が多い

図264

---

### 漢方の抗うつ剤

脈診　寸（示指）右＞左
- 半夏厚朴湯
- 香蘇散
- 柴朴湯
- 女神散
- 半夏白朮天麻湯
- 茯苓飲合半夏厚朴湯
- 　半夏・香附子が多い

図265

---

### SSRI（パロキセチン）と半夏厚朴湯

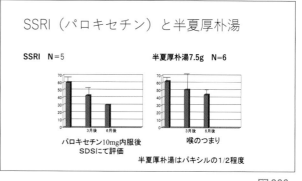

SSRI　N＝5　　　　半夏厚朴湯7.5g　N＝6

パロキセチン10mg内服後
SDSにて評価　　　　喉のつまり

半夏厚朴湯はパキシルの1/2程度

図266

DBS なども盛んにおこなわれている。図268は PTSD 型うつの反応を解説したものであるが、反応性うつともいわれひどくなると適応障害になることも多い。若い人や女性に多くセレギリンが有用であるが保険適応がないため Nassa を用いることが多い。漢方では加味帰脾湯（上腹部動悸）を用いる。図269最近成人型 ASD（発達障害）が多いのはなぜであろうか。① ASD のタイプは目を合わせない。コミュニケーションがとれない、最も特徴的なのは敬語が使えない。初診にもかかわらずまったくしゃべらない人やいきなりため口で話してくる人のなんと多いことか。② SLD これは怒りっぽい人に多いが、ケアレスミスが多く漢字が覚えられないなどの特徴がある。漢方薬では抑肝散（左腹直筋緊張）がよいが、グアンファシンを用いることもある。③ ADHD これはしゃべらないよりも饒舌でこちらの話を聞かない人に多い。よく聞くと掃除が苦手であったり反社会的な服装や行動をとる方が多い。やはり漢方薬では抑肝散（左腹直筋緊張）や四逆散（左右腹直筋緊張）を用いるがグアンファシンやアトモキセチンを用いるとよい。また小児や成人でも診察室でやたらにこちらを触ってくる方は ADHD の可能性が高い。最近では電子カルテが多く、この場合には７：３の割合で患者さんの目を見ろと言われるが、まったく目を合わせない人は ASD である可能性が高い。またこのような方は敬語が使えないのが特徴である。逆に目をそらさない方は統合失調症や境界型パーソナリティ障害の方に多い。加味帰脾湯の効果としては図270脳内オキシトシンの分泌を助ける働きがある。図271オキシトシンは幸せホルモンと言われ、ストレス反応を低下させる。図272実際にオキシトシンが増加したかを調べたところ、うつ症状（SDS 50点以上）３例ではあるが３月でオキシトシンの増加を認めた。ただしオキシトシンは乳汁分泌ホルモンであるため妊娠中の方には要注意である。１例だけであるが出産後の方で断乳

### PTSD型うつ

- 若い人に多く　女性に多い
- セレギリンが有用　保険適応ない
- Ｎassaが有用
- 漢方では加味帰脾湯
- 症状が進むと適応障害と診断されることも多い。
- 適応障害はコミュニケーションがとれない、身の回りのことができないなどの症状があるが、特徴的なのはHSS（ハイリーセンシティブ症候群）があり、思い込みが激しく種々の抗うつ剤や漢方薬などが合わないと言ってくる。処方に苦労することが多い。

図268

### 成人型ASD（発達障害）

- 最近では大人の発達障害がふえている
- ①ASD（自閉症スペクトラム　アスペルガー症候群　広汎性発達障害）目をあわせない　コミュニケーションがとれない
  敬語が使えない　HSS　　プロマゼパム　ロラゼパム　加味帰脾湯
- ②SLD（限局性学習障害）漢字が覚えられない　怒りっぽい
  知的障害が合併する場合も　グアンファシン　抑肝散
- ③ADHD（注意欠如多動症候群）しゃべらない　逆に饒舌　暴言を吐く
  掃除が苦手　反社会的　グアンファシン　アトモキセチン　抑肝散
- 診察室でこちらを触ってくるのはADHD
- 目をそらさないのはパーソナリティ障害や統合失調症
- 診察室で目をあわせない、敬語が使えないのはASD

図269

### オキシトシンの作用

- 幸せな気分になる
- 脳・心が癒され、ストレスが緩和する
- 不安や恐怖心が減少する
- 他者への信頼の気持ちが増す
- 社交的となり人と関わりたいという好奇心が強まる
- 親密な人間関係を結ぼうという気持ちが高まる
- 学習意欲と記憶力向上
- 心臓の機能を上げる
- 感染症予防につながる
- 漢方薬でオキシトシン賦活は加味帰脾湯

図270

### オキシトシンの作用

- 血圧が下がる
- 心拍がゆっくりになる
- 皮膚や粘膜の血流量が増える
- 筋肉の血流量が減る
- ストレスホルモンであるコルチゾール濃度が低下する
- 消化・吸収が良くなり、エネルギーの貯蔵が進む

図271

### うつの原因

うつ病の原因　　ウイルス感染
　　（HHV6再活性化）　　　　　McLaughlin
　　　　　　　　PTSD
　　　　　　女性ホルモンの衰弱
- ストレス反応によるコルチゾール過剰（リンパ球優位）
  視床下部から下垂体の活動亢進
- 扁桃体の過剰亢進
- 磁力による前頭葉刺激療法やDBSも

図267

### オキシトシンと加味帰脾湯

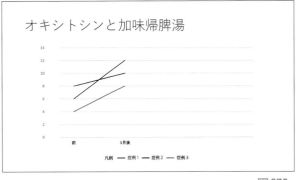

図272

79

したにもかかわらず6月たっても乳汁が止まらない
という方がいた。もちろん加味帰脾湯を休薬すれば
すぐによくなった。また抑肝散は神経末端のグルタ
ミン酸の分泌を抑制し相対的にセロトニンの分泌を
増加させる働きがある。症例87は加味帰脾湯の症
例で28歳女性、PTSDから適応障害であった。虚証
で腹部軟弱、心下痞があったが動悸を触れることも
多い。加味帰脾湯とスポレキサントにて奏効した。
図273はコルチゾールの反応で女性の肥満傾向のあ
る方や2型糖尿病にはうつ病が多いことを示してい
る。図274はうつ病薬の使い分けを示している。フ
ルボキサミンは非定型うつや小児も用いられる。最
近ではσ受容体が軽度認知症に効果があるといわれ
ている。小児の強迫性障害にも効果がある。パロキ
セチンは社会適応障害やPTSDに効果がある。セル
トラリンは即効性があり使いやすい。うつやパニッ
ク障害に適応があるが女性のやや肥満傾向のある方
には特に良い。ミルナシプランやデュロキセチンは
自律神経失調症で身体表現が前面に出る方によい。
特に疼痛を訴える場合にはよいが男性や高齢者でウ
イルス感染が先行するHHV6の再感染には効果が
ある。最近ではベンラファキシンやボルチオキセチ
ンなどが開発されSSRI＋SNRIの効果やうつにも
効果があり使いやすくなった。もちろん軽症のうつ
やHHV6の再感染、HSSにて薬に対して注文が多
い方には漢方薬が適することがある。図275これら
をまとめるとうつの傾向が強い人はセルトラリン・
エスシタロプラム・デュロキセチンなどが有用でパ
ニックの強い方にはミルタザビン・パロキセチン・
ボルチオキセチンが使いやすい。図276は先ほども
述べたが、臨床で最も困る認知症に伴うBPSDに対
する薬の用い方である。抑肝散・香蘇散・酸棗仁湯
などでも対応できることが多い。図277は双極性障
害に対する薬の対策である。リチウムやオランザピ
ンが使いやすい。最近はうつだけが前面にでる双極
性障害が増えている。通常の抗うつ剤で反応しない

### うつと糖尿病

- 女性のMETsはうつ傾向が高い
- うつ患者には耐糖能異常が多い
- 2型糖尿病にはデキサメサゾン抑制試験でコルチコトロピン放出ホルモンに対する反応が大きく　視床下部・下垂体系の活動亢進が存在これがうつ病と類似反応となる

図273

### うつ病薬剤の使い分け

フルボキサミン　49歳以下の非定型うつ病　強迫性障害　最近σ受容体が軽度認知症に効果　小児の強迫性障害　過食症（適応外使用）
- パロキセチン　社会適応障害　強迫性障害パニック障害　PTSD
躁病の既往がある場合は避ける
- セルトラリン・エスシタロプラム　パニック障害　即効性　女性でMETsを合併している
- ミルナシプラン・デュロキセチン　男性や高齢者でHHV6の再感染が疑われる場合　疼痛を伴う場合　自律神経失調　身体化表現が前面にでる場合
不安が強い場合や高血圧の持病がある人には避ける
- ベンラファキシン　SSRI＋SNRI　うつと不安
- ボルチオキセチン　S-RIM　うつ　副作用少ない
- 軽症うつの場合・HHV6の再感染が疑われる場合には漢方治療

図274

### SSRI

うつが強い　　　　　　　　　　　　イライラが強い

セルトラリン（ジェイゾロフト®）　ミルタザビン（リフレックス®）
エスシタロプラム（レクサプロ®）　パロキセチン（パキシル®）
デュロキセチン（サインバルタ®）　ボルチオキセチン（トリンテリックス®）

- デュロキセチンは脊髄下行抑制系疼痛に効果

図275

### 認知症に伴うBPSD

- BPSD　行動障害型前頭側頭型認知症
- ドネペジルは中止（脱抑制をおこしやすい）
- 易怒性　抑肝散2.5g　クエチアピン1/2T　セチプチリン1/2T
- 不眠　チアプリド1T　酸棗仁湯2.5g
- 攻撃型　クロルプロマジン4mg　抑肝散7.5g
- 妄想型　ハロペリドール0.3mg　加味帰脾湯2.5g
- とられ妄想　リバスチグミンパッチ（低用量）セチプチリン1/2T　抑肝散2.5g
- ADDの意欲低下　レボドパベンセラチド1T　香蘇散2.5g
- 終末期食欲不振　レボドパベンセラチド1T　六君子湯2.5g
- せん妄　リバスチグミンパッチ　抑肝散2.5g

『マドパーにてあなたも名医！』　山口晴保改変

図276

### 加味帰脾湯

- 28歳　女性　不眠　やる気がでない　食欲がない
- 会社で職場が変わってから　不眠　全く眠れないという　やる気がでず　会社に行けない
- 158cm 48kg 舌白胖　脈沈細　寸右＞左　腹部軟　心下痞あり　右胸脇苦満あり　臍下不仁　下肢冷え　便通は正常　生理は順で生理痛なし
- 脈沈右大　やる気が出ないなどから社会適応障害（PTSD型うつ）と考え　加味帰脾湯7.5g/日＋スポレキサント（15mg）1T
- 3月後にはだいぶ眠れるようになった　食欲も出てきた

症例87

### 双極性障害

- 白質統合性の異常
- 炭酸リチウム（リーマス®）　治療抵抗性うつ　リチウムの貯留
- ラモトリギン（ラミクタール®）　気分エピソードの再燃予防
- オランザピン（ジプレキサ®）（エピリファイ®）　気分安定　体重増加
- アセナビン（シクレスト®）　体重増加がない　即効性

図277

場合には双極性障害を疑う。これには炭酸リチウムは有用であるが、ラモトリギンやオランザピンを用いることもある。図278はいわゆる心身症の種類である。身体表現を主とする自律神経失調症これにはPTSDや更年期障害、社会適応障害、過敏性腸症候群なども含まれる。神経症性障害には社会不安障害やパニック障害、強迫性障害や解離性障害も含まれる。さらに気分障害には慢性疲労症候群や双極性障害が含まれる。これらを詳しく解説する。図279はパーソナリティ障害であるが、クラスターAは妄想性や猜疑性が強くまたシゾイドにて何も話さないケースもある。クラスターBは反社会的で自己愛が強く治療者の仲たがいをそそのかすようなケースである。何名か治療に当たったことがあるが、こちらには大変感謝するようなことをいうが、紹介先の病院では当方の悪口をいうような方である。その治療には大変苦労をするので要注意である。クラスターCは依存型で特に安定剤や睡眠剤に依存が強く、新しく開設されたクリニックによくあらわれこの薬をくれと申し出ることが多い。もちろん双極性障害やパーソナリティ障害は精神科専門医に紹介するのであるが、漢方外来には境界型（自分では心身症と思っていない）と依存型が受診をされることが多い。図280はいわゆる仮面うつ病で身体表現化障害の一種で自分では心身症と認識していないことが多い。いわゆるやる気が出ないのには加味帰脾湯（上腹部動悸か心下痞）が有用である。図281は少し古くなるが非定型うつ病のメランコリー型とPTSD型の鑑別を示したものである。メランコリー型は不安よりも精神退化が目立ち意欲低下や罪悪感が主となる。この場合には竹筎温胆湯（舌黄色苔）がよい。PTSD型は夜に悪化して罪悪感は少なく不安の方が強いという特徴があり、この場合には加味帰脾湯（上腹部動悸）がよい。さて図282は自律神経失調症いわゆる身体表現化障害に用いる漢方薬の解説である。自律神経調整には桂枝・甘草のグループと柴胡・芍薬のグループがある。桂枝・甘草のグループはたとえば人参湯は冷えによる胃腸障害の方剤であるが、桂枝を加えることで頭痛・動悸という身体表現の症状が加わる。これは桂枝・甘草の自律神経調整作用が働いたためである。また柴胡・芍薬にも小柴胡湯には横隔膜下炎症とあるが、芍薬が入ると四逆散はストレス反応、大柴胡湯はヒステリー（転換性障害・最近では解離性障害でよく起こる）となる。もちろん柴胡・黄芩も含有されるため抗炎症作用もあるが。四逆散はストレス反応に用いるが腹部

---

心身症の種類

自律神経失調症・身体表現性障害
慢性疼痛・更年期障害
PTSD・適応障害・過敏性腸症候群
ドクターショッピング
神経症性障害　社会不安障害　パニック
強迫性障害　解離性障害
拒食症・心臓神経症
気分障害　慢性疲労症候群　双極性障害

図278

---

パーソナリティ障害

- クラスターA　奇異　妄想性/猜疑性
　　　　　　　シゾイド・統合失調型
- クラスターB　劇的　反社会性　境界型
　　　　　　　演技型　自己愛型
- クラスターC　不安　回避性　依存性
　　　　　　　強迫性
- 漢方外来によくあらわれるのは境界型と依存型　あやしいと思ったら専門医へ

図279

---

仮面うつ病

- 意欲・食欲・性欲・睡眠欲・集団帰属欲が減退している
- その特徴としてうつ病は平日も土日もやる気が出ない。しかし平日はだるいが土日は元気はつらつ遊んでいるのはただの「さぼり」である
- 身体表現化障害の一種
- やる気がでないのには加味帰脾湯
- 最近では曜日に関係のない非定型うつ病もある　気分の反応性　PTSDの一種

図280

---

非定型うつ病

| メランコリー型（うつ） | 非定型うつ病型（PTSD型） |
|---|---|
| 喜びの消失 | 好きなことは元気 |
| 病的な抑うつ | 了解可能なうつ |
| 朝に悪化 | 夜に悪化 |
| 早朝覚醒 | 中途覚醒 |
| 不安＜精神退化 | 不安＞精神退化 |
| 意欲低下 | 食欲亢進 |
| 罪悪感 | 罪悪感は少ない |
| 男性型 | 女性型　若い人 |
| 竹筎温胆湯 | 加味帰脾湯 |

図281

---

自律神経失調症（身体表現化障害）の漢方

- 桂枝－甘草：交感－副交感の調整
　人参湯（32）：桂枝人参湯（82）冷え
　小柴胡湯（9）：柴胡桂枝湯（10）心下支結
- 柴胡－芍薬：交感－副交感の調整
　小柴胡湯（9）：四逆散（35）ストレス　大柴胡湯（8）胸脇苦満・便秘　加味逍遙散（24）更年期障害・便秘　抑肝散（54）グルタミン酸の抑制　慢性疼痛　左腹直筋緊張
- 柴胡桂枝乾姜湯は牡蛎で抗不安剤

図282

２本柱が特徴である。加味逍遙散は更年期障害の身体表現化障害に用いるが、胸脇苦満が特徴である。抑肝散は三叉神経痛やCRPSなど頑固な慢性疼痛に用いられるが左腹直筋の緊張が特徴である。また柴胡桂枝乾姜湯も更年期障害、神経症、不眠症とあるがこれは桂枝・甘草のグループと牡蛎（カルシウム剤）の配合で抗不安作用があるためである。繰り返しになるがこの方剤は乾燥が特徴である。図283は自律神経失調症（身体表現化障害）に用いる製剤の一覧である。タンドスピロンは依存性がなく使いやすい。またプロパゼパムも抗筋痙攣作用があり身体表現化障害に有用である。エチゾラムは筋弛緩作用があり効果も早いが依存性に注意。ジアゼパムは長期使用で保険適応を査定される。症例88は60歳女性耳鳴り、ホットフラッシュ、イライラなど多愁訴で来院された方である。内科学的には異常なく虚証で右胸脇苦満があり加味逍遥散が効果があった症例である。次いで図284は抗不安効果のある漢方薬の一覧である。大脳興奮抑制系つまりカテコールアミンの抑制作用があり大黄・柴胡・黄連・厚朴は抗不安作用をもつ。ただし大黄は便通に作用するので便秘がないと使いづらい。竜骨・牡蛎はカルシウム剤でやはり抗不安作用がある。実証には柴胡加竜骨牡蛎湯、虚証には桂枝加竜骨牡蛎湯を用いる。柴胡桂枝乾姜湯は即効性で不安に効果があるが乾燥に注意して使いたい。図285は抗不安薬の一覧である。フルジアゼパムは心身症の動悸に有用であったが現在は発売中止になった。ロフラゼプ酸は抗不安作用が強く依存性が少ないので使いやすい。症例89は52歳男性で不安神経症で不眠や腹痛を訴えるが薬にも不安が強い方である。脈が細で腹部虚証であり両側腹直筋が緊張するため桂枝加竜骨牡蛎湯とロフラゼブ酸の内服で奏効した症例である。図286は漢方薬の抗うつ薬である。トリプトファンの誘導を通じてGABAを誘導する。大脳抑制系に効果があるが即効性がないため（構成生薬が少ないほど効果が早

---

**自律神経失調症**

- 60歳　女性　多愁訴
- 3年前からイライラ、耳鳴、ホットフラッシュありいろいろな病院に受診するも異常はないといわれる
- 155cm　68kg　やや肥満　舌紅白苔　脈細滑　腹部右胸脇苦満　とにかく訴えが多い
- 加味逍遥散7.5g＋ドグマチール１Ｔ
- 1月後よく眠れる　不眠であったことにきづいた　3月後ほぼ症状は改善

症例88

---

**抗不安効果の漢方**

- 大脳興奮抑制系：カテコールアミンの抑制
- 大黄・柴胡・黄連・厚朴
  大承気湯（133）便秘　加味逍遥散（24）更年期障害・便秘　三黄瀉心湯（113）便秘・アカシジア　黄連解毒湯（15）イライラ
- 竜骨・牡蛎：カルシウム剤
  柴胡加竜骨牡蛎湯（12）胸脇苦満・イライラ　桂枝加竜骨牡蛎湯（26）腹皮拘急・身体化障害　柴胡桂枝乾姜湯（11）脱水・不定愁訴

図284

---

**抗不安剤**

- フルジアゼパム　抗不安作用　易疲労
  抑うつ　動悸に効果があったが現在発売中止に
- クロルジアゼポキシド　　心身症の不安　緊張
- オキサゾラム　神経症の不安　腹部症状
- ロフラゼブ酸　抗不安作用　依存性少ない
- フルトプラゼパム　　心身症の身体症候

図285

---

**不安型自律神経失調症**

- 52歳　男性
- 不安が強く　不眠、腹痛、朝起きられないと訴える　他病院でジアゼパム・パキシセチンを処方されるも副作用が怖くて飲めないという
- 170cm　58kg　やせ　舌紅黄色苔　脈緊細　腹部両腹直筋緊張あり
- 桂枝加竜骨牡蛎湯7.5g＋ロフラゼブ１Ｔ
- 1月後よく眠れる　3月後調子よく自分でロフラゼブはやめてしまった

症例89

---

**自律神経失調症**

- タンドスピロンクエン酸　セロトニン１Ａ神経選択的
  依存性、健忘はない　効果は遅い
- クロチアゼパム　マイルド　自律神経失調のめまい
  肩こり　食欲不振
- エチゾラム　抗不安効果　筋弛緩効果　頚椎症・腰痛症・筋緊張・依存に注意
- アルプラゾラム　抗不安・パニック効果　依存性に注意
- ロラゼパム　P450に関係しない　肝臓障害　高齢者に
  OH基をもつ
- プロパゾラム　鎮静作用　抗不安作用　抗痙攣作用
  身体表現障害にも

図283

---

**漢方の抗うつ剤**

- トリプトファン＋GABA（セロトニンの前駆物質）
- 大脳抑制系に効果　即効性がない　SSRIやSNRIと併用が良い
  蘇葉にも新しい抗うつ効果が
- 半夏・大棗・香附子・厚朴
- 抑肝散（54）－：抑肝散加陳皮半夏（83）
- 半夏厚朴湯（16）　柴朴湯（96）－：神秘湯
- 苓桂朮甘湯（39）－：半夏白朮天麻湯（37）
- 香附子Ｇ　女神散(67)　・香蘇散(70)
- アンダーラインは慶応大・神庭でのオープンスタディで抗うつ効果が認められた

図286

い）SSRIやSNRIと併用することが多い。生薬としては半夏・大棗・香附子・厚朴などがあるが、大棗と厚朴は神経末端のグルタミン酸遊離の抑制にてセロトニンを増加させることが分かっている。抑肝散と抑肝散加陳皮半夏の鑑別はいつも問題になるところであり、どちらもセロトニンの遊離を増加させパニック障害に効果があるが、抗うつ効果をもつのは抑肝散加陳皮半夏である。よく言われているのは抑肝散は加害者意識がある人に対して抑肝散加陳皮半夏は被害者意識の方ということである。もちろん半夏厚朴湯は抗うつ剤の代表でパキシセチンの約半分の効果である。柴朴湯は小柴胡湯に半夏厚朴湯を合方したものであるが、精神的要因で喘息発作を誘発する人によい、抗喘息の効果はIL-8の抑制である。それに対し神秘湯は小児に用いて麻黄剤であり半夏が入らないので運動作動性発作に効果があり、精神的要因という文言はない。めまいに対する苓桂朮甘湯は自律神経失調によるめまい発作と言われるが、半夏白朮天麻湯はうつ傾向のあるめまいとされる。ちなみにアンダーラインは当時慶應大の神庭先生のオープンスタディで抗うつ効果のあった方剤である。これ以外には香附子の配合された女神散や香蘇散にも抗うつ効果が認められる。図287は半夏厚朴湯の解説である。ポイントは精神刺激による咽頭部の異物感であるが、慢性疲労症候群や不安神経症にも効果を認める。図288は半夏厚朴湯のまとめである。気分の憂鬱感、不安感、めまいなどを訴え診察にメモを用意してくるような方によい。漢方的には舌に白苔をつけ、腹部には心下痞がある。図289は香蘇散との比較であるが失感情症には香蘇散の方がよい。漢方的には虚証の方である。つまりうつ傾向で神経質でよくしゃべり、具合の悪いところのメモ（最近ではスマホ）を持参してくるような方には半夏厚朴湯、失感情症で診察室で何もしゃべらない方には香蘇散がよいとされる。このような失感情症や自閉症スペクトラムの易刺激性に最近ではアリピプラゾールを用いることが多いが長期使用には要注意である。高齢者のうつで副反応が多くて抗うつ剤が使えない方にも香蘇散は使いやすい。症例90は30歳の女性、双極性障害でふらふらと気力の低下を訴える方である。心下痞と舌白苔、半夏厚朴湯を処方して効果があった症例である。図290は半夏白朮天麻湯の解説である。頭重感と大便がはじめ乾燥で後は泥状便になるのが特徴で舌は胖大、腹部は軟弱で振水音がある場合も多い。めまいの鑑別では苓桂朮甘湯は自律神経失調があり、真武湯は頭位性め

半夏厚朴湯

金匱要略　婦人咽中炙臠のあるが如し。
ポイントは
１：精神刺激による咽喉部の異物感
２：咳嗽気喘　痰が多く脇悶　嘔吐・悪心　食欲不振　舌に厚膩苔
３：慢性疲労状態　不安神経症　咽喉異常感症　治療効果発現には１〜３週かかる
４：奥田は器質的異常のない脊椎痛に有用　必ず心下痞がある症例

図287

半夏厚朴湯

• 精神神経症状　気分の憂鬱感　不安感　めまい　頭重　用意周到（診察にメモ持参）発汗　頻尿
• 咽頭　喉頭部の詰まった感じ　呼吸困難
• 消化器症状　心窩のつまった感じ
• 脈一定せず　舌白い苔　裏・寒・虚
• 鑑別　加味逍遥散　不安は前面に出ることがない
•　　　　　　　　瘀血の徴候をみる
•　　甘麦大棗湯　急拍症状をみる
•　　苓桂朮甘湯　気の上衝　起側頭眩（たちくらみ）

図288

半夏厚朴湯のポイント

• うつ症状にともなう身体表現化症状に
• 非常に几帳面で神経質　細かいことにこだわる人
• 使用目標　白苔舌　咽頭部不快

• 失感情症は香蘇散

図289

半夏厚朴湯

• 30歳　女性　ふらふら　気力の低下
• 双極性障害にて炭酸リチウム内服中　不眠が強く睡眠剤をもらうも朝おきられずふらふらしてしまう　気力の低下があり仕事ができない　よくしゃべる。仕事ができないのは上司のせいだという
• 158cm　58kg　舌白白苔　脈濡虚　腹部軟　胸脇苦満なし　心下痞あり　心療内科で睡眠剤を相談するようにというが、漢方薬をほしい
• 心下痞・舌白より半夏厚朴湯7.5gを処方　1月にて調子がよいという

症例90

半夏白朮天麻湯

李東垣　痰厥頭痛、半夏に非ざれば療するを能わず。眼黒く頭旋り　虚風内にこもるは天麻に非ざれば療するを能わず。
１：頭痛　眩暈　頭重感
２：腹脹　腹鳴　大便はじめ乾燥で後は泥状
３：筋肉が柔らかく力がない　浮腫　汗をかきやすい
４：舌胖大　腹軟弱　裏・寒・虚
• 動脈硬化　高血圧　メニエル　高脂血症　低血圧
• めまいの鑑別　苓桂朮甘湯　自律神経（気の上衝）
•　　　　　　　　真武湯　冷え　動揺性　頭位性めまい

図290

まいである。図291・292は半夏白朮天麻湯の解説
とまとめである。胃腸症状とめまい、舌の胖大を目
標とする。頭痛の鑑別では呉茱萸湯は左の腹直筋緊
張を目標とする。五苓散は口渇、苓桂朮甘湯はほて
りを目標とする。症例91は70歳女性で高音の耳鳴
りがする。虚証で腹部軟、特に舌胖大より半夏白朮
天麻湯が奏効した症例である。次いで図293は身体
表現化障害の漢方薬の一覧である。図294は加味逍
遥散の口訣（言い伝え）である。特に胸脇苦満と冷
えのぼせ、訴えが多岐にわたり来るたびに違うこと
をいう方が多い。図295は和剤局方の条文である。
血虚労倦、ほてり、疼痛などがポイントであるが、
胸脇苦満にほてりはIL-6が高値なことが分かって
いる（大阪医大・大沢元教授）。IL-6が高いといえ
ばキャッスルマン症候群を思い出すが、たしかに
キャッスルマン症候群でも加味逍遥散がIL-6を低
下させた症例がある。図296は勿誤薬室方函口訣か
ら加味逍遥散の条文である。逍遥散の証（胸脇苦
満）に肩背のこわばり、鼻出血などに効果があり、
また湿疹のかゆみにもよいとされる。図297はそれ
以外で女科撮要と婦人良方の解説である。図298は
加味逍遥散のポイントでほてり・便秘・胸脇苦満を
使用目標とするが、更年期に伴う全身倦怠感や不定
愁訴に効果がある。漢方的には柴胡・芍薬の身体表
現化障害に対する効果と抗不安効果が併存すると考
えられる。症例92は50歳の女性、ほてり、不眠、
めまい、冷えなどがあり、胸脇苦満と便秘より加味
逍遥散を処方したところ奏効した症例である。症例
93は60歳女性で肋間神経痛で受診されたが身体表
現化障害が疑わしく、胸脇苦満と冷えほてりから加
味逍遥散が効果があった症例である。症例94は58
歳女性で耳鳴りを訴えたがやはり身体表現化障害を
疑い胸脇苦満と冷えほてりより加味逍遥散が効果が
あった症例である。このように更年期に伴う身体表
現化障害には胸脇苦満と冷えほてりを目標に加味逍
遥散を投与する。腹診では婦人科の時に詳しく述べ
るが、下腹部の正中の虚脱（E2の低下）と両脇の
腹直筋の緊張（LH・FSHの亢進）が特徴となる。
図299適応外使用となるが、頑固な高齢者のかゆみ
にも加味逍遥散合四物湯が効果がある。症例95は
80歳女性の皮膚掻痒症である。ベリーストロング
ステロイドでも効果がなく胸脇苦満ははっきりしな
いが（高齢者で亀背がある場合には胸脇苦満ははっ
きりしないことが多い）舌乾燥、便秘より加味逍遥
散合四物湯で効果があった症例である。ただし適応
外使用であるので病名がつかない場合には湯液処方

---

**半夏白朮天麻湯**

- 胃腸症状　食後眠くなる　頭痛　頭重　めまい
- 脈軟　腹軟　心下痞　胃内停水　舌胖大
- 頭痛の鑑別
   呉茱萸湯　嘔吐や煩躁　左腹部緊張
   五苓散　　口渇　尿利減少
   苓桂朮甘湯　陽証（ほてり）　脈腹に力がある　上腹
   部動悸

図291

---

**半夏白朮天麻湯のポイント**

- 眩暈を主とするうつ症状
- 使用目標　胖大舌　汗が多い

図292

---

**半夏白朮天麻湯**

- 70歳　女性　耳鳴
- 数年前から高いキーンという耳鳴がする。耳鼻科にてスト
  ミン・プレドニンなどを処方されるが効果がないという
- 148cm　62kg　舌白胖　脈濡細　腹部軟　臍下不仁あり
  便秘はない　足は冷える　聴力検査では異常がない　頭に
  よく汗をかく　不眠傾向あり
- 舌胖・汗をかくより半夏白朮天麻湯7.5gを処方　14日後に
  は耳鳴消失

症例91

---

**不定愁訴**

- 身体表現化障害の漢方薬　示指脈（短脈）右＞左
- 半夏厚朴湯
- 加味逍遥散
- 抑肝散
- 柴胡加竜骨牡蛎湯
- 柴胡桂枝乾姜湯
- 加味帰脾湯
- 　柴胡剤

図293

---

**加味逍遥散**

- 口訣より
- 胸脇の熱証による精神症状　多訴　情緒不安定
- 貧血　月経異常　冷え　のぼせ　虚証　少陽病
- 脈弦弱　乾湿中間　胸脇苦満　振水音（±）
- 更年期前後の慢性湿疹にも効果がある
- 訴えがくるくる変わる
- 来るたびに違うことをいう
- メモをつけてくる
- 月経にコーヒー様の血塊がまじる
- 陰性の怒りで回りくどい　裏・熱・虚→中間

図294

## 加味逍遙散（24）

- 和剤局方　血虚、労倦し、五心煩熱し、肢体疼痛し、頭目昏重、心忪 頬赤く、口燥咽乾し、発熱盗汗し、食を減じ臥を好む、及び血熱相いうち、月水調わず、臍腹脹痛し、寒熱瘧の如くなるを治す。また、室女の血弱く陰虚にして栄衛和せず、痰嗽潮熱し、肌体羸痩し、漸くして骨蒸と成るを治す
- 胸脇苦満とほてり（高IL-6）・便秘が目標
- 更年期障害・自律神経失調症・抑うつ状態・慢性便秘・湿疹・肝斑症

図295

## 症例

- 60歳　女性　肋間神経痛
- 数カ月前から右肋間神経痛　内科・整形外科受診するも胸部・心臓異常なし
- 体格やせ　舌紅やや黄色苔　腹部弱　右胸脇苦満　冷えがあり便通は正常　顔のほてり
- 冷え・ほてり・胸脇苦満よりツムラ加味逍遙散7.5ｇを処方　痛いときに芍薬甘草湯を併用
- 3月後に軽快する

症例93

## 加味逍遥散

- 勿誤薬室方函口訣「コノ方ハ清熱ヲ主トシテ、上部ノ血症ニ効アリ。故ニ逍遥散ノ症ニシテ、頭痛面熱肩背強バリ、鼻出血ナドアルモノニ佳アリ。マタ下部ノ湿熱ヲ解スルモノデ、婦人淋疾、竜胆瀉肝湯ナドヨリ一等虚候ノ者ニ用イテ効アリ。又、男子婦人遍身ニ疥癬ノ如キモノヲ発シ、甚ダ痒ク、諸治効ナキモノニ此方ニ四物湯ヲ合シテ験アリ。華岡氏ハ此方ニ地骨皮、荊芥ヲ加エテ鵝掌風（手掌角皮症）ニ用ユ。又、老医ノ伝ニ、大便秘結シテ朝夕快ク通ゼヌトイウ者、何病ニ限ラズ此方ヲ用レバ、大便快通シテ諸病ヲ治スルト云フ。」

図296

## 58歳　女性

- 3月前から耳鳴　頭痛　足の冷え　顔ののぼせあり　耳鼻科にて高齢者の耳鳴といわれストミン・メチコバール・アデホスコーワをもらったが効果がなく受診
- 158cm　60kg　舌紅　脈弦滑　腹部中等度　右胸脇苦満あり　3年前に閉経　足の冷えと顔のほてりあり　便秘
- 冷えほてり・胸脇苦満・便秘より加味逍遙散7.5g+附子末0.6gを処方　1月後には耳鳴消失

症例94

## 加味逍遥散

- 逍遥散　牡丹皮　山梔子
- 女科撮要「治血虚有熱　遍身掻痒　或口燥咽乾　発熱盗汗　食少嗜臥　小便渋滞等証」
- 校註婦人良方「治肝脾血虚有熱　遍身掻痒　或口乾咽乾　発熱盗汗　食少嗜臥　小便渋滞　又治瘰癧流注　虚熱等瘡」

図297

## 加味逍遥散合四物湯

- 「又男子婦人、辺身ニ疥癬ノ如者ヲ発シ、其痒諸治効ナキ者、此方ニ四物湯ヲ合シテ験アリ。」

図299

## 加味逍遥散のポイント

- 使用目標　ほてり・便秘・胸脇苦満
- 更年期に伴う全身倦怠感・のぼせ・寒気・種々の身体痛・食欲不振など訴えがくるくると変わるのが特徴

図298

## 症例

- 80歳　女性　老人性皮膚掻痒症
- 数年前から皮膚がかゆくて困る　皮膚科にて掻痒症としてクロルフェニラマレイン・ベタメタゾン２Ｔに外用ジルフプレドナート　しかし血清コルチゾール測定で低下となり糖尿病を併発　それでもかゆみがとれない
- 体格弱　皮膚乾燥ところどころ内出血　舌乾燥　脈革　腹部弱　臍下不仁　便秘傾向あり
- 本来なら六味丸であるがまず皮膚を治すためツムラ加味逍遥散7.5ｇ四物湯7.5ｇを併用
- 1月もたたずかゆみが軽減　クロルフェニラマレイン・ベタメタゾン中止　外用をクロタミトンにできた

症例95

## 50歳　女性

- 1年前からほてり、不眠、めまい、下肢の冷え、動悸があり婦人科にて更年期障害と診断　エストリール貼薬を処方されるも気分がすっきりしない
- 155cm　68kg　便秘傾向　舌紅やや乾燥　脈関滑　腹部中等度右胸脇苦満あり　生理は6月前に閉経
- 加味逍遥散7.5g/日を処方　1月にて症状が消失

症例92

## 抑肝散

- 気の異常と瘀血・水毒　釣藤は鎮静鎮痙柴胡は胸脇の熱証当帰・川芎は瘀血　蒼朮・茯苓は水毒に
- 神経末端のグルタミン酸の遊離を抑制しセロトニンの遊離を促進する。
- 多怒　不眠　性急の肝気亢進　興奮　四肢痙攣
- 虚証で腹力低下、臍上悸が強ければ半夏・陳皮を加える
- 脈は弦　舌は乾湿中間
- 季肋部の腹直筋緊張や臍部で腹部大動脈拍動亢進　左右の腹直筋がつっぱっている　肩こり
- 皮下脂肪は少ない　裏・熱・虚

図300

がよい。図300は抑肝散の解説である。神経末端の
グルタミン酸の遊離を抑制しセロトニンの遊離を促
進する。怒りっぽい・興奮・不眠などパニック障害
に適応するが、虚証で臍上悸が強ければ抑肝散加陳
皮半夏にする。陳皮半夏を加えることで抗うつ作用
が出てくる。いわば抑肝散は加害者意識が強い方
に、抑肝散加陳皮半夏は被害者意識が強い方にとさ
れるが、どちらも腹部左腹直筋緊張が特徴である。
ただし抑肝散加陳皮半夏は左腹直筋の低下で動悸を
触れる場合もある。図301は抑肝散の原典で保嬰撮
要である。不眠や不安に効果とある。最近ではパ
ニック障害から身体表現化障害に伴う慢性疼痛、帯
状疱疹後神経痛や混合性局所疼痛症候群などに応用
する方も多い。図302は勿誤方函口訣にある抑肝散
の条文である。四逆散の変方であり左腹直筋緊張を
目標に四肢の痙攣や疼痛によいとある。図303抑肝
散のポイントである。左腹直筋の緊張の強い（胆気
陽亢・交感神経の緊張）方の頭痛やこり、しびれ、
不眠、イライラや身体表現化障害の慢性疼痛に効果
がある。認知症の前頭側頭型のBPSD（図276参照）
や抗認知症薬の陽性症状の抑制にも用いられる。も
ちろん虚証の強い方やうつ傾向の強い方には抑肝散
加陳皮半夏を用いる。また生理前緊張症候群にも効
果がある。症例96は48歳女性で不眠やイライラを
訴えるパニック障害の方であるが、腹部の左腹直筋
緊張を目標に抑肝散が奏効した。図304次いで柴胡
加竜骨牡蛎湯の解説をする。この方剤はやはり身体
表現化障害に用いるが、実証で左右の胸脇苦満と臍
周囲の動悸を目標とし精神不安、動悸、多夢、のぼ
せに効果がある。図305は傷寒論の原典を示す。転
側とは横になれないものという意味である。同じく
尾台榕堂の類聚方広義には狂病とあり今でいう統合
失調症に用いていた。図306は柴胡加竜骨牡蛎湯の
ポイントであるが、実証（腹力強い・脈状強い）で
左右胸脇苦満と臍動悸を目標に用いるとよい。また
病状的には神経質で細かいことにこだわる人に効果

---

抑肝散

• 勿誤方函口訣「此方ハ四逆散ノ変方ニテ、凡ソ肝部ニ属シ、
筋脈強急スルヲ治ス。四逆散ハ腹中任脈通リ拘急シテ、胸脇
ノ下衝ク者ヲ主トス。此方ハ左腹拘急ヨリシテ、四肢筋筋ニ
攣急スル者ヲ主トス。此方ヲ大人ノ半身不随ニ用ユルハ、東
郭ノ経験ナリ。半身不随並ニ不寝ノ証ニ此方ヲ用ユルハ、心
下ヨリ任脈通リ攣急動悸アリ、心下ニ気聚リテ痞スル気味ア
リ。医手ヲ以テ按セバサノミ見エネドモ。病人ニ問ヘバ必ズ
痞エルト云フ。又左脇下柔ナレドモ、少シク筋急アル症ナラ
バ怒気ハナシヤト問フベシ。若シ怒気アラバ此方効ナシト云
フコトナシ。又逍遥散ト此方トハニ味ヲ異ニシテ、其ノ効用
同ジカラズ、此処ニ着眼シテ用ユベシ。」

図302

---

抑肝散のポイント

• 疳が強い　腹部左腹直筋緊張
• 頭痛、眼痛、頸項部のこり　眼瞼や顔面のひきつり、痙攣、
四肢のしびれ、不眠、倦怠感、動悸、イライラ、怒りっぽ
い、落ち着きがない
• 身体表現化障害の慢性疼痛（帯状疱疹後神経痛・CRPS・
三叉神経痛など）
• 認知症のBPSD
• 抗認知症薬の陽性症状の予防
• 生理前不快気分症候群

図303

---

48歳　女性

• 2－3カ月前から不眠、イライラがつらい、子供を叱る事が
多く、夫は相手にしてくれない。生理は遅れ気味で生理前
になるとイライラが強くなる
• 168cm　48kg　舌白苔　脈関弦　腹部中等度左腹直筋緊張
• 抑肝散7.5g/日　2週間でイライラが消失

症例96

---

柴胡加竜骨牡蛎湯

• 気及び胸脇の熱証による精神不安、煩驚、心悸、多夢、の
ぼせ、梅核気、心下痞硬または心下膨満、口苦、肩こり、
水毒、身重く、尿不利。
• 裏の実証で便秘　胸脇苦満　心下痞硬　臍上悸　本証のよ
り虚証は竜骨湯
• 裏・熱・実

図304

---

抑肝散

• 保嬰撮要「肝経ノ虚熱、搐ヲ発シ、或ハ発熱咬牙、或ハ驚
悸寒熱、或ハ木土ニ乗ジテ嘔吐痰涎、腹脹食少ク、睡臥不
安ナルモノヲ治ス。」

図301

---

柴胡加竜骨牡蛎湯

• 傷寒論「傷寒八-九日、之ヲ下シ、胸満煩驚、小便不利、譫
語シ、一身尽ク重クシテ、転側スベカラザルモノ、柴胡加
竜骨牡蛎湯之ヲ主ル。」
• 類聚方広義「狂病、胸腹動甚シク、驚懼人ヲ避ケ、兀座独
語シ、昼夜眠ラズ、或ハ猜疑多ク、或ハ自ラ死セント欲シ、
床ニ安ゼザル者ヲ治ス。」

図305

がある。症例97は60歳女性で会社経営者でストレスが強く動悸を訴える方で、実証で胸脇苦満より柴胡加竜骨牡蛎湯が奏効した症例である。迷ったときにはまず虚証の薬からという原則で桂枝加竜骨牡蛎湯を処方したが効果が乏しく、実証の柴胡加竜骨牡蛎湯にて効果を認めた症例である。図307は柴胡桂枝乾姜湯の解説である。皮膚の乾燥やはっきりしない性格の方に用いるが心下の微結と舌の乾燥を目標に用いる。以前にも解説したが舌乾燥を間違えて用いるとアレルギー反応が逆に働き思わぬ肺疾患の合併症を起こすことがある。図308は傷寒論の原典と金匱要略の原典を示す。図309は勿誤方函口訣の原典である。結胸（胸苦しい）で汗の多いものとある。図310は柴胡桂枝乾姜湯のポイントである。虚証で神経質な方で舌の乾燥がポイントとなる。これは漢方の難しいところで虚証で神経質な方でも舌の乾燥がなければ柴胡桂枝乾姜湯にならない。その場合には香蘇散か加味帰脾湯を用いるとよい。症例98は78歳女性で不眠がつらいという。認知もあり、動悸も訴える。加齢に伴う交感神経の緊張であるが、舌乾燥と口渇、虚証より柴胡桂枝乾姜湯が奏効した。ドグマチールは震えが出ることが多い。またベンゾ系の入眠剤は認知によくない。このようなときには漢方薬が役に立つ。図311は桂枝加竜骨牡蛎湯の解説である。虚証で陰部の冷えや脱毛にもよい。図312は桂枝加竜骨牡蛎湯のポイントである。使用目標は虚証であるが腹直筋の緊張のある症例、神経質でうつ傾向があり性的訴えが多い場合である。症例99は40歳男性で不妊症であったが、虚証で腹直筋の緊張があり桂枝加竜骨牡蛎湯が有用であった。図313はその他の身体表現化障害の漢方薬の使い方を示している。実証でうつ傾向が強い場合には柴胡加竜骨牡蛎湯に香蘇散（コタロー）を加えるとよい。身体の中や皮膚の下に虫がいるという訴え、また皮膚異常感覚には桂枝加黄耆湯、冷えで軽い腹痛、動悸、生理痛には当帰芍薬散、虚弱で倦怠があり食欲不振、寝汗には十全大補湯、虚証で貧血傾向、健忘や不眠には帰脾湯などを用いる。症例100は68歳女性で視床梗塞後の皮膚のピリピリ感である。虚証で皮膚異常感覚を使用目標に桂枝加黄耆湯が奏効した。図314は身体表現化障害の漢方薬のまとめである。半夏厚朴湯はうつ傾向とのどの違和感を使用目標にする。加味逍遥散は更年期障害で胸脇苦満、多愁訴を目標に、抑肝散は左腹直筋緊張とイライラ、BPSDに、柴胡加竜骨牡蛎湯は実証で神経質（不安障害）を目標に、柴胡桂枝乾姜湯は虚証

---

### 柴胡加竜骨牡蛎湯のポイント

- 使用目標　実証　胸脇苦満　臍動悸
- 動悸、不眠、不安、小便不利、便秘　神経質で細かいことにこだわる人

図306

---

### 60歳女性

数年前から動悸がする　循環器にて診察を受けるも心電図は異常を認めない

- 168cm　56kg　舌紅黄色苔　脈弦　腹部充実　肥満　左右に胸脇苦満あり　便秘はない　臍周囲に動悸あり　会社を経営していてストレスが多い　軟便　下肢の冷え　不眠あり
- 桂枝加竜骨牡蛎湯7.5gを処方するも2月経過しても動悸がとれない　柴胡加竜骨牡蛎湯7.5gに変更　1月後動悸は消失　よく眠れるという

症例97

---

### 柴胡桂枝乾姜湯

- 胸脇の熱証　燥証に　口苦　口乾　息切れ　皮膚乾燥　紅頬　血色が悪い　頭や掌の異常発汗　患者に活気がない　はっきりしない性格者
- 心下微結　心下部-季肋部の陥凹　臍部の動悸　胃寒　後世方の加味逍遥散
- 気の上衝　虚証　水毒　肺の水毒
- 裏・熱・虚

図307

---

### 柴胡桂枝乾姜湯

- 傷寒論「傷寒、五六日、已ニ汗ヲ発シ、而モ復之ヲ下シ、胸脇満微結、小便不利シ、渇シテ嘔セズ、但頭汗多ク、往来寒熱、心煩スル者ハ、此レ未ダ解セズト為スナリ。柴胡桂枝乾姜湯之ヲ主ル。」
- 金匱要略「柴胡桂姜湯ハ、瘧、寒多クシテ、微ニ熱アリ。但寒シテ熱セザルヲ治ス。」

図308

---

### 柴胡桂枝乾姜湯

- 勿誤方函口訣「此方モ結胸ノ類症ニシテ、水飲心下ニ微結シテ、小便不利、頭汗出ル者ヲ治ス。此症骨蒸ノ初期、外感ヨリシテ此ノ症ヲ顕ス者多シ。此方ニ黄耆・別甲・芍薬ヲ加エテ緩疲湯ト名ヅケテ、肋下或ハ臍傍ニ疲癖アリテ、骨蒸フナス者ニ用フ。此方ハ微結ガ目的ニシテ、津液胸脇ニ結聚シテ五内ニ滋サズ、乾咳出ル者ニ宜シ。又此方ノ症ニシテ左脇下ヨリサシコミ、緩ミ難キ者、或ハ癖飲ノ症ニ呉茱萸・茯苓ヲ加エテ用ユ。婦人ノ積聚水飲ヲ兼ネ時々衝逆、肩背強急スル者ニ験アリ。」

図309

87

## 柴胡桂枝乾姜湯のポイント

- 使用目標　虚証　神経質　顔面部の慢性炎症　乾燥舌
- 動悸、息切れ、疲労、食欲不振、寝汗、腹部動脈触知

図310

## その他

- 実証のうつ症状には柴胡加竜骨牡蛎湯合香蘇散
- 体の中　皮膚の下に虫がいるというものには（皮膚異常感覚）桂枝加黄耆湯
- 冷え性で軽い腹痛　むくみ　動悸　生理痛などともなうものには当帰芍薬散
- 虚弱者で全身倦怠　食欲不振　寝汗　動悸　不安があり消化機能低下と気虚　血虚には十全大補湯
- 虚証で貧血　出血傾向　健忘　不安　不眠　心悸亢進などには　帰脾湯

図313

## 78歳　女性

- 最近眠れない、夜間頻尿がある。物忘れもでる。動悸、眩暈がする。
- 内科にてMMSE30/30　BNP38.6にて老人性うつ病と診断されドグマチールを処方されるも震えがでる。日中も眠くて転んでしまう。
- 138cm　40kg　舌乾燥　脈沈細　腹部軟　臍下不仁あり口渇を訴える　柴胡桂枝乾姜湯7.5g/日にて3月後症状軽快する

## 68歳　女性

- 3月前に視床梗塞　その後右上肢にピリピリとした違和感を感じる　痛みはさほどではない
- 160cm　58kg　舌紅　カーテン兆候なし　四肢麻痺なしバレー正常　脈細弦　腹部中等度　心下痞あり　胸脇苦満なし便通は正常　下肢の冷えは感じない
- 桂枝加黄耆湯6.0gを処方　1月後にはピリピリ感が消失　3月後に廃薬できた

## 桂枝加竜骨牡蛎湯

- 気血両虚　虚陽浮越　気の上衝による心悸亢進　動悸　抑うつ気分　性欲異常　夢交　虚証で無気力　疲れる　便秘なし　表の寒証　虚証　腹満　胸脇苦満者
- 竜骨・牡蛎は微寒にて少陰病には不可　時に夜尿症　陰部の冷える者や脱毛にもよい　上熱下冷でフケの多い者
- 裏・寒・虚

図311

## 身体表現化障害

- 半夏厚朴湯　　　　　うつ・のどのつまり（違和感）
- 加味逍遥散　　　　　更年期障害　胸脇苦満　多愁訴
- 抑肝散　　　　　　　左腹直筋緊張、BPSD　イライラ　慢性疼痛
- 柴胡加竜骨牡蛎湯　　実証　神経質　不安障害
- 柴胡桂枝乾姜湯　　　虚証　乾燥　不安障害　うつ
- 加味帰脾湯　　　　　虚証　上腹部心下痞・動悸　オキシトシン
- 香蘇散　　　　　　　虚証　胃腸虚弱　老人性うつ病
- 桂枝加竜骨牡蛎湯　　虚証　神経質　性的訴え

図314

## 桂枝加竜骨牡蛎湯のポイント

- 使用目標　虚証で腹直筋の緊張
- 神経質でうつ傾向が強い　性的訴えが多い

図312

## 腹証からみる漢方薬（交感神経緊張）

- 腹直筋緊張
  両側　四逆散
  左　　抑肝散
- 胸脇苦満
  両側　柴胡加竜骨牡蛎湯
  　　　大柴胡湯
  　　　桂枝加竜骨牡蛎湯
  右　　加味逍遥散

図315

## 40歳　男性

- 不妊
- 結婚して5年　不妊　精液検査ではやや数が少ないが子供ができないほどではない
- 舌白　脈細　腹部軟　臍下不仁　腹直筋緊張あり　軟便不眠　すぐに疲れ横になりたがる　朝が起きづらい　食欲もあまりない　178cm　58kg
- 桂枝加竜骨牡蛎湯7.5gを処方　1月後疲れがとれた　6月後に妊娠に成功した

## 腹証からみる漢方薬（副交感神経緊張）

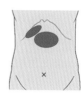

- 心下痞
  半夏厚朴湯
  香蘇散
- 心下動悸＋右胸脇苦満
  加味帰脾湯
- 右胸脇苦満
  柴胡桂枝乾姜湯

図316

で舌乾燥を目標に、加味帰脾湯は虚証で上腹部心下痞か動悸、オキシトシンを目標に、香蘇散は虚証で胃腸虚弱、高齢者のうつに、桂枝加竜骨牡蛎湯は虚証で神経質、性的訴えの多い方に用いる。図315は交感神経の緊張を示す腹証である。腹直筋の緊張が両側に認められる場合には四逆散を、左に認められる場合には抑肝散を用いる。また胸脇苦満も交感神経の緊張を示す。実証なら柴胡加竜骨牡蛎湯、虚証なら桂枝加竜骨牡蛎湯を、右だけの胸脇苦満なら加味逍遙散がよい。次いで図316は副交感神経の緊張を示す腹証である。心下痞には半夏厚朴湯や虚証に香蘇散を、心下動悸があれば加味帰脾湯がよい。また右の小さい胸脇苦満には柴胡桂枝乾姜湯を用いるとよい。図317は睡眠剤の一覧である。病院によってはベンゾ系の睡眠剤は年齢制限しているところもあり常習性や依存性が問題になる。また高齢者では認知症の進行を早める場合がある。その点では非ベンゾ系は使いやすい。特にエスゾピクロンは筋弛緩作用や依存性がないため病院で採用されているところが多い。最近ではスポレキサントが筑波大の先生によって開発され、その作用の拮抗剤がナルコレプシーの薬剤として開発が進んでいる。たまに悪夢を見るのが欠点である。図318は不眠の種類と漢方薬を加えたものである。ω1受容体の薬剤は依存性が少ないとされる。漢方薬では酸棗仁湯、竹筎温胆湯（適応外使用）、加味帰脾湯などを用いる。図319は漢方薬の睡眠剤である。トリプトファンとGABAの刺激が有用である。特に甘麦大棗湯は夜驚症や夢遊病に効果があるが、適応病名がむずかしい。成人の場合には夜間せん妄をつけている。抑肝散は歯ぎしりが目標である。試合前や試験前の緊張型不眠には女神散が効果があるが、男性には使いづらい。図320は酸棗仁湯の解説である。金匱要略に原典があり、虚証で乾燥のある不眠に用いるが、嗜眠にも効果がある。図321は小児発達障害の解説である。メチルフェニデートは効果的であるが処方には制限がある。グアンハナシンは使いやすいが、投与1週間は調子が悪くなるので要注意である。図322は小児発達障害の漢方治療である。広汎性発達障害には八味地黄丸もしくは六味丸、知的障害には小建中湯、ADHDには抑肝散や四逆散、この場合にはよく暴れる子には四逆散を、内にこもる子には抑肝散を用いる。HDには四逆散、アスペルガー症候群には抑肝散、PFAPAには柴胡桂枝湯（適応外使用）、自閉症にはオキシトシンの効果（加味帰脾湯）が期待されている。症例101は8歳男児、不登校で自閉症ス

---

## 睡眠薬

- BZ系：超短時間　トリアゾラム
  短時間　　プロチゾラム　ロルメタゾラム　リルマザホン
  中間型　フルニトラゼパム　ニトラゼパム　エスタゾラム
  長時間型　クアゼパム　フルラゼパム
- 非BZ系　超短時間　ゾルピデム　ゾピクロン
  　　　　　　　　　　エスゾピクロン
- メラトニン受容体　ラメルテオン　メラトニン
- オレキシン拮抗　スボレキサント　レンボレキサント

図317

## 睡眠薬の種類

| 軽症の入眠困難 | トリアゾラム　ゾピクロン（ω1） |
| | プロチゾラム　ゾルピデム（ω1） |
| | エチゾラム　エスゾピクロン（ω1） |
| メラトニン製剤 | ラメルテオン　メラトベル |
| 中等の熟眠障害 | エスタゾラム　ロルメタゼパム |
| | リルマザホン　フルニトラゼパム |
| 重症の睡眠障害 | ニトラゼパム　クアゼパム（ω1） |
| 新しい入眠薬 | スボレキサント　（オレキシン） |
| 睡眠薬の離脱 | 酸棗仁湯（103） |
| | 竹筎温胆湯（91） |
| | 加味帰脾湯（137） |

ω1受容体・オキシレチン作用性は依存性が少ない

図318

## 漢方の睡眠剤

- トリプトファン＋GABAの効果：酸棗仁・半夏・大棗・小麦
- 酸棗仁湯（103）乾燥傾向
- 加味帰脾湯（137）胃腸虚弱　貧血
- 竹筎温胆湯（91）舌黄苔
- 甘麦大棗湯（72）パニック　夜驚症　寝言
- 抑肝散（54）歯軋り　左腹部緊張
- 緊張型不眠には女神散

図319

## 酸棗仁湯（103）

- 酸棗仁　茯苓　川芎　知母　甘草
- 金匱要略　虚労、虚煩、眠るるを得ざるは、酸棗仁湯
- ①不眠②体力消耗③胸苦しい④寝汗⑤つまらないことが気になる⑥めまい⑦精神不安⑧嗜眠
- 乾燥傾向のある不眠
- 裏・熱・虚

図320

## 小児発達障害

- ADHD　メチルフェニデート（12時間）アトモキセチン（1日）
  受験生にはメチルフェニデート
  暴力的な症例にはグアンハナシン
- 易怒型自閉症スペクトラム　リスペリドン
  体重20kg以下　　　　0.25mg/日　　20kg以上0.5mg/日
- 強迫性障害　フルボキサミンマレイン　25mg/日
- うつ状態　セルトラリン　　25mg/日
  SSRI　自殺企図に注意　半夏厚朴湯併用

図321

ペクトラムであった。腹部腹直筋緊張あり、不機嫌
で怒りっぽい、抑肝散と睡眠時に少量のクロチアゼ
パムを用いたところ効果があった。効果が乏しけれ
ばグアンハナシンを投与する予定であった。症例
102は6歳男児で授業中にも動き回るADHDで
あった。四逆散とアトモキセチンで効果があった。
症例103は8歳男児で繰り返す発熱をおこし、
PFAPAと考えられた症例である。胸脇苦満と鼻血
より柴胡桂枝湯で効果があった。図323は小児の腹
診の図である。左は夢分流、右は鍼灸師会でまとめ
たものである。立ったままで叩打して清音か濁音か
で判断する。また胎児の臍静脈の遺残を触れること
がありこれを正中芯というがこれは胸脇苦満と同じ
意義である。

●参考文献

『精神神経疾患ビジュアルブック』学研
『漢方古方要方解説』奥田謙蔵著　医道の日本社
『漢方後世要方解説』矢数道明著　医道の日本社
『漢方処方解説』矢数道明著　創元社
『小児科外来処方navi』金子一成監修　中外医学社

---

小児発達障害

- 広汎性発達障害　八味地黄丸　六味丸
- 知的障害　　小建中湯
- ADHD　　抑肝散　四逆散
- HD　　四逆散
- アスペルガー症候群　抑肝散
- よく動く暴れる子は四逆散　内にこもる子は抑肝散
- PFAPAには柴胡桂枝湯
- 自閉症にはオキシトシンの可能性

図322

---

抑肝散

- 8歳男児　ここ3月学校へ行けない　朝になると腹痛　めまい　気分が悪いと
- 138cm　32kg　舌紅　腹部胸脇苦満あり　腹直筋緊張　診察室でも何も話さない　不機嫌ですぐにここを出たい様子
- 抑肝散5.0g/日+クロチアゼパム0.03g寝る前に投与
- 1週間でよく眠れる、朝が起きられるようになった1月後学校に行けるようになった。クロチアゼパムを廃薬　抑肝散でコントロール

症例101

---

四逆散

- 6歳　男児　よく動き回る　授業中にジッとしていられない
- 130cm　30kg　舌紅　腹部腹直筋緊張　腹痛はない　診察室でもうごきまわる、ねえこれなに　先生は何年などとよくしゃべる　医師の膝に座ったりする　ADHDとして四逆散5.0g/日+アトモキセチン2T処方
- 3月後落ち着きがでてきた　アトモキセチン廃薬
- 四逆散でコントロール中

症例102

---

柴胡桂枝湯

- 8歳男児　2年前から2〜3月に1回　38度台の発熱あり、最初は感冒と思っていたが、繰り返すため精査でPFAPAと診断される
- 138cm　24kg　元気で診察室を歩き回る　発熱以外は症状なく　よく鼻血を出すことがある　舌紅　脈滑　腹部右肋骨下をくすぐったがる
- 柴胡桂枝湯5.0gを処方　3月で発熱がなくなる

症例103

---

小児の腹診

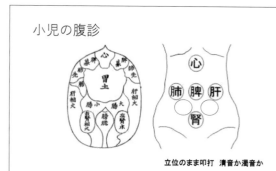

立位のまま叩打　清音か濁音か

図323

# 第19章　婦人科疾患と漢方薬

婦人科疾患ではかねてから漢方薬の使用が多い。重要なことは子宮や卵巣に対して漢方薬がどのように作用するか、また妊娠中の方に対して漢方薬の副作用はないのかという点である。まず図324は子宮に関する漢方薬である。子宮収縮促進つまり妊娠中には使用してはいけない生薬は枳実、益母草、薏苡仁、五味子、紅花、大黄、桃仁、牡丹皮に大量の附子などである。しかし子宮収縮抑制生薬の効果をより引き立たせるために少量の収縮促進生薬を入れる場合もある。これを相反効果という。いわゆる甘さを引き立たせるため砂糖に少量の塩を入れるようなものである。つまりこれらも完全な禁忌ではない。次いで子宮収縮抑制効果をもつ生薬は当帰、川芎、黄芩、香附子、杜仲、白朮、木香などである。妊娠中には当帰、川芎を含む当帰芍薬散や温経湯は積極的に用いたいものである。内膜充血促進には丹参、大黄、甘草、益母草などである。つまり芎帰調血飲などは着床には効果がある。最近ではビタミンＥも効果があるとされる。リュープロレリンを用いた場合の動悸など副作用には芎帰膠艾湯がよいといわれる。図325は婦人科疾患に多い血剤の種類を解説したものである。補血剤は四物湯や当帰芍薬散、当帰四逆湯や芎帰調血飲も含まれる。駆瘀血剤は桂枝茯苓丸や折衝飲、通導散以外に大黄剤の大黄牡丹皮湯や桃核承気湯が含まれる。止血剤は芎帰膠艾湯となる。それぞれを女性ホルモンの働きを中心に詳しくみていく。図326と図327は寺澤の『和漢診療学』から血虚と瘀血の診断基準を示す。図328は先章に続いて女性の不定愁訴いわゆる身体表現化障害を示している。特に婦人科の不定愁訴には漢方薬が役に立つ。図329は今までの婦人科腹診を示す。代表的なものは臍左の当帰芍薬散（大塚点という）と臍や

## 子宮に関する漢方薬

- 子宮収縮促進　枳実　益母草（芎帰調血飲）薏苡仁（薏苡仁湯）五味子　紅花　大黄　附子（大量で）桃仁（桃核承気湯）牡丹皮

- 子宮収縮抑制　当帰　川芎（当帰芍薬散・温経湯）　黄芩　香附子　杜仲　白朮　木香

- 内膜充血促進　丹参　大黄　甘草　益母草
- リュープロレリンには芎帰膠艾湯

図324

## 血剤としての分類

1：補血剤　血虚性駆瘀血剤
　　四物湯（温清飲）当帰芍薬散（連珠飲）
　当帰散　当帰四逆湯　芎帰調血飲　温経湯
2：血実性駆瘀血剤
　　大黄牡丹皮湯　桃核承気湯　桂枝茯苓丸
　　桂枝茯苓丸加薏苡仁　折衝飲　通導散
　　千金鶏鳴散　治打撲一方
3：止血剤　芎帰膠艾湯
4：補気補血剤　加味逍遥散　女神散
5：陳久性駆瘀血剤　抵当丸

図325

## 血虚

| | | | |
|---|---|---|---|
| ・集中力の低下 | 6 | 皮膚の乾燥 | 14 |
| ・不眠・睡眠障害 | 6 | 爪の異常 | 8 |
| ・眼精疲労 | 12 | 知覚障害 | 6 |
| ・めまい感 | 8 | 腹直筋攣急 | 6 |
| ・こむらがえり | 10 | | |
| ・過少月経 | 6 | | |
| ・顔色不良 | 10 | | |
| ・頭髪がぬける | 8 | 30点以上が血虚 | |

寺澤『和漢診療学』

図326

## 瘀血の診断基準

| | |
|---|---|
| ・眼輪部の色素沈着 | 臍傍圧痛抵抗　左 |
| ・顔面の色素沈着 | 臍傍圧痛抵抗　右 |
| ・皮膚の甲錯 | 臍傍圧痛抵抗　正中 |
| ・口唇の暗赤化 | 回盲部圧痛　抵抗 |
| ・歯肉の暗赤化 | S状部圧痛　抵抗 |
| ・舌の暗赤紫化 | 痔疾 |
| ・細絡 | 月経障害 |
| ・皮下溢血 | |
| ・手掌紅斑 | |

寺澤『和漢診療学』

図327

## 不定愁訴

- 不定愁訴とは心身症に近い存在であるが性格的な訴えも多い
- 特に女性には多く認められる
- 漢方薬には不定愁訴に有用なものが数多くある　特に身体表現化障害には漢方薬が有用
- 不定愁訴漢方の運用のヒント

図328

や左下の圧痛点が桂枝茯苓丸、S状結腸部の強い圧痛点は桃核承気湯という点であるが、もう少しホルモン状態に立脚すると腹診に違う病態が出てくる。図330と図331は大阪医大の後山先生が研究された生理不順に対する温経湯の働きである。どちらも女性ホルモンも下垂体ホルモンも上昇がみられる。そこで図332は月経困難症の64名に対し証に合わせて当帰芍薬散16名は冷えと臍左の圧痛を目標に、温経湯16名は冷えほてりと乾燥を目標に、桂枝茯苓丸12名はほてりと下腹部圧痛を目標に、芎帰調血飲20名は生理不順と臍三尾の圧痛を目標に、投与前と3月後にE2・LH・FSHを調べてみた。図333結果は桂枝茯苓丸がLH・FSHの低下を見ただけでそれ以外の方剤はE2・LH・FSHともに上昇していた。症例104は28歳女性で無月経であったが上腹部動悸、冷え、虚証などから温経湯加附子末にてE2の上昇をみて生理が発来した。図334は同じく後山先生の温経湯がLHの高い症例にLHの低下をみたというデータである。図335 LHが高いということはPCOSの病態を示す。つまり温経湯はLHが低い場合にはそれを上昇させ高い症例では低下に誘導するという二律背反の効果をもっている。しかし臨床でその効果を発揮させるには誘導薬が必要と考える。またPCOSは男性ホルモンが関与しているのではと思う先生も多いと思われる。図336そこで桂枝茯苓丸8例は生理痛と左下腹部圧痛を目標に、温経湯6例は生理不順と乾燥・手のほてりを目標に、芍

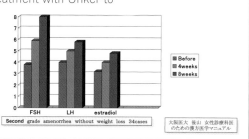

Changes of plasma hormone levels in the treatment with Unkei-to

Second grade amenorrhea without weight loss 34cases

大阪医大 後山 女性診療科医のための漢方医学マニュアル

図331

月経困難症の64名に女性ホルモンの動態を調べてみた

- 当帰芍薬散 16名　温経湯 16名　桂枝茯苓丸 12名　芎帰調血飲 20名　平均年齢28.6±4.8歳
- 投与前・3月後にE2・LH・FSHをチェック
- 当帰芍薬散は冷えと臍左の圧痛を目標に
- 温経湯は冷えとほてり　唇の乾燥と手のほてりを目標に
- 桂枝茯苓丸は　ほてりと下腹部圧痛を目標に
- 芎帰調血飲は　生理不順と臍右圧痛を目標に
- 自覚症状（生理不順）はVAS10が3月後平均4.8±2.3で改善していた

図332

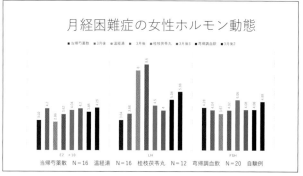

月経困難症の女性ホルモン動態

当帰芍薬散　3月後　温経湯　3月後　桂枝茯苓丸　3月後3　芎帰調血飲　3月後2

当帰芍薬散 N＝16　温経湯 N＝16　桂枝茯苓丸 N＝12　芎帰調血飲 N＝20　自験例

E2 ×10　　LH　　FSH

図333

駆瘀血剤の用い方（腹診が重要）

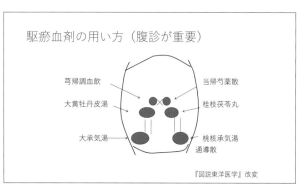

芎帰調血飲　　　　　　　当帰芍薬散
大黄牡丹皮湯　　　　　　桂枝茯苓丸
大承気湯　　　　　　　　桃核承気湯
　　　　　　　　　　　　通導散

『図説東洋医学』改変

図329

症例からみる一次性無月経

- 28歳女性　ダイエットの影響で6月前から無月経　婦人科でピルをもらったが内服でだるくなって中止した
- 160cm 40kg 舌白胖 脈細 腹部軟 胸脇苦満なし　上腹部動悸あり　臍下不仁あり　便秘傾向　下肢冷えあり E2 28.0 LH1.28 FSH4.86
- 虚証で冷え上腹部動悸あり低LHより温経湯7.5g＋附子末0.6を処方
- 3月後生理発来 E2 36.0 LH3.08 FSH4.06

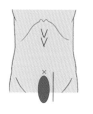

症例104

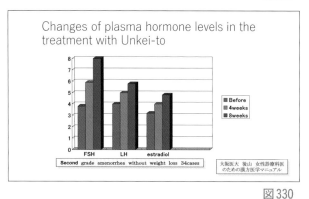

Changes of plasma hormone levels in the treatment with Unkei-to

Second grade amenorrhea without weight loss 34cases

大阪医大 後山 女性診療科医のための漢方医学マニュアル

図330

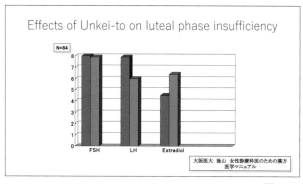

Effects of Unkei-to on luteal phase insufficiency

N=84

FSH　LH　Estradiol

大阪医大 後山 女性診療科医のための漢方医学マニュアル

図334

92

薬甘草湯12例は生理痛を、芎帰調血飲８例は生理不順と臍右圧痛を目標に投与前と３月後に男性ホルモンをチェックしてみた。図337結果は芍薬甘草湯が最も男性ホルモンを抑制した。他の方剤も男性ホルモンの抑制効果を見た。図338男性ホルモンに焦点をあて漢方薬を考えてみると芍薬・牡丹皮・土別甲・益母草・桃仁・大黄は男性ホルモンの抑制に働く。土別甲は男性では男性ホルモンの賦活に働く。つまりPCOSでは温経湯だけでなく生理時だけ芍薬甘草湯を加えると誘導薬としてLHの抑制に働きまた生理痛にも効果がある。子宮筋腫には桂枝茯苓丸に四物湯（折衝飲の方意）を加えるか子宮の駆瘀血剤として土別甲を加えるとよい。特に土別甲は子宮の筋腫の抑制や疼痛に働き無月経にも効果がある。PMSでイライラが強い場合には男性ホルモンの抑制に女神散（頭痛）・抑肝散（左腹直筋緊張）が、不安が強い場合にはLH・FSHの抑制に加味帰脾湯（上腹部動悸か心下痞）これはオキシトシンを増やす効果がある。PMDDにも同様の処方がよいと考えられる。図339以上を鑑みながら腹診を考えると下腹部正中の筋力低下はE2の低下を示す（男性では男性ホルモンの低下）。また下腹部正中の両脇の筋力低下はLH・FSHの低下を示し、この部位の筋力緊張はLH・FSHの亢進を示していると考えられる。また下腹部左の桂枝茯苓丸の圧痛からつづく筋力の緊張は男性ホルモンの亢進を示すことが多い。更年期では正中の筋力低下と両脇の筋緊張がみられる。これは加味逍遥散の証である（胸脇苦満があればもっと良い）。下腹部の全体の筋力が低下し両脇の筋緊張も低下しているときには女性ホルモンと下垂体ホルモンの低下が考えられ当帰芍薬散がよい。左腹直筋のみ緊張を見る場合には男性ホルモンが関与しており桂枝茯苓丸が良いと考えられる。症例105は28歳女性、不妊症で来院されたがPCOSであった。LHが12.22と高く冷えと上腹部動悸と冷えほてりより温経湯加附子末としたがLH 11.30で効果が乏しく、

---

あれPCOSは男性ホルモンが関与しているのでは

- 桂枝茯苓丸　8例　温経湯　6例　芍薬甘草湯　12例　芎帰調血飲　8例　平均年齢　30.2±10.4歳
- 投与前と3月後にテストステロン測定
- 桂枝茯苓丸　生理痛　ほてりと左下腹部圧痛を目標に
- 温経湯　生理不順　唇の乾燥と手のほてりを目標に
- 芍薬甘草湯　生理痛を目標に
- 芎帰調血飲　生理不順と臍の右圧痛を目標に
- 自覚症状（生理痛）はVAS10が平均3.8±1.3で全例改善していた

図336

---

女性ホルモンと男性ホルモン

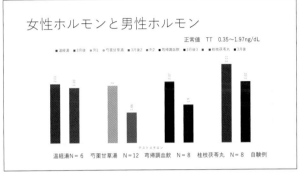

図337

---

男性ホルモンと婦人科疾患

- PCOS　温経湯＋芍薬甘草湯
- 子宮筋腫　桂枝茯苓丸＋四物湯（土別甲）
- PMS（イライラ）テストステロン　女神散　抑肝散　（不安）LH/FSH　加味帰脾湯
- PMDD（イライラ）テストステロン　女神散　抑肝散　（不安）LH/FSH　加味帰脾湯
- 男性ホルモン抑制　芍薬　牡丹皮　土別甲　益母草　桃仁　大黄

　　　　　十味敗毒湯

図338

---

婦人科不定愁訴の復習
（男性ホルモン異常を加味した場合）

LH・FSHの亢進
E2の低下
更年期に多い
加味逍遥散

LH・FSH低下
当帰芍薬散

左腹直筋緊張
男性ホルモンの異常
桂枝茯苓丸

図339

---

Polycystic Ovary Syndrome (PCOS)

- Diagnostic Criteria
  1 : 1st grade amenorrhea
  2 : high plasma LH level
  3 : Dissociated reaction of LH from FSH in LH-FSH loading test
  4 : necklace sign of echography
  5 : Unkei-to is only therapeutic way for lean type PCOS in the world
- CC療法も有用

図335

---

症例からみるPCOS

- 28歳女性　結婚後5年不妊症
- 婦人科にて子宮USにてPCOSと診断　E2　68　LH 12.22　FSH　5.21　テストステロン　2.02ng/dL
- 生理は順
- 158cm　48kg　舌白胖　脈細　腹部軟　臍下不仁あり　上腹部動悸を触れる　下腹部圧痛なし　便通は正常　下肢は冷える
- 冷え　上腹部動悸より温経湯7.5g＋附子末0.6g処方　3月後 E2　102　LH11.30　FSH6.34　テストステロン2.0ng/dL
- 妊娠成功せず芍薬甘草湯2.5g/日を追加　2月後　排卵が確認　E2　98　LH　8.62　FSH　5.50　テストステロン1.82ng/dL　さらに3月後妊娠に成功した

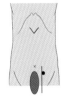

症例105

芍薬甘草湯を2.5g/日追加処方したところ8.62とな
り妊娠に成功した症例である。桂枝茯苓丸と子宮内
膜の関係については和歌山県立大田中先生の研究で
よい報告がされている（第9回産科婦人科学会）。
また桂枝茯苓丸も長期使用で子宮内膜の抑制効果が
あった。図340は漢方的に瘀血の概念を紹介したも
のである。図341は活血化瘀薬と言われるグループ
の作用機序であるが、ここでは男性ホルモンの作用
まではふれていない。図342は駆瘀血剤の代表であ
る桂枝茯苓丸の解説である。うっ血の解消と血液循
環の改善に抗男性ホルモンの作用が認められる。自
律神経失調症いわゆる生理に伴う身体表現化障害や
子宮筋腫にも効果がある。図343は四物湯の原典を
示す。和剤局方に月水不調、臍腹痛み血塊を治する
とある。図344は勿誤薬室方函口訣の条文である。
しかし図345四物湯は血虚と瘀血に対する方剤であ
るが合方で用いられることが多い。例えば芎帰膠艾
湯は四物湯に阿膠・艾葉が加わり下腹部痛や痔疾患
の出血に用いられる。温清飲は四物湯に黄連解毒湯
が加わり日光皮膚炎や湿疹に用いられる。連珠飲は
四物湯に苓桂朮甘湯が加わり貧血に伴うめまいに用
いる。図346これらをまとめて活血グループとい
う。もちろん寺沢のスコアを参考にするのは良いと
思われる。図347はそれぞれの特徴を示している。
桂枝茯苓丸は子宮筋腫や子宮内膜症に適応する、下
腹部の圧痛と左腹直筋の緊張が目標になる。桃核承
気湯は左鼠径部の強い圧痛が目標である。大黄が配

桂枝茯苓丸
- 駆瘀血剤の代表
- 桂枝・茯苓・牡丹皮・桃仁・芍薬（桃牡芍）
- うっ血を改善し血腫を分解吸収、血液循環を改善する
  牡丹皮は子宮粘膜を充血させ芍薬は子宮筋の収縮調整
  に働く。血流促進　抗男性ホルモン
- 月経異常　冷えのぼせ　自律神経失調　慢性の疼痛　子
  宮内膜炎　子宮筋腫
- ひえのぼせと腹部圧痛が目標
- 裏・熱・実

図342

四物湯
- 和剤局方　地黄　芍薬　当帰　川芎
- 「調益営衛　滋養気血　月水不調　臍腹疝痛　崩中漏下
  血瘕塊硬　発歇疼痛　妊娠宿冷　将理失宣　胎動不安　血
  下不止　及産後乗虚　風寒内伝　悪露不下　結生瘕聚　少
  腹堅痛　時作寒熱」

図343

四物湯
- 勿誤方函口訣「此方ハ局方ノ主治ニテ、薬品ヲ考勘スルニ、
  血道ヲ清ラカニスルノ手段ナリ。夫故、血道ハ勿論、瘀血、
  血塊ノ類、臍腹二滞積シテ種々ノ害ヲ為者二用レバ、例ヘ
  バ　戸障子ノ開合ニキシム者二上下ノ溝ヘ油ヲヌル如ク、
  活血シテ通利ヲ付ル也。一概二血虚ヲ補者トスルハ非也。
  東郭ノ説ニ、任脈動悸ヲ発シ、水分ノ穴ニアタリテ、動築
  最モ劇シキ者ハ肝虚ノ症ニ疑ヒナシ。肝虚スレバ腎モ倶二
  虚シテ男女二限ラズ必此所ノ動築劇シクナル者ナリ。是即
  地黄ヲ用ル標トス。世医、多ク此標的ヲ知ラズ、妄二地
  黄ヲ用ユ、故二効ヲ得ズト。亦以此方ノ要訣トスベシ。」

図344

瘀血の概念
- 末梢循環不全にて血流の滞った状態　皮膚の新生物
  出血　精神不穏　夜間痛　頭痛　肩こり　生理痛　骨盤
  腔内の静脈のうっ滞（テーラー症候群）
- 腹診が重要：臍周囲痛　下腹部痛　紫舌
- 生薬：桃仁　牡丹皮　川芎　大黄　紅花
- 処方：桂枝茯苓丸　桃核承気湯　通導散

図340

活血化瘀薬
1：血液の流体力学異常の改善（血管拡張）我朮・桃仁：腫瘍の
　分解吸収・血管拡張・抗凝血
　川芎・紅花・当帰：冠状動脈の拡張
2：血液レオロジーの改善（プラスミン活性の亢進とc-AMP濃度
　の改善）当帰・川芎・紅花・丹参
3：抗血栓作用（フィブリン溶解）赤芍薬・当帰・我朮・川芎・延胡
　策・益母草
4：抗男性ホルモン作用　牡丹皮　芍薬　大黄

図341

四物湯
- 四物湯は血虚を補い瘀血の熱（燥）を冷ます基本方剤　合
  方で用いられることが多い
- 芎帰膠艾湯：四物湯＋阿膠・艾葉
- 温清飲：四物湯＋黄連解毒湯
- 連珠飲：四物湯＋苓桂朮甘湯
- 十全大補湯：四物湯＋四君子湯
- その他　猪苓湯合四物湯　加味逍遥散合四物湯
- 桂枝茯苓丸合四物湯　など
- 裏・寒→熱・虚

図345

活血グループ
- 血液循環不全　夜間痛　精神症状　舌紫
  寺沢の瘀血スコア　小腹急結（回盲部S状結腸の圧痛）

  桂枝茯苓丸（25）　　桃核承気湯（61）
  通導散（105）　　　疎経活血湯（53）
  治打撲一方（89）　　乙字湯（3）
  当帰芍薬散（23）　　芎帰膠艾湯（77）
  桂枝茯苓丸加薏苡仁（125）　芎帰調血飲

図346

合されているため便秘も目標になる。機能性無月経に生理をおこす際には便通に気をつけて1日1回の投与で十分である。通導散は桃核承気湯よりさらに精神的要因が強くいわゆるストレス性心気症に用いるが、やはり大黄剤であるため便秘に注意して用いたい。下腹部に両脇の腹直筋の緊張と右下腹部の圧痛が目標になる。芎帰膠艾湯は出血に用いられるが生理痛が下腹部にある場合にも効果がある。芎帰調血飲は不正出血や排卵時出血に効果がある。生理痛にもよいが臍右の圧痛と上腹部動悸もしくは心下痞が目標になる。治打撲一方はその名のとおり打撲を治する方剤であるがCRPSタイプⅡのカウザルギーにも効果がある。乙字湯は内痔核の処方であるが外陰部痛にも効果がある。桂枝茯苓丸加薏苡仁は別名甲字湯ともいいやはり裂肛などの痔疾患に効果があるが本来は皮膚疾患の色素沈着に用いるとよい。面白いことに桂枝茯苓丸より桃仁・牡丹皮・芍薬の含有量が多い。当帰芍薬散は虚証の冷え症の女性不定症状に効果がある。図348は桂枝茯苓丸の原典である。図349は桂枝茯苓丸のまとめである。瘀血症状で生理痛や不妊では卵管障害に用いる。また下肢の静脈瘤、整形外科ではコンパートメント症候群の予防に用いる（適応外使用）。症例106は38歳女性にて生理痛で受診されたが子宮筋腫であった症例である。瘀血症状（舌瘀・脈渋）と下腹部圧痛より桂枝茯苓丸にて3月で縮小を見た症例である。もちろん子宮動脈塞栓術も効果がある。症例107も同様で桂枝茯苓丸で縮小を見た子宮筋腫の例である。最近では偽閉経療法も用いられるが、手術まではならない経過観察の症例には一度試していただきたい漢方薬である。図350桂枝茯苓丸の作用をまとめるとダナゾールは内膜上皮細胞の増殖抑制に働くので卵巣チョコレートのう胞や子宮腺筋症には効果がある。桂枝茯苓丸は子宮内膜生存促進活性を下げるため子宮筋腫に効果がある。また牡丹皮・芍薬は男性ホルモンの抑制にも働くとされる。症例108も子宮筋腫で実は

---

### 活血G（駆瘀血剤）のまとめ

桂枝茯苓丸　子宮筋腫　子宮内膜症　腹部の圧痛が重要　左臍・腹部下部の圧痛・左下腹部筋緊張
桃核承気湯　左鼠径部に強い圧痛　S状結腸部の圧痛　大黄剤にて便秘が重要　機能性無月経
通導散　桃核承気湯より精神症状が強い　解離性障害　下腹部の腹直筋緊張
芎帰膠艾湯　ひろく出血に　下腹部痛　四物湯＋艾葉・阿膠
芎帰調血飲　不正出血がとまらない　臍右の圧痛が特徴　中間証
治打撲一方　打撲　CRPS Type Ⅱ
乙字湯　内痔核　桂枝茯苓丸加薏苡仁　は甲字湯という
当帰芍薬散　虚証の駆瘀血剤　冷え　貧血
　　　これらは瘀血に伴う女性不定愁訴に有効

図347

---

### 桂枝茯苓丸

- 金匱要略「婦人宿有癥痼病　経断未及三月　而得漏下不止　胎動在臍上者為癥痼害　妊娠六月動者　前三月経水利時胎也　下血者　後断三月衃也　所以血不止者　其癥不去故也　当下其癥　桂枝茯苓丸主之」
- 勿誤薬室方函口訣「此方ハ瘀血ヨリ来ル癥痼ヲ去ガ主意ニテ、凡瘀血ヨリ生ズル諸症ニ活用スベシ。原南陽ハ甘草、大黄ヲ加テ腸癰ヲ治ト云。余門ニテハ大黄、附子ヲ加テ血瘀腫及打撲疼痛ヲ治シ、車前子、茅根ヲ加テ血分腫及産後ノ水気ヲ治スルナリ。又、此方ト桃核承気湯トノ別ハ桃核ニ如狂、少腹急結アリ、此方、其癥不去故也ヲ目的トス。又温経湯ノ如ク上熱下寒ノ候ナシ。」

図348

---

### 桂枝茯苓丸

- 金匱要略　婦人宿と癥あり。経断ちて未だ三月に及ばず、而も漏下を得て止まず、胎動きて臍上に在るものは癥痼　妊娠を害すると為す。六月にして動くものは前三月経水利するときの胎なり。血下るものは断ちて後三月の衃なり。血止まざる所以のものはその癥去らざるが故なり。
- ①瘀血症状　口渇・尿利が多い・さめ肌・大便黒・青筋・出血傾向・月経不順・不妊・流産②下腹部痛
- 婦人科疾患・打撲・痔核・蕁麻疹　整形外科ではギプス後のコンパートメント症候群予防に（病名　打撲）
- 四物湯を併用する（折衝飲）場合も

図349

---

### 桂枝茯苓丸

- 38歳　女性　生理痛　冷えほてり　動悸
- 生理痛（生理中に）あり婦人科にて径5cmの筋腫があるといわれた
- 162cm　60kg　舌紅瘀斑　脈渋　腹部中等度　下腹部圧痛あり　上腹部動悸はない　下肢冷え　顔はほてる　便通は正常　心音整
- 冷えほてりと瘀血より　桂枝茯苓丸7.5g/日を処方　3月後頭痛生理痛は消失　筋腫は径3cmになった

症例106-1

---

### 桂枝茯苓丸

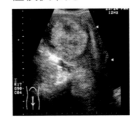 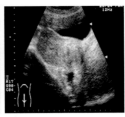

治療前　　　　　　　投与3月後

症例106-2

---

### 桂枝茯苓丸

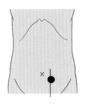

- 40歳　女性
- 子宮筋腫　人間ドックにて子宮筋腫を指摘された　自覚症状はなく様子をみるようにといわれたがなにか薬はないものかと受診
- 経腹USにて子宮体部に正中縦断面に2.5×3.0cmの筋腫を認める
- 体格やせ　舌白瘀斑　腹部中左下腹部に圧痛あり　便秘はなく　ツムラ桂枝茯苓丸7.5gを処方
- 1月後にはUSにて2.0×2.5cmとなりそのまま維持
- 3月後には1.0×1.5cmとなった

症例107

子宮動脈塞栓術をすすめたが、まず漢方薬でと桂枝茯苓丸を処方したところ1年の経過にても大きさが不変で維持できた症例である。効果がなければ折衝飲（図351）もある。これはエキスでは桂枝茯苓丸と四物湯の合方で対応する。症例109は子宮癌の術後に強いほてりを訴えた症例で、イライラや便秘があり下腹部の筋緊張から通導散を用いたがイライラがとれず、折衝飲として桂枝茯苓丸合四物湯を用いたところ効果があった症例である。図352は桃核承気湯の解説である。本来は傷寒論にあるように感冒症候群で膀胱炎の症状を示した場合には桃核承気湯がよいとあるが、勿誤薬室方函口訣には出血のある場合に用いるとある。図353また打撲や閉経など瘀血症状にも有用であり、一次性無月経の生理の再開にも応用できる。症例110は30歳女性でダイエット後の無月経に対し当帰芍薬散と桃核承気湯1pの内服で生理が発来した症例である。図354は大黄牡丹皮湯の解説である。腸の膿瘍に効果があるとされるが、これも駆瘀血剤のグループである。大黄は下剤として働くので便秘が目標になるが、いわゆるカタル性の虫垂炎にて経過観察でよい場合に用いると効果がある。もちろん右下腹部の圧痛によく用いられる。図355は通導散の解説である。これは一貫堂の処方で瘀血と便秘に用いる。体力があり（実証）便秘と頭痛に生理痛を訴える場合に用いる。女神散も使用目標が似ているが女神散には大黄が入っておらず便秘という目標はない。症例111は通導散の症例である。実証で下腹部筋緊張（両側）と便秘にて通導散が効果があった。図356次いで当帰芍薬散の解説である。これは虚証で冷えと生理痛を目標とするが、虚証の駆瘀血剤といい妊娠中には胎児の安定のためによく用いられる。しかしメーカーによって白朮の配合されている方剤と蒼朮の場合がある。図357この違いは基本的には胃腸虚弱には白朮、利水には蒼朮といわれるが、実はIL-5の抑制でTh2サイトカインを抑制するのは白朮であり、IFNγの生成を促進しTh1サイトカインを優位にするのが蒼朮である。つまりTh2を抑制し切迫流産を予防するには白朮でTh1を賦活し免疫アップを図るのは蒼朮ということになる。FGF23に関してはまた腎疾患の項で述べる。図358は当帰芍薬散の原典である。金匱要略では妊娠中の腹痛を治するとある。勿誤薬室方函口訣には大腹（臍より上部）の痛みには当帰芍薬散、小腹（臍より下部）の痛みには芎帰膠艾湯（適応外使用）とある。図359は当帰芍薬散のまとめであるが、虚証の駆瘀血剤で貧血やめまい、しもやけ、頭

---

### 桂枝茯苓丸

- ダナゾールは内膜上皮細胞の増殖生存の直接抑制するが間質細胞には抑制効果が低い　つまり卵巣チョコレートのう胞や子宮腺筋症に効果
- 桂枝茯苓丸は子宮内膜症患者の血清中の子宮内膜間質細胞生存促進活性を下げる
- 牡丹皮・芍薬は血清テストステロン値をさげる

図350

---

### 症例

- 38歳　女性
- 不正出血にて婦人科受診　子宮筋腫があり手術を勧められたが介護中で暫く手術はしたくないという
- 体格中等　舌紅瘀斑　脈細渋　腹部3/5　右下腹部に圧痛　経腹USにて正中縦断面にて50×48mmの筋腫を認める　冷えがあり現在不正出血はない
- ツムラ桂枝茯苓丸7.5gを処方
- 3月後に同部位のUSで25×20mmに縮小そのまま維持をしている

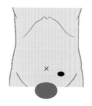

症例108

---

### 折衝飲

- 当帰・川芎・芍薬・紅花・牡丹皮・桃仁・牛膝・桂皮・延胡索
- 産論「病候日　妊娠ニ三月血塊」「治法日　当剖視之恐是傷産也　已知傷産　当与折衝飲　但下血塊者　及知非是傷産也」
- 勿誤方函「此方ハ婦人良方ノ牛膝散ニ加減シタル者ナリ。産後悪露盡ザル者、及婦人瘀血ニ属スル諸病ニ用テ宣シ。世医、桂茯丸ト同様ニ見做レドモ、桂茯丸ハ癥瘕ヲ主トシ、此方ハ行血和潤ヲ主トスルナリ」
- 桂枝茯苓丸＋四物湯

図351

---

### 折衝飲

- 50歳女性
- 子宮体癌にて手術　その後強い顔のほてり　便秘が出現
- 体癌のコントロールは良好であるがほてり　イライラ便秘がとれず紹介されてきた
- 体格中等　舌紅乾燥　脈渋　腹部4/5　下腹部に圧痛と腹直筋緊張
- まずツムラ通導散7.5gを処方する　便秘は改善するがほてり・イライラが取れない
- 折衝飲の方意で桂枝茯苓丸7.5g＋四物湯7.5gを処方した
- 1月後にはなにか良いような気がする　3月後には症状が緩快した

症例109

---

### 桃核承気湯

- 桃仁　桂皮　大黄　甘草　亡硝
- 傷寒論「太陽病　熱結膀胱　其人如狂血自下　下者癒　与桃仁承気湯」
- 勿誤薬室方函「此方、傷寒蓄血、少腹急結ヲ治スルハ勿論ニシテ、諸血証ニ運用スベシ。例バ　吐血　衂血止マザルガ如キ、此方ヲ用ザレバ効ナシ。又走馬疳、断疽、出血不止者、此方ニ非レバ治スルコト能ハズ。癰疽、及痘瘡、紫黒色ニシテ内陥セント欲スル者、此方ニテ快下スルトキハ、思ノ外揮発スル者ナリ。又婦人陰門腫痛、或血淋ニ効アリ。若産後悪露下ルコト少ク腹痛者ト、胞衣下ラズシテ日ヲ経ル者ニハ、此方ヲ煮上テ清酒ヲ入、飲ミアンバイ宣クシテ除除ニ与フベシ。」

図352

## 桃核承気湯

- 「又打撲、経閉、瘀血ノ腰痛ニ用ユ。瘀血ノ目的ハ必昼軽シテ夜重者也。通風杯ニテモ昼軽シテ夜痛ミハゲシキハ血ニヨル者也。又数年歯痛止マザル者、此方ヲ丸トシテ服スレバ効アリ。其他、荊芥ヲ加テ瘂病及発狂ヲ治シ、附子ヲ加テ血瘀腰痛及月信痛ヲ治スルガ如キ、其効挙テ数ヘガタシ。」
- 裏・熱・実

図353

## 桃核承気湯

- 30歳 女性
- ダイエットで5kg減量したら生理が止まってしまった 婦人科で検査をうけるも異常なくホルモン療法を薦められたが まず漢方薬を試してみたいと受診
- 体格中等 舌紅瘀斑 脈渋 腹部弱 上腹部動悸 便秘はなく 足の冷えがある
- 証を虚証瘀血と考え当帰芍薬散7.5gを処方
- 3月にて身体は温まり胸がはってくるが生理がこない 次いで桃核承気湯2.5gを追加 処方1月後に生理が発来した

症例110

## 大黄牡丹皮湯

- 桃仁 牡丹皮 大黄 冬瓜 亡硝
- 金匱要略「腸癰者 少腹腫痞 按之即痛 如淋 小便自調 時時発熱 自汗出 復悪寒 其脈遅緊者 膿未成 可下之 当有血 脈洪数者 膿已成 不可下也 大黄牡丹皮湯主之」
- 勿誤方函「此方ハ腸癰膿潰ス以前ニ用ル薬ナレドモ、其方 桃核承気湯ト相似タリ。故ニ先輩、瘀血衝逆ニ運用ス。凡桃核承気ノ証ニテ小便不利スル者ハ、此方ニ宣シ。其他、内痔、毒淋、便毒ニ用テ効アリ。皆排血utr尿ノ効アルガ故ナリ。又痢病、魚脳ノ如ヲ下ス者、此方ヲ用ユレバ効ヲ奏ス。若虚スル者、駐車丸ノ類ニ宣シ。凡痢疾久久痊ザル者ハ腸胃腐爛シテ赤白ヲ下ス者ト見做スコトハ、後藤良山ノ発明ニシテ、奥村良筑説ニ本キ、陽症ニハ此方ヲ用ヒ、陰症ニハ薏苡附子敗醤散ヲ用テ、手際ヨク治スト云。古今未発ノ見ト云フベシ」 裏・熱・実

図354

## 通導散（105）

- 一貫堂 瘀血証
- ①比較的体力がある、②心下部が苦しい、③便秘④頭痛・のぼせ・不眠・不安、⑤下腹部の圧痛（小腹急結）と腹直筋緊張、⑥月経不順 月経痛
- ストレス成分の強い女性疾患
- 昔百叩きの刑のあとの打撲で広範囲に皮下出血が生じ、興奮で心下部が苦しく、上腹部が緊張して苦しく便秘をして頭痛・のぼせ・不眠・不安のあるものに用いる 裏・熱・実

図355

## 通導散

- 40歳 女性 頭痛 動悸 不眠
- 1年前に昇進してから不眠や朝の頭痛（絞扼性）を感じるようになった 生理痛あり 婦人科では特に異常はないと
- 168cm 62kg 舌紅瘀 脈渋渋 腹部中等度 右胸脇苦満あり 下腹部腹直筋緊張あり 動悸はない 便秘
- 下腹部筋緊張と便秘 瘀血より通導散7.5g/日を処方 3月後快便になり 頭痛 不眠生理痛は改善した

症例111

## 当帰芍薬散

- 当帰・川芎・芍薬・茯苓・沢瀉・蒼朮（当薬茯瀉）白朮の場合もある
- 当帰・芍薬は補血 血管拡張 蒼朮・茯苓・沢瀉は利水 消化吸収の促進
- 手足のしびれ 筋のけいれん むくみ 浮腫 習慣性流産 妊婦の腹痛 月経不順
- 子宮局所では排卵誘発 子宮筋収縮抑制
- 虚証の駆瘀血剤 裏・寒・虚

図356

## 白朮と蒼朮の作用の違い

- 胃腸虚弱：白朮 利水：蒼朮
- FGF23抑制 蒼朮＞白朮
- IL-5抑制（Th2サイトカイン）白朮＞蒼朮
- IFN-γ産生（Th1サイトカイン）蒼朮＞白朮
  腎疾患 蒼朮
  Th1賦活（免疫アップ）蒼朮
  Th2抑制（切迫流産）白朮

山岡康利ほか『医学と生物学』 152（7），277-285，2008.

図357

## 当帰芍薬散

- 金匱要略「婦人懐妊 腹中疠痛 当帰芍薬散主之」「婦人腹中諸疾痛 当帰芍薬散主之」
- 勿誤薬室方函口訣「此方ハ吉益南涯得意ニテ諸病ニ活用ス。其治験、続健殊録ニ悉シ。全体ハ婦人ノ腹中疠痛ヲ治スルガ本ナレドモ、和血ニ利水ヲ兼タル方故、建中湯ノ症ニ水気ヲ兼ネル者カ、逍遥散ノ症ニ痛ヲ帯ビル者カ、何レニモ広ク用ユベシ。華岡青州ハ呉茱萸ヲ加テ多ク用ヒタレタリ。又胎動腹痛ニ此方ハ疠痛トアリ、芎帰膠艾湯ニ八只腹痛トアリテ軽キニ似タレドモ、爾ラズ。此方ハ痛甚クシテ大腹ニアルナリ。膠艾湯八小腹ニアッテ腰ニカカル故、早ク治セザレバ将墜胎ノ兆トナル也。二湯ノ分ヲ能弁別シテ用ユベシ。」

図358

## 当帰芍薬散

- 虚証瘀血 貧血 むくみ めまい 頭痛 しみ
  しもやけ 手足の冷え 生理痛 腹部軟 臍左の圧痛
  証は貧血・冷え・むくみ 黄体機能不全
- 婦人科以外では貧血 低血圧 （心不全 バセドウ病） 神経症 冷え性 頭痛 肩こり 更年期障害 不妊
- E2・LH・FSHの上昇（2月以上内服） 女性ホルモンの低下が原因の疾患 黄体機能不全 乾燥症候群 更年期症候群（アルツハイマー病）

図359

## 当帰芍薬散

- 金匱要略 婦人懐妊、腹中疠痛するは、当帰芍薬散之を主る
- ①四肢の冷え②むくみ・足のはれ・頭帽・めまい③虚証の瘀血④貧血⑤皮膚はもち肌
- 婦人科疾患・不妊・産後の腰痛・冷え・アレルギー疾患
- 虚証の駆瘀血剤 リトドリンの副作用に
- 色白・やせ型には当帰芍薬散 色黒・ポッチャリ型には桂枝茯苓丸 温経湯は桂枝湯グループ（虚証・腹部動悸）

図360

痛、手足の冷えなどに効果がある。基本は腹部の軟
弱と臍左の圧痛である。現代的医療的にはE2・
LH・FSHの上昇に用いるが乾燥症候群や更年期障
害、アルツハイマー病にも用いられることがある。
図360当帰芍薬散のまとめである。桂枝茯苓丸と温
経湯の鑑別は腹診でわかる。当帰芍薬散の末梢血と
脱落膜での作用の相違は東京大の金井先生の研究が
すぐれた報告をされているが、当帰芍薬散は温経湯
と同じく末梢血と子宮脱落膜でその作用が異なるこ
とが分かっている。これは大変興味深いことであ
る。もちろんどちらかの効果を強くするには導引薬
を用いるとよい。末梢血のTh1を強くするには蒼朮
や附子を、脱落膜のTh2の抑制には白朮や芍薬を用
いる。症例112は24歳女性で生理痛と冷えを訴えて
いた。腹部軟（虚証）と上腹部の動悸より臍左の圧
痛ははっきりしなかったが当帰芍薬散を投与したと
ころ女性ホルモンE2の上昇をみた。同時に生理痛
も軽減した。症例113は26歳女性でダイエットの後
の無月経であった。ピルでだるさが出るため、虚証
で女性ホルモンの低下があり当帰芍薬散加附子末
（蒼朮と附子）を用いたところE2の上昇があり生理
が発来した。症例114は28歳女性でめまいを訴えて
いた。虚証で上腹部動悸があり、舌の胖大がなく生
理不順があったため当帰芍薬散を処方したところめ
まいが消失した。図361は温経湯の解説である。金
匱要略に原典をもつが、手掌に熱感があり口が乾燥
するのが特徴である。これは桂枝湯の加減方である
ため上腹部の動悸がポイントである。つまり桂枝湯
の証に冷えほてりがある場合に用いるとよい。図
362は温経湯の原典である。金匱要略以外にも勿誤
方函口訣にも子宮の虚弱と冷えに用いるとある。症
例115は28歳女性で不妊症である。腹部軟で上腹部
に動悸があり黄体機能不全が疑われた。上腹部の動
悸と虚証、冷え、口の乾燥より温経湯に導引薬とし
て芍薬甘草湯（抗アンドロジェン作用）を用いたと
ころ懐妊に成功した。図363ここで習慣性流産のま

症例

- 26歳　女性　続発性無月経
- 18歳時にダイエット　体重50kgから42kgになった
  が生理が止まってしまった
- 婦人科受診　pill療法を勧められたが、だるさ頭痛が
  出現　漢方薬を試してみたいと来院
- E2　18　LH　1.03　FSH　3.12（無月経）
- 舌白胖　脈細　腹部弱　上腹部動悸　下腹部臍下不仁
  冷えにて常に靴下を2枚はいている　むくみあり
- まずツムラ当帰芍薬散7.5g＋ツムラ附子末0.6g
- 3月にて生理が発来　E2　22　LH2.32　FSH3.68

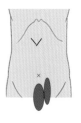

症例113

当帰芍薬散

- 28歳女性　めまい
- 1年前よりめまい　肩こり　生理不順　動悸　不眠
  冷えほてりなど多彩な症状を呈する　耳鼻科を受診
  するも異常なく　漢方治療を希望された
- やせ型　舌白　脈細　腹部弱　上腹部動悸を触れる
- 通常なら加味逍遥散・半夏白朮天麻湯などであるが
  腹部所見と足のむくみからツムラ当帰芍薬散7.5gを処
  方した
- 処方2月で眩暈が消失　足の温かさを自覚するように
  なった
- 4月で症状全快　処方中止とした

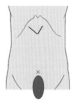

症例114

温経湯（106）

- 金匱要略　婦人年五十ばかり、下痢を病みて十数日止まらず、暮
  れには発熱し、少腹裏急し、腹満し、手掌煩熱し、唇口乾燥する。
- ①手掌に熱感、②口が渇き、③下腹部に異常感、④生理不順や冷
  え、⑤桂枝湯の証に冷えほてり　　上腹部動悸
  　　鑑別　当帰芍薬散　体力がない　貧血　冷え
  　　　　　桂枝茯苓丸　臍左下に瘀血の腹症
  　　　　　桃核承気湯　体力があり便秘　左腸
  　　　　　骨窩に圧痛（小腹急結）
  　　　　　当帰建中湯　体力がなく腹痛が強い
- 裏・寒・虚

図361

温経湯

- 麦門冬　半夏　当帰　甘草　桂皮　芍薬　川芎　人参　牡丹皮
  呉茱萸　生姜　阿膠
- 金匱要略「間日　婦人五十所　病下痢　数十日不止　暮即発熱
  少腹裏急　腹満　手掌煩熱　唇口乾燥　何也　師曰　此病属帯下
  何以故　曾經半産　瘀血在少腹不去　何以知之　其証唇口乾燥
  何知之　當以温經湯主之」
- 「亦主婦人少腹寒　久不受胎　兼取崩中去血　或月水過多　乃至
  期不来」
- 勿誤方函「此方ハ胞門虚寒ト云ガ目的ニテ、凡婦人血室虚弱ニシ
  テ、月水不調腰冷、腹痛、頭疼、下血、種々虚寒ノ候アル者ニ用
  ユ。年五十云々ニ拘ルベカラズ。反テ方後ノ主治ニ拠ルベシ。マ
  タ下血ノ証、唇口乾燥、手掌煩熱、上熱下寒、腹塊ナキ者ヲ適証
  トシテ用。若癥塊アリ、快ク血不下者ハ桂枝茯苓丸ニ宣シ。其一
  等重キ者ヲ桃核承気湯トスルナリ」

図362

当帰芍薬散

- 24歳女性　頭痛　生理痛　冷え
- 生理は順であるが生理前1日から下腹部痛　頭痛
  あり　婦人科では異常ないといわれた　155cm
  40kg　舌白胖　脈細涩　腹部軟　臍下不仁あり
  心下痞はない　上腹部動悸あり下肢冷え　浮腫あ
  り　E2　64　LH　1.24　FSH　2.08
- 下肢冷えとむくみ　生理痛　虚証瘀血より当帰芍
  薬散7.5g/日を処方　3月後生理痛は改善　E2　80
  LH5.26　FSH4.88

症例112

症例

- 28歳　女性　不妊症
- 結婚5年　不妊に悩む　婦人科では異常ないとい
  われ人工授精を試みている
- 体格弱　舌白　脈細　腹部弱上腹部動悸　足の冷
  えとむくみあり口の乾きあり　基礎体温では高温
  期が短くやや低い
- 腹部の動悸よりツムラ温経湯7.5g　生理時に芍薬
  甘草湯7.5g5日間
- 2月で冷えがとれ人工授精で懐妊した

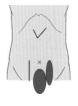

症例115

とめを示す。Th1優位の流産は母子間の免疫異常が疑われる。これは柴苓湯がTh1抑制に働く（適応外使用）が、メーカーの違いで白朮と蒼朮があるため要注意である。Th2優位の流産は抗リン脂質抗体症候群や自己免疫異常が考えられ当帰芍薬散が有用である。これもメーカーによって白朮と蒼朮があるので要注意である。また妊娠の継続にはTh2優位の免疫が重要である。抗リン脂質抗体症候群には当帰四逆加呉茱萸生姜湯が有用で、PCOSには抗男性ホルモンに温経湯と芍薬甘草湯が有用である。症例116は32歳女性で下肢の出血斑があり強い冷えを訴えていた。抗カルジオリピン抗体を調べると×320でD-ダイマーも2.5であった。腹部軟で上腹部動悸あり、下肢冷えと出血斑より当帰四逆加呉茱萸生姜湯を投与したところ、抗カルジオリピン抗体は×80になりD-ダイマーも1.0となり冷えと出血斑が消失した。図364は大阪医大の後山先生の研究であるがすべての生薬から排卵を誘発する生薬を調べた。その結果、紅花・車前子・金銀花・南瓜子に強い排卵効果があった。つまり排卵誘発には芎帰調血飲（生理痛や排卵期出血）、芎帰膠艾湯（下腹部痛や痔出血）、桃核承気湯（S状結腸部圧痛や便秘）などが効果がある。しかし適応外使用なので病名に注意されたい。これらはいわゆる交感神経を刺激するものと考えられる。次いで着床促進にはTh2抑制にて当帰芍薬散、Th1抑制にて五苓散が有用であると考えられる。これらは副交感神経の刺激である。図365は芎帰膠艾湯の原典である。妊娠中の腹痛だけでなく痔疾や下血、耳鳴りに用いるとある。症例117は32歳女性で生理後の微量の出血が止まらないと来院され、婦人科では筋腫はなくホルモンの異常と考えられた。腹部中等度で左下腹部の圧痛あり（桃核承気湯のような強い圧痛ではない）にて芎帰膠艾湯を処方したところ効果があった。図366は不妊症に用いる漢方薬の一覧である。適応外使用も含まれるので気をつけて用いたい。まず排卵誘発は腹部が軟つまり虚証の場合には芎帰調血飲、下腹部痛を訴える場合には芎帰膠艾湯、実証でS状結腸に強い圧痛を訴える場合には桃核承気湯、これは便秘がない場合には1日1回の使用で経過を見る。着床促進には虚証で冷え、Th2が優位の場合には当帰芍薬散、脈浮で頭痛を訴えてTh1優位の場合には五苓散を用いる。愁訴別では下腹部痛には芎帰膠艾湯、上腹部痛には当帰芍薬散、排卵時出血には芎帰調血飲、卵管通過障害には桂枝茯苓丸を用いる。もちろん腹診にあわせて用いることが原則である。図367

---

### 習慣性流産

- Th1優位 ─────→ 母子間の同種免疫異常
      柴苓湯が有効　（適応外使用）
- Th2優位 ─────→ 抗リン脂質抗体症候群
      自己免疫異常
      当帰芍薬散が有効　（適応外使用）
- 最近の知見では妊娠の継続にはTh2優位の免疫が必要
- 抗リン脂質抗体症候群には当帰四逆加呉茱萸生姜湯（病名レイノー症候群）　PCOSには温経湯＋芍薬甘草湯　（月経困難症）

図363

### 32歳　女性

- 1年前から下肢にぶつけていないのに青あざが出現
- 162cm　50kg　舌白胖瘀点　脈細渋　腹部軟　臍下不仁あり　上腹部動悸　WBC3200　Hb11.2　Plate12.4万　抗カルジオリピン抗体×320　Dダイマー2.5　下肢冷え　出血斑あり
- 舌白　下肢冷え　脈細渋より当帰四逆加呉茱萸生姜湯7.5g/日を投与
- 3月後出血斑消失　抗カルジオリピン抗体×80　Dダイマー1.0になった

症例116

### MACH

- Macrophage Activating Chinese Herb
- 大阪医大　後山の研究
- 紅花　車前子　金銀花　南瓜子

- 排卵誘発　適応外使用
- 芎帰調血飲（排卵期出血）　芎帰膠艾湯（下腹部痛）桃核承気湯（便秘）
- 着床促進　適応外使用
- 当帰芍薬散（Th2抑制）　五苓散（Th1抑制）

図364

### 芎帰膠艾湯

- 金匱要略「師曰　婦人有漏下者　有半産後　因続下血　都不絶者　有妊娠下血者　暇令妊娠腹中痛　為胞阻　膠艾湯主之」
- 勿誤薬室方函口訣「此方ハ止血ノ主薬トス。故ニ漏下胞阻ニ用ルノミナラズ、千金外台ニハ、妊娠、失仆、傷産、及失血ニ用ユ。千金ノ芎帰湯、局方ノ四物湯、皆此方ヲ祖トスレドモ、阿膠ノ滋血、艾葉ノ調経、加之ニ甘草ノ和中ヲ以テシテ其効妙トス。是以先輩ハ四物湯ハ板実而不霊ト云ナリ。又痔疾、及一切ノ下血、此方ヲ与テ血止ノ後、血気大ニ虚シ、面色青惨如土、心下悸シ、或耳鳴者、三因加味四君子湯ニ宜イ。蓋此方ハ血ヲ主トシ、彼ハ気ヲ主トス。彼此各其宜キ処アルナリ。」
- 裏・寒・虚

図365

### 芎帰膠艾湯

- 32歳　女性
- ここ数ヶ月生理出血が止まらない　約2週間少量であるが続くようになった　筋腫を疑い婦人科を受診するも異常なくクラミジアも陰性だった　不正出血としてホルモン療法を開始するも体がだるくて断念　漢方薬を希望された
- 体格中等　舌紅　脈渋　腹部中　左臍下部に圧痛あり　芎帰膠艾湯9.0gを処方　（適応外使用　病名内痔核）
- 徐々に効果あり　3月で不正出血が消失した
- 下腹部疼痛には芎帰膠艾湯　上腹部疼痛には当帰芍薬散
- 排卵時出血には芎帰調血飲

症例117

は芎帰調血飲の原典である。本来は産後の不定愁訴に用いられていたが現代では排卵誘発に用いることが多い。太虎堂からエキス剤が発売されている。症例118-1は32歳女性で出産後の不正出血であったが芎帰調血飲で経過がよかった。面白いことにAMHが改善する症例が多かった。通常では考えられないことで婦人科の先生がなぜだろうと首をひねっていた。図368は復習で漢方薬の女性ホルモン様作用をまとめた。漢方薬（当帰・川芎・山茱萸・山椒・益母草など）は女性ホルモンの賦活に働くが、ホルモン治療（ホルモン補充療法やピル）に対しては相乗作用はあるが相殺はしない。ただしホルモン由来の腫瘍には当帰・川芎ペアで強いホルモン刺激は避けるべきである。子宮収縮作用のある漢方薬（芎帰調血飲・芎帰膠艾湯・桃核承気湯など）は妊娠初期には避けるべきである。PCOS・子宮筋腫・PMSは抗男性ホルモン様効果のある漢方薬を用いるとよい。図369は最近の低用量ピルである。男性ホルモンを刺激しない群が使いやすい。最近では副作用の多いダナゾールよりジェノゲストを用いることが多い。図370はPMSとPMDDの解説である。PMSは月経前症候群と言われ女性ホルモンの分泌が多すぎて生理前にイライラや不安を引き起こす病態である。イライラには抑肝散や抑肝散加陳皮半夏を用いる。不安には加味帰脾湯を用いることが多い。月経困難症を伴う場合には生理より2週間に当帰芍薬散（虚証・冷え・むくみ）、桂枝茯苓丸（肩こり・生理痛）、芎帰調血飲（下腹部痛・乳房のはり）を用い、その後2週間は抑肝散（イライラ）、抑肝散加陳皮半夏（ゆううつ）、加味帰脾湯（不安）を交互に用いるとよい。図371はPMDDの解説である。PMDと同様であるがその症状は軽く生理がくると改善することが多い。やはりイライラには四逆散（腹部両側緊張）、抑肝散（腹部左緊張）、女神散（心下痞・頭痛）を用いる。憂鬱には加味帰脾湯（腹力低下・心下痞か動悸）、当帰芍薬散（腹力低下・冷え）を用いると

---

## 芎帰調血飲

- 当帰・川芎・地黄・益母草・牡丹皮・白朮・茯苓・陳皮・烏薬・香附子・乾姜・生姜・大棗・甘草
- 万病回春「産後諸疾　依法治之　大補気気為主也」「治産後一切諸病　気血虚損　脾胃怯弱　或悪露不行　或去血過多　或飲食失節　或怒気相冲　以致発熱悪寒　自汗口乾　心煩喘息　心腹疼痛　脇肋脹満　頭暈眼花　耳鳴口噤　不語昏憤等証」
- 芎帰調血飲第一加減　＋芍薬　桃仁　紅花　枳実　桂皮　牛膝　木香　延胡索
- 芎帰調血飲＋桂枝茯苓丸

図367

---

## 症例

- 32歳　女性
- 10月に出産後　不正出血が止まらない　婦人科にて検査するも特に異常はなくそのうちよくなるでしょうとのこと
- 舌紅やや乾燥　脈細　腹部やや肥満であるが弱圧痛はない　臍の周囲が膨隆している　便通は通常で冷えはなく現在授乳中
- まず太虎堂　芎帰調血飲9.0gを処方
- 大変飲み易いという　1.5月後に出血がなくなった

症例118-1

---

## 42歳女性

- 不妊症にて38歳時より人工授精を繰り返しているが懐妊しない
- 155cm　42kg　やせ　舌白胖大脈細　腹部軟　上腹部動悸　臍下不仁あり　E2 52ng/dL　FSH5.28ng/dL　LH 1.08ng/mL　AMH1.0　採卵しても空砲で受精しないAMHの低下もあり治療は終了と言われた
- 臍下不仁　左腹直筋緊張より　芎帰調血飲6.9g/日を処方
- 3月後AMH4.2　E288.0　FSH3.88　LH3.90になり　採卵が4個でき移植（胚盤法）ででき懐妊した

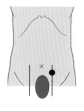

症例118-2

---

## 漢方薬の女性ホルモン様作用

- 漢方薬（当帰・川芎・山茱萸・山椒・益母草）は女性ホルモン賦活に働くが生体恒常性維持の作用がありホルモン治療に相乗作用はあるが相殺はしない
- ホルモン依存性腫瘍には当帰・川芎のペアは避ける
- 子宮収縮作用の漢方：芎帰調血飲・大黄・芎帰膠艾湯・桃核承気湯などは妊娠初期には使用を避ける
- PCOS・子宮筋腫・PMSには抗男性ホルモン様効果の漢方

図368

---

## 不妊症の漢方薬

- 排卵誘発　適応外使用
  芎帰調血飲（腹部軟）　芎帰膠艾湯（下腹部痛）
  　　　　桃核承気湯（左下腹部痛）
- 着床促進　適応外使用
  当帰芍薬散（腹部軟　冷え　Th2抑制）　五苓散（脈浮　頭痛　Th1抑制）
- 愁訴別では
  下腹部疼痛には芎帰膠艾湯
  上腹部疼痛には当帰芍薬散
  排卵時出血には芎帰調血飲
  卵管通過障害には桂枝茯苓丸

図366

---

## 低用量ピル

- 第1世代　エチニルエストラジオール・メチルエチステロンル
- 第2世代3相性　エチニルエストラジオール・レボノルゲストレル
- 第3世代1相性　デソゲストレル・エチニルエストラジオール

- 第1世代1相性　保険適応　エチニルエストラジオール・ノルエステロン
- 超低用量ピル　保険適応　エチニルエストラジオール・ドロスピレノン
- ダナゾール　テストステロンの誘導体　副作用が多い
- ジェノゲスト　男性ホルモン活性はない黄体ホルモン

図369

よい。症例119は28歳女性でPMSを疑われた症例である。婦人科的には異常を認めず、ホルモン的にもやや男性ホルモンが多い程度であった。腹部中等度左腹直筋緊張があり下肢の冷えがあるため虚証のイライラと考え生理から2週間は当帰芍薬散を、そのあと2週間は抑肝散加陳皮半夏を用いた。症例120はPMDDの症例で婦人科でチョコレートのう胞があり、ホルモン的には男性ホルモンの優位があった。実証のイライラと考え桂枝茯苓丸を処方、次いで抑肝散を処方した。図372は加味帰脾湯がどこに効果があるかを調べた。SDSで50点以上の方で腹部軟で心下痞か心下動悸がある方に4例ではあったが、加味帰脾湯を投与して前と3月後のオキシトシンを調べてみた。図373結果3例にはオキシトシンの増加が認められた。1例は断乳したにもかかわらず加味帰脾湯を投与していたところ3月たっても乳汁が止まらず投与を中止した。図374は婦人科の漢方治療のポイントである。ホルモン由来のPMS/PMDDの不定愁訴に対して子宮筋腫には桂枝茯苓丸、黄体機能不全には温経湯、PCOSには温経湯＋芍薬甘草湯、排卵時不正出血には芎帰調血飲、PMS/PMDDの生理前不快気分には抑肝散、イライラには女神散、不安には加味帰脾湯となる。しかし証にあわせて使用することを推奨する。次いで図375は更年期障害の解説である。つまりE2の低下とLH・FSHの高値を示すが、図376にあるように下腹部の筋力低下と両側の筋緊張は特徴である。肩こりや腰痛などを訴えて脈浮の場合には葛根湯、易疲労や不眠、気分の低下に胸脇苦満がある場合には加味逍遥散、頭痛、イライラにノルアドレナリンの高値（高血圧、怒りっぽい）がある場合には女神散、皮膚掻痒感にE2の低下がある場合には桂枝加黄耆湯、めまいやE2の低下がある場合には苓桂朮甘湯など症状にあわせて多彩な漢方薬を用いる。

　図376は男性ホルモンの異常を加味して腹診を考えた場合の図である。E2の低下は下腹部の筋緊張

## PMDD

- PMDD（月経前気分障害）生理1～2週間前から気分の落ち込み、意欲の低下・イライラ・怒りっぽい・集中力の低下・不安・不眠など日常生活に支障をきたすレベル　PMSに比して精神症状が軽度　生理が来ると改善する
- イライラには四逆散（腹直筋緊張）抑肝散（左腹直筋緊張）女神散（心下痞・頭痛）
- 憂鬱には加味帰脾湯（腹力低下）当帰芍薬散（冷え・むくみ）
- 漢方交互投与も効果

図371

## PMS

- 28歳女性　生理1週間前からイライラする。生理は28日周期だが初日の生理痛があり排卵期に少量の出血もある。婦人科的には異常を認め子宮頸部の糜爛もない。E2　86.0　LH　4.58　FSH 4.06　テストステロン0.99
- 身長155cm　体重48kg　舌白　脈　沈・沈・渋沈・やや弦・沈無力　腹部中等度　下腹部腹直筋低下なし　左緊張あり　便通正常　下肢やや冷えあり
- 証を腎陽不振・胞宮虚寒瘀血と考え生理から2週間は当帰芍薬散7.5g/日　次いで2週間は抑肝散加陳皮半夏7.5g/日とした。
- 3月後にはイライラは大分改善、生理痛もない　E2 88.4　LH4.88　FSH　4.62　テストステロン0.86

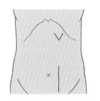

症例119

## PMDD

- 32歳女性　生理10日前からイライラする、子供に当たってしまう。そして気分が落ち込み自暴自棄になるが、生理がくると治ってしまう。生理は30日周期であり生理痛はさほどではない。婦人科では子宮内膜がややあつく卵巣にチョコレートのう胞がある。
- 身長148cm　体重58kg　舌紅　脈細・滑・沈細細・滑・沈細　腹部右胸脇苦満・左腹直筋緊張あり。下腹部筋力低下はない。下肢冷えはない。便通は正常。E2　82.4　LH　4.68　FSH　4.06　テストステロン1.28
- 証を腎陰不足・胆気陽亢・胞宮瘀血と考え生理から2週間桂枝茯苓丸7.5g/日次いで2週間抑肝散7.5g/日を投与した。
- 3月後にはイライラもとれ、気分は良いと。E2　68.2 LH　5.08　FSH　3.68　テストステロン0.66

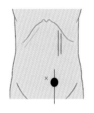

症例120

## うつ傾向のある女性

- SDS　50点以上　19番は0点（自殺祈念）の方を対象に
- 3例　平均年齢28.4±4.9歳
- 加味帰脾湯　イライラ　腹部軟弱あるいは心下動悸　不眠を目標に3月投与
- SDS　投与前54.2±8.4　が3月後38.5±12.6になった
- 断乳後の女性に加味帰脾湯を投与したところ乳汁分泌がつづいた症例があり、投与を中断した

図372

## PMS　PMDD

- PMS（月経前症候群）生理の1週間ほど前から下腹痛・乳房の痛み・イライラ・憂鬱がおきる　女性ホルモンの分泌量が急激に変化し視床下部が対応しきれなくなる　肩こり・頭痛・むくみ・不安・憂鬱
- イライラには抑肝散　不安には加味帰脾湯
- 月経困難を伴う場合には生理より2週間は当帰芍薬散（冷え・むくみ）・桂枝茯苓丸（肩こり・生理痛）・芎帰調血飲（下腹痛・乳房の痛み）漢方交互投与
- 2週間後には抑肝散（イライラ）抑肝散加陳皮半夏（ゆううつ）加味帰脾湯（不安）

図370

## オキシトシンと加味帰脾湯

凡例　— 症例1　— 症例2　— 症例3

図373

低下によって示されるが、症状としては易疲労に動悸や肩こり、イライラ、怒りっぽい、肥満など多彩な症状を呈する。大変治療に難渋する場合が多い。最近では図377のように男性更年期も問題になっている。これはテストステロンの低下にて引き起こされる不定症状で特にEDを訴える方が多い。男性ホルモンを賦活する漢方薬は八味地黄丸が有名であるが、これもE2の低下と同じく下腹部の筋緊張の低下があらわれる。これを臍下不仁という。それ以外にも甲状腺の機能低下でも同じ腹証がでる。それ以外にも補中益気湯にも男性ホルモンの賦活作用がある。もちろんタダラフィルが非常に役に立つ。これは前立腺肥大が保険適応であるが、血管内皮細胞の賦活作用もあり、血管の疾患の予防にもなる。イライラには抑肝散（左腹直筋緊張）、不安や発汗、集中力の低下には柴胡加竜骨牡蛎湯や桂枝加竜骨牡蛎湯、EDには補中益気湯にタダラフィルを加えるとよい。図378は女神散の原典である。図379は女神散のまとめである。のぼせ・めまいに頭痛が特徴的である。腹部は充実していていわゆる実証である。症例121は42歳女性の女神散が適応であったPMSである。若年性更年期を疑ったが女性ホルモンは正常でPMSであった。実証で頭痛を訴えていたため女神散にて効果があった。症例122は更年期障害の50歳女性であった。腹力がしっかりしており、実証と考え女神散で効果を認めた。図380は加味逍遥散の原典である。現代医学的には胸脇苦満（交感神経緊張）とほてり（IL-6の高値）と便秘が使用目標になる。図381は同じく勿誤薬室方函口訣からみる加味逍遥散の原典である。手掌角皮症やかゆみにも効果があるとされる。図382はそのほかの原典である。図383は本邦でよくいわれる口訣の一覧である。多愁訴、情緒不安定、くるくると訴えが変わる、メモをつけてくる、現代ではスマホに写真や訴えを書いてくるというような場合に用いる。図384は加味逍遥散のポイントである。ほてりと便秘、胸脇苦満を目標にするとよい。症例123は50歳女性でほてり、不眠、めまい、下肢の冷えや動悸など多彩な症状を訴えていた。胸脇苦満とほてり、便秘を目標に加味逍遥散を使用したところ症状が緩解した。面白いことにLH・FSHの値も減少した。症例124は50歳女性で主訴は肋間神経痛であったが冷えほてりと胸脇苦満より加味逍遥散を用いたところ効果を認めた。もちろん適応外使用になるので症候病名をつけていただきたい。症例125は58歳女性で耳鳴りが主訴であったが、胸脇苦満と冷えほてり、便秘

---

## 婦人科治療ポイント

- ホルモン由来のPMS/PMDD（不定愁訴）に
- 子宮筋腫　桂枝茯苓丸
- 黄体機能不全　温経湯
- PCOS　温経湯＋芍薬甘草湯
- 排卵時不正出血　芎帰調血飲
- PMS/PMDD　生理前気分不快　抑肝散　交互投与も
- 　　　　　　イライラ・頭痛　女神散
- 　　　　　　不安　加味帰脾湯　交互投与も
- 更年期障害・多汗　加味逍遥散（ほてり）　女神散（頭痛）通導散（便秘）

図374

---

## 更年期障害

- E2の低下とLH・FSHの高値
- 肩こり　易疲労　頭痛　のぼせ　腰痛　多汗　不眠　イライラ　皮膚掻痒感　動悸　気分の低下　めまいなど多彩な症状
- 肩こり・腰痛　血流不全　葛根湯（脈浮）
- 易疲労　不眠　気分の低下　E2の低下　加味逍遥散（冷えのぼせ　胸脇苦満）
- 頭痛　多汗　イライラ　ノルアド高値　女神散（頭痛）　通導散（便秘）
- 皮膚掻痒感　E2の低下　桂枝加黄耆湯（脈浮）
- めまい　E2の低下　苓桂朮甘湯（上腹部動悸）

図375

---

## 婦人科不定愁訴の復習
## （男性ホルモン異常を加味した場合）

LH・FSHの亢進
E2の低下
更年期に多い
加味逍遥散

LH・FSH低下
当帰芍薬散

左腹直筋緊張
男性ホルモンの異常
桂枝茯苓丸

図376

---

## 男性更年期障害の諸症状（LOH症候群）

- テストステロンの低下
- 関節痛　易疲労　発汗　肥満　頻尿
- イライラ　不安　うつ　不眠　集中力の低下
- ED
- 男性ホルモンの賦活　八味地黄丸（臍下不仁）　タダラフィル（適応外使用）
- イライラ　不安　抑肝散（左腹直筋緊張）
- 不安　発汗　集中力の低下　柴胡加竜骨牡蛎湯・桂枝加竜骨牡蛎湯（胸脇苦満）
- ED　タダラフィル　補中益気湯（気力の低下）

図377

---

## 女神散

- 香附子　川芎　蒼朮　当帰　黄芩　桂皮　人参
- 檳榔子　黄連　甘草　丁子　木香
- 勿誤「此方ハ元　安栄湯ト名テ軍中七気ヲ治スル方也。余家、婦人血症ニ用テ験アルヲ以、今ノ名トス。世ニ称スル実母散、婦王湯、清心湯皆一類ノ薬ナリ。」

図378

## 女神散

- 浅田家　この方は元安栄湯と名て軍中七気を治する。余家婦人血症にもちいて特験あるをもって今の名とす。実母散・婦王湯・清心湯皆この類なり。
- ①のぼせ・めまい・頭痛②不安感③便秘
- 緊張感が強く実力が発揮できない場合
- 鑑別　加味逍遥散　訴えが次々と変わるもの
- 　　　　桃核承気湯　実証　腹部に特徴
- 　　　　釣藤散　　　より神経質
- 裏・熱・実

図379

## 女神散

- 42歳女性　頭痛　ほてり　イライラ
- 数年前から生理前後に頭痛　顔のほてり　イライラ　動悸などを感じるようになった
- 165cm 68kg　舌紅瘀　脈渋　腹部充実　下腹部圧痛あり　臍下不仁なし　便通はやや固い　下肢冷え　更年期かと思うと　E2 82 LH 5.63 FSH 6.22
- 瘀血と頭痛　イライラより女神散7.5g/日　3月後イライラがとれ　頭痛も改善した

症例121

## 症例

- 50歳　女性
- 閉経1年前より動悸　だるさ　不眠　近医にて自律神経失調症といわれデパスを処方されたが朝が眠くて困ると中止している　話していてもイライラしていて落ち着かない　ほてりはと聞くとあると　便秘はと聞くとあると　何を言っても不定愁訴がでてくる
- 舌紅乾燥　脈滑　腹部4/5　臍の周囲に動悸
- ツムラ女神散7.5gを処方
- 1月後には何か調子良いという　2月後には不眠がとれ大変調子がよくなった

症例122

## 加味逍遥散

- 和剤局方　血虚、労倦し、五心煩熱し、肢体疼痛し、頭目昏重、心忪頬赤く、口燥咽乾し、発熱盗汗し、食を減じ臥を好む、及び血熱用いうち、月水調わず、臍腹脹痛し、寒熱瘧の如くなるを治す。また、室女の血弱く陰虚にして栄衛和せず、痰嗽潮熱し、肌体羸痩し、漸くして骨蒸と成るを治す
- 胸脇苦満とほてり（高IL-6）・便秘が目標
- 更年期障害・自律神経失調症・抑うつ状態・慢性便秘・湿疹・肝斑症

図380

## 加味逍遥散

- 勿誤薬室方函口訣「コノ方ハ清熱ヲ主トシテ、上部ノ血症ニ効アリ。故ニ逍遥散ノ症ニシテ、頭痛面熱肩背強バリ、鼻出血ナドアルモノニ佳アリ。マタ下部ノ湿熱ヲ解スルモノデ、婦人淋疾、竜胆瀉肝湯ナドヨリ等虚候ノ者ニ用イテ効アリ。又、男子婦人遍身ニ疥癬ノ如キモノヲ発シ、甚ダ痒ク、諸治効ナキモノニ此方ニ四物湯ヲ合シテ験アリ。華岡氏ハ此方ニ地骨皮、荊芥ヲ加エテ鵝掌風（手掌角皮症）ニ用ユ。又、老医ノ伝ニ、大便秘結シテ朝夕快ク通ゼヌトイウ者、何病ニ限ラズ此方ヲ用レバ、大便快通シテ諸病ヲ治スルト云フ。」

図381

## 加味逍遥散

- 逍遥散　牡丹皮　山梔子
- 女科撮要「治血虚有熱　遍身掻痒　或口燥咽乾　発熱盗汗　食少嗜臥　小便渋滞等証」
- 校註婦人良方「治肝脾血虚有熱　遍身掻痒　或口乾咽乾　発熱盗汗　食少嗜臥　小便渋滞　又治瘰癧流注　虚熱等瘡」

図382

## 加味逍遥散

- 口訣より
- 胸脇の熱証による精神症状　多訴　情緒不安定
- 貧血　月経異常　冷え　のぼせ　虚証　少陽病
- 脈弦弱　乾湿中間　胸脇苦満　振水音（±）
- 更年期前後の慢性湿疹にも効果がある
- 訴えがくるくる変わる
- 来るたびに違うことをいう
- メモをつけてくる
- 月経にコーヒー様の血塊がまじる
- 陰性の怒りで回りくどい

図383

## 加味逍遥散のポイント

- 使用目標　ほてり・便秘・胸脇苦満
- 更年期に伴う全身倦怠感・のぼせ・寒気・種々の身体痛・食欲不振など訴えがくるくると変わるのが特徴
- 裏　寒　中間

図384

## 50歳　女性

- 1年前からほてり、不眠、めまい、下肢の冷え、動悸があり婦人科にて更年障害と診断　エストリール貼薬を処方されるも気分がすっきりしない
- 155cm 68kg　便秘傾向　舌紅やや乾燥　脈関滑　腹部中等度右胸脇苦満あり　生理は6月前に閉経　E2 6.8 LH 124.6 FSH 84.5 テストステロン0.24
- 加味逍遥散7.5g/日を処方　1月にて症状が消失　E2 12.4 LH 88.5 FSH 75.4 テストステロン0.20

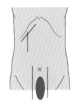

症例123

## 症例

- 50歳　女性　肋間神経痛
- 数カ月前から右肋間神経痛　内科・整形外科受診するも胸部・心臓異常なし
- 体格やせ　舌紅やや黄色苔　腹部弱　右胸脇苦満　冷えがあり便通は正常　顔のほてり
- 冷え・ほてり・胸脇苦満よりツムラ加味逍遥散7.5gを処方　痛いときに芍薬甘草湯を併用
- 3月後に軽快する

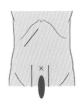

症例124

により加味逍遥散が奏効した。適応外使用になるので病名に気をつけたい。繰り返しになるが適応外使用でもほとんどが漢方方剤の症候があるので必ず症候病名をつけていただきたい。冷えが強い時には附子末を追加することもある。このように更年期に伴う多彩な不定愁訴には胸脇苦満とほてり、便秘を目標に加味逍遥散が適応することが多い。図385は加味逍遥散に四物湯を加え難治な老人の皮膚掻痒症に適応する原典である。もちろん適応外使用なので病名に気をつけたい。症例126は80歳男性で皮膚掻痒症でいろいろな外用剤や抗ヒスタミン剤を用いても難治な症例である。これはよくある症例で医院を転々とする方が多いようである。胸脇苦満ははっきりしないがほてりと便秘から加味逍遥散合四物湯を湯液で処方した。病院によっては加味逍遥散は女性の処方として適応外とされることが多いためである。病院の場合には湯液を作成するのは空気中のほこりや細菌数の関係で薬局を別にしなければいけないので注意が必要である。また入院中の場合には日曜や休日の湯液の作成をどうするか問題になる。佐久総合病院では1988年に電気煎じ器を10台自費で購入しそれを病院に寄付してまた空き室を利用して湯液薬局を作ったのである。多分日本では富山医薬大に次ぐ早い取り組みであったと思われる。この症例にはこの湯液が効果があり大変感謝された症例であった。もちろん当帰飲子も鑑別になる。当帰飲子は乾燥湿疹がある場合で加味逍遥散は掻痒が主で掻き壊しがあり出血斑があるような症例に用いる。図386は抑肝散の解説である。怒りっぽいというのがポイントであるが、腹部の左腹直筋の緊張を目標とするのがよい。図387は抑肝散の原典である。図388も抑肝散の原典である。勿誤薬室方函口訣には四逆散の変方であると記載されている。図389は抑肝散のポイントである。疳が強く腹部左腹直筋の緊張の強い方で頭痛や頚部こり、顔面の痙攣、不眠や動悸、イライラに用いる。それ以外には適応外使用であるが認知症のBPSD（による諸症状）やPMSなどに用いる。症例127は48歳女性で不眠やイライラが強い方で腹部は中等度で左腹直筋の緊張が強く抑肝散が奏効した。図390はまとめである。子宮に関する漢方薬の作用である。白朮と蒼朮の違いに注意したい。図391と図392は腹診の復習である。婦人科疾患の場合には腹診が重要になる。特に下腹部の筋緊張や低下、両側の筋緊張や低下に気をつけたい。図393は不妊症の漢方薬のまとめである。図394はPMS・PMDDの漢方薬のまとめである。図395は更年期障害の漢方薬のまとめである。

---

## 58歳　女性

- 3月前から耳鳴　頭痛　足の冷え　顔ののぼせあり　耳鼻科にて高齢者の耳鳴といわれストミン・メチコバール・アデホスコーワをもらったが効果がなく受診
- 158cm　60kg　舌紅　脈弦滑　腹部中等度　右胸脇苦満あり　3年前に閉経　足の冷えと顔のほてりあり　便秘
- 冷えほてり・胸脇苦満・便秘より加味逍遥散7.5g+附子末0.6gを処方　1月後には耳鳴消失

症例125

---

## 加味逍遥散合四物湯

- 「又男子婦人、辺身ニ疥癬ノ如者ヲ発シ、其痒諸治効ナキ者、此方ニ四物湯ヲ合シテ験アリ。」
- 適応外使用にて病名に注意

図385

---

## 症例

- 80歳　男性　老人性皮膚掻痒症
- 数年前から皮膚がかゆくて困る　皮膚科にて掻痒症としてクロルフェニラミン2T外用ジフルプレドナートしかし血清コルチゾール測定下になり糖尿病を併発それでもかゆみがとれない
- 体格弱　皮膚乾燥ところどころ内出血　舌乾燥　脈革　腹部弱臍下不仁　便秘がつらい
- 本来なら六味丸であるがまず皮膚を治すため加味逍遥散7.5g四物湯7.5gを併用（不安神経症＋冷え症）湯液で用いれば良い
- 1月もたたずかゆみが軽減　クロルフェニラミン中止外用をクロタミトンにできた

症例126

---

## 抑肝散

- 気の異常と瘀血・水毒　釣藤は鎮静鎮痙柴胡は胸脇の熱証当帰・川芎は瘀血　蒼朮・茯苓は水毒に
- 多怒　不眠　性急の肝気亢進　興奮　四肢痙攣
- 虚証で腹力低下、臍上悸が強ければ半夏・陳皮を加える
- 脈は弦　舌は乾湿中間
- 季肋部の腹直筋緊張や臍部で腹部大動脈拍動亢進　左右の腹直筋がつっぱっている　肩こり
- 皮下脂肪は少ない

図386

---

## 抑肝散

- 保嬰撮要「肝経ノ虚熱、搐ヲ発シ、或ハ発熱咬牙、或ハ驚悸寒熱、或ハ木土ニ乗ジテ嘔吐痰涎、腹脹食少ク、睡臥不安ナルモノヲ治ス。」

図387

●参考文献

『和漢診療学』寺澤捷年著　医学書院
田中哲二　第９回産婦人科学会
『女性診療科医のための漢方医学マニュアル』後山尚久
　　永井書店
『産婦人科研修ハンドブック』小林浩監修　海馬書房
『産婦人科ベッドサイドマニュアル』青野敏博編　医学書院
『中医医古文』上海科学技術出版社

駆瘀血剤の用い方（腹診が重要）

芎帰調血飲　　　　　　　当帰芍薬散
大黄牡丹皮湯　　　　　　桂枝茯苓丸
大承気湯　　　　　　　　桃核承気湯
臍下不仁　　通導散傍腹直筋緊張　男性ホルモン
E2低下

『図説東洋医学』改変

図391

抑肝散

・勿誤方函口訣「此方ハ四逆散ノ変方ニテ、凡ソ肝部ニ属シ、筋脈強急スルヲ治ス。四逆散ハ腹中任脈通リ拘急シテ、胸脇ノ下衝ク者ヲ主トス。此方ハ左腹拘急ヨリシテ、四肢筋脈ニ攣急スル者ヲ主トス。此方ヲ大人ノ半身不随ニ用ユルハ、東郭ノ経験ナリ。半身不随並ニ不寝ノ証ニ此方ヲ用ユルハ、心下ヨリ任脈通リ攣急動悸アリ、心下ニ気聚リテ痞スル気味アリ。医手ヲ以テ按セバサノミ見エネドモ。病人ニ問ヘバ必ズ痞エルト云フ。又左脇下柔ナレドモ、少シク筋急アル症ナラバ怒気ハナシヤト問フベシ。若シ怒気アラバ此方効ナシト云フコトナシ。又逍遙散ト此方トハ二味ヲ異ニシテ、其ノ効用同ジカラズ、此処ニ着眼シテ用ユベシ。」

図388

抑肝散のポイント

・痞が強い　腹部左腹直筋緊張
・頭痛、眼痛、頸項部のこり　眼瞼や顔面のひきつり、痙攣、四肢のしびれ、不眠、倦怠感、動悸、イライラ、怒りっぽい、落ち着きがない
・認知症のＢＰＳＤ様症状（適応外使用　病名に注意）
・抗認知症薬の陽性症状の予防（適応外使用）
・PMS　生理前不快気分症候群（適応外使用　神経症　不眠症）
・裏　寒　中間
・抑肝散加陳皮半夏は　裏　寒　虚

図389

婦人科不定愁訴の復習
（男性ホルモン異常を加味した場合）

LH・FSHの亢進　　　LH・FSH低下　　左腹直筋緊張
E2の低下　　　　　　　　　　　　　男性ホルモンの異常
更年期に多い　　　　　　　　　　桂枝茯苓丸
加味逍遙散　　　　当帰芍薬散

図392

まとめ・不妊症の漢方薬

・排卵誘発　適応外使用
　芎帰調血飲（月経痛）　芎帰膠艾湯（下腹部痛）　桃核承気湯（無月経）
・着床促進　適応外使用
　当帰芍薬散（冷え　Th2抑制）　五苓散（むくみ　Th1抑制）
・愁訴別では（月経痛）
　下腹部疼痛には芎帰膠艾湯
　上腹部疼痛には当帰芍薬散
　排卵時出血には芎帰調血飲
　卵管通過障害には桂枝茯苓丸

図393

48歳　女性

・2－3カ月前から不眠、イライラがつらい、子供を叱る事が多く、夫は相手にしてくれない。生理は遅れ気味で生理前になるとイライラが強くなる
・168cm　48kg　舌白苔　脈関弦　腹部中等度左腹直筋緊張
・抑肝散7.5g/日　2週間でイライラが消失

症例127

まとめ・婦人科治療ポイント

・ホルモン由来のPMS/PMDD（不定愁訴）に
　子宮筋腫　桂枝茯苓丸
　黄体機能不全　温経湯
　PCOS　温経湯＋芍薬甘草湯
　排卵時不正出血　芎帰調血飲
　生理前気分不快　抑肝散　交互投与も
　イライラ・頭痛　女神散
　不安　加味帰脾湯　交互投与も
　更年期障害・多汗　加味逍遥散（ほてり）　女神散（頭痛）

図394

まとめ・子宮に関する漢方薬

・子宮収縮促進　枳実　益母草（芎帰調血飲）薏苡仁（薏苡仁湯）五味子　紅花　大黄　附子（大量で）桃仁（桃核承気湯）牡丹皮

・子宮収縮抑制　当帰　川芎（当帰芍薬散・温経湯）　黄芩　香附子　杜仲　白朮　木香

・内膜充血促進　丹参　大黄　甘草
・リュープロレリンには芎帰膠艾湯

図390

更年期障害の諸症状

・E2の低下とLH・FSHの高値
・肩こり　易疲労　頭痛　のぼせ　腰痛　多汗　不眠　イライラ　皮膚掻痒感　動悸　気分の低下　めまいなど多彩な症状
・肩こり・腰痛　血流不全　葛根湯（脈浮）
・易疲労　不眠　気分の低下　E2の低下　加味逍遥散（冷えのぼせ）
・頭痛　多汗　イライラ　ノルアド高値　女神散（頭痛）　通導散（便秘）
・皮膚掻痒感　E2の低下　桂枝加黄耆湯（脈浮）
・めまい　E2の低下　苓桂朮甘湯（上腹部動悸）

図395

# 第20章

# 循環器疾患と漢方薬

次いで循環器疾患と漢方薬の解説をしたい。ポイントはうっ血性不全に対して漢方治療はどこに効くのかということである。まず図396はいままでの高血圧に対する漢方薬の症例報告である。柴胡加竜骨牡蛎湯や大柴胡湯、釣藤散を用いていることが多いが、特に高血圧の随伴症状を改善した症例が多い。図397自験例であるが高血圧の方で降圧剤のみ内服していた122例と降圧剤と漢方薬を併用していた124例に対し10年経過時でのハザート比を調べたものである。癌の発症率は変わりないが脳卒中、心筋梗塞、心不全のハザート比は併用群が優位であった。図398は高血圧に関する漢方薬の使い方である。壮年型には黄連解毒湯（赤ら顔、のぼせ、イライラ）や柴胡加竜骨牡蛎湯（胸脇苦満、交感神経緊張）を用いるが、老人型には釣藤散（うつ傾向、朝の頭痛）、七物降下湯（腎動脈硬化、拡張期高血圧）、八味地黄丸（動脈硬化、加齢）を用いる。これらは血清レニンの値に比例するのであるが、今回は説明を省略する。図399は黄連解毒湯の解説である。実熱の処方で目の充血が特徴的である。大塚敬節はこれに釣藤鈎と十薬（ドクダミ）を加えて用いていた。これは釣藤散の方意を加えたものと考えられる。ただし4剤ともに苦寒であるため乾燥傾向に気をつけたい。症例128はその大塚敬節の症例であるが、今では考えられないような心配性で病院に寝泊まりしていた方である。黄連解毒湯で190/100が170/90になった。つまり漢方薬の降圧効果はARBと同じ程度であることが考えられる。症例129は58歳男性でやはりストレスからイライラや高血圧（152/108）をきたした例である。肥満、実証、舌黄色苔から黄連解毒湯を処方したところ効果を認めた。次いで図400は柴胡加竜骨牡蛎湯の解説

---

## 高血圧と漢方薬

降圧剤内服122例（平均年齢72.4±4.2）
降圧剤＋漢方薬124例（平均年齢73.2±3.8）

| エンドポイント | ハザート比 | P値 |
|---|---|---|
| | 1.0 | |
| 脳卒中 | | 0.004 |
| 心筋梗塞 | | 0.028 |
| 心不全（入院） | | 0.098 |
| 透析導入 | | 0.889 |
| 総死亡 | | 0.745 |
| がん発症率 | | 1.028 |

**10年経過におけるハザート比較**

自験例

図397

---

## 高血圧と漢方薬

- 壮年型
  黄連解毒湯（15）赤ら顔　のぼせ　イライラ
  柴胡加竜骨牡蛎湯（12）交感神経過緊張
  胸脇苦満あれば柴胡加竜骨牡蛎湯なければ黄連解毒湯
- 老人型
  釣藤散（47）胃腸が弱く　抑うつ　早朝頭痛
  七物降下湯（46）腎動脈硬化　拡張期高血圧
  八味地黄丸（7）動脈硬化　胃腸虚弱ない　腎虚

図398

---

## 黄連解毒湯

- 実熱を治する処方　三焦熱盛　口渇咽乾　錯語不眠　吐血　発疹　炎症腫瘍　舌紅黄苔　脈数強
- 炎症と充血のため顔色赤く上衝し、不安焦燥・動悸　出血の傾向があるもの　頭がさえて眠れない気分がおちつかず、つまらないことが気になる
- 黄連・黄芩　炎症充血をとる　心下痞をとる
- 黄柏・山梔子　消炎利尿
- 4剤とも苦寒であるため　乾燥に注意
- 大塚は高血圧には釣藤鈎・十薬を加える
- 裏　熱　実

図399

---

## 黄連解毒湯　古典では

- 56歳　男性　工場経営者　肥満赤ら顔　血圧が190/100といわれてから血圧ノイローゼとなり、いつ倒れるかもしれないと言う不安から毎晩病院にとまり、朝出勤していく。のぼせて時々鼻血が出る。大柴胡湯や柴胡加竜骨牡蛎湯では不安恐怖がとれなかった。黄連解毒湯にしたところ　のぼせや不安がなくなり、病院に寝泊りしなくても良くなった。血圧は170/90であったがそれを気にしなくなった。

『大塚敬節症例集』

症例128

---

## 高血圧と漢方

| | 症例数 | 対象 | 治療薬 | 降圧 | 随伴症状改善 |
|---|---|---|---|---|---|
| 小川 | 31 | 実 | 柴胡竜牡湯 | + | + |
| 佐々木 | 29 | 実 | 大柴胡湯 | + | − |
| | 54 | 虚 | 釣藤散 | + | + |
| 高山 | 60 | 随証 | | + | |
| 吉賀 | 27 | 高齢者 | 釣藤散 | − | + |
| 萩原 | 60 | 随証 | | − | + |
| 加藤 | 50 | 随証 | 桂枝茯苓丸他 | + | + |

投与1月で140/90未満に

図396

である。実証で胸脇苦満が著明な場合（左右に胸脇苦満がある）に用いる。症例130は矢数道明先生の症例であるが選挙運動の疲れから高血圧と RIND を起こした症例である。著明な胸脇苦満と交感神経緊張より柴胡加竜骨牡蛎湯が奏効した。症例131は58歳女性でイライラと不眠に高血圧を訴えた症例である。実証で著明な胸脇苦満あり交感神経の緊張があるため柴胡加竜骨牡蛎湯とイルベサルタン1T を処方した。この年齢では Ca 拮抗剤の副反応を訴える方は多い。図401は釣藤散の解説である。神経質で虚証の早朝に頭痛を訴える方に適応する。図402は七物降下湯の解説である。釣藤散との違いは石膏が含まれるか否かであるが、これは頭痛の項で説明した。七物降下湯には杜仲を加えると効果がよい。症例132は大塚敬節先生の症例であるが尿中蛋白が陽性で腎性高血圧であった症例である。図403は2019年度の高血圧治療ガイドラインの抜粋である。図

---

## 症例からみる柴胡加竜骨牡蛎湯

- 58歳女性
- 夫のことでイライラがつのり、不眠、高血圧
- 158cm　62kg　血圧155/118　頭痛もある　AST38　ALT30　γGTP58　Cr0.90　K3.8　舌白胖　脈滑　腹部左右胸脇苦満あり　腹直筋緊張　下肢冷えなし　浮腫ある　便秘　時々グーと胸が痛くなる　胸XP・ECG異常なし　Ca拮抗剤では頭痛がするという
- 高血圧・胸脇苦満・冷えがない　より柴胡加竜骨牡蛎湯7.5g/日+イルベサルタン1Tを処方
- 1月後に血圧138/90に　3月後離婚　血圧126/80に

症例131

---

## 釣藤散

- 中年以後の神経症でやや虚　頭痛・めまい・かたこりなどを呈するもの。
- この方は古方の竹葉石膏湯から竹葉・粳米をとり、釣藤・菊花・茯苓を加えたもので、虚証で気が上衝し上部に鬱塞するのを引き下げ鎮静する
- 細野ら　本方は愁訴の多い者にもちいられ、特に頭痛、頭重、かたこり、めまいを訴え、さらに便秘、不眠、夜間尿、手足の冷え、動悸、耳鳴り、のぼせ、怒りやすい、食欲不振がある。頭痛は早朝覚醒時に多いとされる
- 裏　寒　虚

図401

---

## 症例からみる黄連解毒湯

- 58歳　男性
- このところ不景気で仕事がうまくいかず、不眠、頭痛、高血圧が気になる。
- 170cm　82kg　脂肪太り　血圧152/108　血液検査ではAST62　ALT80　γGTP114　Cr0.82　K4.0　腹部USにて脂肪肝　便秘傾向　下肢の冷えはない　舌紅黄色苔　脈滑渋　腹部心下痞あり胸脇苦満は右にある　よくみると眼瞼結膜に発赤あり　イライラ
- 肥満・舌黄色苔・冷えがない・イライラから黄連解毒湯7.5g/日+ウルソ3Tを処方
- 1月後血圧140/90に

症例129

---

## 七物降下湯

- 四物湯に黄柏・黄耆・釣藤鈎をくわえたもの
- 高血圧の虚証で柴胡剤や大黄剤を用いることのできないもの。腎障害のあるときには特によい
- 大塚敬節氏はこれに杜仲3を加えて八物降下湯という
- 裏　寒　虚

図402

---

## 柴胡加竜骨牡蛎湯

- 実証で胸脇苦満・心下の抵抗・臍の動悸　驚きやすく、いらいら、気分が変わりやすい、落ちつきがない、小便不利、便秘
- 柴胡・黄芩　胸脇の実熱を清し　竜骨・牡蛎　気の動揺を鎮め　茯苓　利尿　桂枝　気の上衝を治
- 傷寒論　傷寒8〜9日　之ヲ下シ　胸満煩驚、小便不利、譫語シ、一身尽ク重クシテ、転側スベカラザルモノ
- 裏　熱　実

図400

---

## 七物降下湯　古典では

- 57歳　男性　頭が重く　血圧は168/100　尿中蛋白が陽性　この方を内服　2カ月後には尿中蛋白は陰性となり　血圧140/80となり　その後すっかり安定した。

『大塚敬節症例集』

症例132

---

## 柴胡加竜骨牡蛎湯　古典では

- 61歳　男性　赤ら顔でガッチリした性格　平素より血圧が高かった（175/100）。選挙運動で疲れ猛烈な頭痛がおこり、意識不明となり脳溢血といわれた。意識回復後右足が無力となり、首がまわらず、言語障害が残った。舌がだせず、心下堅く、胸脇苦満、臍上動悸。この歩行困難を一身尽く重く転側すべからざる者と考え　柴胡加竜骨牡蛎湯を処方した。服薬3日にて歩行がかるくなり血圧120/70となり軽快した

『漢方の臨床』2巻　矢数

症例130

---

## 高血圧治療ガイドライン2019

- 高血圧基準値　140/90mmHg以上

- 至適血圧：120/80mmHg未満→正常血圧：120/80mmHg未満
- 正常血圧：120〜129/80〜84mmHg→正常高値血圧：120〜129/80mmHg未満
- 正常高値血圧：130〜139/85〜89mmHg→高値血圧：130〜139/80〜89mmHg

図403

107

4042014年度版に対し境界域でも高リスクの患者には降圧強化が必要と位置づけられた。図405は日本高血圧学会のガイドラインである。図406は初診時の血圧レベル別の高血圧管理計画を示す。図407は2017年度版であるがJNC8から見る血圧の管理のガイドラインである。DM・CKDでは140/90以下に、55歳以下ではACEIかARBを用いるように指導されている。図408は高血圧の患者に対する降圧剤の用い方をまとめたものである。図409はJNC-7が改訂した部分をまとめたものである。ACEは心筋梗塞後に、ARBは腎障害に、αβブロッカーは心不全に用いるとよいとある。一方漢方薬はKの低下に気をつけるようにとある。また是非JNCを参照していただきたい。図410は自験例であるがARBの種類と降圧程度さらにその特徴を述べたものである。ロサルタンは降圧効果が弱いが腎保護に働く。カンデサルタンは心不全に適応する。バルサルタンはAT1受容体に作用する。テルミサルタンは血管保護のアディポネクチンを刺激し、またPPARγに働き動脈効果の予防と体重増加の予防に働く。オルメサルタンは強い降圧効果があり拡張期血圧の低下に役に立つ。イルベサルタンは腎保護とPPARγの刺激で体重増加を予防する。アジルサルタンは血管保護や夜間の高血圧に効果をもつ。図411はARBに利尿剤を加味した製剤である。これも自験例であるが利尿剤を加えるのは夜間ノンディッパーの症例で食塩をとり過ぎている症例に用いる。それぞれ降

## 初診時の血圧レベル別の高血圧管理計画

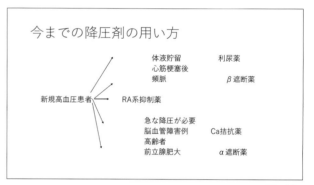

日本高血圧学会 2019

図406

## 2017：JNC8

・60歳以上では１５０／９０以下に
・60歳以下では１４０／９０以下に
・DMとCKD患者も１４０／９０以下に
・薬は利尿剤・ＣＣＢ・ＡＣＥＩ・ＡＲＢから選べ
・1月で降圧しなければ併用　ＡＣＥＩとＡＲＢ併用するな
・ＣＫＤではＡＣＥＩかＡＲＢで始めよ
・55歳以上ではβブロッカー・ＡＣＥＩはやめよ　ＣＣＢかＴｈｉａｚｉｄｅがよい
・Ｔｈｉａｚｉｄｅとβブロッカー併用でDM発症することがある
・55歳以下ではＡＣＥＩかＡＲＢが有効
・ハイリスクの高血圧患者では降圧剤・スタチン・低用量アスピリンを併用
・心疾患と拡張期血圧にはＪｃｕｒｖｅの関係があるが脳卒中には関係ない
・心疾患を予防するのはＡＲＢ・ＣＣＢである
・うっ血性心不全を予防するのはＡＣＥＩ・ＡＲＢ・Ｔｈｉａｚｉｄｅである
・ＡＮＧＩＯＴＥＮＳＩＮⅡを上昇させるのはＡＲＢ・ＣＣＢは脳保護
・高血圧はアルツハイマーのリスクを高める

図407

## 今までの降圧剤の用い方

| | |
|---|---|
| 体液貯留 | 利尿薬 |
| 心筋梗塞後 | |
| 頻脈 | β遮断薬 |

新規高血圧患者 ── RA系抑制薬

| | |
|---|---|
| 急な降圧が必要 | |
| 脳血管障害例 | Ca拮抗薬 |
| 高齢者 | |
| 前立腺肥大 | α遮断薬 |

図408

## 2014に比して降圧強化の病態

◇130〜139/80〜89mmHgで、以下のいずれか
・75歳未満の高リスク患者※
・脳血管障害患者（血管狭窄なし）
・冠動脈疾患患者
※高リスク患者の判定：脳心血管病既往
・非弁膜症性心房細動・糖尿病・蛋白尿陽性のCKD・65歳以上/男性/脂質異常症/喫煙の4項目のうち、3項目以上がある
・上記4項目のうちいずれかがあり、血圧160/100mmHg以上
・血圧180/110mmHg以上
◇75歳以上で、収縮期血圧140〜149mmHg

図404

## JNC（Report of the Joint National Committee）- 7

| | 糖尿病 | 腎障害 | 心不全 | 心筋梗塞 | 脳卒中 | 頻脈 | 禁忌 | |
|---|---|---|---|---|---|---|---|---|
| ACE | ○ | | ○ | ◎ | ○ | | | 妊娠 |
| ARB | ○ | ◎ | ○ | | ○ | | | 妊娠 |
| CCB | ○ | | ○ | | | ◎ | | 徐脈 |
| βブロッカー | × | | ○ | ○ | | ◎ | | 喘息 |
| アルドステロン | | ○ | ○ | | | | | K低下 |
| 利尿薬 | × | | ○ | | | | | K低下 |
| αβブロッカー | × | | ◎ | | | ◎ | | 喘息 |
| αブロッカー | | ○ | | | | | | 低血圧 |
| 漢方薬 | ○ | ○ | | | ○ | | ○ | K低下 |

水嶋改変

図409

## 高血圧ガイドライン2019

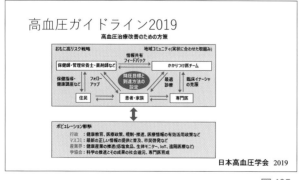

日本高血圧学会 2019

図405

## ARBの種類と効能の違い

| | | |
|---|---|---|
| ロサルタン | 5.2±2.4 | 降圧効果弱い　腎保護 |
| カンデサルタン | 10.6±2.4 | 心不全に適応 |
| バルサルタン | 8.0±4.5 | AT1受容体 |
| テルミサルタン | 10.4±3.8 | 血管保護アディポネクチン　PPARγ |
| オルメサルタン | 16.4±8.3 | 拡張期降圧　AT1受容体 |
| イルベサルタン | 8.6±4.4 | 腎保護　PPARγ |
| アジルサルタン | 12.6±8.7 | 血管保護　日内変動（夜間高血圧） |

自験例　　　　　Ｎ＝4〜12　3月後

図410

圧効果が強くなっている。特にロサルタンとヒドロクロロチアジドの合剤はその効果の持続性があり用いやすい。ただし高尿酸には気をつけたい。次いで図412はARBとCCBの合剤の降圧効果をまとめたものである。やはり強い降圧効果があり、その特徴はARBの特徴をそのまま維持している。図413は利尿剤系の降圧剤である。高血圧以外に心性浮腫や腎性浮腫などに用いられるが高尿酸には気をつけたい。図414は現在の降圧剤の用い方を示したものである。ステージ1ではARB・ACE・サイアザイドのいずれか、ステージ2ではARB＋CCBかARB＋サイアザイドを、ステージ3ではARB＋CCB＋サイアザイドを、ステージ4では治療抵抗性でありARB＋CCB＋MR拮抗剤もしくはβブロッカーを用いる。

　治療抵抗性の高血圧の原因は①白衣高血圧（交感神経緊張・漢方では気鬱もしくは気滞）、②種々の体液の増加（副交感神経緊張・漢方では水毒）、③睡眠時無呼吸症候群の合併（低酸素状態・漢方では瘀血）、④褐色細胞性（カテコールアミンの高値・漢方では気鬱）、⑤悪性高血圧（血性レニンの高値・漢方では腎実）などが考えられる。ここに漢方薬が効果を示す。図415これを順に解説すると①白衣高血圧は気鬱であるため柴胡加竜骨牡蛎湯（実証・胸脇苦満）、四逆散（両腹直筋の緊張）、桂枝加竜骨牡蛎湯（虚証・腹直筋の緊張）、黄連解毒湯（実証・舌黄色苔）、②体液の貯留は水毒であるので五苓散（脈浮・アクアポリン）、九味檳榔湯（浮腫・便秘）、③睡眠時無呼吸症候群もしくは更年期障害これは瘀血が考えられ桂枝茯苓丸（更年期症状・腹部臍下圧痛）、通導散（下腹部筋緊張・便秘）、桃核承気湯（左下腹部圧痛・便秘）が適応する。④レニン高値・褐色細胞腫・拡張期高血圧は七物降下湯（腎障害）、釣藤散（早朝頭痛）、八味地黄丸（老年・下腹部筋緊張低下）が適応する。しかしこの4型以外は適応外使用になるので病名に気をつ

## ARB+CCB合剤

- バルサルタン・アムロジピン　　16.4±8.8　強い降圧効果
- オルメサルタン・アゼルニジン　14.4±8.0　拡張期降圧
- カンデサルタン・アムロジピン　12.8±10.4　心不全改善
- テルミサルタン・アムロジピン　13.8±8.4　アディポネクチン PPARγ
- イルベサルタン・アムロジピン　12.8±6.4　PPARγ
- アリスキレンフマル　　　　　　10.4±8.4　レニン阻害
- アジルサルタン・シルニジピン　13.0±9.6　血管保護
- エプレレノン　　　　　　　　　15.8±8.6　心保護　抗AR 女性化少ない

自験例　　　　N＝8〜20　　3月後

図412

## 利尿剤系降圧剤

- ヒドロクロロチアジド・トリクロルメチアド
- 高血圧　心性浮腫　腎性肝性浮腫　月経前緊張症　薬剤性浮腫　尿酸値に注意
- インダパミド
- 高血圧　脂質への悪化作用が少ない
- トリパミド
- メフルシド
- MR拮抗剤　エプレレノン　スピノロラクトンに比して性ホルモン副作用少ない
- エサキセレノン　非ステロイド型　心不全の適応はない

図413

## 降圧剤の使い方

- S-1　ARB・ACE・サイアザイドのいずれか
- S-2　ARB＋CCB　ARB＋サイアザイド　CCB＋サイアザイドのいずれか
- S-3　ARB＋CCB＋サイアザイド
- S-4　治療抵抗性　ARB＋CCB＋MR拮抗剤もしくはβブロッカー　αブロッカー
  原因は白衣高血圧（交感神経の緊張　気鬱）・種々の体液量の増加（副交感神経の緊張・水毒）・睡眠時無呼吸症候群の合併（低酸素状態・瘀血）・褐色細胞性（高カテコールアミン・気鬱）・悪性高血圧（血性レニンの高値・腎実）など
- ここに漢方薬が効果

高血圧治療ガイドライン　2019　水嶋改変

図414

## 治療抵抗性高血圧と漢方薬

①白衣高血圧　交感神経の緊張
　柴胡加竜骨牡蛎湯（胸脇苦満・実証）四逆散（腹直筋緊張）桂枝加竜骨牡蛎湯（腹直筋緊張・虚証）黄連解毒湯（舌黄色・実証）
②体液の増加　水毒
　五苓散（脈浮・アクアポリン）九味檳榔湯（浮腫　便秘）
③睡眠時無呼吸型高血圧　更年期型　瘀血
　桂枝茯苓丸（腹部圧痛・更年期症状）通導散（下腹部筋緊張　便秘）　桃核承気湯（左下腹部圧痛　便秘）
④レニン高値型　褐色細胞腫　拡張期高血圧
　七物降下湯（腎障害）釣藤散（早朝頭痛）八味地黄丸（老化）

適応病名に注意

図415

## ARB+利尿剤

- 夜間ノンディッパー例　Ｎａ摂取量チェック
- ロサルタン＋ヒドロクロロチアジド　10.2±5.4　持続性
- バルサルタン＋ヒドロクロロ　　　　11.4±6.0
- カンデサルタン＋ヒドロクロロ　　　11.4±6.6
- テルミサルタン＋ヒドロクロロ　　　11.0±7.9
- イルベサルタン＋トリクロル　　　　10.6±6.9

自験例　　　　N＝5〜12　　3月後

図411

## 治療抵抗性高血圧のヒント
### 血管収縮－循環血液量の関係は

| 血漿レニン | | Na貯留 |
|---|---|---|
| 高 | 悪性高血圧 | 低 |
| 高 | 片側腎血管 | 低 |
| 高 | 高レニン本態性高血圧 | 低 |
| 高 | 褐色細胞腫 | 低 |
| 中 | 中レニン本態性高血圧 | 中 |
| 中 | 両側腎血管性高血圧 | 中 |
| 低 | 低レニン本態性高血圧 | 高 |
| 低 | 原発性高アルドステロン症 | 高 |

図416

けて適応症候病名をつけていただきたい。図416は治療抵抗性高血圧のレニンと体液貯留からみた種類を解説している。図417はやや古くなるが血漿レニンと心血管合併症の関係をニューイングランドジャーナルから抜粋したものである。やはり高レニンは左室肥大や脳卒中、心筋梗塞の危険性が増してくる。漢方薬の釣藤散や七物降下湯はレニンの低下を示しているので是非併用したいものである。後で述べるが女神散にもレニンの低下効果がある。また漢方薬は高血圧の随伴症状を改善する効果もある。図418防風通聖散は肥満、便秘に、これは太鼓腹が目標になる。大柴胡湯は肥満や高脂血症に、これは胸脇苦満が目標である。柴胡桂枝乾姜湯は虚証の交感神経緊張が目標になる。温清飲は経過の長い動脈硬化の高血圧であるが黄連解毒湯のグループであり舌黄色苔が目標になる（適応外使用だが症候病名がある）。真武湯は中高年の胃腸虚弱な高血圧に用いるがめまい、軟便、冷えが目標となる。加味逍遥散は更年期女性の高血圧に用いるが、胸脇苦満、ほてり、便秘が目標となる。女神散は循環器心身症で交感神経緊張症に用いるが実証でのぼせ、頭痛が目標となる。抑肝散は怒りっぽい、不眠など交感神経緊張症に用いるが左腹直筋緊張が目標となる。半夏厚朴湯は白衣高血圧に用いるが舌白苔と咽頭部不快感が目標となる（適応外使用）。それぞれ使用目標が随伴症状として改善することが大きい。図419は女神散の解説である。女神散に含まれる檳榔子はarecatannin が含まれ、これは ACE 阻害効果が認められている。九味檳榔湯も同様である。これらはレニン抑制効果があると考えられる。図420は腎性高血圧に対する降圧剤の使用目標である。症例133は68歳男性で治療抵抗性高血圧で血清レニンが高値でありレニン性高血圧であった。実証で胸脇苦満が著明でテルミサルタンと柴胡加竜骨牡蛎湯で効果を見た症例である。症例134も治療抵抗性高血圧でレニンを測定したが高値ではなく、むしろアドレナ

---

### 高血圧随伴症状も漢方の併用で改善効果

- 防風通聖散（62）肥満　便秘
- 大柴胡湯（8）肥満　高脂血症　胸脇苦満
- 柴胡桂枝乾姜湯（11）交感神経過緊張　虚弱体質
- 温清飲（57）経過のながい動脈硬化をともなう高血圧
- 真武湯（30）中高年の胃腸虚弱の高血圧　めまい
- 加味逍遥散（24）更年期の高血圧　高脂血症　不定愁訴
- 女神散（67）循環器心身症　のぼせ　めまい（抗ノルアドレナリン）
- 抑肝散（54）怒りっぽい　不眠　交感神経緊張（抗ノルアドレナリン）
- 半夏厚朴湯（16）白衣高血圧　（抗ノルアドレナリン）

図418

---

### 女神散

- 女神散にふくまれる檳榔子にはarecatanninが含まれ　ACE阻害効果が認められている
- 九味檳榔湯にも同様の効果
- これはレニン抑制漢方と考えられる

図419

---

### 腎性高血圧には

- 慢性腎疾患
　降圧目標　130/85mmHg未満
　尿蛋白１g/日以上で可能なら125/75mmHg
- 降圧薬
　ACE阻害薬　血清Cr＞3.0mg/dlでは避ける
　Ca拮抗剤
　利尿薬　血清Cr＞2.0mg/dlではループ利尿薬
- JNCIVではACE阻害剤で血清Crが１mg/dl以上上昇する場合には数日内に血清Kとともに再検し、改善がなければ腎血管性高血圧を検討する

図420

---

### 症例からみたレニン性高血圧　68歳男性

- 数年前から頭痛時にめまいがする、検診で血圧162/108で高血圧を指摘された。
- 身長175cm　体重78kg　舌紅胖　黄色苔　脈弦脈
- 腹部両脇に胸脇苦満あり　血清レニン1.28ng（随時0.65以下）　Cr1.04　K5.2　MRIで腎血管には異常なし　24時間血圧で夜間ディップあり
- ARBでテルミサルタン80mg/日を投与1週間後血圧142/98にて拡張期血圧が高い、次いで証を肝陽上亢と考え柴胡加竜骨牡蛎湯7.5g/日を追加　さらに1週間後135/88になった。

症例133

---

### 血漿レニンと心血管合併症

| | 左室肥大 | 脳卒中 | 心筋梗塞 |
|---|---|---|---|
| 低レニン | 12 | 0 | 0 |
| | (20%) | | |
| 中レニン | 18 | 8 | 6 |
| | (15%) | (6%) | (5%) |
| 高レニン | 8 | 4 | 2 |
| | (22%) | (11%) | (6%) |

Brunner. Laragh N. Engl. J. Med 1972

図417

---

### 症例から見たストレス性高血圧

- 78歳男性　検診で高血圧を指摘　178/114　近医でCa拮抗剤アムロジピン5mg/日を処方されるも1月たっても血圧168/104
- 身長168cm　体重70kg　舌紅　黄色苔　脈滑弦　腹部右胸脇苦満　心下痞あり　レニン0.70ng（0.65以下）　アルドステロン240pg/mL（随時　35.8〜240）　原発性
- アルドステロン症を考えエプレレノン25gを追加　しかし1月後158/100にてノルアドレナリンを測定288μg/day（48.6〜168.4）ストレス過多として証を肝陽化風とし抑肝散7.5g/日を投与　1月後には140/80に　ノルアドレナリン184になった
心下痞はノルアドレナリンに関与

症例134

リンが高値であったストレス性の高血圧である。舌黄色苔・腹部左腹直筋緊張からアムロジピンにエプレレノンを追加、さらに抑肝散で効果を得た症例である。図421江部先生の経方理論より膈不通と胆気陽冗さらに心下痞はノルアドレナリンが高いケースが多いと考えられる。図422実際に高血圧患者でノルアドレナリンを測定してみると抑肝散・柴胡加竜骨牡蛎湯・甘麦大棗湯・半夏厚朴湯は有意な低下を見た。図423は釣藤鈎の薬理作用の解説である。釣藤鈎に含まれるrauwolfiaはレセルピンと同程度のα遮断効果と抗レニン効果をもつ。図424は釣藤散の時間医学への配合を示したが、以前にも解説したので省略する。釣藤鈎のポリフェノールとアルカロイドが不溶性複合体を形成するのを抑制するのが石膏の働きであり、七物降下湯には石膏が入っていないので早朝頭痛の目標がない。症例135は60歳の女性で高血圧に早朝の頭痛を訴えていた。血性レニン値も高く早朝頭痛と拡張期高血圧、左胸脇苦満から釣藤散を処方したところ効果を示した。図425は七物降下湯の原典である。腎性高血圧に効果があるとされるがレニンの抑制効果もある。症例136は52歳男性で高レニン性の高血圧であり、実証で舌黄色苔よりロサルタンに黄連解毒湯を追加処方したところ血圧にも随伴症状にも効果があった。症例137はアムロジピンでほてりを訴えたが、虚証で不安が強く胸脇苦満より七物降下湯を追加処方したところ随伴症状が改善した。症例138は55歳女性でやはりアムロジピンでほてりが出現、ロサルタンに変更したが降圧効果がいまひとつであった。ほてり、腹部臍下圧痛、下肢静脈瘤より桂枝茯苓丸を追加処方したところよい降圧効果があった。図426・427は高血圧に対する漢方薬の使用のまとめである。治療抵抗性高血圧の白衣高血圧、水毒高血圧、睡眠時無呼吸症候群、レニン高値高血圧に漢方薬を追加処方することでよい結果が得られる。図428は高血圧の原因別漢方薬の使い方である。症例139は降圧剤と漢方薬を併用した場合の症例を示した。次いで図429は不整脈に対する漢方薬の効果を示した。苦参は心筋細胞膜のNa-Kチャンネルの伝達系による心筋の刺激性を低下させ、絶対不応期を延長させることにより異所性刺激を抑制する。人参・麦門冬は心筋の収縮力や心筋の自律性を低下させ不応期の延長により抗不整脈効果がある。紅参はアドレナリン誘発性の不整脈の軽減に役に立つ。図430以上から緊張すると不整脈が出る場合には桂枝・甘草のペアたとえば桂枝湯のグループ、安静時に不整脈が出る場合には芍

---

心下痞の種類（江部の経方理論）

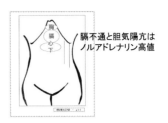

膈不通と胆気陽冗は
ノルアドレナリン高値

図421

心下痞からみたノルアドレナリン
- 心下痞有意でノルアドレナリンは変化するか
- 高血圧患者
- 抑肝散8例　288±92　3月後　242±108　☆
- 香蘇散6例　188±104　3月後　178±82
- 柴胡加竜骨牡蛎湯4例　261±77　200±85　☆
- 甘麦大棗湯6例　206±117　3月後　166±90　☆
- 半夏厚朴湯4例　216±92　3月後　108±84　☆
- 人参湯4例　190±88　3月後　162±92
- パニックに対する処方はノルアドレナリンを低下させる　ノルアドレナリン高値は心下痞（膈）だけではない　適応病名に注意

自験例

図422

釣藤鈎の薬理
- 中枢性に脳血流をよくし脳動脈の攣縮を防ぎ、セロトニン代謝を調節して抗うつ作用を有し、末梢性には血行動態を改善すると覚える
- 釣藤鈎のアルカロイドはRauwolfiaが含まれるので基本的にレセルピンと同程度の生薬である
- α遮断効果もあり　抗レニンと抗交感神経の効果を合わせもつ

図423

時間医学による釣藤散の意義
- 釣藤鈎に石膏を加えることで、釣藤鈎の有効成分であるアルカロイドとポリフェノールが形成する不溶性複合体による有効成分の失効を抑制する
- そのため長時間の脳血流保持効果と降圧効果を実現し早朝の頭痛・頭重を軽減する
- 釣藤散は早朝頭痛が目標だが七物降下湯には早朝頭痛はない

図424

症例から見た釣藤散
- 60歳女性
- 最近血圧が気になる。朝の後頚部痛がつらい
- 164cm　58kg　血圧148/112　血液生化学的には異常を認めない　舌紅やや乾燥　脈弦　腹部中等度　左胸脇苦満あり　便秘傾向　下肢の冷えはない　イライラがある　血性レニン6.0ng/mL（0.65以下）　ARBは飲みたくないという
- 朝頭痛・拡張期高血圧・左胸脇苦満にて釣藤散7.5g/日を処方
- 1月後には血圧136/88になった　レニン4.4ng/mL

症例135

## 古典から七物降下湯

- 大塚敬節「疲れやすく最低血圧の高いもの、尿中に蛋白を証明し、腎硬化症の疑いのあるもの、また腎炎のための高血圧によい」
- 「生来虚症の体質でありながら、最低血圧が高くなり、眼底出血を起こし、黄連解毒湯を用いたところかえって出血が増し、四物湯で止血を思い立ちこれに脳血管の痙攣を予防する釣藤鈎と毛細血管を拡大する黄耆を加え、地黄が胃にもたれないよう黄柏を加えた。さらに降圧効果のある杜仲を加えると八物降下湯という」

図425

## 症例から見たレニン性高血圧

- 52歳　男性　酪農家　180cm　100kg　赤ら顔　腹部充実　胸脇苦満なし　舌紅黄色苔　脈弦
- 頭痛のため　来院　血圧210/120　PRA0.80ng/ml　レニン依存型として　やや心肥大あるためロサルタン50mg投与
- 第2診血圧180/100　頭痛とれない　脈弦　腹診強太鼓腹にて交感神経薬として黄連解毒湯7.5gを追加
- 第3診血圧　140/86　頭痛消失

症例136

## 症例からみた薬剤過敏性高血圧

- 72歳　女性　肩こりにて治療中　血圧162/98　血圧が高いときいたところ急にめまい・動悸・不眠を訴える　160cm　68kg　ぽっちゃりにて不安強い脈細　腹診軟　胸脇苦満あり　血性レニン　0.62ng/ml（0.65以下）
- CCBとしてアムロジピン5mg投与するも　ほてり、動悸がするという　そこで七物降下湯7.5g追加投与　1月後にて148/90　血性レニン　0.48ng/mlに
- 3月後には138/88になった
- その後コントロール良好

症例137

## 症例から見た治療抵抗性高血圧　桂枝茯苓丸のケース

- 55歳女性　155cm　65kg　腹部中等度　胸脇苦満なし　臍下不仁あり　下腹部臍右右に圧痛　下肢浮腫傾向　静脈瘤あり　脈滑　舌白瘀斑あり
- 5年前からやや血圧が上昇　156/98にて近医でアムロジピン2.5mgを処方されるも顔のほてりあり、ロサルタン50mgに変方するも血圧150～155/90～100にていまひとつにて漢方薬を希望されて来院
- ほてり　下肢浮腫傾向　下肢静脈瘤を認め　桂枝茯苓丸7.5g/日を追加処方
- 1月後にはほてり取れ血圧140/80になった

症例138

## 降圧剤の使い方

- S-1　ARB・ACE・サイアザイドのいずれか
- S-2　ARB＋CCB　ARB＋サイアザイド　CCB＋サイアザイドのいずれか
- S-3　ARB＋CCB＋サイアザイド
- S-4　治療抵抗性　ARB＋CCB＋MR拮抗剤もしくはβブロッカー　αブロッカー

原因は白衣高血圧（交感神経の緊張　気鬱）・種々の体液量の増加（副交感神経の緊張・水毒）・睡眠時無呼吸症候群の合併（低酸素状態・瘀血）・褐色細胞性（高カテコールアミン・気鬱）などが原因悪性高血圧（血性レニンの高値・腎実）

- ここに漢方薬が効果

高血圧治療ガイドライン　2019　水嶋改変

図426

## 漢方薬の併用適応　治療抵抗性高血圧

1：白衣高血圧　交感神経の緊張
　　柴胡加竜骨牡蛎湯（胸脇苦満・実証）四逆散（腹直筋緊張）桂枝加竜骨牡蛎湯（腹直筋緊張・虚証）黄連解毒湯（舌黄色・実証）
2：体液の増加　水毒
　　五苓散（脈浮・アクアポリン）九味檳榔湯（浮腫　便秘）
3：睡眠時無呼吸型高血圧　更年期型　瘀血
　　桂枝茯苓丸（腹部圧痛・更年期症状）通導散（下腹部筋緊張　便秘）　桃核承気湯（左下腹部痛　便秘）
4：レニン高値型　褐色細胞腫　拡張期高血圧
　　七物降下湯（腎障害）釣藤散（早朝頭痛）八味地黄丸（老化）

適応病名に注意

図427

## 漢方降圧剤のまとめ

1：交感神経（黄連解毒湯・柴胡加竜骨牡蛎湯）
　　βブロッカー　交感神経の過緊張、むくみ
2：腎性高血圧（七物降下湯・女神散）
　　尿蛋白陽性　ARB・七物降下湯
　　心機能不全・脳血管障害　ARB・釣藤散
　　腎機能障害　ACE阻害薬・女神散
3：ストレス性では心下痞があるとノルアドレナリンが高い
　　抑肝散・甘麦大棗湯・半夏厚朴湯
4：更年期　瘀血型　桂枝茯苓丸　通導散

図428

## 降圧剤と漢方薬の併用での効果

- アジルサルタン＋釣藤散
- 58歳男性　168/112　P88　3月後　142/96　P66　早朝頭痛あり釣藤散を加えると　6月後　138/82　P60
- カンデサルタン・アムロジピン＋七物降下湯
- 48歳女性　156/108　P76　3月後　138/90　P66　尿蛋白陽性　七物降下湯を加えると　6月後　130/80　P56
- ミカトリオ＋抑肝散
- 58歳男性　188/110　P72　3月後　162/102　P72　イライラあり　抑肝散を加えると　6月後　140/82　P60

症例139

## 不整脈

- 苦参（三物黄芩湯）心筋細胞膜のNa-Kチャンネルの伝達系による心筋の刺激性を低下させ　絶対不応期を延長することにより、異所性刺激を抑制する
- 人参・麦門冬（生脈散）心筋の収縮力、心筋の自律性を低下させ　不応期の延長により抗不整脈効果がある
- 紅参　アドレナリン誘発性の不整脈の軽減

図429

## 不整脈

- 緊張すると不整脈　桂枝・甘草　桂枝湯
- 安静時に不整脈　芍薬・甘草　四逆散

図430

薬・甘草のグループたとえば四逆散グループがよい。しかしどちらも適応外使用なので注意が必要である。図431代表的な抗不整脈の漢方薬は炙甘草湯で虚証で疲れやすく乾燥傾向である心房細動や上室性期外収縮に用いる。これは桂枝湯のグループである。次いで三物黄芩湯はほてりを訴える心房細動に用いる。ただしこれは適応外使用であるが必ずほてりが出現する。図432は炙甘草湯の原典である。疲れやすく心臓の血不足による不整脈に用いるが不整脈発作以外の日常では何もなかったような病態によいとある。図433は炙甘草湯のポイントとまとめである。症例140は74歳男性で上室性頻脈で虚証で乾燥傾向あり炙甘草湯が奏効した症例である。図434は不整脈の漢方薬のまとめである。芍薬・甘草は安静時に不整脈がある場合で柴胡加竜骨牡蛎湯は胸脇苦満、不安定狭心症に用いる。四逆散は自律神経失調症による身体表現化障害に用いるが両側腹直筋緊張が使用目標である。桂枝加竜骨牡蛎湯は虚証で驚きやすい方に、やはり腹直筋の緊張が目標である。加味逍遥散は更年期障害に伴う末梢血管性狭心症に用いる。胸脇苦満、ほてり、便秘が使用目標になる。また桂枝・甘草は緊張で出てくる不整脈に用いる。ほとんどは１度房室ブロックである。釣藤散は高血圧や朝の頭痛を目標に。抑肝散は怒りっぽい方で左腹直筋緊張を目標に。苓桂甘棗湯は不安神経症に用いるが、下腹部の筋緊張の低下を目標にする。症例141は72歳男性で心房細動であった。本来ならベラパミルやタンボコールを用いるのであるが、どうしても内服してくれないので虚証、乾燥より炙甘草湯を用いた。心房細動は頻度が減少して気にならなくなった。症例142は87歳女性で発作性上室性頻脈であった。虚証、下腹部臍下不仁より苓桂甘棗湯を用いたところ効果があった。次いで虚血性心疾患である。図435当帰湯はガスによる腹満に伴う狭心様疼痛に、半夏厚朴湯は心身症の不安定狭心症に、炙甘草湯は不整脈が使用目標であるが虚証で乾燥傾

## 炙甘草湯（復脈湯）

- 傷寒論「傷寒、脈結代、心動悸スルハ、炙甘草湯」
- 金匱「虚労不足、汗出デテ悶シ、脈結心悸スルヲ治ス。行動常ノ如キハ、百日ヲ出デズシテ危ク、急ナルモノハ十一日ニシテ死ス。」
- 勿誤薬室方函口訣「此方ハ心動悸ヲ目標トス。凡ソ心臓ノ血不足スルトキハ、気管動揺シテ悸ヲナシ、而シテ心臓ノ血動、血脈ニ達スルコト能ハズ、時トシテ間歇ス。故ニ脈結代ヲ生ナリ。此方ハ能ク心臓ノ血ヲ滋養シテ脈絡ヲ潤流ス。之ヲ以テ動悸ヲ治スルノミナラズ、人迎辺ノ血脈凝滞シテ気急促迫スル者ニ効アリ。是レ余数年ノ経験ナリ。又肺痿ノ少気シテ胸動甚シキ者ニ用イテ一時効アリ。」
- 裏　寒熱　虚

図432

## 炙甘草湯

- 気血ともに衰えて邪気が心下に急迫し心動悸あるいは脈結滞をおこしたもの
- 虚証で栄養衰え、燥きが強く、皮膚枯燥し、疲労しやすく、手足の煩熱、口渇き、大便秘結
- 動悸　上室性頻拍　心房細動
- 結脈　期外収縮　代脈　房室不完全ブロック
- 傷寒論　傷寒脈結代、心動悸するは炙甘草湯

図433

## 炙甘草湯症例

- 74歳　男性　毎朝運動のため自転車にのり２時間ほど疾走する習慣であったが、そのため風邪をひき、その時から脈の結代がおこった。
- 不整脈が始まると動悸がして、胸がくるしくなる。食事や便通は異常ない。
- やせてやや貧血気味である。脈に力はあるが不整脈である。心電図上室性頻脈　血圧170/80　舌乾燥　脈細渋　腹部心下に動悸がふれる　炙甘草湯9.0g/日を投与、10日にて結代はなおった。血圧130/80となった。

症例140

## 不整脈と漢方薬

- 自律神経調整による効果
- 緊張にて出るもの桂枝・甘草　安静時に出る　芍薬・甘草
- 芍薬・甘草
- 柴胡加竜骨牡蛎湯（12）胸脇苦満　動悸　不安定狭心症
- 四逆散（35）自律神経失調　腹直筋緊張
- 桂枝加竜骨牡蛎湯（26）虚証　驚きやすい
- 加味逍遥散（24）多愁訴　更年期障害　末梢血管性狭心症
- 桂枝・甘草
- 釣藤散（47）高血圧　早朝頭痛
- 抑肝散（54）怒りっぽい　左腹直筋緊張
- 苓桂甘棗湯（苓桂朮甘湯＋甘麦大棗湯）不安神経症

図434

## 不整脈と漢方薬

- 炙甘草湯（64）疲れやすい　乾燥傾向　心房細動　上室性期外収縮
- 三物黄芩湯（121）ほてり　心房細動　適応外使用

図431

## 症例

- 72歳　心房細動　脳ドックにて動脈瘤が発見されて以来健康不安が強く　いままできにならなかった不整脈が気になって仕方がない
- 165cm　52kg　やややせ神経質　脈細弦　腹軟・胸脇苦満あり　舌紅乾燥　足がほてる　便通普通
- 近医にて抗不整脈剤を処方されるも、胃腸が気になって飲めない　炙甘草湯9.0gにてお腹が楽になって不整脈が気にならなくなった。心電図ではAfの頻度が減少するも消失はしていない

症例141

向にあるものに用いる、胃腸の弱い方には適さない。桂枝茯苓丸は瘀血症状が必須であるが適応外使用である。人参湯は腹卒中といって上腹部から下部胸部痛に用いる。胃腸の冷えが使用目標になる。これも適応外使用であり病名に注意が必要である。真武湯は冷えが使用目標になるが下腹部の筋緊張の低下を目標とする、これも適応外使用である。もちろん虚血性心疾患には現代薬の使用が必要であり随伴症状の低減や身体表現化障害での胸部痛に漢方薬は役に立つと考えられる。図436は桂枝加竜骨牡蛎湯の原典である。芤脈とは葱を押さえるような中空が空虚な脈をさし循環血漿量の低下を示す。図437は四逆散の原典である。腹部の二本柱といって両側の腹直筋の緊張が使用目標になる。図438は不整脈と漢方薬のまとめである。基本的には抗不整脈剤の必要のない心房細動や上室性頻脈に炙甘草湯を、精神的な要因の高い不整脈、ブルガタ型心電図や呼吸性動揺性不整脈に当帰湯を用いる。これは適応外使用であり病名に注意が必要である。次いで心不全について述べる。図439は矢久保らの報告で右心不全に浮腫と尿量減少に木防已湯を用いたところ臨床症状と血中BNPの改善をみた。その後筑波大の加藤の報告ではトルバプタンのノンレスポンダー症例50例に五苓散を投与したところBNP・LVEFが改善をみたとある。木防已湯に対しては図440木防已が漢防已か木防已かで長く論争があったが、漢防已は末梢血管と胸間リンパ流の促進効果があり、木防已に

---

## 桂枝加竜骨牡蛎湯

- 金匱要略「ソレ失精家ハ少腹弦急シ、陰頭寒ク、目眩シ髪落ツ。脈ノ極虚ニシテ芤遅ハ、清穀亡血失精トナス。脈ノ諸ニ芤動微緊ヲ得ルハ、男子ハ失精シ、女子ハ夢交ス。」
- 裏　寒　虚

図436

## 四逆散

- 傷寒論「少陰病四逆シ、其ノ人或ハ咳シ、或ハ悸シ、或ハ小便利セズ、或ハ腹中痛ミ、或ハ泄利下重スル者」
- 勿誤方函口訣「此方ハ大柴胡湯ノ変方ニシテ少陰ノ熱厥ヲ治スルノミナラズ、傷寒ニ痼ヲ兼ルコト甚シク、譫語煩躁シ、噦逆ヲ発スル等ノ証ニ特験アリ。其ノ腹形専ラ心下及ビ両脇下ニ強ク凝リ、其懲リ胸中ニモ及ブ位ニテ、拘急ハツヨケレドモ、熱実ハ少キ故大黄・黄芩ヲ用ヒズ。」
- 竜野「腹診の本をみると、両側の腹直筋が棒を並べたように緊張していることを示し、二本棒などと称している。たしかに腹直筋の緊張の仕方に特徴があって、腹壁はやや陥凹しているように感じられ、腹直筋は細くすじ張って感じられる。そして白線の部が深く落ち込んでいるように触れる。」
- 裏　熱　実

図437

## 不整脈と漢方薬の適応

- 適応
- 抗不整脈剤の投与の必要のない不整脈
  - 心房細動　上室性頻拍　　　　炙甘草湯
- 精神的な要因の高い不整脈
  - ブルガタ心電図　呼吸性動揺性頻拍　当帰湯（適応外使用）

図438

## 症例

- 87歳　女性　上室性期外収縮
- 160cm　57kg　若いときから眠るのが下手で不眠があると心臓がドキドキする　心電図にて上室性不整脈と診断　特に薬はいらないといわれるが気になって仕方がない　腹軟下腹部筋力低下（臍下不仁）、舌白、脈細渋。以上より苓桂朮甘湯7.5gと甘麦大棗湯7.5g（苓桂甘棗湯）にて不整脈がでなくなった

症例142

## 心不全の漢方

木防已湯（36）右心不全　浮腫　尿量減少心下痞堅を目標に
矢久保らは
　心不全10例に対し　木防已湯エキスを投与
　臨床症状と血中BNP濃度の改善をみた
　木防已湯は陽性変力作用薬と考えられた
　　　　　　　　　　和漢医薬雑誌　15：414-415　1998
加藤　トルバプタンのノンレスポンダー高齢者50例に五苓散を併用
　　　2年後　BNP　LVEF　NYHA　に改善効果
江崎ら　重症難治性心不全12例　木防已湯を処方　2年後
BNP796.8±830.8pg/mlから215.6±85.5pg/mLに改善した

図439

## 虚血性心疾患

- 当帰湯（102）ガスによる腹満　狭心痛
- 半夏厚朴湯（16）心身症　ストレスで苦しくなり病院で何度も心電図をとった既往があるもの
- 炙甘草湯（67）不整脈が目標　胃腸の弱いものには適さない
- 桂枝茯苓丸（25）瘀血症状があれば第1選択
- 人参湯（32）胸痺、心中疼ミ　留気結レテ胸ニアレバ　腹卒中
- 真武湯（30）冷え、新陳代謝の低下

図435

## 心不全

- 木防已湯　右心不全　浮腫　尿量減少　心下痞堅
- 漢防已（おおつづらふじ）末梢血管と胸間リンパ流を促進する

- 木防已（あおつづらふじ）
- 佐藤ら　モルモット心筋における抗不整脈効果　心筋保護作用　ラット大動脈にて血管緊張調整作用

図440

は抗不整脈効果と心筋保護作用があり、それぞれに長所があるようである。図441は木防已湯の原典である。心下痞堅いわゆる心不全でのうっ血症状を改善するとあるがやはり右心不全のことと思われる。症例143は木防已湯の症例であるが、BNP 200でジギタリスと利尿剤は処方されているが木防已湯を加えることで右心不全の症状の軽減につながった。

図442は心不全のまとめであるが、加藤の報告は実は右心不全で利水剤の五苓散が効果があったと考えられる。次いで低血圧には現代薬でもなかなか有用に働かないので苦労をする病態である。図443は麻黄・附子は交感神経刺激であるが直接昇圧に働くのではなく随伴症状を軽減するために低血圧の改善に役に立つと考えられる。1つは新陳代謝の低下の改善、2つ目は内臓下垂などの無力体質、3つ目は冷え症などの血行不良に対してである。図444は低血圧の漢方薬の一覧である。真武湯は胃腸が弱く新陳代謝が低下している病態、下腹部の筋緊張の低下（臍下不仁）を目標に冷え、下痢、めまいなどが症状として現れる。補中益気湯は無力体質で易疲労の方で胸脇苦満、食欲低下が使用目標となる。当帰芍薬散は特に女性であるが冷え症、めまい、腹部軟で虚証、浮腫が使用目標になる。当帰四逆加呉茱萸生姜湯は低血圧、うつ傾向がある多愁訴の方で四肢の強い冷え（膠原病や抗リン脂質抗体症候群）が使用目標になる。半夏白朮天麻湯は胃腸虚弱で頭重、天候で症状が悪化するような場合に用いる。舌の胖大と頭の多汗が使用目標になる。苓桂朮甘湯はたちくらみや車酔いしやすい、朝礼で倒れるような場合に用いるが、上腹部の動悸が使用目標になる。図445は真武湯の原典である。新陳代謝の低下と冷え、下腹部筋緊張の低下が目標であるが、やや附子の量が少ないといわれる。この場合には附子末を追加処方するとよい。症例144は真武湯の症例である。めまいであるが風に向かって歩くとめまいがして疲れるという。腹軟で虚証、臍下不仁、冷えがあり真武

---

## 木防已湯症例

- 74歳 女性 腰痛にて受診するも 息切れが強く診察ベッドにあがるのも容易でない。胸部Xpにて心胸郭比68％ うっ血を認め BNP200であった。
- 155cm 58kg 腹部軟 胸脇苦満なし 心下痞堅あり 舌白胖大 下肢浮腫あり 心音濁 心雑音心尖部3/6 収縮期 心濁音界拡張 聞くと他院にて心不全の薬はもらっているとのこと（ジギタリス＋利尿剤）心下の堅さを目標に木防已湯7.5g処方した。
  2週後 息切れがだいぶよいとのこと BNP178になり腰痛が軽減した

症例143

## 心不全の漢方　右心不全を中心に

木防已湯（36）右心不全　浮腫　尿量減少心下痞堅を目標に
矢久保らは
　　心不全10例に対し　木防已湯エキスを投与
　　臨床症状と血中BNP濃度の改善をみた
　　木防已湯は陽性変力作用薬と考えられた
　　和漢医薬雑誌　15：414-415　1998
加藤　トルバプタンのノンレスポンダー高齢者50例に五苓散を併用
（右心不全の合併であった）
　　2年後　BNP LVEF NYHA　に改善効果
江崎ら　重症難治性心不全12例　木防已湯を処方　2年後
BNP796.8±830.8pg/mlから215.6±85.5pg/mLに改善した

図442

## 低血圧・起立性調節障害

- 麻黄・附子など交感神経刺激作動薬はあるが直接昇圧作用を用いることは少ない　随伴症状を軽快することによりQOLの向上を図ることが多い
  1：新陳代謝の低下
  2：内臓下垂などの無力体質
  3：冷え性などの血行不良

図443

## 低血圧の漢方

- 真武湯（30）胃腸が弱く新陳代謝が低下　めまい
- 補中益気湯（41）無力体質　易疲労感
- 当帰芍薬散（23）冷え性　めまい　頭帽感
- 当帰四逆加呉茱萸生姜湯（38）低血圧　多愁訴
　　　　　　　うつ　当帰芍薬散で改善しないもの
- 半夏白朮天麻湯（37）胃腸障害　頭重感　天候で頭痛が悪化する
- 苓桂朮甘湯（39）たちくらみ　車酔い　朝礼にて倒れるもの

図444

## 木防已湯

- 金匱要略「膈間ノ支飲、其ノ人喘満、心下痞堅、面色黧黒其ノ脈沈緊、之ヲ得テ数十日、医之ヲ吐下シテ癒エザルハ、木防已湯之ヲ主ル」
- 勿誤方函口訣「此方ハ膈間ノ支飲アリテ、欬逆倚息、短気臥スルコトヲ得ズ、其形腫ルルガ如キモノヲ治ス。膈間ノ水気石膏ニ非レバ墜下スルコト能ハズ。越婢加朮湯、厚朴麻黄湯、小青竜湯加石膏ノ石膏皆同義ナリ。其ノ中、桂枝人参湯ヲ以テ胃中ノ陽気ヲ助ケテ、心下ノ痞堅ヲユルメ、木防已ニテ水道ヲ利スル策妙ト云フベシ。」

図441

## 真武湯の古典

- 少陰の葛根湯　陰虚証の新陳代謝の沈衰しているものに用いる、表の陽気は虚し、内に陰寒、外にはなお虚熱があって　内の水気が動揺して上衝しその結果動悸、めまい、腹痛、下痢をおこす
- 傷寒論　少陰病　2・3日己マズ、4・5日ニ至リ、腹痛、小便不利、四肢沈重疼痛、自下利スル者ハ、此レ水気アリトナス。
- 寒水のため陽気閉塞している　やや附子の量が少ない
- 裏　寒　虚

図445

湯が効果があった。図446は半夏白朮天麻湯のポイントである。胃腸虚弱でやせ型、貧血傾向がありめまい、冷え、低血圧を目標とする。症例145は58歳女性で易疲労、めまい、頭重、低血圧があり、舌胖大と冷え、むくみから半夏白朮天麻湯は効果があった。症例146は低血圧の症例でミドドリンやエチレフリンなどを用いるもいまひとつで冷え、低血圧、脈沈から麻黄附子細辛湯を処方したが多少血圧の上昇を見た。足のほてりがつよくなり新陳代謝の低下、食欲不振から補中益気湯と下肢の血流促進に桂枝茯苓丸を併用したところ大変に効果があった。症例147は劇的な症例であったがShy-Drager症候群で血圧の変動が大きく朝は40/20程度で起きられないが日中は200/120になるという。脈沈渋、胸脇苦満なし、冷え、腹水、下肢浮腫あり裏水と瘀血から防已黄耆湯に桂枝茯苓丸にて効果があった症例である。図447は高脂血症と漢方薬の解説である。山野らは大柴胡湯にエラスターゼを、佐々木らは大柴胡湯にクリノフィブラートを処方して総コレステロールの低下や中性脂肪の低下を報告している。図448は高脂血症に対する漢方薬である。大柴胡湯は胸脇苦満が特徴で舌黄色苔、便秘が目標になる。防風通聖散は太鼓腹、便秘が目標となる。防已黄耆湯は水ふとり、むくみが使用目標になる。女性に多く膝痛を訴える場合が多い。大柴胡湯去大黄は胸脇苦満が著明であるが便秘がない。九味檳榔湯は下肢むくみと便秘が目標になる。図449この中で特に有用なの

## 症例から見る半夏白朮天麻湯

- 58歳女性　ここ数年疲れがひどくて　いつも頭が重く　めまいがし　朝から眠い　脈は沈弱　腹部軟弱で振水音　血圧は98/48　舌胖大　白色　眼振なし　下肢浮腫夕方に冷えあり　便通はやや軟便
- 半夏白朮天麻湯7.5g/日を与えると　まず食欲が出た。10日でめまいがなくなり　頭もかるくなった。血圧108/52になり継続中

症例145

## 症例

- 68歳　男性　度重なる胸部痛　心電図その他にて異常を認めず　血圧80/52にて低血圧と診断
- 175cm　60kg　やせて応答悪い　奥さんにいわれるがまま病院にきているよう　便通普通　足の冷え　脈沈　腹軟　下腹部に圧痛あり　食欲不振あり　下肢の静脈瘤あり
- ミドドリン・エチレフリンなど飲むとボーとしていやだ　麻黄附子細辛湯にてすこし良い血圧98/60　足のほてりがひどくなった　補中益気湯＋桂枝茯苓丸を併用　大変調子がよい血圧102/74

症例146

## 症例

- Shy-Drager　症候群　血圧朝は40/20動き出すと200/120という病態で　上記診断
- 70歳　女性　155cm　68kg　診察中によく倒れる　冷え　脈沈渋　腹水あり　胸脇苦満なし　下肢浮腫あり　ミドドリンを処方されるもあまり軽快せず紹介されてきた
- 防已黄耆湯合桂枝茯苓丸にて血圧の変動がちいさくなり症状が改善した
- 成人型の低血圧には桂枝茯苓丸などの駆瘀血剤が必要

症例147

## 真武湯症例

- 36歳　男性　背が高く　中肉で血色も悪くないがめまいがして困ると言う。風に向かって歩くとめまいがしひどく疲れる。脈は弱い。腹部に振水音があり、臍部では動悸をふれる。血圧92/56　夏は足がだるく　冬は手足が冷える。
- 165cm　58kg　やせ　舌質淡　脈細弱　腹部軟　臍下不仁　振水音　臍動悸　下肢冷え
- 半夏白朮天麻湯かまよったが半夏白朮天麻湯は舌胖大と頭痛　この症例はめまいと疲労感が甚だしいので真武湯7.5g/日にした。これを1月ほどのむとめまいがしなくなった。血圧は100/60であった

症例144

## 半夏白朮天麻湯

- 平素胃腸虚弱のもの　胃内停水があり　精神的ショックや食事の不摂生にて胃内の水毒が動揺して上逆し　頭痛とめまい嘔吐をひきおこしたもの
- 胃腸虚弱　やせ型　貧血　めまい　頭痛　嘔吐　肩こり　足の冷え　低血圧を主訴とする
- 中国では　頭痛の部位が重要　眉の部位よりこめかみ　めまいは起きたり寝たりするとグラグラするもの　船に乗って揺られているようだと表現する
- 裏　寒　虚　水毒

図446

## 高脂血症と漢方

- 山野ら　　　65名　非ランダム　大柴胡湯（27名）とエラスターゼ（38名）12月
　結果　総コレステロール・中性脂肪は低下　総頚動脈血流動態は不変　総コレステロール低下は漢方
- 佐々木ら　60名　非ランダム　大柴胡湯（27名）とクリノフィブラート（38名）16週
　結果　中性脂肪・アポA-Ⅰ・アポE・過酸化脂質の低下　　　群間で有意差ない

図447

## 高脂血症に対する漢方薬

- 大柴胡湯（8）胸脇苦満　舌黄　便秘
- 防風通聖散（62）たいこ腹　便秘
- 防已黄耆湯（20）水ふとり　むくみ
- 大柴胡湯去大黄（コタロー）胸脇苦満
- 九味檳榔湯（コタロー）むくみ　便秘

図448

116

は実証の大柴胡湯・防風通聖散・九味檳榔湯と虚証の防已黄耆湯であるが防已黄耆湯は少量の大黄末を加えると効果がよい。これはすべて大黄の製剤であり、いわゆる陰イオン交換樹脂剤のような働きがあると考えられる。図450は自験例で実際に大柴胡湯を処方した症例である。コレステロールとLDLは有意な減少をみた。また動脈硬化指数も減少した。図451は防已黄耆湯に少量の大黄末を加えた症例である。コレステロールとLDLは減少傾向にあったが特に体重減少が著明であった。図452は大柴胡湯の原典である。図453は防風通聖散の原典である。図454は九味檳榔湯の原典である。症例148は大柴胡湯去大黄の症例である。高尿酸血症であったが脂肪肝と高脂血症もあり便秘がないため大柴胡湯去大黄で効果があった症例である。

## ●参考文献

『症候による漢方治療の実際』大塚敬節著　南山堂

『漢方処方解説』矢数道明著　創元社

「高血圧治療ガイドライン2019」日本高血圧学会

JNC8, "Hypertension Guideline Algorithm", JAMA, Brunner. Laragh, N. Engl. J. Med, 1972

「循環器疾患　高血圧、動悸、眩暈、心不全」加藤士郎著「漢方スクエアWEBマガジン」327号（2019.1.16）

「重症難治性心不全患者における木防已湯の有用性」江崎裕敬ら『日本東洋医学雑誌』67（2016）

---

### 高脂血症と漢方薬

- 大柴胡湯（キジツ・ダイオウ）　EBMにて確認
- 防風通聖散（キキョウ・ダイオウ・セッコウ）体重減少がEBM
- 九味檳榔湯（ビンロウシ・ダイオウ）
- 防已黄耆湯合大黄（オウギ・ダイオウ）
- すべてダイオウの製剤である。これらは腸管内での吸着効果により降脂させる　また抗凝固作用がある
- 陰イオン交換樹脂に準じて用いることができる

図449

---

### 大柴胡湯

- 大柴胡湯（8）7.5g　6月間投与
- 18例（男性16例　女性2例　平均年齢58.4±8.6歳）

| | 前 | 後 |
|---|---|---|
| コレステロール | 299.1±48.6 | 230.1±59.6 |
| 中性脂肪 | 248.9±102.4 | 169.2±151.8 |
| HDL-C | 38.5±10.2 | 44.1±12.6 |
| LDL | 182±21.4 | 148±20.8 |
| 動脈硬化指数 | 2108±1297 | 1887±828 |

- コレステロールについても有意な減少をしめす
- 有害事象はやや下痢気味と答えたものが2例

図450

---

### 防已黄耆湯

- 防已黄耆湯合大黄7.5g+0.5g　6月間
- 8例（女性8例　平均年齢70.2±12.0歳）

| | 前 | 後 |
|---|---|---|
| コレステロール | 286.4±58.2 | 277.3±60.8 |
| 中性脂肪 | 300.4±98.3 | 183.2±68.2 |
| HDL-C | 40.6±8.6 | 41.4±10.2 |
| LDL | 182±15.7 | 174±10.6 |
| 動脈硬化指数 | 2102±583 | 1908±601 |

- 有害事象はない　体重の減少（平均4.8kg減）が有意であった

図451

---

### 大柴胡湯

- 実証で体質的に肥満あるいは筋骨たくましく、充実緊張したもの。脈は沈実で遅く、腹部は上腹角が広く、心下部に厚みがあって堅く緊張している
- 金匱要略　之ヲ按ジテ心下満痛スルモノハ此レヲ実トナスナリ。当ニ之ヲ下スベシ。
- 和田家口訣　男婦共ニ櫛ケツル度ニ髪ヌケ、年不相応ニ髪少ナキハ肝火ノナス処ナリ、コノ方大イニ効アリト云ウ
- 裏　熱　実

図452

---

### 防風通聖散

- 本方は肥満卒中体質者にもちいられ、体内に食毒、水毒、梅毒、風毒など一切の自家中毒が鬱滞しているもの　太鼓腹で便秘がち、脈腹ともに充実して力のあるもの
- 宣明論　中風、一切ノ風熱、大便秘結シ、小便赤渋、顔面ニ瘡ヲ生ジ、眼目赤痛シ
- 矢数　本方は　皮膚が比較的黄白色を呈し、脈は充実して力があり、便秘がちで太鼓腹、臍を中心に病毒充満する。大柴胡湯は皮膚が黄褐色で筋肉質堅太り　心下両胸脇に痞硬がある
- 裏　熱　実

図453

---

### 九味檳榔湯

- 脚気・腫満・短気を目標　心臓は右方拡大、呼吸促迫、皮膚知覚異常、最低血圧低下、全身倦怠感、水分貯留傾向。さむがり、四肢の冷え、腰首の硬直感などが目標
- 外台　療心頭冷硬。結痛下気。檳榔湯方
- 勿語　脚気腫満し、短気す、及び心腹痞積し、気血凝滞する
- 裏　寒　虚

図454

---

### 症例

- 38歳　男性　高尿酸血症
- 会社の検診で尿酸9.8g/dlを指摘された。特に自覚症状はない　t-chol 288 TG354 170cm 90kgお酒が大好きで飲んだ後は下痢になる。本人の希望で漢方薬で治したいと言う。USにて脂肪肝　脈沈　腹水ふとり　胸脇苦満　心下圧痛
- 大柴胡湯去大黄6.0gにて処方した　2ヵ月で尿酸9.0 chol278 TG 186になった

症例148

# 第21章　腎臓疾患と漢方薬

　腎臓疾患と泌尿器疾患の漢方薬の使い方について述べてみたい。腎臓疾患については薬剤投与が難しい症例が多く、専門医の先生方も苦労をされていることが多い。図455はニューイングランドジャーナルよりARBとACEの登場により早期の腎疾患の治療が容易になり、クレアチニン1.0以上では介入が必要となった。また人参湯では萎縮腎という病名が適応になっている（メーカーによっては萎縮腎という適応はない）。これはなぜであろうか。図456実は慢性腎障害ではリンの蓄積によりFGF23が上昇し、PTHが上昇して血管の石灰化や腎組織の障害やCKDの進行を引き起こすのである。図457その結果腎萎縮を起こすと考えられる。このリン値を低下させるのはイヌリンという成分で食品ではゴボウやニンニク、チコリ、玉ねぎに含まれる。漢方生薬では蒼朮に成分が含まれるため蒼朮を含有している人参湯は腎萎縮に効果をもつと考えられる。残念ながら白朮には含まれないのでメーカーによっては腎萎縮という適応が入らないのである。図458自験例ではあるが実際に萎縮腎の8例にFGF23と血清リン値を調べてみるとFGF23は60.2±8.4 pg/mLでありリン値は3.4±1.6 pg/mLであったが、人参湯を3月内服するとFGF23は55.6±8.6 pg/mLに、リン値は3.2±0.9 pg/mLになった。図459はよく出てくる白朮と蒼朮の作用の違いをまとめたものである。FGF23の抑制には蒼朮が優意であり、IL-5の抑制（つまり抗アレルギー作用）は白朮が優意であった。Th1産生機能に関しては蒼朮が優意であり切迫流産の予防には白朮が優意である。図460は腎機能に対するACEIとARBの作用に漢方薬特に蒼朮の働きを図示したものである。図461はJNC Ⅶによるクレアチニン3 mg以上でのARBとACEの使い

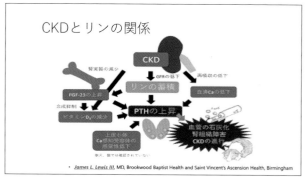

CKDとリンの関係

・*James L. Lewis III*, MD, Brookwood Baptist Health and Saint Vincent's Ascension Health, Birmingham

図456

---

リンと腎機能　リン値を下げる

- FGF23と線維芽細胞増殖因子23　血中リン濃度調節ホルモン
- 正常値53pg/mL以下
　　イヌリンを含む食品　ごぼう　ニンニク　チコリ　玉ねぎ
- 生薬では　蒼朮＞白朮　　人参湯は萎縮腎の適応

図457

---

萎縮腎に対する人参湯の効果

- 萎縮腎8例（53.4±12.8才）　FGF23　60.2±8.4pg/mL
　P3.4±1.6pg/mL　Cr1.68±0.88
　人参湯内服3月後（1例ほてりのため脱落）FGF23
　55.6±8.6pg/mL　P3.2±0.9pg/mL　Cr1.16±1.28

自験例

図458

---

白朮と蒼朮の作用の違い

- 胃腸虚弱：白朮　利水：蒼朮
- FGF23抑制　蒼朮＞白朮
- IL-5抑制（Th2サイトカイン）白朮＞蒼朮
- IFN-γ産生（Th1サイトカイン）蒼朮＞白朮
　　腎疾患　蒼朮
　　Th1賦活（免疫アップ）蒼朮
　　Th2抑制（切迫流産）白朮

山岡康利ほか『医学と生物学』 152（7）, 277-285, 2008.

図459

---

腎臓病治療の現況

- ARBとACE阻害剤の登場により腎臓病の早期治療の必要性が唱えられている
- クレアチニン1.0以上では介入が必要
- シスタチンCは早期診断に重要

- Michael J Klag M. D. New Eng. Journal volum334: 13-18 1996

図455

方の指標である。図462は慢性腎炎の漢方薬の一覧である。当帰芍薬散は頭重やめまい、虚証、冷えなどを目標に用いるが適応外使用であるため病名に注意したい。小柴胡湯は中間証で右胸脇苦満を目標に用いる。柴苓湯は胸脇苦満にむくみ、尿蛋白陽性を目標に用いる。人参サポニンはステロイド様作用があり、柴胡サポニンにはメサンギウム増殖を抑制する。図463は慢性腎炎やネフローゼで用いる漢方薬であるが、軽度慢性腎炎、微小変化型ネフローゼ、ステロイド長期使用、免疫調節や抗活性酸素にはL-FABPを目標に人参や柴胡配合の漢方薬を、リン蓄積から腎実質の減少にはFGF23の抑制に蒼朮配合の漢方薬を用いるとよいということになる。図464は当帰芍薬散の解説である。適応外使用であるため病名に注意しながら、この方剤は四物湯から地黄を除き五苓散を加えたと考えるとわかりやすい、すなわち免疫調整と利尿効果である。胸脇苦満のない腎不全のファーストチョイスと考えられる。目標は虚証で冷えやめまい、下腹部の筋直低下である。クレアチニン値の低下には大黄末が有用で下痢をしない程度に0.3〜0.6gを加えるとよい。図465は今までも出てきたが当帰芍薬散の原典である。症例149は大塚敬節先生の症例であるが53歳女性に腎炎後の尿蛋白陽性に対し当帰芍薬散が有用であった。症例150は自験例であるが65歳男性で微小変化型ネフローゼである。血清クレアチニン4.6pg/dLで尿蛋白が2+であった。L-FABP 9.5μgでやや高値でFGF23は52.8pg/mLで正常であった。尿蛋白陽性と虚証、冷えがあり胸脇苦満がないことから当帰芍薬散合大黄末を処方したところ尿蛋白は陰性になりクレアチニンも低下して安定している。図466は人参湯の解説である。何度も言うようだが蒼朮配合の人参湯ではリン値の低下によりFGF23の抑制をはかり腎機能の維持に働く。図467・468は人参湯の原典である。胃腸の冷えが使用目標になる。冷えが強いときに附子末を加えることもある。図469は人参湯のポイントである。蒼朮配合の場合には萎縮腎という適応がある。図470は桂枝人参湯の解説である。消化器症状に加え桂枝を加えることで動悸や頭痛に効果がある。症例151は糖尿病性腎障害である。L-FABPは正常でFGF23が高値であった。萎縮腎に虚証で胸脇苦満がないことから人参湯に大黄末を処方した。尿蛋白が減少し血清クレアチニン値も低下を見た。症例151-2は腎USである。CT画像でないのが残念である。図471は小柴胡湯の原典である。柴胡サポニンによる腎保護が期待できるが使

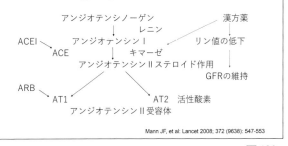

ACEIとARB作用機序

アンジオテンシノーゲン　　　　　　　漢方薬
　　　　　　　レニン
ACEI　　アンジオテンシンⅠ　　　　リン値の低下
　　ACE　　　　キマーゼ
　　　　アンジオテンシンⅡステロイド作用
　　　　　　　　　　　　　　GFRの維持
ARB
　　　　AT1　　　　　　AT2　活性酸素
　　　　アンジオテンシンⅡ受容体

Mann JF, et al: Lancet 2008; 372 (9638): 547-553

図460

慢性腎不全ではクレアチニン＞3mgでは
ACEI・ARBは禁忌なのか

・JNC Ⅶ の勧告
①血清クレアチニン3mg以上では慎重投与
②投与前に血清レニン活性を測定して正常値より高い場合には注意　一週間後にクレアチニンを再検
③投与前に比べて血清Crが1mg以上上昇すれば　数日後に血清CrとK値を測定する　依然として高ければ腎動脈狭窄を考える

The Seventh Report of the Joint National Committee on Prevention, Detection, Evaluation, and Treatment of High Blood Pressure (JNC 7)

図461

慢性腎炎の漢方治療

・当帰芍薬散　頭重感・めまい感・むくみ・虚証
・小柴胡湯　胸脇苦満・中間証
・柴苓湯　胸脇苦満・むくみ
・鉄谷ら：人参サポニンはステロイド作用増強
　　　　　　柴胡サポニンはメサンギウム増殖を伴うもの
・萎縮腎　人参湯　イヌリンによるリン低下

図462

慢性腎炎・ネフローゼの漢方薬の適応

・漢方治療の適応
　軽度慢性腎炎の蛋白尿　　　　L-FABP
　微小変化型ネフローゼ　　　　L-FABP
　ステロイド長期使用型　　　　L-FABP
　免疫調節作用・抗活性酸素　　L-FABP
　リンの蓄積から腎実質の減少　FGF23

図463

当帰芍薬散

・金匱要略「婦人懐妊　腹中疠痛　当帰芍薬散主之」
・当帰芍薬散＝四物湯（－地黄）＋五苓散と考えると免疫調整＋利尿効果と考えられる
・胸脇苦満のない腎不全のファーストチョイス
・証は下腹部筋無力　冷え

・病名注意
・クレアチニン高値には大黄末0.3〜0.6g加える
・裏　寒　虚

図464

## 当帰芍薬散

- 勿誤方函口訣「此方ハ吉益南涯得意ニテ、諸病ニ活用ス。其治験続建珠録ニ悉シ、全体ハ婦人ノ腹中絞痛ヲ治スルガ本ナレドモ、和血ニ利水ヲ兼ネタル方故、建中湯ノ症ニ水気ヲ兼ル者カ、逍遥散ノ症ニ痛ヲ帯ル者カ、何レモ広ク用ユベシ。」

図465

## 大塚敬節治験例

- 慢性腎炎
- 53歳女性　3年前腎炎となり　頭痛、肩こり、めまい、耳鳴り、動悸の症状が現れた。蛋白で強陽性で　血圧は200ぐらい　顔色蒼く、腹部軟弱で脈は弦である。当帰芍薬散で持病の喘息もよくなり、頭痛・めまいもよくなった。

症例149

## 自験例からみる慢性腎炎

- 65歳男性　微小変化群慢性腎炎より腎不全に尿蛋白（2+）BUN54　Cr4.6pg/dL　K　5.2mEq/L　ジビリダモール内服
- 身長172cm　体重68kg　腹部3/5　胸脇苦満認めず臍下不仁＋　舌白胖　便秘はない　下肢の冷え　FGF23　52.8pg/mL　L-FABP9.5μg
- 尿蛋白陽性を目標に柴苓湯を3月間用いるもBUN60　Cr4.8　腹部所見より当帰芍薬散合大黄末0.6gに変方　1月で尿蛋白（ー）陰性に　BUN40　Cr3.80pg/dL　K4.0mEq/Lになった。FGF23　50.8pg/mL　L-FABP　8.8μg　その後1年以上安定している

症例150

## 人参湯

- 治心下痞硬。小便不利。或急痛。或胸中痹者。傷寒論では感冒後の吐逆・めまい・涎唾の多いものに用いる
- ポイントは腹部の冷え・嘔吐下痢・心下痞・涎唾
- 特徴は口はかわいても飲み物をほしがらない
- 冷えをともなう胃腸疾患　下痢症　胆道術後の胆汁分泌過多　難治性腹脹　小児のヘルペス性口内炎　鼻出血　ヘルパンギーナ　腹卒中
- 蒼朮配合では萎縮腎

図466

## 人参湯

- 金匱要略（弁厥陰病・理中丸）　吐利霍乱　頭痛発熱　身疼痛　熱多欲飲水者　五苓散主之　寒多不用水者　理中丸主之
- 金匱要略（胸痹心痛短気病）　胸痹　心中痞　留気結在胸　胸満　脇下逆搶心　枳実薤白桂枝湯主之　人参湯亦主之
- 勿誤薬室方函口訣「此方ハ理中丸ヲ湯ニスル者ニシテ、理ハ治也。中ハ中焦、胃ノ気ヲ指。及胃中虚冷シ、水穀化セズ、繚乱吐下シテ、例バ線ノ乱ルガ如ヲ治スル故ニ、後世中寒及霍乱ノ套薬トス。余ガ門ニテハ、太陰正治ノ方トシテ、中寒虚寒ヨリ生ズル諸症ニ活用スルナリ。吐血、下血、崩漏、吐逆ヲ治ス。皆コノ意ナリ」

図467

## 人参湯

- 勿誤薬室方函口訣「此方ハ胸痹之虚症ヲ治スル方ナレドモ、理中丸ヲ為湯ノ意ニテ、中寒、霍乱、スベテ太陰吐利ノ症ニ用テ宜シ。厥冷ノ者ハ局方ニ従テ附子ヲ加ベシ。朮附ト伍スルトキハ附子湯、真武湯ノ意ニテ内湿ヲ駆ノ効アリ。四逆湯トハ其意梢異レリ。四逆湯ハ即下利清穀ヲ以第一ノ目的トス。此方ハ行處ハ吐利ヲ以目的トスル也」

図468

## 人参湯

- 人参3　甘草3　乾姜2　蒼朮3
- 体質虚弱の人あるいは病後で体力を消耗した人が、身体の冷えを訴え口に生唾がたまり、心下のもたれ感があり、下痢や嘔吐、食欲のない場合に用いる。
- 冷え・手足の冷えを基本に　消化器症状、よだれ、下痢、食欲不振、易疲労、胃痛、嘔吐、胃下垂、胃内停水、胃炎、痔などのほか気管支喘息、鼻炎、心臓神経症、肋間神経痛、口唇ヘルペス　萎縮腎
- 証は心下痞　胃腸の冷え
- むくみの場合には五苓散を併用のこと
- 裏　寒　虚

図469

## 桂枝人参湯

- 人参湯に桂枝を加味
- 桂枝湯の方味が加わり、胃腸の冷えに自律神経調整機能が働く
- 消化器症状に加え動悸・頭痛
- 傷寒論「太陽病　外証未ダ除カズ　而ルニ数之ヲ下シ　遂ニ協熱シテ利シ　利止マズ　心下痞硬シ　表裏解セザル者」
- 勿誤方函口訣「此方ヲ協熱ヲ治ス。下利ヲ治スルハ理中丸ニ拠ルニ似タレドモ　心下痞アリテ表症ヲ帯ブル故　金匱ノ人参湯ニ桂枝ヲ加フ。」
- 裏　寒　虚

図470

## 症例からみる糖尿病性腎障害

- 70歳男性　10年前からⅡ型糖尿病で治療中　メトホルミン500mg+ビルダグリプチン2T内服中　FBS140HbA1C6.5に安定　しかしここ3月ほど尿蛋白が（3+）になってきた
- 158cm　62kg　舌白胖　脈沈渋　腹部軟　胸脇苦満なし　臍下不仁　心下痞あり　下肢ややむくみ　便秘はない　腎USにて腎皮質の萎縮を認める　FGF23　60.4pg/mL　Cr1.82pg/dL　L-FABP8.6μg
- 上腹部動悸はないが萎縮腎にて人参湯7.5gを処方　1月後尿蛋白2+に　さらに大黄末0.3gを加える
- さらに1月後尿蛋白1+に減少　FGF23　54.8pg/mL　Cr1.00pg/dL　L-FABP8.5μg

症例151-1

## 3月後　萎縮腎

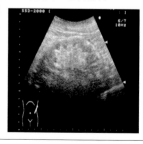 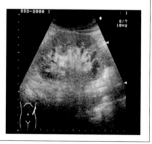

症例151-2

用目標は胸脇苦満、胃腸障害、微熱という少陽病の病態である。図472は同じく小柴胡病の原典である。図473は柴苓湯の解説である。要は胸脇苦満があり便秘傾向ならば小柴胡湯、下痢傾向ならば柴苓湯を用いる。胸脇苦満がなければ当帰芍薬散になる。症例152は28歳のネフローゼ症例である。胸脇苦満あり、冷えと下痢傾向から柴苓湯を処方したところ尿蛋白が陰性になった。図474先ほどから出てきたL-FABPについて解説をしたい。あまり一般的にならなかったのが残念であるが、腎の酸化ストレスを反映するといわれ、尿細管機能障害を伴う腎疾患の早期診断や、糖尿病性腎症の進行程度や効果判定、また微小循環不全の判定、急性腎障害の重症化リスクを調べることができる。これには聖マリアンナ大松林先生の報告があるので参考にされたい。報告では腎障害とL-FABPは相関があり腎の酸化ストレスを反映すると同時に腎障害の進行に関係すると考えられる。図475は補気建中湯と補中治湿湯の解説である。エキスでは補中益気湯に猪苓湯を加えて用いる。症例153は慢性腎炎でバルサルタンと炭素を内服しているがクレアチニンが5.6になり透析準備をしている症例である。胸脇苦満なし、虚証で下肢浮腫、尿量の減少を認めたため補中治湿湯を処方した。その結果クレアチニン4.6に低下して1年後も透析は延期になっている。図476はさらに継続処方の漢方薬を示した。微小循環不全（血栓、半月体、メサンギウムの増殖が認められる）の場合には

---

柴苓湯

- 万病回春「瘧、寒熱ヲ発シ、渇ヲ作ス者ハ、宣シク陰陽ヲ分利スベシ。」
- 勿誤薬室方函「傷風傷暑瘧ヲ治ス。此方ハ小柴胡湯ノ症ニシテ、煩渇下痢スル者ヲ治ス。」
- 証は小柴胡湯（胸脇苦満）に脈浮
- 胸脇苦満（＋）便秘　小柴胡湯
　　　　　　　　　軟便　柴苓湯
- 胸脇苦満（－）当帰芍薬散
- 半表半裏　寒　中間

図473

---

自験例からみるネフローゼ症候群

- 28歳男性　ネフローゼ症候群にて尿蛋白（3+）尿潜血（1+）BUN　Cr　K　には異常を認めない
- 舌白胖　脈濡　腹部3/5　右胸脇苦満あり　臍下不仁なし　便秘なし　むしろいつも軟便　下肢冷えなしにて柴苓湯9.0g/日を投与　尿蛋白（3+）L-FABP9.68μg　FGF23　60.2pg/mL
- 投与3月にて尿蛋白（1+）潜血（－）6月にて尿蛋白潜血とも（－）尿中NAG1.4　尿L-FABP7.56μg　FGF23　58.8pg/mLに

症例152

---

L-FABPとは

- L型脂肪型結合蛋白　腎への酸化ストレスを反映　8.4μg/gCr以下

- ヒト腎生検組織の尿細管間質障害の程度と相関
- 尿細管に負荷されているストレスを反映するマーカー
- 非糖尿性慢性腎疾患患者を対象にした臨床研究では腎予後を予測できる
- 尿細管機能障害を伴う腎疾患の早期診断
- 糖尿病性腎症の病気進行や効果判定
- 微小循環障害の判定
- 急性腎障害の重症化リスクの判別に

図474

---

小柴胡湯

- 傷寒論「傷寒五六日、中風、往来寒熱、胸脇苦満、黙々トシテ飲食ヲ欲セズ、心煩喜嘔ス。或ハ胸中煩シテ嘔セズ、或ハ渇シ、或ハ腹中痛ミ、或ハ脇下痞硬シ、或ハ心下悸シ、小便利セズ、或ハ渇セズ、身ニ微熱アリ、或ハ咳スル者ハ小柴胡湯之ヲ主ル。」
- 証は胸脇苦満　少陽病　胃腸障害　微熱
- 半表半裏　熱　中間

図471

---

補気建中湯

- 茯苓5・白朮4・陳皮3・蒼朮3・人参3・沢瀉3・麦門冬3・黄芩2・厚朴2
- 沢瀉・白朮を去り当帰3木通3升麻1を加えると補中治湿湯となる
- 済生全書「鼓腸　元気　脾胃　虚損ヲ治ス。宣シク中ヲ補イ湿ヲ利ラシ、小便ヲ利スベシ。切ニ下スベカラズ。」
- エキスでは補中益気湯＋猪苓湯

図475

---

小柴胡湯

- 勿誤薬室方函口訣「此方ハ往来寒熱、胸脇苦満、黙々トシテ飲食ヲ欲セズ、嘔吐或ハ耳聾ガ目的ナリ。凡ソ此ノ証アレバ胃実ノ候アリトモ柴胡ヲ与ウベシ。老医ノ説ニ脇下ト手足ノ心ト両処ニ汗ナキモノハ胃実ノ証アリトモ柴胡ヲ用フベシトハ此意ナリ。総テ此方ノイク処ハ両肋ノ痞硬拘急ヲ目的トス。所謂胸脇苦満コレナリ。又腹痛ミ拘急スルニ小建中湯ヲ与エテ癒ヘザルニ此方ヲ用ユ。今ノ人多ク積気アリテ風邪ニ感ジ熱裏ニ閉ジテ発セザレバ必ズ心腹痛アリ。此時積也トテ其ノ鍼薬ヲ施シテ治セザル者ハ此方ニテ速ニ癒ユ。仲景ノ言欺クベカラズ。」

図472

---

自験例からみる慢性腎炎

- 70歳男性　慢性腎炎による腎不全にてフォロー中尿蛋白（3+）BUN78　Cr5.6　L-FABP　82.4　FGF23　9.4にて透析を勧められるも漢方治療希望　バルサルタン160mgと炭素3.0g内服中
- 舌白胖やや黒苔　腹部軟1/5　胸脇苦満なし　脈虚　下肢浮腫著明　一日尿量1000mL
- 補中治湿湯を処方　3月にて尿中蛋白（2+）BUN54　Cr4.6　L-FABP　74.2　FGF23　9.2になり一日尿量1200－1300にて安定している　その後1年にわたり同様にて透析を延期している
- 経過中K上昇は認めなかった

症例153

121

小柴胡湯合桂枝茯苓丸、抗炎症作用を増強するには小柴胡湯合黄連解毒湯、血尿には小柴胡湯合四物湯か猪苓湯合四物湯、浮腫がなく風邪をひきやすい場合には補中益気湯、浮腫がなく皮膚が乾燥している場合には十全大補湯を用いる。図477は大阪大の腎病理カンファレンスより腎疾患の組織障害の進行を示している。残念ながら内皮細胞やメサンギウム増殖にはある程度漢方薬が役に立つが、膜性腎症にはまだ経験がすくない。これから漢方のステロイド様作用でその効果を検討したいものである。症例154はメサンギウム増殖性腎炎である。ロサルタンとジピリダモールを内服するも尿蛋白が陽性のままであった。胸脇苦満と舌瘀斑より小柴胡湯合桂枝茯苓丸を処方したところ尿蛋白が陰性になった。図478は腎疾患に対する漢方薬のまとめである。FGF23が高い場合には蒼朮配合の人参湯、当帰芍薬散、五苓散、温脾湯などを用いる。温脾湯は湯液になるのでまた調べていただきたい。L-FABPが高い場合には小柴胡湯、柴苓湯、七物降下湯、八味地黄丸を用いるとよい。図479は腎不全予防に対する漢方薬の処方である。少しでも透析を遅らせることができれば幸いであるが、蛋白尿で胸脇苦満がある場合には柴苓湯、頭痛やむくみがある場合には当帰芍薬散、拡張期高血圧がある場合には七物降下湯、夜間多尿、臍下不仁がある場合には八味地黄丸を用いるが、いずれも一日1回の処方で飲水量に負担をかけないように使用する。図480は七物降下湯の原

---

### 症例からみる慢性腎炎

- 68歳　男性　数年前から尿蛋白陽性を指摘されていた　1年前総合病院を受診　尿蛋白（3+）　Cr1.36　K5.1　L-FABP82.0　FGF23　8.0　IgA248　腎生検で　メサンギウムの増殖あり　メサンギウム増殖性糸球体腎炎と診断　ロサルタン・ジピリダモールを開始　6月後にも尿蛋白（2+）Cr1.44　で不変
- 当院受診　170cm　68kg　舌白胖瘀斑　脈沈渋　腹部中等度　右胸脇苦満あり　臍下不仁あり　下腹部に圧痛　腹診と微小循環不全より小柴胡湯合桂枝茯苓丸を処方　3月後には尿蛋白（1+）Cr0.99　L-FABP66.0　FGF238.3に　6月後には尿蛋白陰性になった

症例154

---

### まとめ

- FGF23が高い腎不全
  人参湯（ツ）蒼朮　　　参考：人参湯（ク・コ）白朮
  当帰芍薬散（ツ）蒼朮　　参考：当帰芍薬散（ク・コ・オ）白朮
  五苓散（ツ）蒼朮　　　参考：五苓散（ク・コ）白朮
  温脾湯　大黄（加熱）

- L-FABPが高い腎不全
  小柴胡湯（ツ・ク・コ）柴胡・人参
  柴苓湯（ツ・ク）柴胡・蒼朮
  七物降下湯　地黄・黄耆
  八味地黄丸（ツ・ク・コ）地黄・茯苓

図478

---

### 腎不全の予防

- 全身状態の改善により透析導入を遅らせる
- 臨床症状が著明でない場合
  柴苓湯　蛋白尿・胸脇苦満　肝うつ
  当帰芍薬散　頭痛・むくみ　血虚水滞
  七物降下湯　拡張期高血圧　血虚
  八味地黄丸　夜間多尿　腎虚

図479

---

### さらに継続処方
### 効果が乏しい場合や随伴症状を伴う場合

- 微小循環障害（腎生検で血栓・半月体・メサンギウム増殖）小柴胡湯合桂枝茯苓丸
- 抗炎症作用を増強　小柴胡湯合黄連解毒湯
- 血尿　小柴胡湯合四物湯　猪苓湯合四物湯
- 浮腫がなく風邪を引きやすい　補中益気湯
- 浮腫がなく皮膚枯燥　十全大補湯

図476

---

### 七物降下湯

- 大塚敬節経験方
- 疲れやすく　最低血圧の高いもの、尿中に蛋白を証明し腎硬化症の疑いのあるもの　また腎炎のための高血圧によい

図480

---

### 腎臓疾患の組織障害の進行

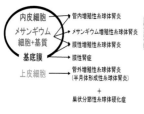

大阪大　腎病理カンファレンスより

図477

---

### 症例よりみる腎性高血圧

- 62歳女性　検診で　下の血圧が高いと指摘
- 受診時　148/102　血液生化学的には異常を認めず、検尿で尿蛋白（2+）潜血（3+）　IgA468にてIgA腎症の疑いあり　総合病院の受診をすすめたが、それまで薬をくれと
- 162cm　68kg　舌白胖　脈滑渋　腹部軟　胸脇苦満なし　臍下不仁あり　臍上に動悸　便秘なし　下肢の冷え　皮膚は乾燥傾向　L-FABP82.4　FGF23　8.8
- 血虚と考え七物降下湯7.5gを投与　3月後血圧140/90に尿潜血（1+）蛋白陰性に　L-FABP88.0　FGF23　8.4総合病院にかかったが経過観察で良いといわれた

症例155

典である。症例155は腎性高血圧でIgA腎症であった。胸脇苦満なく臍下不仁あり、皮膚は乾燥傾向で拡張期高血圧であったため七物降下湯を処方したところ尿蛋白が陰性になり拡張期血圧も低下した。図481は腎不全になった場合の漢方薬である。浮腫や嘔気には五苓散、嘔気や浮腫がない場合には人参湯、冷えと浮腫、下痢には真武湯、便秘があれば温脾湯である。これも飲水量に負担をかけないように一日1回の内服で十分である。図482は日本腎臓学会よりCKDの分類である。症例156は糖尿病性腎障害でクレアチニンが5.0を超えて透析の準備をしている方である。L-FABPが高値であり胸脇苦満なく臍下不仁あり、下肢の冷えで便秘傾向がある。温脾湯で水分過多にならないように一日60mlだけ内服するように指示したところ、6月経過してもクレアチニンの維持ができ2年後まで透析が遅らせることができた。図483は腎機能障害で使えない薬の一覧である。特にNSAIDsのアセトアミノフェンやセレコキシブ、抗アレルギーのセチリジンなどには気をつけたい。図484は腎機能障害で使えない漢方薬である。青黛は潰瘍性大腸炎でよく用いられたが腎機能障害や肺高血圧の副反応により厚労省より使用は禁止された。実は使用量の問題でありすべて禁止されるのは大変残念である。図485は腎機能障害で用いられる薬の一覧である。次いで透析中の不定症状の管理である。図486もちろん水分制限のため一日1回の内服で十分である。透析初期の不均衡症候

## 症例よりみる腎疾患

- 68歳男性　糖尿病性腎障害でCr5.0を超え透析治療がまぢかといわれている　何とか腎臓を少しでももとに戻したいというが
- 170cm　58kg　舌白胖　脈沈渋　腹部軟臍下不仁あり　便通は硬　下肢は冷える　浮腫はない
- BUN82.4　Cr5.28　L-FABP124.2　FGF23　8.0温脾湯　人参2　附子1　乾姜0.5　甘草1　大黄0.5にて湯液を一日60mLだけ煎じて内服するように指導
- 1月後Cr4.6　L-FABP88.5　FGF23　8.4　3月後Cr4.02　6月後Cr4.24　L-FABP80.4　FGF23　8.0にて安定　透析しないで経過を見ている

症例156

## 腎機能障害で使えない薬剤

- NSAIDs　ロキソプロフェン　ジクロフェナムナトリウム　メロキシカム　アセトアミノフェン　セレコキシブ　アスピリン
- 抗アレルギー　セチリジン　レボセチリジン
- 抗うつ　デュロキセチン
- 抗パーキンソン　アマンタジン　ガバペンチン
- 鎮咳薬　ジヒドロコデイン　抗不整脈　ジソピラミド
- 降圧剤　エピレシノン　消化器薬　ポリカルボフィル　メサラジン
- 抗血栓薬　ワルファリン　ダビガトランエテキシラート　エドキサバントシル
- 糖尿病　ピオグリタゾン　メトホルミン　グルメピリド
- その他　リセドロン　ボノサップ®　メトトレキサート　ブスラミン

図483

## 腎機能障害で使えない漢方

- 青黛　インジゴ
- 潰瘍性大腸炎で使用
- 大寒　肝機能障害　腎機能障害　肺高血圧の副作用の報告あり

図484

## 腎不全

- 腎不全症状が出現
  五苓散　浮腫・吐き気
  人参湯　吐き気・浮腫がない
  真武湯　冷え・浮腫・下痢
  温脾湯　便秘

図481

## 腎機能障害で使える薬

- NSAIDs　トラマドール　通常量の50%で　ワクシニアウイルス　プレガバリンミロガバリン　通常量の25%～50%
- 抗リウマチ　イグラチモド　高尿酸　トピロキソスタット
- 降圧剤　Ca拮抗剤　ARB　ACI　イルベサルタン　オルメサルタン　テルミサルタン　カンデサルタン　ロサルタン
- PPI　ランプラゾール　エソメプラゾール　ラベプラゾール
- 前立腺肥大　フラボキサート　デュタステリド　タムスロシン　ナフトピジル　タダラフィルは軽症のみ少量で

図485

## CKD分類

図482

## 透析中の管理

- 不均衡症候群　　　五苓散
- こむらがえり　　　芍薬甘草湯
- 貧血・低栄養　　　八味地黄丸　十全大補湯
- 皮膚のかゆみ　　　当帰飲子
- Restless Leg Syndrome　　　九味檳榔湯

図486

群には五苓散、これは髄液採取の際の頭痛にも有効であった。こむら返りには芍薬甘草湯、貧血や低栄養には八味地黄丸（高齢）や十全大補湯、皮膚のかゆみには当帰飲子、レストレスレッグや下肢のほてりには九味檳榔湯を用いる。これらはあまり証を考えずに用いても効果がある。すなわち透析というのが腎虚という一つの証になっていると考えられる。図487は九味檳榔湯の原典である。この方剤は本来は脚気に対する薬であった。むくみや便秘に効果があり、術後のリンパ浮腫にもよく用いられる。症例157は68歳男性で糖尿病の治療中に足のつれがつらくなった症例である。下肢の冷え、腹部臍下不仁、便秘より芍薬甘草湯ではなく九味檳榔湯を処方して効果があった。図488は泌尿器科疾患で尿失禁のタイプと漢方薬である。①腹圧性失禁には補中益気湯（胃腸虚弱）や十全大補湯（貧血）、②切迫性失禁とはほとんどが過活動膀胱であるが半夏厚朴湯（咽頭部不快）や芍薬甘草湯（下肢けいれん）、③反射性失禁には八味地黄丸（臍下不仁）や牛車腎気丸（頻尿）などを用いるがやはり現代薬の方が効果は良いようである。図489は頻尿や過活動膀胱に対する薬の一覧である。ミラベグロンやビベグロンなどが用いやすい。最近では男性の夜間頻尿にデスモプレッシンを用いることが多い。症例158は72歳女性の尿失禁である。切迫性尿失禁であるが腹部軟、虚証、臍下不仁、冷え、こむら返りより芍薬甘草湯にて効果があった。図490は急性膀胱炎の漢方薬である。もちろん急性期は抗生剤などが必要であるが、軽症の場合や随伴症状が強い場合には漢方薬の併用が必要である。猪苓湯は口渇に脈浮が使用目標になる。桃核承気湯は尿道の熱感や左下腹部の圧痛が目標になる。図491は猪苓湯の原典である。図492も猪苓湯の原典である。口渇に脈浮がポイントである。図493も猪苓湯の原典である。五苓散との鑑別が重要である。症例159は50歳女性で、頻尿、排尿痛あり膀胱炎であった。脈浮、腹診中等度よりフロキサシン2Tと猪苓湯を処方した。ニューキノロン系は泌尿器科疾患には使用不可であることも覚えておきたい。図494は桃核承気湯の原典である。図495も桃核承気湯の原典である。本来はウイルス性の疾患が膀胱にこもった場合に用いるが、瘀血症状にも有用とある。婦人科の陰部掻痒や膿痂疹などである（適応外使用にて症候病名を）。図496も桃核承気湯の原典である。打撲や生理痛などにも応用できるとある。図497は尾台榕堂の類聚方広義から桃核承気湯の原典である。症例160は23歳女性で授乳中のため

---

**九味檳榔湯**

- 浅田方函「脚気腫満、短気、及ビ心腹痞積気血凝滞スル者ヲ治ス。」
- 勿誤方函口訣「此方ハ和方ノ七味檳榔湯ノ枳実ヲ去リ、厚朴、木香、紫蘇ヲ加エタル者ナリ。脚気腫満短気スル者、唐侍中ノ一方ヨリハ服シ易クシテ効アリ。」

図487

---

**症例からみる足のつれ**

- 68歳男性　10年来の糖尿病で内服中　足のつれが困る
- FBS140　HbA1C6.4　L-FABP102.4　下肢腱反射減弱　膝から下が知覚低下8/10
- 173cm　82kg　舌白　脈細渋　腹部軟　臍下不仁あり　胸脇苦満なし　便秘　下肢の冷えあり　浮腫あり
- 本来なら芍薬甘草湯であるが、便秘・むくみより九味檳榔湯2.0gを分1で　2週間で足のつれがよくなった、3月後L-FABP82.5　HbA1C6.0に

症例157

---

**泌尿器科疾患・失禁**

①腹圧性失禁：柴胡・芍薬・人参など膀胱の支持組織・骨盤底の筋トーヌスの緊張緩和
　　補中益気湯・十全大補湯
②切迫性失禁：厚朴・芍薬・甘草など膀胱過敏性を緩和
　　半夏厚朴湯・芍薬甘草湯
③反射性失禁：附子・厚朴など排尿反射神経調節
　　八味地黄丸・牛車腎気丸

図488

---

**頻尿・過活動膀胱**

- フラボキサート　膀胱容量増大
- トルテロジン　ムスカリン受容体拮抗薬
- フェソテロジンフマル　切迫性尿失禁
- ソリフェナジン　ムスカリン受容体M3拮抗薬
- イミダフェナジン　ムスカリン受容体M1 M2拮抗薬
- プロピベリン　抗コリンCa拮抗作用
- ミラベグロン　切迫性尿失禁
- ビベグロン　β3受容体拮抗薬
- デスモプレッシン　男性の夜間頻尿

図489

---

**症例からみる尿失禁**

- 72歳女性　切迫性尿失禁がつらい　でかけるのも嫌になる
- 154cm　58kg　一日尿量2200mL　Cr0.84　BUN24　膀胱USにても異常は認めず　残尿量80mL　L-FABP68.4　FGF23　7.0
- 舌白乾燥　脈沈伏　腹部軟　臍下不仁あり　胸脇苦満なし便通は順　下肢の冷えあり　たまにこむらかえりがある
- 過活動膀胱としてフェソテロジンフマル1T処方　尿失禁はだいぶ改善するが、口渇がつらいと　芍薬甘草湯2.5gに変方　尿失禁も改善　口渇はない

症例158

## 急性膀胱炎の漢方治療

- 猪苓湯　口渇・脈浮・尿不利があり切迫頻尿
- 桃核承気湯　尿道の灼熱感　左下腹部圧痛　排尿時痛み

図490

## 猪苓湯

- 傷寒論「陽明病　脈浮ニシテ緊、咽燥キ　口苦ク　腹満シテ喘シ　発熱汗出テ　悪寒セズ　反ッテ　悪熱シ　身重シ　若シ汗ヲ発スレバ即チ　躁シク　心懐懐トシテ反ッテ譫語ス。若シ温針ヲ加ウレバ　必ズ怵惕　煩躁シテ　眠ルヲ得ズ。若シ之ヲ下セバ即チ胃中空虚　客気膈ヲ動カシ　心中懊憹　舌上苔ノ者ハ梔子豉湯之ヲ主ス。若シ渇シテ水ヲ飲マント欲シ、口乾舌燥ノ者ハ　白虎加人参湯之ヲ主ス。若シ渇シテ水ヲ飲マント欲シ　小便不利ノ者ハ猪苓湯之ヲ主ル。」

図491

## 猪苓湯

- 傷寒論「少陰病　下利スルコト六七日　欬シテ嘔シ　渇シ　心煩シテ眠ルコト得ザル者ハ猪苓湯之ヲ主ル。」
- 金匱要略「脈浮　発熱シ　渇シテ水ヲ飲マント欲シ　小便利セザル者ハ　猪苓湯之ヲ主ル。」

図492

## 猪苓湯

- 勿誤薬室方函口訣「此方ハ下焦ノ畜熱利尿ノ専剤トス。若シ上焦ニ邪アリ、或ハ表熱アレバ五苓散ノ証トス。凡ソ利尿ノ品ハ津液ノ秘別ヲ主トス。故ニ方ニ能ク下痢ヲ治ス。但其部位異ナルノミ。此方下焦ヲ主トスル故、淋疾或ハ尿血ヲ治ス。其他水腫実ニ属スル者及ビ下部水気有テ呼吸常ノ如クナル者ニ用イテ能ク効ヲ奏ス。」

図493

## 症例からみる膀胱炎

- 50歳　女性
- 昨日から頻尿、排尿痛あり　受診
- 158cm　60kg　舌白黄色苔　脈浮　腹診中等度　胸脇苦満あり　下腹部圧痛　発熱はない　便秘
- 検尿白血球（3+）FGF23　6.4　L-FABP　72.0　Cr0.72
- 膀胱炎として　フロキサシン2Ｔ　猪苓湯7.5gを処方
- 次日には頻尿取れ　3日に快癒した
　　ニューキノロンは泌尿器疾患には使用不可

症例159

## 桃核承気湯

- 傷寒論「太陽病解セズ、熱膀胱ニ結ビ、其ノ人狂ノ如ク、血自ラ下ル。其ノ外解セザル者ハ尚未ダ攻ムベカラズ、当ニ先ズソノ外ヲ解シ、外解シ己ッテ、但小腹急結スル者ハ乃チ之ヲ攻ムベシ、桃核承気湯ニ宣シ。」

図494

## 桃核承気湯

- 勿誤薬室方函口訣「コノ方ノ傷寒畜血、小腹急結ヲ治スルハ勿論ニテ諸血証ニ運用スベシ。タトエバ吐血、衄血止マザルガ如キ、此ノ方ヲ用イザレバ効ナシ、マタ走馬疳（頬部壊疽）断疽、出血止マザルガ如キ、コノ方ニアラザレバ治スルコトアタワズ。癰疽及ビ痘疽、紫黒色ニシテ内陷セント欲スル者。コノ方ニテ快下スル時ハ思イノホカ発揮スル者ナリ。マタ、婦人、陰門腫痛アルイハ血淋ニ効アリ。モシ産後悪露下ルコト少ナク、腹痛スル者ト胞衣下ラズシテ日ヲ経ル者トハコノ湯ヲ煮上ゲテ清酒ヲ入レ、飲ミアンバイ宣シクシテ徐徐ニ与」

図495

## 桃核承気湯

- 勿誤方函口訣「マタ打撲、閉経等瘀血ノ腰痛ニ用ユ。瘀血ノ目標ハ必ズ昼軽クシテ夜重キ者ナリ。痛風ナドニテモ昼軽クシテ夜痛ミハゲシキハ血ニヨルモノナリ。マタ数年歯痛止マザル者。此方ヲ丸トシテ服スレバ験アリ。ソノ他、荊芥ヲ加エテ癲病オヨビ発狂ヲ治シ、附子ヲ加エテ血瀝、腰痛オヨビ月信痛ヲ治スルガ如キ、ソノ効挙ゲテ数エ難シ。」

図496

## 桃核承気湯

- 類聚方広義「淋家、少腹急結、痛ミ腰腿ニ連ナリ茎中疼痛、小便涓滴通ゼザル者ハ、利水剤ノヨク治シウル所ニアラザルナリ。コノ方ヲ用ユレバ即チニ便快利シ、苦痛タチドコロニ除ク。小便癃閉、少腹急結シテ痛ム者、打撲疼痛シテ転側スルコト能ワズ、ニ便閉渋スル者ニモマタ良シ。」

図497

## 症例からみる膀胱炎

- 23歳　女性
- 授乳中で昨日から頻尿　排尿痛あり　微熱も36.8度
- 165cm　62kg　舌白黄色苔　脈浮　腹診中等度　胸脇苦満なし　臍下不仁あり　下腹部圧痛あり　背部叩打痛なし　便秘あり　授乳中で抗生剤は使いたくないという　検尿赤血球（2+）白血球（3+）
- 桃核承気湯5.0gを処方　3日で排尿痛消失
- 病名　腰痛症

症例160

125

抗生剤がのめないと受診された方である。頻尿と排尿痛、脈浮、尿中白血球が著明で桃核承気湯にて効果があった症例である。ただし適応外使用なので腰痛症が必要である。症例161は22歳女性で冷えからくる膀胱炎であった。脈浮、冷えより五苓散加附子末にて軽快した。図498は慢性尿路不定愁訴に対する漢方薬の使い方である。清心蓮子飲は神経過敏で不眠や頻尿を訴える場合、当帰四逆加呉茱萸生姜湯は冷え症の腹痛や腰痛にまた性交嫌悪にも用いる。半夏厚朴湯は神経性尿道過敏症に用いる。図499は清心蓮子飲の原典である。図500は同じく清心蓮子飲の原典である。頻尿を主訴とする過活動膀胱や神経性膀胱に用いる。症例162は72歳女性で頻尿と冷えを目標に清心蓮子飲を処方したところ頻尿が改善した。図501は尿路の慢性炎症の漢方薬である。五淋散（尿路熱証）は慢性炎症の代表方剤で無菌性には清心蓮子飲（神経質・尿白濁）がよい。慢性から急性化炎症を起こした場合には大黄牡丹皮湯（右下腹部圧痛）や桃核承気湯（左下腹部圧痛）がよい。頑固型尿路炎症や慢性前立腺炎には竜胆瀉肝湯（実証・下腹部腹直筋緊張）を用いる。図502は五淋散の原典である。症例163は腎移植後の細菌尿である。五淋散で効果を認めたが、腎移植後に縫合不全をおこし移植腎と皮膚の瘻孔を形成した稀有な症例であった。図503は竜胆瀉肝湯の原典である。肝胆湿熱がポイントである。症例164は膀胱癌の内視鏡的手術後の再発である。舌の黄色苔、下焦湿熱より竜胆瀉肝湯にて効果があった。図504は尿路結石の際の漢方薬である。もちろん鎮痛剤は必要であるが、尿管のスパスムの疼痛には芍薬甘草湯も効果がある。大建中湯にも鼓腸を伴う疼痛に効果がある。元来は腸管の痙攣を軽減するのであるが尿路の痙攣にも効果がある。結石の排出には猪苓湯（脈浮）、猪苓湯合四物湯（顕微鏡的血尿）、防風通聖散（肥満・便秘）を用いる。症例165は38歳男性の尿路結石である。尿潜血陽性で腹痛が強くフロセミドの点滴と芍薬甘草湯で鎮痛をした結果排石した。図505は尿路結石の食事の注意であるがアイスティーの飲みすぎはいけない。漢方薬の大黄の過剰摂取も一因となる。図506は前立腺肥大症に対する漢方薬の一覧である。基本は男性ホルモンの刺激作用の八味地黄丸である。臍下不仁と冷えが使用目標になる。ほてりには六味丸であるがこれは適応外使用になる。牛車腎気丸はしびれや下肢浮腫が使用目標となる。やはり臍下不仁は大事な目標である。地黄がおなかに障る人には当帰芍薬散であるがこれは適応外使用

## 症例からみる膀胱炎

- 22歳 女性 昨日から頻尿 下腹部不快 排尿痛はない
- 156cm 48kg 舌白胖 脈浮 腹部中等度 腹満なし 胸脇苦満なし 下腹部冷え 便秘なし 下肢やや浮腫 検尿白血球（－）赤血球（＋） L-FABP 74.8 FGF23 7.0
- 冷えによる膀胱炎として五苓散7.5g加附子末0.6gを処方
- 3日で快癒
- 病名 下肢浮腫

症例161

## 慢性尿路不定愁訴の漢方薬

- 清心蓮子飲 神経過敏 不眠 口渇 尿白濁
- 当帰四逆加呉茱萸生姜湯 冷え 腰痛 腹痛 性交嫌悪 性交痛
- 半夏厚朴湯 神経性尿道過敏症

図498

## 清心蓮子飲

- 和剤局方「心中ニ積ヲ畜エ、時ニ常ニ煩躁シ、思慮労力憂愁抑鬱ニ因ッテ、小便白濁ヲ到シ、或ハ沙膜アリ、夜ハ夢ニ走泄シ、遺赤渋痛シテ、便赤ク血ノ如シ、或ハ酒色過度ニ因ッテ上盛下虚シ、心火上炎シテ肺金ガ剋ヲ受ケ。口舌乾燥シ漸ク消渇ト成リ、睡臥安カラズ、四肢倦怠、男子ノ五淋、婦人ノ帯下赤白、及ビ病後気ガ収斂セズ、陽ガ外ニ浮カビテ五心煩熱スルヲ治ス。薬性ハ温平冷ヤサズ熱セズ、常ニ服スレバ心ヲ清シ、神ヲ養イ、精ヲ秘シ、虚ヲ補イ、脾腎ヲ滋潤シ、血気ヲ調順ス。」
- 裏 寒 虚

図499

## 清心蓮子飲

- 勿誤薬室方函口訣「此方ハ虚火亢リテ下元之ガ為ニ守ヲ失シ、気淋白濁等ノ症ヲナス者ヲ治ス。マタ遺精ノ症、桂枝加竜牡ノ類ヲ用イテ効ナキ者ハ上盛下虚ニ属ス、此方ニ宣シ、若シ心火熾ニシテ妄夢失精スル者ハ竜胆瀉肝湯ニ宣シ。一体此方ハ脾胃ヲ調和スルヲ主トス。故ニ淋疾下疳ニ因ル者ニ非ラズ、又後世ノ五淋湯、八正散ノ之ヲ処ニ比スレバ虚候ノ者ニ用ユ。名医方考ニハ労淋ノ治効ヲ載ス。加藤謙斎ハ小便余瀝ヲ覚ユル者ニ用ユ。余数年歴験スルニ労働力作シテ淋ヲ発スル者、疝家ナドニテ小便ハ佳ナリ通ズレドモ跡ニ残ル心得アリテ了然タラザル者ニ効アリ。又咽乾ク意アリテ小便余瀝ノ心ヲ覚エユルハ猶更此方ノ的当トス。」

図500

## 自験例からみる過活動膀胱

- 72歳 女性 過活動性膀胱（心身症）
- 日中から夜間にかけて頻尿・残尿を訴えるUSにて残尿50mL 検尿白血球（－）赤血球（－）L-FABP 80.4 FGF23 7.4 Cr0.88 冷えあり 腹部軟 臍下不仁 便通は良好 脈沈渋 舌白苔あり
- ソリフェナジンを処方するも少し良いのみ 抗うつ剤を検討すると漢方でほしいとのこと 清心蓮子飲を処方
- 1月にて頻尿が改善した L-FABP 78.3 FGF23 7.0 Cr0.90

症例162

## 尿路の慢性炎症

- 五淋散　慢性炎症　　無菌性には清心蓮子飲
- 桃核承気湯　大黄牡丹皮湯　急性化炎症
- 竜胆瀉肝湯　頑固型尿路炎症

図501

## 五淋散

- 和剤局方「肺気不足シ、膀胱熱アリ、水道通セズ、淋瀝出デズ、或ハ尿豆汁ノ如ク、或ハ砂石ノ如ク、或ハ冷淋膏ノ如ク、或ハ熱淋尿血ノ如ク、皆治シテ効アリ。」
- 裏　熱　虚

図502

## 自験例からみる慢性膀胱炎

- 65歳女性
- 腎移植後にタクロリムス内服　1月で尿管縫合不全　移植腎-皮膚瘻
- その頃より細菌尿と炎症を繰り返し　抗生剤をいろいろ使用するも効果ない
- 舌白　腹部1/5　胸脇苦満なし　腹部の冷えが著明　L-FABP93.8　FGF23　9.3　Cr1.88
- 五淋散にて1月にて細菌尿が消失　その後瘻も閉鎖できた　L-FABP　89.6　FGF23　9.0　Cr1.86

症例163

## 竜胆瀉肝湯

- 薛氏十六種「肝経ノ湿熱、或ハ嚢癰、便毒、下疳、懸癰、腹痛燉クガ如ク作リ、小便渋滞、或ハ婦人陰（バルトリン腺）痒痛、男子陽挺（陰茎）腫脹、或ハ膿水ヲ出スヲ治ス。」
- 勿誤方函口訣「此方ハ肝経湿熱ト云フガ目的ナレドモ、湿熱ノ治療ニ三等アリ。湿熱上行シテ頭痛甚シク、或ハ目赤耳鳴ノ者ハ、小柴胡湯加竜胆胡黄連ニ宣シ。若シ湿熱表ニ薫蒸シテ諸瘡ヲ生ジル者ハ九味柴胡湯ニ宣シ。若シ下部ニ流注シテ下疳毒淋陰触瘡ヲ生ズル者ハ此方ノ主ナリ。又主治ニ据テ嚢癰便毒懸癰及ビ婦人陰癰痒痛ニ用ユ。皆熱ニ属スル者ニ宣シ。臭気アル者ハ奇良ヲ加フベシ。」
- 裏　熱　実

図503

## 症例からみる術後慢性膀胱炎

- 72歳　男性
- 3年前に膀胱癌を指摘　内視鏡にて切除　その後次の年とその次の年に再発　そのたびに内視鏡手術　BCGは疼痛。発熱のため拒否　経過観察でといわれたが夜間頻尿1時間おき　排尿後も不快感が残る
- 170cm　65kg　舌紅黄色苔　脈沈滑　腹部中等度　下腹部圧痛　下腹部筋緊張あり　膀胱USでは異常なし　検尿赤血球（−）白血球（−）
- 実証（下焦湿熱）で下腹部圧痛より竜胆瀉肝湯9.0gを処方　1週間後には排尿時不快がとれ、1月後舌の黄色苔が消失　その後3年にわたって再発をみていない

症例164

## 尿路結石

- 疼痛　芍薬甘草湯　spasm
　　　　大建中湯　鼓腸をともなう
- 結石排出　猪苓湯　第一選択薬
　　　　猪苓湯合四物湯　血尿
　　　　防風通聖散　肥満・便秘

図504

## 症例からみる尿路結石

- 38歳男性
- 朝から急に側腹部痛　居ても立ってもいられないほど痛む
- 178cm　64kg　舌紅　脈弦　腹部充実　左右胸脇苦満あり　腹部肝1横指触知あり　検尿潜血反応（+++）腹部レントゲンで下部尿路に結石あり　ソリタT3200mL+フロセミド1/2Aで点滴　芍薬甘草湯7.5g/日を処方　排尿時痛なく次日には疼痛が軽快した。

症例165

## 尿路結石

- シュウ酸の食品をへらすこと
- 40歳以上の男性多い
- アイスティー
- ほうれん草　チョコレート　ナッツ　大黄

図505

## 前立腺肥大の漢方薬

- 八味地黄丸　ファーストチョイス
- 牛車腎気丸　しびれ・浮腫
- 当帰芍薬散　地黄がおなかに障る

図506

## 前立腺治療薬

- **セルニチンポーレン　抗炎症　排尿促進作用　尿路殺菌作用**
- **タムスロシン　α1受容体遮断　作用時間長い**
- **ナフトピジル　α1D/1A　受容体遮断　作用時間長い**
- **シロドシン　α1A遮断作用　尿道抵抗改善**
- **プラゾシン　α1選択制　短時間作用**
- **クロルマジノン　antiandrogen作用　腫瘍増殖抑制**
- **デュタステリド　5α還元酵素阻害薬　前立腺容量縮小**
- **タダラフィル　PDE阻害剤　頻尿に効果　血管**

図507

になるので要注意である。病院によっては使用は女性のみとされていることも多い。図507は前立腺肥大の治療薬である。最近は種々の治療薬が開発されている。抗男性ホルモン作用のクロルマジノンは前立腺癌の予防にもよい。セルニチンポーレンは原材料が漢方で尿道の殺菌作用があり前立腺の慢性炎症にも効果がある。タダラフィルはPDE阻害効果があり血管内皮細胞を強くするため大血管疾患の予防になる。また男性更年期にも効果をもつ。症例166は52歳男性で慢性前立腺炎の疑いが濃厚であった。しかし大きく精神的要因もあるようで、舌白、臍下不仁と圧痛、冷えよりセルニチンポーレンと清心蓮子飲で効果があった。図508は八味地黄丸の原典である。元来は脚気から尿閉になった場合の方剤である。図509も八味地黄丸の原典である。消渇いわゆる糖尿病にも効果があるとされる。図510は牛車腎気丸の作用機序を述べたものである。κオピオイドから下行性セロトニン作動性神経に働きしびれや鎮痛に作用する。使用目標はやはり臍下不仁である。図511は前立腺癌のPSAの指標である。1年間で2ng/mL以上の上昇は要注意である。また手術後は0.2以上の上昇、放射線後は2.0以上の上昇は再発を疑うべきである。症例167は58歳男性で前立腺癌放射線後の再発不安である。PSAの値が安定しているので心配ないと話しても不安が大きい。不安のため臍下不仁はなく左腹直筋の緊張が顕著であり抑肝散合竜胆瀉肝湯にて経過は良好となった。図512は

---

## 八味地黄丸

- 勿誤方函口訣「此方ハ専ラ下焦ヲ治ス、故ニ金匱ニ少腹不仁、或ハ小便自利、或ハ転胞ニ運用ス、又虚腫、或ハ虚労、腰痛ニ用テ効アリ、其ノ内、消渇ヲ治スルハ此方ニ限ルナリ。仲景ガ漢武帝ノ消渇ヲ治スト云フ小説アルモ虚ナラズ。此方牡丹皮、桂枝、附子ト合スル所ガ妙方ナリ。済生方ニ牛膝、車前子ヲ加ルハ一着輪タル手段ナリ、医通ニ沈香ヲ加エタルハ一等進ミタル策ナリ。」

図509

---

## 牛車腎気丸の作用機序

- 中枢神経系に対する影響
  附子→κオピオイド受容体
  　　　↓
  下行性セロトニン作動神経
  　　　　　　　　　　　⇒鎮痛

- 間接的に痛みを和らげる効果
  NO産生促進→末梢循環改善
  血小板凝集抑制→血行改善

富山大　安東ら「牛車腎気丸、及び関連漢方方剤の抗癌薬誘発末梢神経障害性疼痛への効果に関する研究」

図510

---

## 前立腺癌とPSA

- PSA上昇から癌発症までは10年
- 前立腺癌の評価はGleason score　PSA　Clinical　stage
- PSAはPSA density（正常値＜0.1）freePSA15％未満PSA Velocityは1年間の上昇　2ng/mL以上は悪性
- 手術後再発はPSA0.2以上の上昇
- 放射線後再発はPSA2.0以上の上昇

図511

---

## 症例からみた前立腺炎

- 52歳男性
- 排尿痛　不快　残尿あり泌尿器科にかかるも異常を認めず精神的なものといわれた
- 178cm　68kg　舌白乾燥　脈沈渋　腹部軟　下腹部圧痛　検尿異常なし　下肢冷え　不眠あり　便秘なし
- 慢性前立腺炎の状態をふまえ　セルニチンポーレン3Tと清心蓮子飲7.5gを処方　2週間で尿利異常はとれ排尿痛もなくなった

症例166

---

## 症例からみる前立腺癌

- 58歳男性
- 5年前に前立腺癌を指摘　放射線治療を選択　その後は心配で仕方がない　排尿異常はない
- 175cm　64kg　舌白乾燥　脈伏渋　腹部中等度　左胸脇苦満あり　臍下不仁なし　便秘なし　下肢の冷えなし　PSA0.02
- 抑肝散7.5g合竜胆瀉肝湯2.0gを処方　排尿痛なく夜間頻尿なく経過は良好　骨転移・局所再発なくPSA0.01〜0.02にて安定　8年経過している

症例167

---

## 八味地黄丸

- 金匱要略「崔氏八味丸、脚気上ツテ少腹ニ入リ、不仁スルヲ治ス。」「虚労ノ腰痛、少腹拘急シ、小便利セザル者、八味丸之ヲ主ル。」「婦人ノ病、飲食故ノ如ク、煩熱臥スルコト能ハズ、而モ反ツテ倚息スルハ何ゾヤ、之ヲ転胞（尿閉）ト名ク、溺スルコトヲ得ザルナリ、胞系了戻スルヲ以テノ故ニコノ病ヲ致ス。但小便利スレバ即癒ユ、腎気丸之ヲ主ルヲ宣氏トス。」
- 証は臍下不仁
- 裏　寒　虚

図508

---

## インポテンツの漢方治療

- 八味地黄丸　加齢を背景　臍下不仁
- 柴胡加竜骨牡蛎湯　交感神経過緊張　実証
- 桂枝加竜骨牡蛎湯　交感神経過緊張　虚証
- 補中益気湯　胃腸虚弱　腹部軟
- 半夏厚朴湯　疾病恐怖症　咽頭部不快
- 当帰四逆加呉茱萸生姜湯　疝気型　冷え

図512

インポテンツの漢方治療である。加齢には八味地黄
丸、臍下不仁と冷えが使用目標である。交感神経過
緊張には実証に柴胡加竜骨牡蛎湯、虚証には桂枝加
竜骨牡蛎湯。胃腸虚弱には補中益気湯、これは不妊
の際の卵膜を先端反応を強くする効果もある。疾病
恐怖症には半夏厚朴湯、冷えと下腹部疼痛（疝気）
には当帰四逆加呉茱萸生姜湯を用いる。図513はイ
ンポテンツの薬である。タダラフィルが使いやす
い。症例168は前立腺肥大症で夜間頻尿がある症例
である。舌乾燥、臍下不仁より八味地黄丸を用いた
が、シロドシンを追加処方して効果があった。

●**参考文献**

James L. Lewis III, MD, "Brookwood Baptist
　　Health and Saint Vincent's Ascension Health",
　　Birmingham
山岡康利ほか『医学と生物学』152（7）, 277-285, 2008
Mann JF, et al: "Lancet" 2008; 372 (9638): 547-553
"The Seventh Report of the Joint National
　　Committee on Prevention, Detection, Evaluation,
　　and Treatment of High Blood Pressure (JNC 7)"
大阪大　腎病理カンファレンス
「CKD診療ガイド2012」日本腎臓学会
「牛車腎気丸、及び関連漢方方剤の抗癌薬誘発末梢神経障害性疼痛への効果に関する研究」富山大　安東ら

---

インポテンツ

- ジルデナフィルクエン酸　亜硝酸内服には禁忌
- バルデナフィル　麦角製剤には禁忌
- タダラフィル　ウイークエンドバイアグラ
- 　ザルティアとして前立腺肥大に適応

図513

---

自験例からみる前立腺肥大

- 70歳　男性　良性前立腺肥大にて夜間頻尿がつらい　5-6回
- 舌紅やや乾燥　腹力弱　臍下不仁あり　脈革
- 下肢の冷えあり　証を腎陽虚と考えまず八味地黄丸7.5g/日を処方
- 夜間頻尿2-3回になるが尿の勢いがない　残尿がつらい
- シロドシンを追加　夜間頻尿1-2回になり満足のいく結果であった

症例168

# 第22章　消化器疾患の漢方治療

まず上部消化管から嘔吐や嘔気に対する漢方薬を解説する。繰り返しになるが適応外使用にはその方剤にあった症候がある。必ず症候病名をつけていただきたい。図514逆流性食道炎には茯苓飲、慢性胃炎には六君子湯や人参湯、機能性胃腸炎には茯苓飲合半夏厚朴湯、急性胃粘膜病変には五苓散（適応外使用）、胃潰瘍には黄連湯、十二指腸潰瘍には柴胡桂枝湯合安中散、化学療法の副反応には半夏瀉心湯などを用いる。しかしこれらの使用目標は腹診が重要である。図515は腹診の復習であるが胸脇苦満とは横隔膜の不随意収縮をさすが、横隔膜下臓器の炎症の場合と自律神経失調症の場合がある。これには柴胡剤を用いるが柴胡・黄芩のペアは抗炎症に、柴胡・芍薬のペアは自律神経の調節に用いる。心下痞硬は胃腸疾患の反応点である。実証なら瀉心湯、虚証なら人参湯のグループを用いる。臍下不仁は甲状腺や副腎のホルモンの低下を示す。加齢によって腹部臓腑の下垂が起こり腹直筋の緊張低下があり、冷えつまり副腎皮質ホルモンの低下なら六味丸を、副腎髄質の低下で乾燥が強ければ八味地黄丸を用いる。そのほか女性ホルモンの低下や甲状腺ホルモンの低下もこの筋緊張の低下を示す。下腹部の圧痛は瘀血の存在を表し回盲部の圧痛には大黄剤を、S状結腸部の圧痛には桃仁剤を用いる。図516は腹診のシェーマである。腹直筋の緊張は交感神経の緊張を表す。四逆散や竜骨牡蛎を用いる。図517は心下支結の解説である。私の恩師の故兵頭教授は右季肋部中点と臍を結ぶ線の上3分の1の親指大の圧痛点と解説されていた。図518この心下支結は柴胡桂枝湯の使用目標になる。図519さて胃腸の薬は上に効く

---

## 腹診の復習

胸脇苦満（ヒポコントリー）－自律神経失調による横隔膜の収縮からリンパ系の鬱滞、肝臓の炎症反応の場合も

柴胡剤の適応　自律神経には柴胡・芍薬　炎症には柴胡・黄芩のペアを使い分ける

心下痞硬－胃腸疾患の反応点

虚証なら人参剤　実証なら瀉心湯剤（虚実は腹力）

臍下不仁－甲状腺機能低下・横隔膜の可動性低下により内臓下垂による腹直筋の緊張低下

副腎皮質（コルチゾール）低下なら六味丸　髄質（カテコールアミン）低下なら八味地黄丸

少腹急結－末梢血液循環不全

回盲部圧痛なら大黄剤　S状部圧痛なら桃仁剤

図515

---

## 腹診のシェーマ

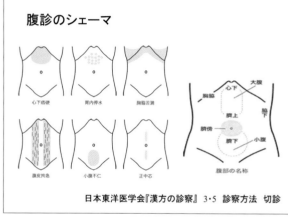

心下痞硬　　胃内停水　　胸脇苦満

腹皮拘急　　小腹不仁　　正中芯

心下　大腹　胸脇　脇下　臍傍　臍上　臍下　小腹　腹部の名称

日本東洋医学会『漢方の診察』3・5　診察方法　切診

図516

---

## 心下支結

・兵頭理論
　　右季肋部中央と臍を結ぶ上1/3の圧痛
・寺沢理論
　　上腹部中心線の中央の圧痛

図517

---

## 嘔吐・嘔気に用いる漢方薬

・逆流性食道炎　　茯苓飲
・慢性胃炎　　　　六君子湯　人参湯
・機能性胃腸炎　　茯苓飲合半夏厚朴湯
・急性胃粘膜病変　五苓散
・胃潰瘍　　　　　黄連湯
・十二指腸潰瘍　　柴胡桂枝湯合安中散
・化学療法の副反応　半夏瀉心湯

・腹診が重要

図514

グループと下に効くグループに分けられるが、まず上に効くグループで実証のタイプつまり黄連を用いるタイプを解説する。どちらも心下痞が特徴であるが機能過亢進には黄連グループを、機能低下には参耆剤を用いる。図520は黄連グループの半夏瀉心湯の原典である。嘔気と腸鳴に下痢が使用目標である。図521は半夏瀉心湯のポイントである。これは小柴胡湯の柴胡を黄連に変えたもので黄連・黄芩にて心下の熱をとり、半夏・乾姜で心下の水をとり、胃を強くするのに人参・大棗を加えている。心下痞と舌の厚い白苔が使用目標となる。またタキサン系の化学療法の下痢には有効である。症例169は48歳男性で反復性口内炎と胃部不快感で来院された。実証で口内炎と舌の白い苔、心下痞を目標に半夏瀉心湯を投与したところ効果があった。症例170は子宮癌術後でトポテシンにて化学療法をしたところ下痢が出現した。体質は中間症であったが舌の白い苔と心下痞より半夏瀉心湯を投与したところ下痢に奏効した。もし虚証ならば人参湯になると考える。図522は三黄瀉心湯の原典である。心下痞と脈浮が目標である。図523は三黄瀉心湯のまとめである。気の上衝の高血圧や神経過敏のイライラ、皮膚のかゆ

---

### 半夏瀉心湯の原典

- 傷寒論：太陽病　発汗而復下之後　心下満梗痛者　為結胸　但満而不痛者　為痞　半夏瀉心湯主之
- 金匱要略：嘔而腸鳴　心下痞者　半夏瀉心湯主之
- 勿誤薬室方函口訣：此方ハ飲邪併結シテ心下痞梗スル者ヲ目的トス。故ニ支飲或僻飲ノ痞ニ効ナシ。飲邪併結ヨリ来ル嘔吐ニモ、噦逆ニモ、下利ニモ、皆運用シテ特効アリ。千金翼ニ附子ヲ加ルモノハ、即附子瀉心湯ニテ、飲邪ヲ温散サセル老手段ナリ。マタ虚労、或脾労等ノ心下痞ニシテ下利スル者、此方ニ生姜ヲ加テヨシ。即生姜瀉心湯ナリ。マタ痢病、嘔吐ツヨキ者ニ無尽蔵ノ太乙丸ヲ兼用シテ佳ナリト云

図520

---

### 半夏瀉心湯のまとめ

- 小柴胡湯の柴胡を黄連に変えたもの
- 黄連・黄芩で心下の熱をとり　半夏・乾姜で心下の飲をとる　胃気不足には人参・大棗
- 半夏瀉心湯の証は陽病で熱邪が消化管内にあり同時に水分の異常があるため心下痞を認める
- 急性胃腸炎・嘔吐・下痢・腹中雷鳴・口内炎
- 舌厚い白苔　心下痞硬
- タキサン系の下痢に
- 裏・熱・虚実・陽

図521

---

### 柴胡桂枝湯

腹部

- 右胸脇苦満と肝門部圧痛（心下支結）にて柴胡桂枝湯7.5gを処方

図518

---

### 症例からみる半夏瀉心湯　48歳男性

- 数年前から繰り返す口内炎と胃部不快感
- 身長175cm　体重78kg　がっちり型　胃内視鏡では慢性胃炎のみ　血液生化学的には異常なく　SDS42/67　CMI領域Ⅱ　機能性胃腸症と診断
- 舌：白黄色苔　脈：滑　腹部：心下痞　冷えはなく便通はよい
- 胃食道逆流型には茯苓飲　胃機能不全型には六君子湯　胃潰瘍型には柴胡桂枝湯であるが、舌の白色苔と心下痞を目標に半夏瀉心湯を投与
- 2週でおなかがすっきりして口内炎ができなくなった。

症例169

---

### 黄連G（瀉心湯G）とは

- 黄連は消化管の方剤
- 　機能過亢進（黄連G）
- 　機能低下（参耆湯G）
- どちらも心下痞（心下痞硬）がポイント

- まず黄連グループ（瀉心湯）から解説

図519

---

### 症例から見る半夏瀉心湯　62歳女性

- 子宮頸癌術後　トポテシン+5-FUにて化学療法
- 1クール施行した所で下痢にて体力が低下
- 身長152cm　体重60kg　ぽっちゃり型　舌：白黄色苔　脈沈　腹：水滞
- 半夏瀉心湯を投与したところ　下痢が軽減　全部で3クール化学療法を施行出来た

症例170

みなどに使用できるが大黄剤であるため下痢に注意して用いたい。舌の黄色苔と心下痞、便秘を目標にするとよい。図524は三黄瀉心湯のまとめである。最もよく用いられるのは精神疾患のアカシジアである。症例171は20代より統合失調症でクリルプロマジンを内服していた方である。現在ではこの薬の使用頻度は減っている。この症例はアカシジアが著明で心下痞と便秘、舌黄色苔より三黄瀉心湯を用いた。図525は黄連解毒湯の原典である。元来は熱毒の聖剤とされ酒毒に用いられたようである。図526は黄連解毒湯のまとめである。不安、煩躁、イライラなどに使用するが心下痞と舌の黄色苔が使用目標である。この際には目の結膜が赤くなっているケースが多い。ガイスベック症候群にはほかに薬がなく黄連解毒湯は有効に働く（適応外使用にて症候病名を）。図527は黄連解毒湯のまとめである。本来は飲酒による煩躁に用いるのだが基礎処方として合方されることが多い。例えば温清飲は黄連解毒湯に四物湯を合方し日光皮膚炎などに効果がある（適応外使用にて症候病名を）。柴胡清肝湯（アトピー性皮膚炎）や荊芥連翹湯（アデノイド）などに用いる。症例172は以前にも提示したが神経質な方の高血圧である。実証、舌黄色苔、太鼓腹より黄連解毒湯（適応外使用）が奏効した症例である。図528は黄連グループの生姜瀉心湯の解説である。半夏瀉心湯に生姜が加わったもので、半夏瀉心湯で嘔吐、胃部不快が強く、げっぷ、食臭が強い場合に用いる。証は実証より中間証に傾いている（腹部中間）。症例173は機能性胃腸症でげっぷと腹痛が強く仕事ができないという。心下痞と舌白で、中間証であるため半夏瀉心湯合茯苓飲で生姜瀉心湯の方意として使用した。図529は甘草瀉心湯の解説である。半夏瀉心湯に甘草を増量して用いるが、これはやや虚証になり胃腸が弱っている場合の口内炎や不眠、夢遊病な

---

**三黄瀉心湯のまとめ**

- 半夏瀉心湯より腹部の熱が強い　胸部・頭部におこる炎症、充血　心尖拍動亢進　血圧上昇　顔面紅潮　神経過敏　興奮　のぼせ　鼻血　目の充血
  1：顔面紅潮して気の上衝が激しい人の高血圧
  2：神経過敏　ノイローゼ　精神不安　いらいら　せかせかしている人の耳鳴り　煩躁　興奮　のぼせ　血尿　眼底出血　肩こり
  3：皮膚病　蕁麻疹　皮膚の発赤　かゆみ　皮下出血
  4：抜歯や講演等の緊張
- 舌の黄色い苔　便秘、心下痞を目標に

図523

---

**三黄瀉心湯のまとめ2**

- 心気不足、吐血、衄血、瀉心湯之主　心気不定
- 　　　　　　　金匱要略
- 煩燥不安、顔面紅潮、大黄証　心下痞、便秘
- 舌は暗紅老黄膩苔　脈は実有力　便秘と心下痞　精神症状を証とする　CP系薬剤を内服している場合には副作用防止に
- 化膿性感染性疾患・膀胱炎・付属器炎・乳腺炎
- 出血性疾患・高血圧・脳梗塞・高脂血症
- アカシジア
- 内・外眼角の充血　舌黄色苔　裏・熱・実

図524

---

**症例から見る三黄瀉心湯　34歳男性**

- 20代より統合失調症と診断
- クロルプロマジン内服にて便秘　最近アカシジアが出現
- 身長170cm　体重80kg　舌：黄色膩苔　脈：弦滑　腹：心下痞　胸脇苦満　便秘がひどい
- 便秘がなければ黄連解毒湯であるが便秘がひどいため三黄瀉心湯を投与
- 1週で便秘が消失　2週でアカシジアが消失　調子が良いという

症例171

---

**三黄瀉心湯の原典**

傷寒論：心下痞　按之濡　其脈浮者　大黄黄連瀉心湯主之
本以下之　故心下痞　与瀉心湯　痞不解　其人渴而口燥　小便不利者　五苓散主之
傷寒大下後　復発汗　心下痞　悪寒者　表未解也　不可攻　心下　当先解表　表解乃可攻痞　解表宣桂枝湯　攻痞宣大黄黄連瀉心湯
金匱要略：心気不足　吐血衄血　瀉心湯主之
勿誤薬室方函口訣：此方ハ上焦瀉下ノ剤ニテ、其用尤広シ。局方三黄湯ノ主治、熱読スベシ。但気血ト云ガ目的ナリ
太平恵民和剤局方：治丈夫婦人　三焦積熱　上焦有熱攻衝　眼目赤腫　口舌生瘡　中焦有熱　心隔煩燥　不美飲食　下焦有熱　小便赤渋　大便秘結

図522

---

**黄連解毒湯の原典**

- 外台秘要　又前軍督護劉車者　得時疾三日巳汗解　因飲酒復劇　苦煩悶　乾嘔口燥　呻吟　錯語不得臥　余思作　此黄連解毒湯方
- 勿誤薬室方函口訣：此方ハ胸中ノ熱邪ヲ清解スル聖剤也。一名倉公ノ火則トス。其目的ハ梔子鼓湯ノ小ニシテ熱勢劇シキ者ニ用ユ。苦味ニ堪カヌル者ハ泡剤ニシテ与フベシ。大熱有テ下痢洞泄スルモノ、或瀉病等ノ熱毒深ク洞下スル者ヲ治ス。又狗猫鼠ナドノ毒ヲ解ス。又喜笑不止者ヲ治ス。是亦心中懊膿ノナス所ナレバ也。又可氏ハ此方ノ弊ヲ痛ク論ズレドモ、実ハ其妙用ヲ知ラヌ者也。又酒毒ヲ解スルニ妙ナリ。

図525

132

## 黄連解毒湯のまとめ

- 一切の火熱、表裏ともに盛んにして 狂燥煩心、口渇咽乾、大熱乾嘔、錯語不眠、吐血衄血を治する。 成方切用
- 煩燥・不安感・焦燥感または抑うつ 顔面紅赤、上火（のぼせ）唇暗紅、出血傾向、心下痞で不快感 いらいらと顔の赤み 心下痞を証とする
- 高血圧・ベーチェット病・アナフィラキシー・手部湿疹・三叉神経痛・子宮頚糜爛・ガイスベック症候群
- 裏・熱・実

図526

## 症例から見る生姜瀉心湯 35歳女性

- 機能性胃腸症
- 半年前に職場の配置転換を契機にげっぷ・腹痛がひどくなり仕事ができないという
- 身長155cm 体重40kg 舌：薄白苔 脈：沈滑 腹：心下痞 胃内視鏡では軽い萎縮性胃炎のみ
- 心下痞を目標に生姜瀉心湯を処方 半夏瀉心湯＋茯苓飲を処方
- 2週にて胃部不快とげっぷが軽快

症例173

## 黄連解毒湯のまとめ２

- 黄連解毒湯は清熱専門の処方
- 病後の飲酒による煩躁 苦悶 嘔吐 錯語

- 現代では基礎処方として多く用いられる
- 温清飲 日光皮膚炎（適応外使用）
- 柴胡清肝湯 アトピー性皮膚炎
- 荊芥連翹湯 アデノイド
- 竜胆瀉肝湯 慢性泌尿器炎

図527

## その他の黄連グループ２ 甘草瀉心湯

- 半夏瀉心湯の甘草を増量
- 傷寒論：傷寒中風 反二三下之後 其人下痢 日数十行 穀不化 腹中雷鳴 心下痞硬満 乾嘔 心煩 不得安者
- 金匱要略：狐惑之為病 状如傷寒 黙黙欲眠 目不得閉 臥起不安 触於喉為惑 触於陰為狐 不欲飲食 悪聞食臭 其面目乍赤 乍黒 乍白 触於上部 即聾喝 甘草瀉心湯主之
- 口内炎・口角炎 神経衰弱などで胃腸が弱っている場合に夢見が多い不眠 夢遊病 寝ぼけ 不安に用いる
- 半夏瀉心湯＋甘草
- 裏 寒 虚

図529

## 症例から見る黄連解毒湯 52歳男性

- 高血圧
- 3年前から高血圧にてCa拮抗剤を内服しかし150/100と拡張期血圧が下がらない
- 会社の社長でストレスが多い 赤ら顔でいつもせかせかしている 身長170cm 体重80kg 血液Hb15.6 γGTP120 T-Chol 288 UA8.0
- 舌：黄色苔 脈：弦 腹：太鼓腹 胸脇苦満（－）
- 黄連解毒湯を投与
- 2週で血圧140/90になる

症例172

## 症例から見る甘草瀉心湯 8歳男児

- 夜尿症 ほとんど毎日
- 身長120cm 体重30kg 尿浸透圧560/800mg/ml
- 舌：黄色苔 脈：滑 腹：正中芯
- 足の冷え（－）性格はおとなしい 腹痛（－）夜間に寝言驚起あり
- 甘草瀉心湯（半夏瀉心湯2.5＋甘草湯2.0）を処方
- 3月にて夜尿症治癒

症例174

## その他の黄連グループ１ 生姜瀉心湯

- 半夏瀉心湯に生姜が加わった
- 傷寒論：傷寒汗出解之後 胃中不和 心下痞硬 乾嘔食物臭 脅下有水気 腹中雷鳴 下痢者
- 半夏瀉心湯で嘔吐・胃部不快が強く げっぷと食臭に対応
- 裏 寒 虚

図528

## その他の黄連グループ３ 附子瀉心湯

- 半夏瀉心湯に附子を加えたもの
- 傷寒論：心下痞 而復悪寒 汗出者 附子瀉心湯主之
- 瀉心湯証で寒が多ければ用いるが、実際には悪寒して冷や汗がでる場合
- うっ血性心不全の冷汗
- 半夏瀉心湯＋附子末
- 裏 寒 虚

図530

どに用いる。症例174は8歳男児の夜尿症である。舌黄色苔と腹部正中芯、夜間に寝言が多いことから甘草瀉心湯（半夏瀉心湯合甘草湯）を用いた。3月で夜尿症が治癒した。図530は附子瀉心湯の解説である。半夏瀉心湯に附子を加えたものであるが、悪寒がして冷や汗が出る場合つまりうっ血性心不全で冷や汗が出ているときに用いる。症例175は1年前から冷や汗が出るという症例で、BNPが高くうっ血性心不全があり舌は乾燥、脈は沈渋、腹部は心下痞があり、半夏瀉心湯に附子末で効果があった。図531は黄芩湯の解説である。風邪をひいてすぐに下痢をするものとある。潰瘍性大腸炎の炎症型にも用いる。症例176は潰瘍性大腸炎での下痢である。舌黄色苔、腹部軟より黄芩湯が奏効した。図532は黄連湯の解説である。胃腸疾患を伴う口内炎や不眠、口臭に用いる。舌の苔が奥の方に厚いのが特徴である。図533は黄連湯の原典である。胃の熱と嘔吐が特徴とされる。図534は黄連湯のまとめである。上熱中寒の方剤で舌の苔が特徴的である。適応外使用であるが酒飲みの感冒症候群やメージュ症候群にも効果があった症例がある。症例177はメージュ症候群の男性である。舌の奥の黄色苔を目標に黄連湯が

---

### 症例から見る黄芩湯

- 28歳　男性　潰瘍性大腸炎
- 2年前から潰瘍性大腸炎にてメサラジン内服中　強い腹痛はないが、軟便がつづき時々腸鳴が気になる
- 172cm　58kg　やせ　食欲はある　舌黄色苔　脈滑細　腹部軟　胸脇苦満右に小さくあり、腸鳴がある。便通軟　1日5-6回。裏急後重はない　下肢の冷えあり
- 便通軟、冷えより　清暑益気湯7.5gを処方する。1月経過しても腸鳴　軟便は変わらず。
- 舌黄色苔より黄芩湯6.0g/日に変方　7日にて軟便が消失。腹痛、腸鳴もなく調子もよいという。

症例176

---

### その他の黄連グループ5　黄連湯

- 傷寒。胸中有熱。胃中有邪気。腹中痛。欲嘔吐者。傷寒論
- 悪風、発熱、汗出、煩燥、動悸、心下痞あるいは嘔吐、あるいは腹痛、あるいは泄瀉。舌暗紅苔膩あるいは前半部の苔は薄く後半部に膩
- 胃腸症状をともなう心疾患・口内炎・酒酔い・不眠・口臭　診察するだけでプンと臭う
- とくに酒のみの風邪症候群には著効
- 裏・熱寒・虚

図532

---

### 症例から見る附子瀉心湯　72歳男性

- 冷汗
- 1年前から冷汗がつらい　足のむくみ　冷えあり
- 既往歴は特になく　病院にかからないのが自慢だった
- 胸xpにて心拡大　うっ血　血圧148/88　BNP 86/18
- 舌：乾燥黄色苔　脈：沈渋　腹：臍下不仁　心下痞
- うっ血性心不全による冷汗　地黄丸剤を考えたが尿症状がなく下痢傾向があるので附子瀉心湯（半夏瀉心湯＋修治附子）とした
- 2週にて冷汗が消失

症例175

---

### 黄連湯の原典

- 傷寒論：傷寒　胸中有熱　胃中有邪熱　腹中痛　欲嘔吐者　黄連湯主之
- 勿誤薬室方函口訣：此方ハ胸中有熱　胃中有邪熱ト云ガ本文ナレドモ、喩嘉言ガ、湿家下之、舌上如胎者、丹田有熱、胸中有寒、仲景亦用此湯治之ノ説ニ従テ、舌上如胎ノ四字ヲ一徴トスベシ。此症ノ胎ノ模様ハ、舌ノ奥ホド胎ガ厚クカカリ、少シ黄色ヲ帯ビ、舌上潤テ滑カナル胎ノ有モノハ仮令腹痛ナクトモ雑病乾嘔有テ諸治効ナキニ決シテ効アリ。腹痛アレバ猶更ノコト也。亦此方ハ半夏瀉心湯ノ黄今ヲ桂枝ニカエタル方ナレドモ其効用大ニ異ナリ、甘草、乾姜、桂枝、人参ト組タル趣意ハ桂枝人参湯ニ近シ。但彼ハ脇熱利ニ用、此ハ上熱下寒ニ用フ、黄連主薬タル所也。亦按ニ此桂枝ハ腹痛ヲ主トス。即千金生地黄湯ノ桂枝ト同旨ナリ。

図533

---

### その他の黄連グループ4　黄芩湯

- 傷寒論：太陽与少陽合病　自下痢者　黄芩湯主之　若嘔者　黄今加半夏生姜湯主之
- 風邪をひいてすぐ下痢をするもの　裏急後重がある
- 潰瘍性大腸炎の炎症型
- 芍薬甘草湯＋黄連湯
- 裏　熱　虚

図531

---

### 黄連湯のまとめ

- 上熱中寒の方剤
- 口内炎・口角炎・神経症・歯痛
- 舌の苔に特徴　黄白色で前が薄く奥が厚い
- 酒飲みの(高γGTP)感冒症候群(適応外使用)
- Meige症候群に効果(適応外使用)

図534

効果を認めた。このケースも胃部不快や口内炎があった。症例178は口臭が気になる症例である。舌の奥の強い黄色苔を目標に黄連湯が効果があった。図535は黄連グループのまとめである。心下痞もしくは心下圧痛と黄色苔が使用目標である。図536黄連グループは下痢や口内炎に効果があり、また抗炎症作用もある。図537は黄連グループのまとめである。黄連解毒湯は実証で黄色苔を目標にする。カプセル剤もある。半夏瀉心湯は心下痞と舌の黄色苔を目標にするが生姜瀉心湯、甘草瀉心湯、附子瀉心湯もある。すべて心下痞が目標になる。黄連湯は黄色苔を目標に口臭に用いるが黄芩湯は腸管の炎症に用いる。図538さて胃潰瘍の黄連湯と化学療法の下痢に半夏瀉心湯の解説が済んだので、次は虚証のグループを解説する。図539は心下痞で腹部が軟の虚証の場合。図540 2つのグループがあり、四君子湯のグループは参耆剤ともいいこれが消化吸収の基本である。四君子湯に利水の陳皮・半夏（二陳湯）を加えたものが六君子湯であり、水毒の加わった胃腸虚弱に用いる。また四君子湯に柴胡・升麻など升提剤を加えたものが補中益気湯でこれは補剤のグループになる。もう1つは人参湯のグループで乾姜グ

---

**黄連（胃熱）グループのまとめ**

・煩燥不安・心下痞・悪心・舌黄膩苔
　　心下圧痛と黄色苔を目標

　黄連解毒湯　　温清飲
　荊芥連翹湯　　黄連湯
　三黄瀉心湯　半夏瀉心湯

図535

---

**黄連グループの証とは**

・黄連の証とは
　　舌の黄色い苔と心下痞
　　下痢や口内炎にも
・慢性病には黄連の抗炎症作用や抗Th2作用を期
　待してアレルギーや慢性炎症に用いる

図536

---

**症例から見る黄連湯　38歳男性**

・1年前から両目の羞明あり　目が開けていられない
・どこに行っても異常がないといわれる
・身長170cm　体重80kg　血液生化学的には異常なく
　SDS20/67　胃部不快あり　下肢冷えなし
・舌：黄色苔（奥に強い）　脈：弦　腹：心下痞　胸脇
　苦満
・メージュ症候群を疑い　柴胡加竜骨牡蛎湯を処方
　したが、3月たっても効果なく　舌診を目標に黄連
　湯に変方したところ　顔の筋肉が楽になったと　目
　の症状が消失した（適応外使用　病名慢性胃炎）

症例177

---

**黄連グループのまとめ**

・黄連解毒湯　すべからく炎症に　乾燥に注意
・のみにくい時にはカプセルがある（コタロー）
・半夏瀉心湯　小柴胡湯の柴胡を黄連にかえたもの
　心下痞と舌黄苔　口内炎　下痢
・生姜瀉心湯　げっぷ　食臭
・甘草瀉心湯　口内炎　不眠　夢遊病
・附子瀉心湯　冷汗
・黄連湯　黄芩を桂皮にかえたもの　口臭　胃潰瘍
・黄芩湯　腸管の炎症に　下痢

図537

---

**症例から見る黄連湯　68歳男性**

・数年前から口臭が気になる。歯科にかかるも軽い歯周炎
　といわれ、上部消化管にては軽い逆流性食道炎のみ。
・170cm　82kg　舌黄色苔　脈滑渋　腹部充実　両側に胸脇
　苦満　心下痞も認める　便通は軟　下肢の冷えなし　むし
　ろほてる　食欲は普通　会社のつきあいで飲み会が多いと
　いう
・黄色苔、逆流性食道炎より黄連湯7.5g/日を処方、飲み会
　を減らすように指導、舌の黄色い苔がとれれば口臭がとれ
　るよと指導する。
・2月にて黄色苔が消失、口臭も消失した。（適応外使用　病
　名慢性胃炎）
・歯周炎では立効散（痛みをともなう）、排膿散及湯（膿をと
　もなう）を用いる

症例178

---

**嘔吐・嘔気の漢方薬**

・逆流性食道炎　　茯苓飲
・慢性胃炎　　　　六君子湯
・機能性胃腸炎　　茯苓飲合半夏厚朴湯
・急性胃粘膜病変　五苓散
・胃潰瘍　　　　　黄連湯
・十二指腸潰瘍　　柴胡桂枝湯合安中散
・化学療法の副反応　半夏瀉心湯

・腹診が重要

図538

ループともいうが胃腸の冷えを目標にする。自律神
経調整の桂枝を加えると桂枝人参湯となり頭痛や動
悸に適応する。また呉茱萸湯は元来冷えの胃腸虚弱
に適応するが習慣性頭痛に効果をもつ。図541は東
洋医学的な消化器疾患の考え方のシェーマである。
胃の気というのは消化吸収で上から下へベクトルを
持つがこれが何かで障害されるとベクトルは上に上
がり嘔吐やげっぷ、腹脹といった上に上がる性質を
もつ。これが胃の障害である。また脾（すい臓）は
下から上に上がる性質をもつためこれが障害される
と症状が下へ下痢や内臓下垂などがあらわれる。こ
れが脾の病状である。図542これらを踏まえ主訴別
に胃腸疾患を診断すると、口渇とは胃熱であり白虎
加人参湯や五苓散を、口渇がない場合には胃寒で人
参湯グループを、食べても太らない場合にはグレリ
ンを賦活する補中益気湯や六君子湯を、肥満や水毒
の場合には平胃散や二陳湯を、げっぷには附子理中
湯合大半夏湯（半夏）や延年半夏湯を、悪心や嘔吐
には小半夏加茯苓湯を用いる。これらを解説してい
く。図543消化吸収の基本は四君子湯でこれは人
参・甘草で免疫機能を上げ、茯苓・蒼朮で消化機能
を上げる働きである。これを純四君子湯という。覚
え方は参苓朮草（じん・りょう・じゅつ・そう）
で、エキス剤には消化を助けるために大棗・生姜が
配合されている。さらに二陳湯の方意で陳皮・半夏
を加えたものが六君子湯であり水毒に対応する。ま
た肝うつが強い場合には香附子・縮砂を加えた香蘇
散合六君子湯を、血虚症状がある場合には当帰・芍
薬を加えた当帰芍薬散合六君子湯を、アトニー症状
が強い場合には柴胡・升麻を加えた補中益気湯を用
いる。図544は四君子湯の原典である。気虚を主と
する下痢や腸鳴とある。図545は四君子湯のまとめ
である。人参湯との違いは腹部の冷えである。胃腸
虚弱や下痢、やせに用いる。しかし四君子湯は四物

---

**消化器疾患の漢方薬**

1：四君子湯G（参耆剤Gという）
　四君子湯 ──→ 六君子湯
　　消化吸収の基本　　水毒　むかむか
　補中益気湯（補剤）
　　内臓下垂
2：人参湯G（乾姜G）
　人参湯 ──→ 桂枝人参湯
　　冷え　　　　　動悸、頭痛
　呉茱萸湯　頭痛

図540

---

**古典から見る脾と胃の働き**

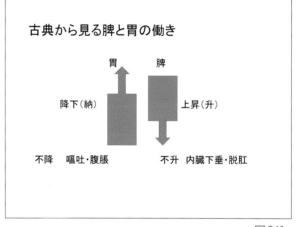

図541

---

**主訴別　脾胃の診断**

・口渇：胃熱　白虎加人参湯　五苓散
・口渇（ー）：胃寒　人参湯グループ
・食べても太らない：補中益気湯　六君子湯
・肥満・水毒：平胃散　二陳湯
・噎膈・反胃（げっぷ）：附子理中湯合大半夏湯（半夏）
　　　　　　　　　　延年半夏湯
・悪心・嘔吐：小半夏加茯苓湯

図542

---

**心下痞・虚証**

・心下痞で虚証には人参湯グループ

図539

---

# 脾虚Gの基本は参耆剤

・四君子湯：　人参・甘草：免疫機能
　　　　　　　茯苓・蒼朮：消化機能
・基本は参苓朮草　（じん・りょう・じゅつ・そう）

　1：＋水毒　陳皮・半夏（二陳湯）：六君子湯
　2：＋肝鬱　香附子・縮砂：香蘇散＋六君子湯
　3：＋血虚　当帰・芍薬：当帰芍薬散＋六君子湯
　4：＋アトニー　柴胡・升麻：補中益気湯

図543

湯と同じく基本処方で加味方や合方で用いることが多い。図546は六君子湯の原典である。二陳湯が加味されており舌白苔、むかつき、胃内停水などが使用目標となる。現代医学的には免疫的にTh1の賦活の作用やグレリンを賦活することが知られている。図547は六君子湯のまとめである。胃腸虚弱の食後腹部膨満感、胃内停水、むかつきなどが使用目標となる。グレリンの増加やサーチュイン遺伝子の賦活作用もあわせもつ。症例179は38歳女性で胃もたれ、冷え、便通軟で腹部軟（虚証）、舌白苔にて六君子湯が奏効した症例である。症例180は62歳男性で胃癌術後のダンピングであった。やはり舌白苔、腹部軟より証は中間証であったが六君子湯で効果があった。図548はその他の人参グループの解説である。まず柴芍六君子湯は六君子湯に小柴胡湯の方意を加えたものでストレスによって胃腸障害をきたした場合に用いられる。いわゆる四逆散の虚証タイプと考えられる。症例181は69歳すい臓癌である。手術適応はなく化学療法も効果がなかった。やせで腹水が貯留、舌は乾燥、脈は細で芤（いわゆる脱水）であった。柴芍六君子湯を処方したかったがエキスにしてほしいとのことで六君子湯と腹水に対応して

---

## 六君子湯の原典

- 万病回春「治脾胃虚弱 飲食少思 或久患瘧疾 若覚内熱 或飲食難化作酸 族虚火 須加炮姜 甚功甚速 即前方加半夏 陳皮」
- 勿誤薬室方函口訣「此方ハ理中湯ノ変方ニシテ 中気ヲ扶ケ胃ヲ開ノ効アリ。故二脾胃虚弱ニシテ痰アリ飲食ヲ思ハズ 或大病後 脾胃虚シテ食味ナキ者ニ用ユ。陳皮 半夏 胸中胃ロノ停飲ヲ推シ開クコトー層カアリテ 四君子湯二比スレバ最活用アリ。千金方 半夏湯ノ類数方アレドモ此方ノ平穏二如カズ。」
- 二陳湯（水毒）が加味 舌白苔 むかつき 胃内停水
- Th1upの効果（適応外使用）グレリン増加 食直後の腹部膨満感 機能性胃腸症では適応使用A

図546

---

## 六君子湯のまとめ

- 脾胃虚弱、少思飲食、或久患虐痢、若覚内熱、或難化飲食作酸、治属痛火。万病回春
- ポイントは易疲労・倦怠感・食直後の腹部膨満感・食後に眠い 腹部振水音
- 四君子湯に陳皮・半夏（二陳湯）を加えたもの むかむか・舌の白苔が目標
- 柴胡剤が無効な虚弱者の慢性肝炎・補剤（Th1up）の方剤 証にかかわらず使いやすい
- グレリンを賦活 サーチュイン遺伝子を賦活
- 裏・寒・虚

図547

---

## 四君子湯の原典

- 太平恵民和剤局方「治栄衛気虚 臓腑怯弱 心腹脹満 全不思食 腸鳴泄瀉 嘔越吐逆 大宜服之」
- 勿誤方函口訣「此方ハ気虚ヲ主トス。故二一切ノ脾胃ノ元気虚シテ諸症ヲ見ユ者 此方二加減斟酌シテ療スベシ。蓋気虚ト雖 参附ト組ミ合セ用ル証トハ余程相違アリ。唯胃口二飲ヲ畜ル故 胃中ノ陽気分布シガタク 飲食コレニ因テ進マズ。胃口日々二塞リ 胸膈虚痞 痰嗽 呑酸ナドヲ発スルナリ。此方及六君子湯 皆飲食進ミガタク気力薄キヲ以主症トス。故二脈腹モ亦コレニ準ジテカ薄ク 小柴胡 瀉心湯ナドノ脈腹トハ 壊ノ違アルモノナリ。」

図544

---

## 四君子湯のまとめ

- 人参 茯苓 甘草 蒼朮 純四君子湯
- 人参湯に比して冷えは少なく 消化器内の水分に比重がかかっている
- 胃腸が弱く 食欲不振 大便も軟便か下痢便 身体もやせ気味で 黄ばみで 胸やおなかがつっかえたり咳がでたり胸焼けがするような場合
- 四君子湯＋四物湯 十全大補湯
- 四君子湯＋二陳湯 六君子湯
- 裏・寒・虚

図545

---

## 症例からみる六君子湯 38歳女性

- 2年前から胃もたれ 特に食後の胃もたれがひどい 便通はやや軟便であるが順 足がひえる 食べてもふとれない
- 160cm 38kg 舌白白苔 脈沈細 腹部軟 上腹部心下痞あり 振水音ある WBC3800 Hb10.4g/dL AST38 ALT30 AMY38 腹部USにて膵石灰化ないが膵管拡張あり 胃GIFにて軽い萎縮性胃炎のみピロリ菌は陰性
- 機能性胃腸症としてアコチアミドをすすめるが漢方薬をほしいと 腹部軟と舌白苔より六君子湯7.5g/日を処方
- 内服すぐに胃部不快は軽減 3週にて胃部の不快はとれた 3月後体重が41kgになり調子よい

症例179

---

## 症例から見る六君子湯 62歳男性

- 1年前に胃癌で胃上部2/3摘出手術 その後軽いダンピングがあったが、食欲が回復せず 便通は順
- 172cm 48kg 舌白白苔 脈沈細 腹部手術跡固いがそれ以外は軟 右胸脇苦満あり WBC2800 Hb10.4 AST38 ALT44 Cr0.86 ビタミンB12 1.8μg 低下
- ビタミンB12を点滴 六君子湯7.5g/日を処方
- 内服2週後には食欲がでてきた 1月後 WBC3200 Hb11.6 ビタミンB12 2.2μgに上昇 ダンピングは消失

症例180

猪苓湯を分1で処方した。症例181-2は初診時の
MRIである。経過は内服後食欲が出て少し体調が
よくなったが2年後に逝去された。図549は化食養
脾湯の原典である。これはエキスでは安中散と六君
子湯で代用できる。図550は以前にも解説したが化
学療法時の漢方薬の使い方である。証はほとんどが
虚証と考えてもよい。とくに白金製剤の腎毒性の十
全大補湯、グレリンを賦活する六君子湯、トポテシ
ンの下痢に半夏瀉心湯などが使いやすい。図551は
人参グループのまとめである。冷えと舌の白苔さら
に心下痞を特徴とする。図552は人参グループの使
用目標になる。腹診では心下痞や腹部の動悸などが
出現する。図553は人参グループのまとめである。
人参湯は冷えに伴う胃腸疾患や唾液が多い場合にも
用いられるが口唇ヘルペスや小児ヘルパンギーナ
（適応外使用だが適応症候がある）にも効果がある。
その他脾湾曲症候群や心臓神経症、肋間神経痛（腹
卒中）にも有用である。萎縮腎については腎臓疾患
の章で解説した。桂枝人参湯は冷えに伴う胃腸疾患
に自律神経調整が働き頭痛や動悸に効果がある。こ
れは呉茱萸湯の効果がなかった場合に用いられる。
呉茱萸湯は元来は冷えによる胃内容の停滞に用いる

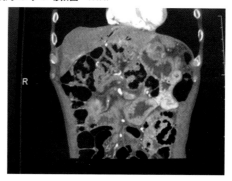

症例のすい臓癌 MRI

症例181-2

---

経過

・内服直後より食欲が少し出てきた　1月後52kg
　WBC3200　Hb9.8　Th1/Th2　14.0/3.0　6月後も元気
　で通院している
・治療2年後に死去された

症例181-3

---

その他の人参湯グループ1　柴芍六君子湯

・柴胡　芍薬　茯苓　蒼朮　陳皮　甘草　人参　半夏
　生姜
・大棗
・勿誤方函口訣「此方ハ四君子湯ノ口訣二在通リ
　脾気虚加芍薬ト云意ニテ　脾気病ハ腹筋拘急シテ
　痛ミ　又胸脇へ引付ル形アル故二柴芍ト伍スル也。
　畢竟ハ四逆散ノ症ニシテ　脾胃一層虚候アリ。後
　世　所謂肝実脾虚ト云処二用ユベシ。」
・ストレスによって胃腸障害が出現した場合
・小柴胡湯＋六君子湯

図548

---

その他の人参湯グループ2　化食養脾湯

・人参　白朮　茯苓　甘草　生姜　大棗　陳皮　半夏　縮砂
　神麹　麦芽　山査子
・内科秘録「治方第一ノ妙薬ト云フハ加味六君子湯ナリ。即
　チ六君子湯二神麹　麦芽ノ二味ヲ加エタル方ナリ。飲食ノ
　養生サエ届ク寸ハ　病ノ新旧　緩急ヲ論ゼズ　此一方ニテ
　治セズト云フコトナシ。証治大還ノ化食養脾湯モ前方二類
　シテ奇験アリ。然レドモ病ノ変二応ジ　又手段ノ異ルコトモ
　アリ。腹中切痛シテ反覆転倒　日夜眠ルコトナラヌ者ハ阿
　芙蓉液ヲ与へ　小建中湯　千金当帰湯　解急蜀椒湯ヲ選用
　スベシ。心腹急脹　雷鳴撮痛ノ証ヘハ　烏苓通気湯加附子
　若シクハ三和散二宣シ。嘔吐甚シキモノハ安中散　五苓散
　加赤石脂　小半夏加茯苓湯ヲ選用スベシ。回虫ヲ兼ネタルモ
　ノヘハ（セメンシイナ）ヲ用ユ。久シク便秘スルモノハ調胃承
　気湯　若クハ草兵丸　モシクハ（アロエ）ヲ与へテ蜜煎導ヲ
　挿スベシ。」　安中散＋六君子湯

図549

---

症例から見る柴芍六君子湯　69歳膵臓癌

・69歳　食欲不振で受診、膵臓癌がみつかるも手術
　ができないといわれた。T2M1N2　ゲムシタビンを
　開始するも効果がなくゲムシタビン抵抗性と判断、
　次いでテガフール配合剤を開始するもこれも効果
　がなく中止となった。予後3月と診断された。
・170cm　48kg　やせ　腹水が貯留　食欲がなく　声
　に力がない　唾液に白沫　足の冷えあるも　就寝
　時の熱感はない　汗が多い　舌紅乾燥　脈細芤
　腹部軟　腹水あり　WBC2200　Hb8.4　Th1/Th2
　8.4/4.4

　やせと食欲がない　舌の乾燥　冷えと熱感なしに
　て六君子湯7.5g/日に猪苓湯2.5g/日を処方

症例181-1

---

癌化学療法の副作用防止効果があるとされ
る漢方薬

・白金製剤　　腎毒性　補剤（十全大補湯）当帰・リンゴ酸Na
・　　　　　　　　　　　利水剤（苓桂朮甘湯）白金効果抑制
・　　　　　　　　骨髄抑制　十全大補湯（適応外　貧血）
・　　　　　　　　嘔気　HT3効果増強（グレリン）　六君子湯
・タキサン系　しびれ　牛車腎気丸　κオピオイド
・トポテシン　下痢　半夏瀉心湯　GN抑制
・パクリタキセル　発赤　頻脈　黄連解毒湯
・その他　赤血球減少　八味地黄丸（適応外）　肝機能障害
　小柴胡湯　口腔粘膜炎　人参湯（適応外使用）　リンパ浮腫
　五苓散・九味檳榔湯

　　これらにも虚実はあるが　殆どが虚証と考えられる

図550

が習慣性頭痛や片頭痛にも効果がある。左腹直筋の緊張を目標にするとよい。苓姜朮甘湯は下腹部の筋力低下（動悸）と下肢の冷えを目標とする。大建中湯は腹部の腸管蠕動異常に用いるが亜イレウスにはたくさんの治験がある。図554は人参湯のまとめである。冷えと心下痞は言うまでもないが口が乾いても水分を欲しがらないという特徴がある。水分を欲しがる場合は五苓散である。図555・556は人参湯の原典である。図557人参湯のまとめである。中に人参湯は血圧を上げるという方がいる、ほとんどはHSS（ハイリーセンシティブ症候群）の方であるがこの場合には使うことができない。この場合には五苓散を用いる。また心臓神経症や肋間神経痛はいわゆる腹卒中である。症例182は68歳男性で頑固な口唇ヘルペスであったが冷えと心下痞、虚証から人参湯を用いたところ奏効した。図558は桂枝人参湯の解説である。図559は呉茱萸湯の原典である。腹部左の腹直筋緊張が特徴的である。図560は呉茱萸湯のまとめである。適応外使用であるがピロリ菌の除菌にPPIと呉茱萸湯が効果があったという報告がある。確かにピロリ菌の減少には効果があるようである。まだ検討はしていないがピロリ菌と片頭痛には

---

## 乾姜G（人参湯）のまとめ

- 人参湯　冷えにともなう消化器疾患　心下痞　唾液が多い　小児ヘルペス性口内炎ヘルパンギーナ
- 桂枝人参湯　人参湯＋桂枝湯　自律神経調整　頭痛・動悸　心下痞
- 呉茱萸湯　幽門筋の痙攣　習慣性頭痛　なぜか効果のある人にはおいしい　心下痞
- 苓姜朮甘湯　腰が水に浸かっているようにひえて痛い　臍下動悸
- 大建中湯　癒着性イレウス　腹部の腸管の動きがわかる

図553

---

## 人参湯のまとめ

- 治心下痞硬。小便不利。或急痛。或胸中痺者。傷寒論では感冒後の吐逆・めまい・涎唾の多いものに用いる
- ポイントは腹部の冷え・嘔吐下痢・心下痞・涎唾
- 特徴は口はかわいても飲み物をほしがらない
- 冷えをともなう胃腸疾患　下痢症　胆道術後の胆汁分泌過多（適応外）　難治性腹脹　小児のヘルペス性口内炎ヘルパンギーナ（適応外）　鼻出血（適応外）萎縮腎

図554

---

## 乾姜（人参湯）グループのまとめ

- 大黄の反対　便無臭　寒さを嫌がる
  舌淡白膩苔（乾姜舌）
  冷えにともなう諸症状　漢方薬の独壇場
- 冷えと舌白苔、心下痞を証とする
  人参湯（心下痞）　　桂枝人参湯（心下痞）
  大建中湯（動悸）　　苓姜朮甘湯（下腹部動悸）

図551

---

## 乾姜の証とは

- 乾姜Gの証
- 胃腸虚弱と冷え
- 舌診では白苔
- 腹診では腹力の脆弱（動悸を触れる）の場合と心下痞を認める場合がある　腹部の冷えは必発
- 慢性病には胃腸のひえに基因する種々の症状
- 人参湯（心下痞）、大建中湯（動悸）、苓姜朮甘湯（下腹部動悸）

図552

---

## 人参湯の原典

- 金匱要略（弁厥陰病・理中丸）　吐利霍乱　頭痛発熱身疼痛　熱多欲飲水者　五苓散主之　寒多不用水者理中丸主之
- 金匱要略（胸痺心痛短気病）　胸痺　心中痞　留気結在胸　胸満　脇下逆搶心　枳実薤白桂枝湯主之　人参湯亦主之
- 勿誤薬室方函口訣「此方ハ理中丸ヲ湯ニスル者ニシテ、理ハ治也。中ハ中焦、胃ノ気ヲ指。及胃中虚冷シ、水穀化セズ、繚乱吐下シテ、例バ線ノ乱ルガ如ヲ治スル故ニ、後世中寒及霍乱ノ套薬トス。余ガ門ニテハ、太陰正治ノ方トシテ、中寒虚寒ヨリ生ズル諸症ニ活用スルナリ。吐血、下血、崩漏、吐逆ヲ治ス。皆コノ意ナリ」

図555

---

## 人参湯の原典2

- 勿誤薬室方函口訣「此方ハ胸痺之虚症ヲ治スル方ナレドモ、理中丸ヲ為湯ノ意ニテ、中寒、霍乱、スベテ太陰吐利ノ症ニ用テ宣シ。厥冷ノ者ハ局方ニ従テ附子ヲ加ベシ。朮附伍スルトキハ附子湯、真武湯ノ意ニテ内湿ヲ駆ノ効アリ。四逆湯トハ其意稍異レリ。四逆湯ハ即下利清穀ヲ以第一ノ目的トス。此方ハ行處ハ吐利ヲ以目的トスル也」

図556

139

何らかの関係があるようにも考えられる。図561は
PPIや胃腸薬のまとめである。PPIは効果が強く大
変用いやすいがエソメプラゾールの尿酸の上昇やラ
ンプラゾールの大腸炎、ラベプラゾールの便秘、
ボノプラザンフマルの白血球減少など副作用に注意
が必要である。また図562のアメリカ内科学会の報
告によればPPIの長期使用で認知症の発症率が4割
増加するとされている。またPPIの長期服用は骨折
の危険性が15%増えるとある。注意して用いたい
ものである。図563は脾虚剤のまとめである。六君
子湯は舌の白苔を目標に食後の腹部膨満感に用い
る。またグレリンを賦活する。補中益気湯は補剤で
あり虚証に用いるが免疫の低下に用いるとよい。人
参湯や桂枝人参湯は心下痞と腹部の冷えを目標に用
いる。呉茱萸湯は腹部左腹直筋緊張を目標にする。
小建中湯は正中芯に、大建中湯は腹部蠕動異常に用
いるとよい。図564は消化器漢方薬を舌の状態から
鑑別したものである。舌黄色苔は黄連湯、黄芩湯、
半夏瀉心湯を、白い苔は半夏厚朴湯、茯苓飲、六君
子湯を用いる。舌の乾燥には適応外使用ではあるが
麦門冬湯を用いるとよい。図565は嘔吐や嘔気に対
する漢方薬のまとめである。次いで胃の漢方薬を解
説する。図566は安中散の原典である。冷えと胃
弱、心下痞と胃痛がポイントである。延胡索がイン
ドール環をもち鎮痛効果をもたらすと考える。症例
183は26歳女性で機能性胃腸症の胃潰瘍型（疼痛
型）である。虚証で冷え、胃痛、心下痞より安中散
が奏効した。図567は平胃散の原典である。食欲不
振や腸鳴、味覚障害によいとある。かつては肉体労
働者の胃薬といわれ、実証にも用いられたが原典で
は虚証に用いるとよいとされる。最近では腹満ガス
によいためα1グルコシダーゼの副作用の防止に用
いることが多い。また呑気症にもよい。図568は延
年半夏湯の原典である。この方はいわゆる玄癖によ

---

### 症例から見る人参湯　68歳男性

- 68歳　男性
- 3ヶ月前から口唇にヘルペスができ　痛む　アシクロビルを外用するも治らず、アシクロビルの内服をすすめられたが、漢方薬を希望する
- 170cm　68kg　舌紅乾燥　脈滑　腹部中等度　心下痞あり　便通はやや固い　夜間尿は1-2回　下肢は冷えるという
- 心下痞と冷えヘルペスより人参湯7.5g/日を処方（適応外使用　病名慢性胃炎）
- 投与後2ヶ月でヘルペスが消失　調子がよいという

症例182

---

### 桂枝人参湯の原典と解説

- 人参湯に桂枝を加味
- 桂枝湯の方味が加わり、胃腸の冷えに自律神経調整機能が働く
- 消化器症状に加え動悸・頭痛
- 傷寒論「太陽病　外証未ダ除カズ　而ルニ数之ヲ下シ遂ニ協熱シテ利シ　利止マズ　心下痞硬シ　表裏解セザル者」
- 勿誤方函口訣「此方ハ協熱ヲ治ス。下利ヲ治スルハ理中丸ニ拠ルニ似タレドモ　心下痞アリテ表症ヲ帯ブル故　金匱ノ人参湯ニ桂枝ヲ加フ。」

図558

---

### 呉茱萸湯の原典

- 呉茱萸　人参　大棗　生姜
- 傷寒論「穀ヲ食シテ嘔セント欲スル者ハ　陽明ニ属ス　呉茱萸湯主之」
- 「少陰病　吐利シ　手足逆冷シ　煩燥死セント欲スル者ハ呉茱萸湯主之」
- 「乾嘔シテ　涎沫ヲ吐シ　頭痛スル者ハ　呉茱萸湯主之」
- 饗英館療治雑話「此ノ方、腹ノ左ヨリ差込ミ　嘔シ　或ハ涎沫ヲ吐クモノ必ズ効アリ、右ヨリ差込ム証ハ決シテ効ナシ」
- 幽門筋痙攣による嘔吐　偏頭痛は有名

図559

---

### 人参湯のまとめ

- 人参3　甘草3　乾姜2　蒼朮3
- 体質虚弱の人あるいは病後で体力を消耗した人が、身体の冷えを訴え口に生唾がたまり、心下のもたれ感があり、下痢や嘔吐、食欲のない場合に用いる。
- 冷え・手足の冷えを基本に　消化器症状、よだれ、下痢、食欲不振、易疲労、胃痛、嘔吐、胃下垂、胃内停水、胃炎、痔などのほか気管支喘息、鼻炎、心臓神経症、肋間神経痛、口唇ヘルペス
- むくみの場合には五苓散を併用のこと
- 血圧をあげるという場合はHSS　五苓散に変方
- 裏・寒・虚

図557

---

### 呉茱萸湯のまとめ

- 治嘔而胸満。心下痞硬者。　類聚方広義
- 傷寒論　乾嘔、吐涎、頭痛。
- ポイントは嘔吐嘔気、頭痛、首肩のこり、下痢、手足の冷え、生理痛
- 習慣性偏頭痛　発作性の頭痛　肩こり首こりをともなう　腹部左腹直筋緊張
- PPI＋呉茱萸湯にてピロリ菌の除菌に（適応外使用　病名習慣性片頭痛）

図560

## PPIや胃腸剤のまとめ

- エソメプラゾール オメプラールのキメラ体 強い酸抑制 白血球減少 尿酸上昇に注意
- ランプラゾール ランプラゾール大腸炎に注意 腸溶性持続性
- ラベプラゾール 胃酸抑制 ガストリン濃度影響すくない 便秘に注意
- ボノプラザンフマル 強い酸抑制 Kイオン競合型 白血球減少に注意
- ファモチジン 内分泌影響ない 高齢者に注意
- ラニチジン 胃酸・ペプシン分泌抑制 高齢者に注意
- ロキサチジン 徐放製剤 小児に
- ニサチジン 酸分泌抑制 消化管運動唾液分泌促進
- ラフチジン 酸分泌抑制 カプサイシン感受性知覚神経を介した胃粘膜防御因子増強
- エカベトナトリウム 抗ガストリン 防御因子増強
- 防御因子増強剤 テプレノン レバミピド

図561

## アメリカ内科学会からの報告 (2020)

- PPI 長期内服にて認知症の発症が4割増える
- ドイツの公的保険組合のコホート研究 因果関係はなし
- PPI 長期内服にて骨折の危険性が15%増える
- インフルエンザは迅速検査が陰性でも抗ウイルス剤を投与すべき
- イムノアッセイでしか陽性にならない場合がある
- マクロライドの長期内服は心疾患の危険性が増加する
- ファイザー10万人の10年間コホート研究では心疾患の増加なしむしろ死亡率低下
- 麻酔下でのCFは合併症が25%増加する

Annals of Internal Medicine 2020

図562

## 脾虚剤 (人参湯) のまとめ

- 六君子湯 舌白苔 食直後の腹部膨満感
- 補中益気湯 医王湯 補剤 胃下垂
- 人参湯 冷えにともなう消化器症状 心下痞
- 桂枝人参湯 自律神経失調の改善 心下痞
- 呉茱萸湯 習慣性偏頭痛 腹部左腹直筋緊張
- 小建中湯 膠飴が消化管雑菌巣の改善 正中芯
- 黄耆建中湯＋当帰建中湯 治りにくい皮膚潰瘍
- 大建中湯 山椒が消化管蠕動の調整 膠飴が小腸の血流改善 癒着性イレウスの改善に

図563

## 消化器漢方 舌の状態から診断

- 舌黄色苔 黄連湯 機能性胃腸炎
  黄芩湯 炎症性胃腸炎
  半夏瀉心湯 口内炎 下痢
- 舌白苔 半夏厚朴湯 心身症性胃腸症
  茯苓飲 逆流性胃腸炎
  六君子湯 慢性胃炎
- 舌乾燥 麦門冬湯

図564

## 嘔吐・嘔気の漢方薬

- 逆流性食道炎　　　茯苓飲
- 慢性胃炎　　　　　六君子湯 人参湯
- 機能性胃腸炎　　　茯苓飲合半夏厚朴湯
- 急性胃粘膜病変　　五苓散 安中散
- 胃潰瘍　　　　　　黄連湯
- 十二指腸潰瘍　　　柴胡桂枝湯合安中散
- 化学療法の副反応　半夏瀉心湯

- 腹診が重要

図565

## 胃の漢方薬 安中散の原典

- 和剤局方「遠年、日近、脾疼反胃、口酸水ヲ吐シ、寒邪ノ気内ニ留滞シ、停積消セズ、脹満、腹脇ヲ攻刺シ、及ビ、婦人血気刺痛ヲ治ス。」
- 勿誤方函口訣「此方世上ニハ癖嚢ノ主薬トスレドモ、吐水甚シキ者ニハ効ナシ。痛ミ甚シキ者ヲ主トス。反胃ニ用ユルニモ腹痛ヲ目的トスベシ。又婦人血気刺痛ニハ癖嚢ヨリ反テ効アリ。」
- 冷えの胃弱 心下痞 胃痛 甘いものを好む
- 裏・寒・虚

図566

## 症例からみる安中散 26歳女性

- 26歳女性 食後の胃痛
- 1年前から食後に胃部の鈍痛あり、上部消化管GIFにて異常なし、腹部USでも異常なし ファモチジン・ラベプラゾール等を試すも効果がなく
- 155cm 45kg やせ 腹部軟 心下痞あり押すと圧痛がある 舌白脈細弱 便通は正常 下肢のひえがある
- 冷えと消化器症状から人参湯7.5g/日を処方するも胃痛取れず、冷えと胃痛 心下痞から安中散7.5g/日を処方
- 内服後翌日には胃痛が消失 その後調子が良い

症例183

## 平胃散の原典

- 和剤局方「脾胃和セズ、飲食ヲ思ハズ、心腹脇肋、脹満刺痛、口苦クシテ味ナク、胸満短気、嘔噦悪心、噫気呑酸、面色萎黄、肌体痩弱、怠惰嗜眠、体重ク節痛スルヲ治ス。常ニ服スレバ、気ヲ調ヘ、胃ヲ温メ、宿食ヲ化シ、痰飲ヲ消シ、風寒冷湿、四時非節ノ気ヲ避ク。」
- 勿誤方函口訣「此方ハ後世家ハ称美スレドモ顕効ナシ、食傷後ノ調理ニ用イテヨシ。凡テ食消化セズ、心下ニ滞リ、又食後腹鳴リ、下痢スルトキハ却テ快キ症ニ用ユ。」裏・寒・虚

図567

いとされる。呉茱萸湯が左腹直筋の緊張に用いるのに対し、これは右の腹直筋の緊張によい。ストレス性で反復性の嘔吐症に用いるとされる。さて図569は半夏のもう一つの効果について解説する。心下痞を基本に黄色苔があれば瀉心湯グループ、白苔があれば半夏グループを用いるが半夏グループは抗うつ効果もあわせもつ。図570は半夏グループの種類である。喉のつまり感も一つの使用目標になる。図571は半夏の使用目標である。心下痞と嘔気に加えうつ傾向も重要な使用目標になる。図572小半夏加茯苓湯はいわゆる妊娠悪阻に用いるが湯液を冷やして少量ずつ内服するのがよい。半夏厚朴湯は咽頭部不快感を目標にするが抗うつ剤の代表である。半夏白朮天麻湯はうつ傾向のあるめまいに用いる。竹筎温胆湯は元来では風邪の回復期のうつ症状に用いるがショックな出来事の後の不安障害やパニック障害、不眠（適応外使用にて症候病名を）にも効果を発揮する。ポイントは黄色苔である。半夏瀉心湯は先ほど述べたとおり心下痞と黄色苔、実証を目標とする嘔吐、下痢の方剤である。図573は半夏厚朴湯の原典である。咽頭部の不快感に加え舌には膩苔がつき痰も多いという特徴がある。多くはアレルギー性鼻炎で後鼻漏が多く咽頭が不快という症例が多くなってきている。図574は半夏白朮天麻湯の原典である。頭重に大便が最初は固く後で泥状便になるといわれる。ポイントは舌の胖大である。内耳性めまい以外に本態性低血圧に用いることが多い。図575は竹筎温胆湯の原典である。風邪の微熱残存以外に自律神経失調症やパニック障害（適応外使用にて症候病名を）、不眠に用いる。精神不安定、驚きやすく、びくびくするような病態で舌の黄色苔を忘れないで処方したい。図576は半夏瀉心湯の原典である。これは先ほど解説したが、やはり半夏の作用で自律神経の調整作用もある。図577は消化器疾患の漢方薬であるが次に疾患別に解説する。図578まず逆流性食道炎、症例184は症状が出ていても内視鏡的には炎症がない状態でNERD（非びらん性胃食道逆流症）という。機能性胃腸症の一種と考えられる。PPIの有効性は50％といわれ漢方薬の適応になる茯苓飲合半夏厚朴湯が奏効する。症例185は粘膜の炎症はないが赤みを帯びている状態で逆流性食道炎グレードMと考える。これには茯苓飲が効果がある。症例186は直径5mm未満の粘膜の炎症で粘膜ひだの一部に炎症がみられるもの。これは逆流性食道炎のグレードA（軽症）と考える。この場合にはPPIと茯苓飲合半夏厚朴湯の合方が効果がある。症

---

## その他の胃に作用する漢方　延年半夏湯の原典

- 半夏5　桔梗3　前胡3　別甲3　檳榔3　人参2　乾姜1　枳実1　呉茱萸1
- 勿誤方函口訣「此方ハ痃癖ノ主方トス。其中郭ノ説ノ通リ、呉茱萸ハ左部ニ在ル者ニ最モ効アリ。又脇肋ノ下ヨリシテ肩背ニ強ク牽急スル者ニ宣シ。若シ痃癖ニテモ胸背ヨリ腹中ニ及ンデ拘急スル者ハ外台柴胡別甲湯ニ宣シトス。又黄胖ニ用ユルニハ平胃散ト上下ノ別アリ。此方ハ病上ニ位シテ胸満気急スルヲ目的トス。平胃散ハ病膈下ニシアリテ気急ノ症ナシ。」

図568

---

## 半夏グループのもうひとつの働き

- 心下痞＋黄色苔⇒瀉心湯G：実証　胃腸の薬
- 心下痞＋白色苔⇒半夏G：虚証　抗うつ剤

図569

---

## 半夏グループ

- 半夏・乾姜－悪心　嘔吐　のどのつまり　上部消化管の利水　抗うつ効果

小半夏加茯苓湯　　竹筎温胆湯
半夏厚朴湯　　　　半夏白朮天麻湯
半夏瀉心湯

図570

---

## 半夏の証

- 半夏の証とは
- 心下痞と嘔気
- うつにも効果
- 舌診では白から黄色苔
- 慢性病には抗うつ効果を期待して用いる（適応外使用）

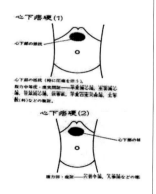

図571

## 半夏Gまとめ

- 小半夏加茯苓湯　つわり　冷やしてすこしずつ内服
- 半夏厚朴湯　抗うつの代表　のどのつまり
- 半夏白朮天麻湯　うつ傾向のめまい
- 竹筎温胆湯　風邪の回復期のうつ症状　ショックな出来事のあとの不安・うつ　パニック障害
- 半夏瀉心湯　心下痞と舌黄苔　悪心と下痢

図572

## 半夏厚朴湯の原典とまとめ

- 　金匱要略　婦人咽中炙臠のあるが如し。
- ポイントは、
  1：精神刺激による咽喉部の異物感
  2：咳嗽気喘　痰が多く脇悶　嘔吐・悪心　食欲不振　舌に厚膩苔
  3：慢性疲労　不安神経症　咽喉異常感症　治療効果発現には1～3週かかる
  4：奥田は器質的異常のない脊椎痛に有用　必ず心下痞がある症例
- 裏・寒・虚

図573

## 半夏白朮天麻湯の原典とまとめ

- 李東垣　痰厥頭痛、半夏に非ざれば療するを能わず。眼黒く頭旋り　虚風内にこもるは天麻に非ざれば療するを能わず。
- 1：頭痛　眩暈　頭重感　2：腹脹　腹鳴　大便はじめ乾燥で後泥状　3：筋肉が柔らかく力がない　浮腫　汗をかきやすい　4：舌胖大　腹軟弱
- 動脈硬化　高血圧　メニエル　高脂血症　低血圧
- めまい　苓桂朮甘湯　自律神経（気の上衝）
　　　　　　真武湯　冷え　動揺性
- 裏・寒・虚

図574

## 竹筎温胆湯の原典とまとめ

- 温胆湯：事にふれて驚きやすく、或いは夢寝不詳、或いは短気悸乏、或いは自汗す。
- 悪心・嘔吐　口苦口粘　精神不安定、驚きやすい。びくびくする、不眠・多夢　舌膩苔
- 自律神経失調症　てんかん　めまい　狭心症
- 温胆湯＋柴胡・黄連・桔梗・麦門冬・香附子が竹筎温胆湯
- つまり　温胆湯に胸脇苦満、口苦、咳嗽、不眠
- パニック障害（不安神経症）に　裏・熱・虚

図575

## 半夏瀉心湯の原典とまとめ

- 傷寒、五六日　嘔而発熱者。柴胡湯証、以他薬下之。為即按、心下痞。
- ポイントは上腹部の痞塞感。悪心・嘔吐・下痢・腹鳴。煩燥・不眠。舌は黄色苔。
- 機能性胃腸症、口内炎、自律神経失調症
- 黄連・黄芩は清熱　乾姜・人参は温熱
- 半夏瀉心湯の黄芩を桂枝にかえると黄連湯
- 黄連湯は桂枝湯証の汗出・動悸がある

図576

## 消化器疾患と漢方薬

　1：黄連（瀉心湯）グループ
　2：人参（乾姜）グループ
　3：胃グループ

- 疾患別では
　1：逆流性食道炎
　2：機能性胃腸症
　3：慢性胃炎

図577

## まず逆流性食道炎から

- 内視鏡の自験例より

図578

## 逆流性食道炎　NERD

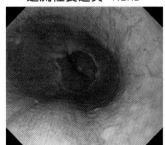

（グレードN）

症状が出ていても、内視鏡検査上では炎症がなく、正常な食道の状態。

茯苓飲合半夏厚朴湯

症例184

143

例187は粘膜の炎症が5mm以上で複数のひだに炎症がみられるがその炎症が連続していない状態。これは逆流性食道炎のグレードB（軽症）と考える。これにはPPIと半夏瀉心湯がよい。症例188は粘膜の炎症が複数のひだに連続して広がっている状態で逆流性食道炎のグレードC（重症）と考える。これにはPPIに半夏瀉心湯合安中散がよい。症例189はNERDの男性である。舌の白苔と心下痞、のどのつまり感から茯苓飲合半夏厚朴湯が奏効した。図579は忘れてはいけない好酸球性食道炎の内視鏡である。食道に縦にはしる発赤線があるのが特徴である。図580次いで機能性胃腸炎の漢方薬治療である。これは漢方治療の最も良い適応であるが、胃食道逆流型と運動不全型また潰瘍症状型に分けられる。胃食道逆流型は先ほど解説した。運動不全型や潰瘍症状型は特に冷えを伴う場合は漢方薬が最適である。機能性胃腸症のガイドラインでも六君子湯が推奨度Aに指定された。図581は胃食道逆流型の漢方治療のガイドラインである。基本方剤は茯苓飲であるが食後愁訴には六君子湯、胃痛には安中散がよい。図582は茯苓飲の原典である。人参湯に痰飲（水毒）が加わったものとしている。図583は茯苓飲と六君子湯の作用の相違である。茯苓飲は蠕動運動が主で食べたものが痞え停滞している状態に用いるが、六君子湯は脾胃気虚で胃腸が弱く悪心や嘔吐に用いる。しかし現代では食後の腹部膨満感には六君子湯がよいとされる。つまり六君子湯は胃腸虚弱が強い場合に、茯苓飲はやや中間証に用いるとよい。症例190は機能性胃腸症で食欲不振を訴える28歳女性である。舌白苔、心下痞、冷えからは六君子湯や人参湯をおもわせるが腹部が中間証（腹力は中間で動悸を触れない）で茯苓飲が効果があった症例である。図584は食後愁訴症候群（運動不全型）の解説である。六君子湯が基本であるが先ほどと同じ

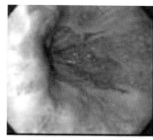

### 逆流性食道炎

（グレードA：軽症）

直径5mm未満の粘膜の炎症で、粘膜のヒダの一部分のみに炎症が見られるもの

PPI+茯苓飲合半夏厚朴湯

症例186

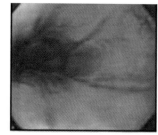

### 逆流性食道炎

（グレードB：軽症）

直径5mm以上の粘膜の炎症で、複数の粘膜のヒダに炎症が見られるが、その炎症が連続していない状態。

PPI+半夏瀉心湯

症例187

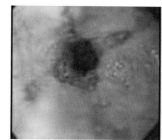

### 逆流性食道炎

（グレードC：重症）

粘膜の炎症が複数の粘膜のヒダに、連続して広がっている状態。

PPI+半夏瀉心湯+安中散

症例188

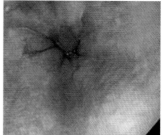

### 逆流性食道炎　GARD

（グレードM）

粘膜の炎症はないけれど、粘膜が赤みを帯びている状態。

茯苓飲

症例185

### 症例から見る茯苓飲合半夏厚朴湯　65歳　男性

- 2年前から胸やけ　食後のげっぷ　GIFにて異常はないが逆流性食道炎であるといわれている
- ラベプラゾール　ボノプラザンフマルを処方されるがすっきりしない
- 170cm 58kg　やせ　舌白苔　脈細　腹部中等度　心下痞あり　なにかいつも喉に痰が詰まっているようだと　便通順　SDS48/67　WBC3800　Hb12.4　AST38　ALT40　Cr0.88　K4.0　CEA2.4
- 舌白苔と脈細に喉の閉塞感から茯苓飲合半夏厚朴湯7.5g/日を処方
- 2週後げっぷ　胸やけは緩解する。

症例189

## 忘れてはいけない 好酸球性食道炎

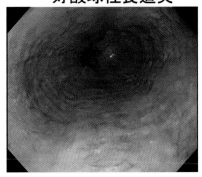

図579

---

## 機能性胃腸炎と漢方薬

- 最も良い適応はFunctional Dyspepsia（機能性胃腸症）
- FDは3タイプに分けられる
- 胃食道逆流型　PPI→NERD　GARD
- 運動不全型　抗コリン剤　アコチアミド→食後愁訴症候群
- 潰瘍症状型　PPI　H2受容体拮抗薬→心窩部痛症候群
- 冷えを伴う場合には漢方薬しかない

図580

---

## GARD　NERD

**胃食道逆流型　茯苓飲が基本**

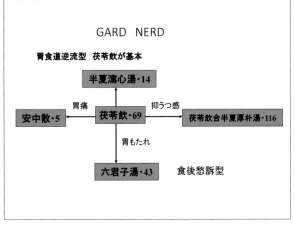

食後愁訴型

図581

---

## 茯苓飲の原典

- 金匱要略「外台茯苓飲、心胸中ニ停痰癖水アリ、自ラ水ヲ吐出シテ後、心胸間虚シ、気満食スルコト能ワザルヲ治ス。痰気ヲ消シ能ク食セシム」
- 勿誤方函口訣「此方ハ後世所謂留飲ノ主薬ナリ。人参湯ノ証ニシテ胸中淡飲アル者ニ宣シ。南陽ハ此方ニ呉茱萸、牡蛎ヲ加エテ壁飲の主薬トス。」
- 裏　寒　中間

図582

---

## 茯苓飲と六君子湯の違い

- 六君子湯　人参　蒼朮　茯苓　陳皮　生姜　半夏　大棗　甘草
- 茯苓飲　　　人参　蒼朮　茯苓　陳皮　生姜　枳実
- 六君子湯から半夏・生姜・茯苓の3つをぬきだすと　小半夏加茯苓湯に　茯苓・生姜・大棗・甘草は胃腸機能を高め食欲不振を改善
- 茯苓飲の枳実は胃腸の蠕動運動を調整する働き、腹部の膨満感や痞えを除く　甘草は蠕動運動を抑制する
- 六君子湯は脾胃気虚の人に　胃腸が弱くて起こる悪心・嘔吐に
- 茯苓飲は蠕動促進が主で、食べたものが痞え停滞している状態

図583

---

## 症例から見る茯苓飲

- 28歳女性
- 1月前から胃もたれ、食欲不振あり　上部消化管GIFにて異常はない
- 154cm　62kg　舌白苔　脈細　腹部中等度　心下痞あり　腹部グル音が低下している。便通はやや軟　足の冷えはある
- 舌白と心下痞より茯苓飲7.5g/日を処方
- 内服後次日より腹部がすっきりしたと　1週間にて食欲もでてきた
- 1月で廃薬できた

---

## Functional Dyspepsia

運動不全型（食後愁訴症候群）　六君子湯が基本

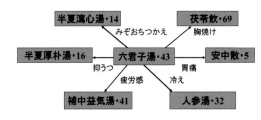

図584

---

## 症例からみる六君子湯　58歳男性

- 58歳男性　胸焼け、胃痛がひどく来院　いままで市販の胃腸薬をのんでいた。
- 175cm　70kg　ややこぶとり　腹力4/5　臍周囲肥満　舌紅白色苔　脈滑　弦　足のひえはない　便通正常　検診にて脂肪肝　RBC580万　WBC5800　リンパ35%　GOT 45　GPT 60　γGTP 88
- 胃カメラ　著しいばく状胃　軽い萎縮性胃炎　食後の膨満感が強いが心下痞はない
- 実証だが水毒あるため　ツムラ六君子湯7.5gを処方
- 第2診　非常に胃部不快感がとれ調子良い

く抑うつには半夏厚朴湯、実証には半夏瀉心湯、易疲労には補中益気湯を、冷えには人参湯を選択する。症例191は胸やけや胃痛を訴える機能性胃腸症である。舌白苔、腹力充実、冷えはなくどちらかというと実証の方であるが舌は黄色苔がなく水毒が強いため六君子湯を選択した。図585は胃潰瘍症状型でいわゆる胃痛を主訴とする機能性胃腸症である。基本は柴胡桂枝湯（適応外使用）になるが実証の場合は四逆散、胃痛で舌黄色苔には大柴胡湯、心下部のはり感があり舌黄色苔の場合には黄連湯を用いる。症例192は仮面うつ病の胃痛の方であった。腹力が充実、脈は滑、胸脇苦満があり柴胡桂枝湯が効果があった。疼痛には安中散を併用した。図586は腹診から見た漢方薬の用い方である。実証では胸脇苦満が強い場合は大柴胡湯、心下支結には柴胡桂枝湯、左右腹直筋の緊張には四逆散、左腹直筋の緊張には抑肝散、心下痞で舌黄色苔には半夏瀉心湯、心下膨満には六君子湯。図587は虚証の腹診である。胸脇苦満には柴胡桂枝乾姜湯、心下痞には人参湯、振水音には茯苓飲、心下のつまりには半夏厚朴湯、腹部の冷えには人参湯グループ、腹直筋の緊張には小建中湯を用いる。図588は先ほど出てきたが平胃散の解説である。心下痞に胃内停水、食後の腸鳴が使用目標である。特にα1グルコシダーゼの腹満には効果を発揮する。図589は平胃散の原典である。虚証の薬とされるが実証にも用いることができる。特に仕事が忙しい方で食事を早く食べてしまう方の腹満に効果をもつ。図590は安中散の解説である。胃痛に対する方剤で心下痞、やせ、上腹部動悸とあるがこれも実証に用いることが多い。面白いことに体内の嚢胞にも応用できる（適応外使用にて症候病名を）が五苓散や猪苓湯を合方するとよい。私の経験では腎嚢胞に効果があったが肝嚢胞にはいまひとつであった。当帰芍薬散や桂枝茯苓丸などと合方す

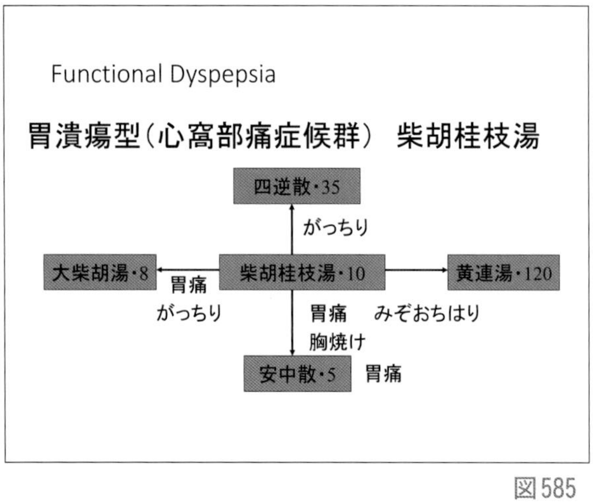

---

### 症例からみる柴胡桂枝湯　45歳男性

- 45歳男性　2〜3年前から心下部の痛み　特に食後に激しい　近医受診　GIF施行されるも異常無し　神経性胃炎としてシメチジン・プロトンインインヒビター・制酸剤など服用するも効果を認めない
- H13年10月当院受診　170cm　55kgでやせ型　会社での昇進を契機に症状が出現　SDS45点　仮面うつ病と考えた。舌紅白苔
- 腹力4/5　胸脇苦満　脈滑・沈　GIF軽い萎縮性胃炎のみ　ヘリコバクターは陰性　足の冷えはなく　便通やや軟
- 証は胸脇苦満から柴胡剤　自律神経失調あるため芍薬が必要　ツムラ柴胡桂枝湯7.5gを処方した。
- 第2診にて疼痛10から5へだいぶ調子が良い　胸やけがあるためツムラ安中散7.5gを合方
- 第3診にて心下部の疼痛ほぼ消失した

症例192

---

### 慢性胃炎の漢方療法（腹診から）

- 慢性胃炎は腹診が重要
- 腹力実　胸脇苦満　大柴胡湯
　　　　　　心下支結　柴胡桂枝湯
　　　　　　右左腹直筋　四逆散
　　　　　　左腹直筋　抑肝散
　　　　　　心下痞　半夏瀉心湯
　　　　　　心下膨満　六君子湯
- 疼痛には駆瘀血剤　出血には黄連剤

図586

---

### 慢性胃炎の漢方療法2

- 腹力弱　胸脇苦満　柴胡桂枝乾姜湯
　　　　　心下痞　　人参湯
　　　　　振水音　　茯苓飲　二陳湯
　　　　　心下のつまり　半夏厚朴湯
　　　　　腹部の冷え　乾姜G
　　　　　腹直筋の緊張　小建中湯

図587

---

Functional Dyspepsia

### 胃潰瘍型（心窩部痛症候群）　柴胡桂枝湯

四逆散・35

がっちり

大柴胡湯・8　　柴胡桂枝湯・10　　黄連湯・120

胃痛　　　　　　　　　みぞおちはり

がっちり　　　胃痛

胸焼け

安中散・5　胃痛

図585

---

### 平胃散の解説

- 蒼朮　厚朴　陳皮　大棗　甘草　生姜
- 肉体労働の胃腸薬といわれ　腹満をとる
- α1グルコシダーゼの腹満にも応用

- ドパミン受容体拮抗薬　イトプリド　ドグマチール
- オピアト作動薬　トリメプチンマレイン
- セロトニン受容体作動薬　モサプリドクエン
　　　心下痞　胃内停水　食後腸鳴がポイント
- 裏・寒・虚実・陰

図588

ると卵巣嚢腫にも効果があった。図591は安中散の原典である。ここにも反胃に胃痛に加え癖嚢の記載がある。図592は延年半夏湯の原典である。肩から背中に張り込んで胃痛や嘔吐を訴える者によい。エキスでは参蘇飲に半夏厚朴湯を合方する。ここには記載しなかったが原因不明の反復性嘔吐を繰り返す症例に効果があった。図593は胃症状に対する漢方薬の解説である。胃痛には安中散、腸鳴、ガスには平胃散、うつ傾向が強い場合には香蘇散、冷えとうつ傾向には当帰湯、心下痞と腸鳴には茯苓飲、むかむかには黄連湯などを用いる。症例193はストレス性の胃痛で虚証、心下痞に冷えがあったため桂枝人参湯が効果があったが、腹痛がとれず生理不順を訴えたため当帰芍薬散に変方してさらに効果があった症例である。症例194は繰り返す胃潰瘍で実証で舌黄色苔があり、ピロリ菌の除菌の後に黄連湯を用いたところ調子が良いという症例である。図594はその他の消化器症状で口内炎を訴える場合である。がっちりでのぼせがあり実証で舌黄色苔には黄連解毒湯、腸鳴で実証で心下痞には半夏瀉心湯、うつ傾向があり虚証には香蘇散を用いる。いずれも適応外使用にて病名に注意したい。図595は口腔内乾燥や口腔不快で、口腔内乾燥には麦門冬湯を用いるが適応外使用にて病名に注意したい。味覚障害やうつ傾向には香蘇散、易疲労には補中益気湯、舌乳頭消失の味覚障害や舌痛症には清熱補気湯、舌に亀裂がある味覚障害や舌痛症には清熱補血湯を用いる。図596は清熱補気湯の原典である。図597はしゃっくりに対する漢方薬である。特に柿蒂は保険適応となっている。寒型には呉茱萸湯合芍薬甘草湯を、熱型には半夏瀉心湯合芍薬甘草湯を用いるが適応外使用にて病名に注意したい。さらに効果がない時には実証には丁香柿蒂湯、虚証には旋覆花代赭石湯を用いるがどちらも湯液となる。

---

**安中散の解説**

- 桂皮　延胡索　牡蛎　茴香　縮砂　甘草　良姜
- 胃痛に対する漢方薬
- 延胡索＋利水剤で体内の嚢胞にも応用

- 心下痞　胃内停水　上腹部動悸　甘いものを好む
- 冷え症、やせ型がポイント
- 裏・寒・虚実・陰

図590

---

**安中散の原典**

- 和剤局方「遠年、日近、脾疼反胃、口酸水ヲ吐シ、寒邪ノ気内ニ留滞シ、停積消セズ、脹満、腹脇ヲ攻刺シ、及ビ、婦人血気刺痛ヲ治ス。」
- 勿誤方函口訣「此方世上ニハ癖嚢ノ主薬トスレドモ、吐水甚シキ者ニハ効ナシ。痛ミ甚シキ者ヲ主トス。反胃ニ用ユルニモ腹痛ヲ目的トスベシ。又婦人血気刺痛ニハ癖嚢ヨリ反テ効アリ。」

図591

---

**延年半夏湯の原典**

- 半夏5　桔梗3　前胡3　別甲3　檳榔3　人参2　乾姜1　枳実1　呉茱萸1
- 勿誤方函口訣「此方ハ痃癖ノ主方トス。其中郭ノ説ノ通リ、呉茱萸ハ左部ニ在ル者ニ最モ効アリ。又脇肋ノ下ヨリシテ肩背ニ強ク牽急スル者ニ宜シ。若シ痃癖ニテモ胸背ヨリ腹中ニ及ンデ拘急スル者ハ外台柴胡別甲湯ニ宜シトス。又黄胖ニ用ユルニハ平胃散ト上下ノ別アリ。此方ハ病上ニ位シテ胸満気急スルヲ目的トス。平胃散ハ病膈下ニシアリテ気急ノ症ナシ。」
- 参蘇飲＋半夏厚朴湯

図592

---

**平胃散の原典**

- 和剤局方「脾胃和セズ、飲食ヲ思ハズ、心腹脇肋、脹満刺痛、口苦クシテ味ナク、胸満短気、嘔噦悪心、噫気呑酸、面色萎黄、肌体痩弱、怠惰嗜眠、体重ク節痛スルヲ治ス。常ニ服スレバ、気ヲ調ヘ、胃ヲ温メ、宿食ヲ化シ、痰飲ヲ消シ、風寒冷湿、四時非節ノ気ヲ避ク。」
- 勿誤方函口訣「此方ハ後世家ハ称美スレドモ顕効ナシ、食傷後ノ調理ニ用イテヨシ。凡テ食消化セズ、心下ニ滞リ、又食後腹鳴リ、下痢スルトキハ却テ快キ症ニ用ユ。」
- 裏　寒　実虚

図589

---

**胃症状の漢方薬**

- 安中散　胃痛　オキセサゼイン　延胡索は鎮痛
- 平胃散　腹鳴　ジメチコン
- 香蘇散　うつ傾向　ドグマチール
- 当帰湯　冷えとうつ傾向
- 茯苓飲　心下痞と腹鳴
- 黄連湯　むかむか　びらん性胃炎　舌黄色苔

図593

147

## 症例からみる当帰芍薬散　18歳女性

- 18歳女性　大学受験を前に激しい腹痛出現　近医にては異常なく漢方薬を希望され受診
- 155cm　50kg　色白　舌白胖大　腹力2/5　心下痞　脈滑・沈　足の冷え　顔ののぼせ　便通はやや便秘　GIFにて十二指腸炎
- 証は冷えが目標　桂枝人参湯7.5gを処方
- 第2診：腹部の冷えは少し良い　腹痛はとれない　よく聞くと生理不順もあり　臍傍の圧痛があるため当帰芍薬散7.5g附子末0.6gに変方
- 第3診：腹部の疼痛軽減10から3へ　そのまま処方を続ける
- 第4診：体はあたたまり腹痛も軽減　調子良いという

症例193

## 清熱補気湯の原典

- 人参3　当帰3　芍薬3　麦門冬3　白朮3.5　茯苓3.5　玄参0.5　升麻0.5　五味子1　甘草1
- 証治準縄「中気虚熱、口舌無皮状ノ如ク、或ハ発熱渇ヲ作スヲ治ス」

- 裏・虚・熱・陰陽

図596

## 症例からみる黄連湯　48歳男性

- 繰り返す胃潰瘍　10年まえより胃潰瘍を繰り返している、胃カメラでは悪性像はない。漢方薬を希望して来院
- 168cm　78kg　赤ら顔　肥満　便通はやや硬い　足の冷えはない　胃カメラにてstageS1の胃潰瘍　HP菌陽性　舌紅黄色汚苔　腹力5/5胸脇苦満　臍周囲肥満　脈滑渋
- まず厚労省のメルクマールにそってHPの除菌を開始　しかし1月後のユービットにて15.6　本人がもう抗生物質はいやだという
- 証は脾胃湿熱だがHP除菌のため　黄連解毒湯7.5gを処方　胃酸濃度の上昇のためボノプラザンフマル1Tを併用
- 3月後　ユービットにて2.5　除菌に成功する　その後黄連湯7.5gに変方にて調子が良い

症例194

## その他の消化器症状　しゃっくり

- 寒型：呉茱萸湯＋芍薬甘草湯
- 熱型：半夏瀉心湯＋芍薬甘草湯
　　　　適応外使用
- 効果が無いときには　実証には　丁香柿蒂湯
　　　　　　　　　　　　虚証には　旋覆花代赭石湯
　　　柿蒂は保険適応

図597

## その他の消化器症状　口内炎

- がっちり・のぼせ　　黄連解毒湯
- 腹鳴など胃腸障害　半夏瀉心湯
- うつ状態　　　　　　　香蘇散

図594

## 下痢に対する漢方薬

- 急性下痢
- 非細菌性　暴飲暴食　　胃苓湯（水様下痢）
　　　　　　アレルギー　啓脾湯（初は硬後は下痢）
　　　　　　牛乳　　　　　五苓散（脈浮）
　　　　　　アルコール　黄連湯（舌黄苔）
　　　　　　薬剤性　　　　抗生剤　偽膜性腸炎

図598

## その他の消化器症状　口腔乾燥症・口腔不快

- 乾燥には麦門冬湯が第一選択
- 味覚障害には香蘇散・補中益気湯
- 味覚障害や舌痛症
- 舌乳頭消失のものには清熱補気湯
- 舌色紅で亀裂のあるものは清熱補血湯

図595

## 下痢の種類

- 感染性
- 腸炎ビブリオ　　魚介類　刺身　　　　抗生剤　下痢止は用いない
- サルモネラ　　　卵　肉類　ニューキノロン　点滴
- 黄色ブドウ球菌　おにぎり　寿司　点滴　　桂枝加芍薬湯
- カンピロバクター　加熱されていない肉類　　マクロライド　真武湯
- O-157　　　　　加熱されていない肉・野菜類　黄連湯
- ボツリヌス　　　　長期保存する食品　抗生剤
- セレウス　　　　　アミノグリコシド　エリスロマイシン
- コレラ　　　　　　生の食材　ニューキノロン　　白頭翁湯
- ノロウイルス　　　二枚貝　ビフィズス菌　　　五苓散
- ロタウイルス　　　ビフィズス菌　　　　人参湯

吉利『内科診断学』金芳堂

図599

次いで図598下痢に対しての漢方治療を解説する。急性下痢ではもちろん非細菌性の場合であるが、暴飲暴食では胃苓湯（水様性下痢）、アレルギーによるものには啓脾湯（最初は硬く後が軟便）、牛乳不耐症には五苓散（脈浮）、アルコール多飲によるものには黄連湯（舌黄色苔）、薬剤性の下痢には偽膜性大腸炎が多く抗生剤が必要とされる。もちろんロペラミドは効果があり、その下痢止めの効果はロペラミド＞清暑益気湯＞タンニン酸＞啓脾湯＝ビフィズス菌＞胃苓湯・五苓散＞酪酸菌＞黄芩湯＞桂枝加芍薬湯＞人参湯の順であると考える。放射線暴露後の下痢にはアヘンチンキが必要なこともある。次いで図599は感染性の下痢の種類である。腸炎ビブリオは魚介類の刺身で起こるとされる。抗生剤が必要で止痢剤は用いない。サルモネラは卵や肉類で起こるとされニューキノロン系と点滴が必要である。黄色ブドウ球菌はおにぎりや寿司で起こるとされ点滴に桂枝加芍薬湯を用いるとよい。カンピロバクターは加熱していない肉類で起こるとされ、マクロライド系と真武湯がよいとされる。O-157は加熱していない肉や野菜で起こるとされ黄連湯がよい。ボツリヌス菌は長期保存する食品で起こり抗生剤が必要である。セレウス菌は点滴内の発生が問題になりアミノグリコシドやエリスロマイシンが必要である。コレラは生の食材で起こりニューキノロンと白頭翁湯がよい。ノロウイルスは二枚貝で起こりビフィズス菌と五苓散がよい。ロタウイルスはビフィズス菌と人参湯がよい。図600は特に気をつけたい乳児のボツリヌス菌食中毒である。初期の便秘から末梢神経、呼吸筋に進行して眼瞼下垂や啼泣の微弱、咽頭反射の減弱をみる。1歳未満にはちみつを与えないように気をつけたい。図601はそれ以外の慢性下痢に対する漢方薬の解説である。慢性膵炎には柴胡桂枝湯、過敏性大腸炎には啓脾湯、潰瘍性

---

### 慢性下痢に対する漢方薬

- 慢性膵炎　　　　　　柴胡桂枝湯（心下支結）
- 過敏性腸症候群　　　啓脾湯　香蘇散（虚）
- 潰瘍性大腸炎　　清暑益気湯（冷え）黄芩湯
- クローン病　　　　　桂枝加芍薬湯（腹痛）
- 大腸がん
　　漢方薬は補助的に
- 清暑益気湯＞ケイ酸＞ビフィズス菌＝啓脾湯＞酪酸菌＞真武湯＞桂枝加芍薬湯

図601-1

---

### 下痢の漢方薬

**アヘンチンキ＞ロペラミド＞清暑益気湯＞ケイ酸＞**
放射線障害　　　感染型　　　熱中症

**ビフィズス菌≒啓脾湯＞胃苓湯＞酪酸菌＞黄芩湯＞**
　　　　　　　　（五苓散）（六君子湯）　熱型

**真武湯＞桂枝加芍薬湯＞人参湯**
冷型　　　　痙攣型

水嶋私見

図601-2

---

### 啓脾湯

- 万病回春　食を消し瀉を止め、吐を止め、疳を消し、黄を消し、脹を消し、腹痛を定め、脾を益し、胃を建やかにす。小児偏食を患えば之を服したちどころに癒ゆ。
  ①生来虚弱な人の水様性下痢、小児の消化不良。
  ②虚証　腹脈とも軟弱無力

- 虚証で下痢　舌白胖
- 裏・寒・虚・陰

図602

---

### 乳児ボツリヌス菌食中毒

- 初期に便秘
- 次に脳神経から末梢神経　呼吸筋へと進行
- 眼瞼下垂　外眼筋麻痺　弱い啼泣　咽頭反射の減少　口内分泌物の貯留　無表情
- ギランバレー　灰白髄炎　重症筋無力症　クラーレ中毒などと鑑別
- 乳幼児にはハチミツを与えないように

- 呼吸管理・栄養管理が必要

吉利『内科診断学』金芳堂

図600

---

### 症例からみる啓脾湯

- 過敏性大腸炎
- 16歳男性
- 半年前から下痢、腹満、腹部膨満あり　下痢は黄色で水様　近医にて乳酸製剤やラモセトロンを処方されるもあまりすっきりしない。
- クローン病を疑いCFを行うも異常なし
- 180cm 52kg　体格は良い　舌白　胖大　脈細　腹部中等度　心下痞なし　右に胸脇苦満あり　腹部グル音亢進　下肢の冷えあり
- 脈細と舌白より腹部症状は虚証と考え啓脾湯7.5g/日を投与
- 1月にて下痢は消失

症例195

大腸炎には清暑益気湯（冷え）・黄芩湯（熱）、クローン病には桂枝加芍薬湯などを考える。大腸癌には下痢や便秘などいろいろな症状を呈するためその時点で考えるのがよい。もちろん漢方薬は補助的に用いる。図602は啓脾湯の原典である。虚証で水様性下痢に用いる。症例195は16歳男性で過敏性大腸炎で下痢を繰り返す方である。脈細・舌白で腹部は中等度であったがグル音亢進から虚証と考え啓脾湯を用いた。図603は清暑益気湯のポイントである。これは元来は夏バテや熱中症の下痢に用いるものである。現在では冷え型の潰瘍性大腸炎に用いることが多い。症例196は62歳女性で熱中症の疑いがこい方である。虚証で舌乾燥、脈細、心下痞より清暑益気湯を用いたところ奏効した。もちろん点滴もよい。図604は帰脾湯の原典である。思慮過度にて下痢をするようなケースとある。図605も帰脾湯の原典である。図606は帰脾湯のポイントである。不眠やうつに用いるが、黄連解毒湯の虚証に用いると考えるとわかりやすい。うつの下痢に用いることができる。現在ではオキシトシンの賦活作用が注目されている。症例197は28歳女性で職場の異動に伴いうつ傾向が強く水様性下痢を頻繁にする方である。腹部虚、胸脇苦満、心下痞、微熱より加味帰脾湯を処方した。図607は便秘に対する漢方薬の解説である。瘀血便秘（腹部圧痛）では大黄甘草湯や大黄牡丹皮湯を用いる。精神症状が強い時には桃核承気湯がよい。これらは腹診で鑑別する。ストレス性便秘では桂枝加芍薬大黄湯がよい。老人性便秘（乾燥）には麻子仁丸や潤腸湯を用いる。便意はあるがふんばる力がない場合には黄耆建中湯を加える。小児の便秘には小建中湯を用いる。地黄、杏仁、桑白皮、山梔子なども下剤になることがある。妊娠初期にはビスコルファートがよい。図608は山梔子の内容を示している。図609山梔子は大腸刺激にて下剤とし

---

## 症例からみる清暑益気湯

- 62歳　女性
- 暑いさなかに畑で仕事をしていたら眩暈がしてその場にたおれていた。気が付くと2時間ばかりたっていたが、自分で家にかえり、次の日に病院にいった。WBC5200 Hb14.0 Plate34.0万 AST38 ALT42 Cr0.98 K4.0 脳CTにて異常なく、熱中症でしょうといわれた。
- その後口渇あり、水分をいっぱいとったためか下痢が出現、黄色下痢便で腹痛あり、排便後もすっきりしない。ビフィズス菌をもらったがあまり効果がないという。
- 155cm 62kg 舌紅乾燥 脈細渋 腹部軟弱 グル音亢進 胸脇苦満なし 心下痞を認める
- 舌の乾燥と心下痞より 清暑益気湯7.5g/日を処方 次の日には下痢が軽快 1週間で廃薬できた。

症例196

---

## 帰脾湯の原典

- 勿語薬室方函口訣「此方ハ明医雑著ニ拠テ遠志当帰ヲ加ヘ用テ 健忘ノ外 思慮過度シテ心脾二臓ヲ傷リ 血ヲ摂スルコトナラズ 或ハ吐血衄血或ハ下血等ノ症ヲ治スルナリ。此方ニ柴胡 山梔ヲ加ヘタルハ内科摘要ノ方ナリ（加味帰脾湯）。前症ニ虚熱ヲ挟ミ 或ハ肝火ヲ帯ル者二用ユ。大凡補剤ヲ用ルトキハ小便通利少ナキ者多シ。此方モ補剤ニシテ 且利水ノ品ヲ伍セザレドモ 方中ノ木香 気ヲ下シ胸ヲ開ク故 ヨク小便ヲシテ通利セシム。主治ニ大便不調ヲ云ハ 能小便ヲ利スルヲ以大便自止ノ理ナリ。」

図604

---

## 帰脾湯の原典

- 厳氏済生方「論曰 夫健忘者 常常喜忘是也 蓋脾主意与思 心亦主思 思慮過度 意舎不清 神官不職 使人健忘 治之之法当理心脾 使神意寧静思 則得之矣 治思慮過制 労傷心脾 健忘怔忡」

図605

---

## 清暑益気湯のポイント

- 補中益気湯の変方
- 大塚「長夏湿熱大勝 人これに感じ四肢困倦 身熱心煩 小便少なく 大便下痢 或は渇し 或は渇せず 飲食を思わず 自汗するを治す。」
- 夏負けの妙薬
- 脱水傾向のある潰瘍性大腸炎 下痢傾向の過敏性腸症候群
- 熱中症の下痢
- 裏　熱　虚

図603

---

## 帰脾湯のポイント

- 遠志・酸棗仁　心臓＋精神活動　心下痞
- 老化による健忘　思慮過度　うつ病
- 不眠　黄連解毒湯の虚証に
- 微熱・手足のほてり　には加味帰脾湯
- うつ病（PTSD型）の下痢（適応外使用）
- 裏・寒・虚・陰

- 加味帰脾湯は柴胡がはいる胸脇苦満がある場合が多い。裏・熱。虚・陰

図606

## 症例からみる加味帰脾湯

- 28歳女性
- 職場が異動になってから、上司と馬があわず、不眠、多夢、下痢、腹痛、頭痛がでる。
- SDS67/67 19-2 155cm 40kg 舌白胖 脈細緊 腹部軟弱 右胸脇苦満あり 心下痞も認める。頭痛は右の側頭部で拍動性、夕にひどくなる。夕になるとKT38度台の微熱も出る。下痢は一日8回以上 黄色水様便で排便後もすっきりしない。PTSDによるうつ病と考え
- 腹部軟弱と胸脇苦満 心下痞 微熱から加味帰脾湯7.5g/日を処方
- 3日後には下痢が消失、1週間で頭痛と不眠がよくなった。

症例197

## 山梔子含有方剤

- 茵蔯蒿湯 黄連解毒湯 柴胡清肝湯 荊芥連翹湯 辛夷清肺湯 清上防風湯 竜胆瀉肝湯 防風通聖散
- 加味帰脾湯 加味逍遥散 五淋散

図610

## 便秘に対する漢方薬

- 瘀血便秘：大黄甘草湯　大黄牡丹皮湯
  ＋精神症状 桃核承気湯
- ストレス便秘：桂枝加芍薬大黄湯
- 老人の便秘：麻子仁丸　潤腸湯
  ＋ふんばる力がない　黄耆建中湯
- 小児の便秘：小建中湯
- 地黄・杏仁・桑白皮・山梔子なども下剤要注意
- 妊娠早期にはビスコルファートナトリウム

図607

## 腸間膜静脈硬化症

- 22例発症　報告されている症例
- 症状　主に腹痛（右側）、下痢、悪心・嘔吐が認められるが、無症状（便潜血陽性を含む）の症例もある。また、症状の重いものでは イレウスを呈する場合もある。
- 診断　特徴的画像所見、組織学的所見から診断される。〈大腸内視鏡〉右側結腸を中心とした粘膜の色調変化（暗紫色、青銅色など）、浮腫、血管透見消失、半月襞の腫大、伸展不良、管腔狭小、びらん・潰瘍など〈注腸X線〉ハウストラ消失、拇指圧痕像、管腔狭小化、辺縁の鋸歯状変化、硬化像、粘膜粗糙、バリウム斑など〈単純X線/CT〉右側結腸を中心とした大腸壁あるいは腸間膜静脈に沿った線状、点状の石灰化〈病理組織〉静脈壁の著明な線維性肥厚と石灰化、粘膜固有層の著明な膠原線維の血管周囲性沈着、粘膜下層の高度の線維

大津ら：漢方薬内服により発症した腸間膜静脈硬化症の臨床経過 日清誌 2014：111：61-68

図611

## 山梔子

- クチナシの果実
- ジテルペン系のcrocin類
  RO-OC
  RO-OC
- Geniposide

図608

## 腸間膜静脈硬化症の画像診断

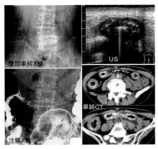

大津ら：漢方薬内服により発症した腸間膜静脈硬化症の臨床経過 日清誌 2014：111：61-68

図612

## 山梔子

1：瀉下作用　Genipin　の大腸刺激作用
2：胆汁分泌促進作用　Geniposideが加水分解されてGenipinとなり腸管循環によって利胆作用が発現
3：Crocin　血清コレステロールの上昇を抑制

図609

## 漢方薬長期使用腸間膜静脈硬化症

- 症例1　58歳男性
- 高血圧にて黄連解毒湯17年間服用
- 検診にて便潜血陽性 CFにて上行結腸に虚血と浮腫
  →最初は実証 黄連解毒湯 徐々に虚証に釣藤散の証

大津ら：漢方薬内服により発症した腸間膜静脈硬化症の臨床経過 日清誌 2014：111：61-68

症例198

て用いることがある。図610は山梔子含有の方剤である。特に加味逍遥散や加味帰脾湯などはよく使われる。図611しかし大津らによれば山梔子含有方剤の長期使用で腸間膜静脈硬化症を起こした例が22例報告されている。図612は大津らの報告による画像診断である。私はこのような症例は経験がないので大津らの症例をおかりすると症例198は58歳男性で高血圧にて黄連解毒湯を17年内服していたとのこと、これは実証の薬が長期になりすぎたのではないかと考える。いずれにせよ山梔子含有製剤は長期使用は気をつけたいものである。図613は大腸黒皮症である。センナ、アロエ、大黄を含有する漢方薬の内服で起こるとされる。かつては問題ない兆候とされたが現在は大腸の粘膜異常が惹起され大腸癌の一因ともされるので気をつけたい。平均内服9カ月で起こることがあり、頻度は3～10％とされる。しかし内服をやめ酸化マグネシウムに変えると4カ月で回復するとされる。私の医院では麻子仁丸と大黄甘草湯で0.5％の頻度であった。起こしやすいのはセンナ＞アロエ＞大黄甘草湯＞麻子仁丸と考える。図614漢方的な脾と胃の関係のシェーマである。図615は潰瘍性大腸炎の一つの原因の考え方である。大腸粘膜には最も内側には粘液層がありこの粘液が鞭毛をもつ腸内細菌の絨毛粘膜に侵入するのを防御する。この防御機能が破綻すると潰瘍性大腸炎を引き起こすとされる。では漢方薬はどこに効くのか。この粘液層を維持する働きがあるのではないかと考える。これは大腸内腔の粘液を調べる方法がないので、ペプシノーゲンⅡは十二指腸からの消化酵素と粘液を調べるといわれるためペプシノーゲンⅡを指標としながら（本来なら腸管ムチンを調べたいところであるが）潰瘍性大腸炎の漢方治療をしてみた。症例199は57歳時より下痢と腹痛、CFにて直腸からS状結腸にかけ血管透過性を認める。メサラジ

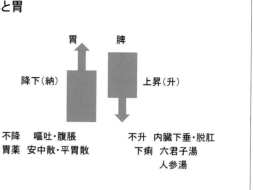

脾と胃

胃　　　　脾

降下（納）　　　上昇（升）

不降　嘔吐・腹脹　　　不升　内臓下垂・脱肛
胃薬　安中散・平胃散　　　下痢　六君子湯
　　　　　　　　　　　　　　人参湯

図614

大腸粘膜のシェーマ

大阪大学の研究では大腸内腔の鞭毛をもつ腸内細菌（ピロリ菌・大腸菌・プロテウス菌など）が絨毛粘膜表面に侵入すると潰瘍病変を引き起こすといわれている。その侵入を防ぐのが絨毛と腸管内腔を隔てる粘液層にあるといわれ、この粘液層にあるLypd8という蛋白質である。このLypd8は大腸上皮細胞の腸管管腔側に局在しており, 粘液中に分泌させる。この防御機構が破綻すると潰瘍性大腸炎をひきおこす。

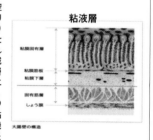

粘液層

図615

症例1　58歳男性

・57歳時から下痢と腹痛を発症　腹部S状結腸部に圧痛あり、下痢は一日10回以上粘血便である。CFにて直腸からS状結腸にかけて血管透過性あり、潰瘍病変はなかった。ポリポーシスもなかった。
・WBC5880/μL　Hb10.4g/dL　plate42.0万/μL　CRP1.04　LRG18.2μg/mL　治療にメサラジン6T内服、3月で腹痛は消えたが粘血便が治らない。次いでステロイド座薬をすすめられたが副作用が怖くて使えないという。
・東洋医学的には身長170cm体重55kgやせ、舌紅白色苔あり、腹部軟で左下腹部に圧痛あり。下肢冷え　脈滑・沈滑・沈渋沈・滑渋・沈　以上より証を腸管うつ熱・脾胃熱証と考え清暑益気湯7.5g/日を処方した。
・治療3月後で腹痛は消失、下痢もなくなった。WBC5200/μL　Hb11.2g/dL　Plate38.4万/μL　CRP0.32
・ペプシノーゲンⅠ/Ⅱ　治療前73.4/14.6　治療後72.4/20.6

症例199-1

大腸黒皮症

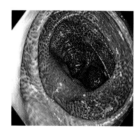

・センナ・アロエ・大黄を含む刺激性下剤を長期内服にてリポフスチンが沈着
・大黄甘草湯　麻子仁丸　センノサイド　アローゼン　プルセニド　調胃承気湯
・平均9月内服後　3～10/100
・酸化マグネシウムに変えて4月で回復
・自験例では麻子仁丸で0.5%
・センナ＞アロエ＞大黄甘草湯＞麻子仁丸

自験例

図613

58歳　男性　血管透過性が亢進

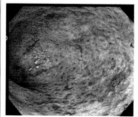
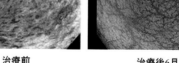

治療前　　　　　　治療後6月

症例199-2

ン6T内服するも下痢と粘血便が治らない。舌白苔、左下腹部圧痛、下肢冷えより清暑益気湯を追加処方。3カ月で下痢がおさまった。ペプシノーゲンⅡは治療前14.6が治療後20.6になっていた。症例200は48歳男性で下痢と腹痛あり、CFにて直腸からS状結腸にびらんの多発を認めた。メサラジン6Tを内服するも下痢が治らない。舌黄色苔、左下腹部痛、冷えなしにて黄芩湯を追加処方したところ下痢がおさまった。ペプシノーゲンⅡは治療前18.4であったが治療後3カ月で22.8になった。症例200-2は治療前と6カ月後のCF像である。症例201は28歳男性で繰り返す下痢と血便でメサラジン3Tとプレドニゾロン5mgを内服するも4～6カ月で下痢を繰り返しステロイド注腸をしている症例である。舌黄色苔、腹部軟で左右下腹部に圧痛あり、真武湯7.5g/日に青黛1.0g/日を加え処方した（現在では青黛は使用禁止）。症例201-2は治療前と治療6カ月後のCF像である。ペプシノーゲンⅡは治療前12.4が治療後22.0になっていた。青黛は正しく用いれば効果があるのだが現在は使用禁止になっているのは残念である。図616は繰り返しになるが便秘の漢方薬の一覧である。慢性便秘症に対する各下剤の評価

---

### 症例3　28歳男性

- 22歳時より下痢がつづき排便後もすっきりしない。そのうちに血便を認めるようになった。CFで横行結腸を除き全結腸にびらん・出血・潰瘍を認める。メサラジン3Tにプレドニゾロン5mgを処方された。2週間後には腹痛はおさまり、出血もとれた。しかし4～6月毎に再び下痢便と出血を繰り返す。プレドニゾロン15mgにステロイド注腸も追加されたがどうもすっきりしない。減圧のための人工肛門をすすめられたがどうも気がすすまない。
- 東洋医学的所見　身長175cm　体重42kgやせ　舌乾燥黄色苔　脈細渋・沈細渋・沈無力・沈渋　腹部軟　胸脇苦満あり　左右下腹部に圧痛あり。以上より証を腸管湿熱　腎虚熱証とした。メサラジン3Tにプレドニゾロン15mgに真武湯7.5g/日に青黛1.0g/日を処方した。WBC9200/μL　Hb9.4g/dL　Plate40.2万/μL　CRP1.06であったが3月後にはWBC6200/μL　Hb11.4g/dL　Plate32.4万/μLになり便出血は消失、腹痛もとれた。（現在は青黛は使用禁止）
- ペプシノーゲンⅠ/Ⅱは治療前72.0/12.4が治療後70.4/22.0になった
- その後2年経過でも再発は認めていない

症例201-1

---

### 28歳男性　潰瘍病変

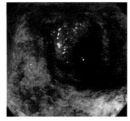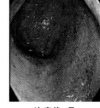

治療前　　　　　　　治療後6月

症例201-2

---

### 症例2　48歳男性

- 1年前から腹痛と下痢、便出血あり、便通は一日10回以上あり、CFにて直腸からS状結腸にかけびらんを認めた。メサラジン6Tを内服するも出血はとまるが下痢が治らない。WBC7800/μL　Hb11.5g/dL　Plate32.0万/μL　CRP1.58　LRG22.4μg/mL
- 東洋医学的所見　身長168cm体重52kgやせ　舌紅黄色苔　脈細・細渋・沈細　細・滑細・沈細渋　腹部中等度　胸脇苦満あり　心下痞あり、左下腹部圧痛あり。以上より証を心経虚証　肝鬱化熱　胆熱伝搬と考えた　そこで黄芩湯7.5g/日を投与した。
- 3月後には下痢は治まり、出血も消失した。WBC6200/μL　Hb12.0g/dL　Plate30.4万/μLとなった
- ペプシノーゲンⅠ/Ⅱは治療前73.0/18.4　治療後70.5/22.8であった

症例200-1

---

### 便秘

- 瘀血便秘：大黄甘草湯　　大黄牡丹皮湯
　　　　　　＋精神症状が強い場合に　桃核承気湯
- ストレス便秘：桂枝加芍薬大黄湯
- 老人の便秘：麻子仁丸　潤腸湯
　　　　　　＋ふんばる力がない　黄耆建中湯を加味
- 子供の便秘：小建中湯
- 地黄・杏仁・桑白皮なども下剤要注意
- 妊娠中早期にはラキソベロン

図616-1

---

### 48歳男性　びらんが多発

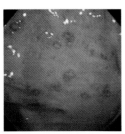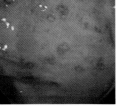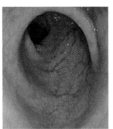

治療前　　　　　　　治療後6月

症例200-2

---

### 慢性便秘症ガイドライン

1：浸透圧性下剤
　　a:塩類下剤　酸化マグネシウム　水酸化Mg　A
　　b:糖類下剤　ラクチュロース　A
2：刺激性下剤
　　a:アントラキノン　センノシド　アロエ　B
　　b:ジフェニール　ビサコジル　B
3：上皮機能変容薬
　　a:クロライドチャンネル　ルビプロストン　A
　　b:グアニル酸シクラーゼアゴニスト　リナクロチド　A
4：漢方薬　　C

図616-2

## 過敏性腸症候群

- 診断　数カ月以上前から症状がみられる
　　腹痛、腹部不快感（排便で軽快）、下痢や便秘
　　発熱、粘血便、体重減少などの警告症状を認めない
　　内視鏡検査などで異常をみとめない

- 治療　第一選択　高分子複合体（ポリカルボフィル）消化
管運動調整剤（イトプリド）　桂枝加芍薬湯
　　便秘　ルビプロストン　モサプリドクエン　麻子仁丸
　　下痢　ラモセトロン　ロペラミド　啓脾湯

図617

---

## 建中湯Gとは
（桂枝湯芍薬増量群と大建中湯Gがある）

桂枝湯　　自汗・動悸・虚証
↓
加芍薬・腹直筋の痙攣
桂枝加芍薬湯
↓　　大黄・下剤　　　　　　膠飴・小腸血流増加
桂枝加芍薬大黄湯　　　　　小建中湯
　　黄耆・補気　　　　当帰・補血
　　黄耆建中湯　　　　当帰建中湯
↓　乾姜・散寒　　　　当帰・補血
大建中湯　　────→　当帰湯
　　亜イレウス　　　　冷え・うつ傾向

図620

---

## 麻子仁丸

- 趺陽脈浮而渋。浮即胃気強。渋即小便数。浮渋相伝。大便即難。
- 常習便秘。乾燥傾向の兎便。他の大黄剤で腹痛をおこすような老人や虚弱者
- 鑑別　潤腸湯　潤す作用が強い
　　小承気湯　　実証便秘
　　桂枝加芍薬湯　腹痛・腹満が強い
　　加味逍遥散　麻子仁丸でも腹痛を起こす
- 裏　熱　虚

図618

---

## 桂枝加芍薬湯

- 28歳　男性
- 過敏性大腸炎といわれラモセトロンを内服しているが、便通が一定しない。ある日は下痢がひどくなり、腹痛もあるが、次の日は便秘ででない　やはり腹痛がでる、WBC8900　Hb11.2　Plate20.4万　AST62　ALT80　Cr0.88　K4.0　CFでは異常なく　粘膜の血管透過性がやや亢進している。
- 175cm　48kg　舌白白苔　脈細　腹部軟弱　胸脇苦満　心下痞あり　グル音は亢進している　両腹直筋が緊張している
- 便通が一定しない　腹部軟と腹直筋緊張から桂枝加芍薬湯7.5g/日を処方
- 1週間で腹部の不快症状は消失　下痢・便秘もよくなった

症例203

---

## 麻子仁丸

- 90歳男性
- 胃部不快ありPPIを処方されると胃部症状はよいが、便秘になった。
- 酸化マグネシウムを処方されると下痢にて困ると
- 155cm　42kg　舌乾燥　脈細革　腹部軟弱　臍下不仁あり　腹部皮膚より腸管の動きがわかる。大建中湯7.5g/日を処方するが、便秘が治らないという。麻子仁丸を2.5g/日追加
- 次日から便通がよくなった。

症例202

---

## 大建中湯

- 治胸腹大痛。嘔不能飲食。腹皮起。如有頭足者。
- ポイントは腹痛・腹脹が激しく、突発性、腸の形が分かる、あるいは腹鳴がする。嘔吐。
- 手足が逆冷し、冷汗。
- 癒着性イレウス　老人の大腸蠕動異常　過敏性腸症候群　甲状腺機能低下症（特に拒食症）
- 裏　寒　虚

図621

---

## 桂枝湯芍薬増量群とは

- 桂枝加芍薬湯　桂枝湯証治、而腹拘攣甚者。按即寧。腹満時痛者。類聚方広義
- 小建中湯　治裏急。腹皮拘急。及急痛者。虚労。悸衄。腹中痛。夢失精。四肢痠痛。手足煩熱。咽乾口燥。男子小便自利。婦人腹中痛。金匱要略
- 黄耆建中湯　小建中湯証、盗汗自汗者。
- ポイントは腹皮拘急。按ずれば痛みが楽になる。
- 痙攣性腹痛・過敏性腸症候群・小児の胃腸神経症・内向的で朝になると腹痛がでるケース
- 裏　寒　熱　虚

図619

---

## 大建中湯

- 78歳　男性
- 常習便秘　1月前から胃部不快がありGIFで逆流性食道炎と診断
- PPIを処方されると胃部不快は消失したが今度は便秘でこまると、酸化マグネシウムを処方されるも腹痛がでる。WBC3800　Hb11.4　Cr1.02　BNP60
- 155cm　50kg　舌紅乾燥　脈細革　腹部軟弱　胸脇苦満はなし　腹部上から腸管がわかる。　グル音は亢進。便秘は便意はあるが、トイレに行くとでない、徐々に食欲も減退している。
- 舌乾燥　腹部軟弱　からまず麻子仁丸7.5g/日を投与、しかし腹痛がして困るという、そこで腸管が見えることから大建中湯7.5g/日に変方、3日で便通が快通　調子が良いという

症例204

である。酸化マグネシウムやラクチュロース、ルビプロストンなどは評価Aに対し漢方薬はCなのが残念である。図617は過敏性腸症候群の診断と治療に漢方薬を加えたものである。第一選択にはイトプリドとともに桂枝加芍薬湯が役に立つ。図618は麻子仁丸の原典である。乾燥傾向にある虚弱者や老人に適している。症例202は90歳男性の便秘である。舌乾燥、腹部軟、腸管の動きがわかることより大建中湯に麻子仁丸を処方したところ効果があった。ここで図619桂枝湯芍薬増量群の解説をする。芍薬は本来胃腸の動きをよくすると同時に内容物を下方へ動かす働きがある。桂枝加芍薬湯、小建中湯、黄耆建中湯は腹皮拘急つまり腹直筋の緊張があり、とくに小建中湯は内向的で朝になると腹痛を起こすような小児によいとされる。図620は桂枝湯からのシェーマである。桂枝湯に芍薬を増量すれば桂枝加芍薬湯になり、大黄を加えれば桂枝加芍薬大黄湯になる。また膠飴を加えれば小建中湯になり、さらに黄耆を加えれば黄耆建中湯、当帰を加えれば当帰建中湯になる。また山椒を加えた大建中湯に当帰・半夏を加えれば当帰湯になる。症例203は28歳男性で過敏性大腸炎である。舌白苔、腹部軟、グル音亢進、腹直筋の緊張から桂枝加芍薬湯にて効果があった。図621は大建中湯の解説である。腹痛や腹鳴が強く腹部の上から腸の動きがわかるような病態に用いる。亜イレウスに効果があるのは有名であるがさらに拒食症の腹痛にも効果があった。症例204は78歳男性で常習性便秘である。虚証で舌乾燥、腹部の上から腸管が見えるということで大建中湯が効果があった。図622は便秘の種類の復習である。図623はもう一つ実証の便秘に用いる承気湯のグループである。大黄が主薬で舌黄色苔と便秘に用いる。元来は精神不安にも使用していた。図624は大黄のポイントである。最近では便秘を伴う高脂血症にも用いる。図625は承気湯（大黄グループ）のまとめである。大黄末はかつては錐体外路症状のないクロルプロマジンとして用いられていた。現在では錐体外路症状のない向精神薬がたくさんあるため用いられることはない。しかし中性脂肪の減少やクレアチニンの低下には役に立つ。大黄甘草湯は下剤の代表であるが長く用いると効果が低下することがある。その場合には調胃承気湯にするとよい。大腸黒皮症には気をつけたい。大黄牡丹皮湯は右下腹部の圧痛を目標に用いるがカタル性虫垂炎（手術の必要のない）には効果を発揮する。防風通聖散は太鼓腹の肥満の方剤で抗コレステロールの効果も持つ。体重減少に

## 便秘

- 瘀血便秘：大黄甘草湯　　　大黄牡丹皮湯
　　　　　　＋精神症状が強ければ　桃核承気湯
- ストレス便秘：桂枝加芍薬大黄湯
- 老人の便秘：麻子仁丸　　　潤腸湯
　　　　　　＋ふんばる力がない　黄耆建中湯を加味
- 子供の便秘：小建中湯
- 地黄・杏仁・桑白皮なども下剤要注意

図622

## 承気湯（大黄）グループ

- 大黄：腹満　便秘　精神不安　大黄舌
　便秘と舌黄色苔が証
- 大承気湯　　　　　　桃核承気湯
　茵蔯蒿湯　　　　　　防風通聖散
　腸癰湯　　　　　　　大黄牡丹皮湯
　調胃承気湯　　　　　大黄甘草湯

図623

## 大黄の証

- 大黄の証とは
- 黄色苔と心下痞
- 腹診では下腹部の圧痛
- 慢性病には大黄の抗コレステロール作用を期待して高脂血症や肥満　慢性便秘に応用する
- 裏　熱　実
- 虚証には麻子仁丸・潤腸湯
- 寒には大建中湯　八味地黄丸

図624

## 承気湯のまとめ

- 大黄末　0.6〜3.0　将軍湯　錐体外路症状のないCP様作用　中性脂肪の減少　クレアチニンの減少作用も
- 大黄甘草湯　　下剤の代表　常用にて効果減
- そのときにはアロエ末や調胃承気湯
- 大黄牡丹皮湯　　虫垂炎　腸管・泌尿器炎症
- 防風通聖散　　　たいこ腹　抗コレステロール作用
　夜間無呼吸発作にも　皮膚炎症性湿疹
- 三黄瀉心湯　　　　アカシジアの予防
- 茵蔯蒿湯　　　非閉塞性黄疸　蕁麻疹
- 裏　熱　実

図625

て夜間無呼吸症候群には効果があるといわれる。も
ちろんこれも程度の問題で中等症以上にはCPAPが
必要である。三黄瀉心湯は大黄剤であるがアカシジ
アの予防に効果がある。茵陳蒿湯は非閉塞性黄疸や
蕁麻疹に用いるがこれも大黄剤である。図626は大
承気湯の解説である。激しい腹痛と便秘に用いる。
症例205は36歳の女性で常習性便秘である。大黄甘
草湯が効かなくなってきたとのこと、右下腹部に圧
痛あり、舌黄色苔にて大承気湯にて効果があった。
症例206は同じく大黄甘草湯が効かなくなった症例
で舌黄色苔、左下腹部圧痛より桃核承気湯が効果が
あった。図627は茵陳蒿湯の解説である。大黄証で
非閉塞性黄疸に用いるが肝炎や胆道炎症にも効果が
ある。胆道系の炎症は抗生剤が届きにくいが漢方薬
と併用すると効果がよい。またアレルギー性皮膚炎
や乾癬にも効果があり、漢方薬の分子標的治療薬と
言われる。図628は防風通聖散の解説である。太鼓
腹に舌の厚い黄色苔を目標とするが、減肥薬として
ナイシトールという名前でOD薬として販売されて
いる。もちろんマジンドールは強い減肥薬であるが
一生のうち3カ月しか用いられない。図629は大黄
甘草湯の原典である。図630は大黄甘草湯の解説で

## 桃核承気湯

- 42歳女性
- ここ数年便秘に困っている。市販の薬を使ったが、あまり効果がなく近医でマグミット・大黄甘草湯を処方されるもどうもすっきりしない。WBC3980  Hb12.8  AST38  ALT26  Cr0.68  K3.8
- 158cm  58kg  舌白瘀斑  脈細渋  腹部中等度  左下腹部に圧痛あり  便秘は便意がなくほっとけば1週間なくても平気であるという。数年前から昇進しストレスが多いという。生理は順であるが、生理前の腹痛がつらい。
- 舌瘀  左腹部圧痛より  桃核承気湯7.5g/日  アロエ末0.5gを処方
- 次の日より快便がでる  1月後生理痛も楽になった

症例206

## 茵陳蒿湯

- 陽明病  発熱出汗者。而発能黄。但出頭汗。無身発汗。可還剤頚。不利小便。渇引水漿。必身発黄。傷寒論
- 治一身発黄。心煩。大便難。小便不利。方極
- 大黄証で黄疸。尿が黄色で少ない。胸悶・煩燥・身熱有汗。
- 急性肝炎・新生児溶血性疾患・ソラマメ中毒・急性胆道感染症・アレルギー性皮膚炎・乾癬
- 漢方の分子標的治療薬
- 裏・熱・実

図627-1

## 大承気湯

- 陽明病  難汗出。不悪寒者。其身必重。短気腹満而喘。有潮熱者。傷寒論
- 治腹堅満。或下利臭穢。或燥糞者。
- 激しい腹痛・腹脹・堅満で押すことを嫌がり便秘あるいは粘液便。潮熱あるいは発熱。身熱汗出・口乾・煩燥・譫語・精神異常・脈は実で有力舌は乾燥
- 急性イレウス・急性膵炎・急性虫垂炎・胆道感染・圧挫症候群・脳卒中など
- 裏  熱  実

図626

## 症例から見る茵陳蒿湯

- 48歳男性  1年前から体のかゆみが出現  近医を受診すると黄疸がありAST68IU/mL  ALT 78IU/mL  t・bil1.5mg/gL  WBC4200/μL  Hb10.4g/dL  Plate5.6万/μL  Ⅳ型コラーゲン7.3ng/mLにてアルコール性肝硬変と診断  ウルソデオキシコール酸6Tと分岐鎖アミノ酸3Tを処方。
- かゆみが止まらないと受診  東洋医学的所見  身長172cm  体重80kg  舌黄色苔  腹部充実  左右胸脇苦満  少量腹水あり  脈滑渋  便秘あり  眼瞼結膜やや黄染  下肢浮腫なし
- 実証  便秘  黄疸証より茵陳蒿湯7.5g/日を投与
- 2週間後にはかゆみが消失  おなかのはり感やだるさもとれた。AST46  ALT66  BIL1.2  Plate6.6万  Ⅳ型コラーゲン6.6ng/mL
- Ⅳ型コラーゲン6.5ng/mLに臨床所見も改善傾向にあった。
- 下痢傾向には茵陳五苓散

図627-2

## 大承気湯

- 36歳女性
- 長年の便秘で困っている、2年前にCFをしてもらったが異常なく、酸化マグネシウム・センナ・ビスコルファートなどを試すが、あまり効果がなく、大黄甘草湯が一番良かった。しばらく効果あったが2年ほどで効果が薄れてきた。
- WBC3800  Hb12.4  Plate24.0万  AST38  ALT30  Cr0.62  K4.2  158cm  62kg  舌紅やや黄色苔  脈細渋  腹部中等度  右下腹部圧痛あり
- 腹部瘀血症状  舌黄色苔より  大承気湯7.5g/日に変方  次日より効果があった。

症例205

## 防風通聖散

- 発熱・無汗・あるいは頭痛・頭昏・目赤腫痛・疼痛・あるいは皮痒疹・瘡瘍腫毒  一貫堂
- 便秘・腹脹・胸膈満悶  舌苔厚乾燥  太鼓腹
- 皮膚病・扁平疣・化膿性感染症・多発性化膿巣・肥満・高脂血症・高コレステロール血症・頭痛・肩こり・便秘・歯痛・目の充血
- 夜間無呼吸発作・インスリン抵抗性改善
- ナイシトールとしてOD薬に
- マジンドール  3月のみ使用
- 裏  熱  実

図628-1

## 症例から見る防風通聖散

- 56歳女性　更年期障害でほてり、便秘があり受診
- WBC5600μ/L　Hb11.6g/dL　AST46u/mL　ALT40u/mL　Cr0.78u/mL　K4.6u/mL　身長158cm　体重68kg　舌白胖大　脈滑渋　腹部中等度胸脇苦満あり　便秘なし　下肢浮腫あり　冷えあり
- 漢方的には加味逍遥散合桂枝茯苓丸であったが、本人がどうしてもナイシトールをほしいという　防已黄耆湯7.5g/日合大黄0.6gを処方したが軟便であわないという
- 体質には合わないですよと言って、便秘がないため防風通聖散2.5g/日を処方したところ下痢はなく3月で3kgの減量に成功した

図628-2

## 大黄甘草湯

- 「丹渓　小便不通ヲ治スルニ　吐方ト用テ肺気ヲ開提シ、上竅ヲ通ジテ下竅亦通ゼシム。此方ト法ハ異ナレドモ理即同キ也。其他一切ノ嘔吐　腸胃ノ熱ニ属スル者皆用ユベシ。胃熱ヲ弁ゼント欲セバ　大便秘結　或食已即吐　或手足心熱　或目黄赤　或上気頭痛セバ　胃熱ト知ルベシ。上沖ノ症ヲ目的トシテ用レバ　大ナル誤ハナシ。虚症ニモ大便久ク躁結スル者　此方ヲ丸トシテ用　是権道ナリ。必ズ柱ニ膠スベカラズ。讃州ノ御池平作ハ　此方ヲ丸トシテ　能吐水病ヲ治スト云。皆同意也。」

図629

## 大黄甘草湯

- 大黄・甘草
- 金匱要略「食已即吐者　大黄甘草湯主之」
- 勿誤薬室方函「栗園先生曰　小児吐乳不大便　宣服之」
- 勿誤薬室方函口訣「此方ハ所謂南薫ヲ求ント欲セバ　必先北牖ヲ開ノ意ニテ　胃中ノ壅閉ヲ大便ニ導キテ上逆ヲ止ル也。妊娠悪阻　不大便者　亦効アリ。同理也。」
- 裏　熱　実

図630

## 大黄甘草湯

- 32歳　女性
- 便通がすっきりしない。下剤をのむと腹痛がする。
- 近医では過敏性腸症候群といわれた。モサプリドクエン酸を処方されたが少し良い程度でやはり腹痛や便秘がある。
- 165cm　64kg　舌紅黄色苔　脈滑渋　腹部充実　右下腹部に圧痛あり　胸脇苦満・心下痞も認める。グル音亢進。ガスがたまって困るという。
- 舌黄色苔と脈渋　腹部充実より　大黄甘草湯2.5g/日朝　大建中湯2.5g/日夜に処方。1週間で快便になりガスもとれた

症例207

## 調胃承気湯

- 大黄・甘草・芒硝
- 傷寒論「発汗若下之後　反悪寒者虚也　芍薬甘草附子湯主之　但熱者実也　与調胃承気湯」「太陽病　未解　脈陰陽倶停　必先振慄　汗出而解　但陽脈微者　先汗出而解　但陰脈微者　下之而解　若欲下之　宣調胃承気湯」

図631

## 調胃承気湯

- 傷寒論「陽明病　不吐不下　心煩者　可与調胃承気湯」「太陽病　三日発汗不解　蒸蒸発熱者　属胃也　調胃承気湯主之」「傷寒吐後　腹脹満者　与調胃承気湯」
- 勿誤方函口訣「此方ハ承気中ノ軽剤也　故ニ胃ニ属スト云、胃気ヲ和スト云。少々与フト云。大小承気ノ如ク腹満燥屎ヲ主トセズ。唯熱ノ胃ニ属シテ内壅スル者ヲ治ス。雑病ニ用ルモ皆此意ナリ」
- 裏　熱　実虚

図632

## 麻子仁丸・潤腸湯

- 傷寒論　麻子仁　芍薬　枳実　大黄　厚朴　杏仁
- 傷寒論「趺陽脈浮而濇　浮則胃気強　濇則小便数　浮濇相拍　大便則難　其脾為約　麻子仁丸主之」
- 潤腸湯　麻子仁丸加当帰地黄黄芩
- 裏　熱　虚

図633

## 大黄牡丹皮湯

- 桃仁　牡丹皮　大黄　冬瓜子　芒硝
- 金匱要略「腸癰者　少腹腫痞　按之即痛　如淋　小便自調　時時発熱　自汗出　復悪寒　其脈遅緊者　膿未成　可下之　当有血　脈洪数者　膿已成　不可下也　大黄牡丹皮湯主之」
- 勿誤方函「此方ハ腸癰癰潰以前ニ用ル薬ナレドモ、其方　桃核承気湯ト相似タリ。故ニ先輩、瘀血衝逆ニ運用ス。凡桃核承気ノ証ニテ小便不利スル者ハ、此方ニ宜シ。其他、内痔、毒淋、便毒ニ用テ効アリ。皆排血利尿ノ効アルガ故ナリ。又痢病、魚脳ノ如テ下ス者、此方ヲ用ユレバ効ヲ奏ス。若虚スル者、駐車丸ノ類ニ宜シ。凡痢疾久ク痊ザル者ハ腸胃腐爛シテ赤白ヲ下ス者ト見做スコトハ、後藤良山ノ発明ニシテ、奥村良筑説ニ本キ、陽症ニハ此方ヲ用ヒ、陰症ニハ薏苡附子敗醤散ヲ用テ、手際ヨク治スト云。古今未発ノ見ト云フベシ」

図634

ある。症例207は過敏性腸症候群で腹痛と便秘で受診された。舌黄色苔と右下腹部圧痛にガスがたまるということにて大黄甘草湯1包と大建中湯1包で効果があった。図631は調胃承気湯の原典である。図632も同じく調胃承気湯の原典である。図633は麻子仁丸・潤腸湯の原典である。図634は大黄牡丹皮湯の原典である。症例208は8歳男児で急性虫垂炎を疑ったが筋性防御も炎症反応もなく大黄牡丹皮湯で1包のみで効果があった。図635は通導散の原典である。図636は私見であるが漢方薬の抗便秘薬の効果を示したものである。大黄甘草湯が最も効果があり、大腸内視鏡の前処置にも用いることができる。大黄甘草湯＞大承気湯＞通導散＞桃核承気湯＞調胃承気湯＞大黄牡丹皮湯＞カマ（マグミット）＞麻子仁丸＞潤腸湯＞加味逍遥散の順で効果が期待できる。アロエ（アローゼン）とエロビキシバットは大黄甘草湯と同程度、センナは大承気湯と同程度、ビスコルファートは調胃承気湯と同程度、また厚朴の配合の小承気湯や麻子仁丸は腹痛にも対応する。ルビプロストンは麻子仁丸と同程度、リナクロチドは大承気湯と同程度であるが痙攣性便秘には第一選択である。漢方薬では桂枝加芍薬大黄湯がよいといえる。妊娠初期には3カ月まではビスコルファートがよい。

● 参考文献

「漢方の診察　3-5　診察方法　切診」日本東洋医学会
"Annals of Internal Medicine 2020"
『内科診断学』吉利和著　金芳堂
「慢性便秘症診療ガイドライン」日本消化器病学会

---

### 通導散

- 枳実　大黄　当帰　甘草　紅花　厚朴　蘇木　陳皮
- 木通　芒硝
- 万病回春「折傷者　多瘀血凝滞也　宣先用童尿黄酒各一種　和而温服　最能散瘀　消滞神効」
- 「治跌撲傷損極重　大小便不通　乃瘀血不散　肚腹膨脹　上攻心腹　悶乱至死者　先服此薬　打下死血瘀血　然後方可服補損薬　不可用酒飲　癒不通矣　亦量人虚実而用」
- 裏　熱　実

図635

---

### 漢方の下剤

- 大黄甘草湯＞大承気湯＞通導散＞桃核承気湯＞調胃承気湯＞大黄牡丹皮湯＞カマ（マグミット）＞麻子仁丸＞潤腸湯＞加味逍遥散
- アロエ（アローゼン）・エロビキシバットは大黄甘草湯と同様
- センナは大承気湯と同様
- ビスコルファートは調胃承気湯と同様
- 厚朴が配合　小承気湯・麻子仁丸は腹痛にも対応
- ルビプロストンは麻子仁丸と同様
- リナクロチドは痙攣性便秘に
- 妊娠初期にはビスコルファート　3月以降は漢方薬

図636-1

---

### 便秘の漢方薬

大黄甘草湯＞大承気湯＞通導散＞桃核承気湯＞
　　　　アロエ　　　センナ　　　瘀血

小承気湯＞調胃承気湯＞大黄牡丹皮湯＞
腹痛　　ビスコルファート　　虫垂炎

桂枝加芍薬大黄湯＞カマ＞麻子仁丸＞潤腸湯＞
リナクロチド　　マグミット　　　ルビプロストン

加味逍遥散＞小建中湯
腹痛　　　　更年期　　　　　　　水嶋私見

図636-2

---

### 大黄牡丹皮湯

- 8歳男児
- 右下腹部痛　昨日から突然に右下腹部痛出現、盲腸を疑い、救急外来を受診。
- WBC4800　Hb13.6　CRP0.02　130cm　28kg　舌紅脈滑　腹部右下腹部に圧痛あるも、筋性防御なし。反動痛もなし。便通は順で父母にも急性虫垂炎の既往はない
- ウイルス性虫垂炎を疑い、大黄牡丹皮湯2.5g/日を3日処方　下痢をしたらやめましょうとつたえる。次の日には下痢はないが腹痛は収まった。

症例208

---

### 下痢の漢方薬

アヘンチンキ＞ロペラミド＞清暑益気湯＞ケイ酸＞
放射線障害　　感染型　　　熱中症

ビフィズス菌≒啓脾湯＞胃苓湯＞酪酸菌＞黄芩湯＞
　　　　　　　　　　（五苓散）（六君子湯）熱型

真武湯＞桂枝加芍薬湯＞人参湯
冷型　　　痙攣型　　　　　　　　水嶋私見

図636-3

図637まずめまいと耳鳴りに対する漢方薬の解説である。古典的には少陽病のめまい、これは熱性疾患や突発性難聴、騒音性難聴に心因性耳鳴りなどを含むと考えられる。次いで水毒によるもの、これはメニエル病や迷路性めまいをさすと考えられる。さらに高血圧や加齢性めまい・耳鳴り、これは老人性のめまいや耳鳴りをさすと考えられる。図638まず水毒による内リンパ性耳鳴りは①苓桂朮甘湯はのぼせ・めまいに上腹部動悸が使用目標になる。②沢瀉湯これは突発性めまいに用いる、いわゆる耳石動揺によるめまいである。③真武湯これは老化によるふわふわ感で、いわゆる脳底動脈循環不全に用いる。下腹部の筋力低下が目標になる。図639は苓桂朮甘湯の原典である。心下に痰飲いわゆる水毒が目標で上腹部の動悸を使用目標にするとよい。図640は苓桂朮甘湯のポイントである。虚証で体が揺れるようなめまいとされ自律神経失調を伴うような迷路性めまいに用いるが、上腹部動悸が使用目標に

---

### 苓桂朮甘湯

- 金匱要略「心下ニ痰飲アリ、胸脇支満、目眩スルモノ」
- 餐栄館療治「此方癇症、腹内動悸ツヨク、少腹ヨリ気上リテ胸ニ衝キ、呼吸短息、四肢拘急ナドスル症ニ効アリ。又心下逆満シテ、起テバ頭眩シ、動悸アルヲ標的トスレドモ、顔色鮮明ニシテ表ノシマリ宣シカラズ、第一脈沈緊ナル者ニ非ザレバ効ナシト云フ、是和田家ノ秘訣ナリ」

図639

---

### 苓桂朮甘湯

- 治心下悸。上衝。起即頭眩。小便不利者。類聚方広義
- 傷寒。若吐若下後、心下逆満。気上衝胸。脈沈緊。発汗即動脛。　傷寒論
- ポイントは虚証で心下悸とからだがゆれるようなめまい。
- 蒼朮・茯苓にて肺・上焦の水を利水し下行させる
- 臍下悸は苓桂甘棗湯（苓桂朮甘湯+甘麦大棗湯）
- 心下悸で腰中冷、如座水中は苓姜朮甘湯
- 動悸を主訴とする心疾患　胃内停水を主訴とする機能性胃腸症　寒冷に敏感な咳嗽・喘息
- 裏　寒　虚実

図640

---

### めまい・耳鳴りの東洋医学的解説

1：少陽病のめまい　突発性難聴　騒音性難聴
　少陽の病たる、口苦く、咽乾き、目眩なり。
　①熱性疾患の遷延期
　②消化器機能停滞
　③心因性
2：水毒によるめまい　メニエル・迷路性めまい
　金匱：心下に支飲ありて、その人、冒眩に苦しむは沢瀉湯、これを主る
3：高血圧・加齢によるめまい
　　老人性耳鳴り

図637

---

### 症例から見る苓桂朮甘湯　42歳女性

- 1月前から朝起き上がるときにめまいがして、おきられない。近医耳鼻科にて迷路性めまいと診断、鎮暈剤・ビタミン剤を処方されるも改善せず当院受診
- 158cm　48kg　舌白胖　白膩苔　脈細滑　腹部中等度　上腹部動悸あり　臍下不仁・胸脇苦満なし　足は冷える　便通は順　眼症状　右方向性眼振あり　瞳孔不同なし　光反射正常　カーテン徴候なし　バレー徴候なし　たまに右耳鳴高音のキーン音
- 水毒と上腹部動悸より苓桂朮甘湯7.5g/日を投与
- 2週間で眩暈は消失　1月内服して廃薬できた。

症例209

---

### 内リンパ水腫（内耳性耳鳴）

- 苓桂朮甘湯　のぼせ・めまい　自律神経失調
　　　　　　　迷路性めまい　　　上腹部動悸
- 沢瀉湯　回転性めまい　　耳石動揺　突発性めまい
- 真武湯　冷え・ふわふわ感　脳底動脈循環不全
　　　　　　下腹部筋力低下

図638

なる。症例209は42歳の女性、迷路性めまいで舌白膩苔つまり水毒と上腹部動悸より苓桂朮甘湯が効果があった。図641は苓桂朮甘湯を中心とした加減方である。連珠飲は苓桂朮甘湯に四物湯を合方したもので貧血によるめまいや耳鳴りに用いる。やはり使用目標は上腹部動悸である。苓姜朮甘湯は桂皮を乾姜に変えたもので冷えを伴う迷路性めまいに用いる。今度は下腹部の動悸が使用目標になる。苓桂甘棗湯は苓桂朮甘湯の蒼朮を大棗に変えたものでいわゆるヒステリー発作（転換性障害）に用いる。やはり下腹部の動悸が使用目標となる。苓桂味甘湯は苓桂朮甘湯の蒼朮を五味子に変えたもので感冒の後の咳嗽に用いる。今度は上腹部の動悸が目標になる。苓甘姜味辛夏仁湯は冷え症で貧血傾向の慢性気管支炎に用いるが虚証のアレルギー性鼻炎にも効果がある。これは小青竜湯の麻黄をぬいた方剤と考えるとよい。茯苓甘草湯は苓桂朮甘湯の蒼朮を生姜に変えたもので感冒の後の多汗に用いるが口渇はあっても水分をのみたがらないという特徴がある。エキスでは苓桂朮甘湯に人参湯を合方するとよい。図642は沢瀉湯の原典である。症例210は耳鼻科的には異常がなく自律神経による身体表現化障害といわれた。舌白苔、腹部中等度で水毒はあるが虚証ではなくかなり激しいめまいであるため沢瀉湯とイソソルビドにて奏効した症例である。図643は真武湯の原典である。図644は真武湯のまとめである。虚証で立っていられないめまい以外にふらっとするめまいや腰痛、四肢の筋力低下、冷え、心下悸、下痢を使用目標とする。高齢者を中心とした虚証のメニエル病や多発神経炎、椎骨循環不全などに用いるとよい。図645また真武湯は少陰病の葛根湯といわれ新陳代謝の低下した感冒にも用いる（適応外使用にて症候病名を）。やや附子の量が少ないのですこし増量して

### 沢瀉湯

- 沢瀉・蒼朮
- 類聚方広義「水毒のために目の前が暗くなること暗堂に座る如し、ゆさゆさすること小舟に座って揺られる如く、霧の中を歩いて空中に昇る如く。」

図642

### 症例から見る沢瀉湯

- 38歳男性
- 数年前よりめまいがつらく、いても立ってもいられない。耳鼻科にて精査を受けるも異常は見当たらず、精神的なものといわれたが、よくならず本人は死んだ方がましという
- 175cm　50kg　舌白胖　白苔　脈滑渋　腹部中等度　胸脇苦満なし　上腹部動悸なし、眼症状眼振なし、頸動脈硬化なし、椎骨動脈良好　SDS46/67
- 沢瀉湯（沢瀉4　蒼朮4）にイソソルビド90mLを処方、次の日にはめまいが軽減、1週間でほぼ0になった。

症例210

### 真武湯

- 勿誤方函口訣「此方ハ内水気アリト云フガ目的ニテ、他ノ附子剤ト違ツテ水飲ノ為ニ心下悸シ、身潤動スルコト振振トシテ地ニタオレントシ、或ハ麻痺不仁、手足引キツルコトヲ覚エ、或ハ水腫小便不利シ、其ノ腫虚軟ニシテカナク、或ハ腹以下腫アリテ、臀、肩、胸、背羸痩シ、其ノ脈微細或ハ浮虚ニシテ大イニ心下痞悶シテ、飲食美ナラザル者、或ハ四肢沈重疼痛下痢スル者ニ用イテ効アリ。」

図643

### 苓桂朮甘湯の応用

- 連珠飲　苓桂朮甘湯＋四物湯　貧血によるめまい　耳鳴
- 苓姜朮甘湯　苓桂朮甘湯の桂皮を乾姜に　下腹部動悸
- 苓桂甘棗湯　苓桂朮甘湯の蒼朮を大棗に　下腹部動悸　自律神経発作
- 苓桂味甘湯　苓桂朮甘湯の蒼朮を五味子に　感冒後咳
- 苓甘姜味辛夏仁湯　冷え性で貧血の慢性気管支炎
- 　　　小青竜湯の裏処方　虚証のアレルギー性鼻炎に
- 苓甘姜味辛夏仁黄湯(+大黄)便秘
- 茯苓甘草湯　苓桂朮甘湯の蒼朮を生姜に　傷寒の後汗がでても口渇がない

図641

### 真武湯

- 治心下悸。身潤動。振振欲僻地。腹痛。小便不利。或嘔。或下痢者。傷寒論
- めまい・立っていられない。動悸、呼吸促拍、筋肉痙攣、身体困重、嗜眠、四肢の沈重疼痛、腰痛、尿量減少、泥状便、腹痛あるいは悪心、下肢の浮腫、顔の浮腫。
- 虚証で精神衰弱　丸くなって眠りたがる。四肢の冷え
- 脈は沈　心下悸・冷え・めまい・下痢を証とする
- 腹部臍下不仁
- 冷えを主訴とする心不全　むくみの慢性腎炎
- めまいのメニエル　多発神経炎　椎骨循環不全

図644

用いるとよい。図646は真武湯のめまいの特徴である。雲の上を歩いているようとか歩いていると横にそれるようなめまいと言われる。これは椎骨循環不全の病態を思わせる。症例211は78歳女性のめまいで脳CTにて多発性脳梗塞が認められたケースである。高齢、冷え、心不全、臍下不仁より真武湯合附子末0.6g/日で効果があった。図647は高血圧や加齢によるめまいである。高血圧には実証には舌黄色苔を目標に黄連解毒湯・三黄瀉心湯などを用いる。虚証には釣藤散（早朝頭痛）・七物降下湯（拡張期高血圧）などを用いる。加齢によるものには便秘には八味地黄丸、下痢には真武湯を用いる。図648は黄連解毒湯の原典である。図649は黄連解毒湯のポイントである。以前にも解説したがイライラや精神症状と舌の黄色苔また目の発赤を目標にするとわかりやすい。症例212は48歳男性で朝起きるとめまいがする。高血圧と舌黄色苔、実証より黄連解毒湯が効果があった。図650は三黄瀉心湯の原典である。図651は以前にも解説したが三黄瀉心湯のポイントである。高血圧、便秘、舌黄色苔を目標とする。図652は最近では三黄瀉心湯はアカシジアに応用することが多い（適応外使用・症候的に便秘があ

---

## 症例からみる真武湯

- 78歳女性
- 数年前から立ち上がるときにめまい　耳鼻科受診したが耳鼻科的には大きな問題ないと
- 148cm　48kg　舌紅乾燥　脈沈渋　腹部軟　臍下不仁あり　脳CTにてラクナ脳梗塞　頸動脈　プラークなし　IMS1.0mm　便通正常　下肢冷えあり　上肢バレー右がわずかに陽性　BNP89.0　歩いていると体が傾くような感じがする　歩容は正常
- 年齢・冷え・心不全・臍下不仁より真武湯7.5＋附子0.6 を処方　1月後まだふらふらが残る　アスピリン100mg1Tを追加　2月後にふらふらは消失した

症例211

## 加齢・高血圧によるめまい

- 高血圧
- 黄連解毒湯　のぼせ・高血圧
- 三黄瀉心湯　便秘
- 釣藤散　頭重感　うつ状態　胃腸障害
- 七物降下湯　高血圧　腎動脈硬化
- 加齢
- 八味地黄丸　加齢　動脈硬化
- 真武湯　冷え　ふわふわ感

図647

## 真武湯

- 少陰の葛根湯　陰虚証の新陳代謝の沈衰しているものに用いる、表の陽気は虚し、内に陰寒、外にはなお虚熱があって　内の水気が動揺して上衝しその結果動悸、めまい、腹痛、下痢をおこす
- 傷寒論　少陰病　2・3日己マズ、4・5日ニ至リ、腹痛、小便不利、四肢沈重疼痛、自下利スル者ハ、此ニ水気アリトナス。
- 寒水のため陽気閉塞している　附子の量が少ない
- 裏　寒　虚

図645

## 黄連解毒湯

- 外台秘要：又前軍督護劉車者　得時疾三日巳汗解因飲酒復劇　苦煩悶　乾嘔口燥　呻吟　錯語不得臥　余思作　此黄連解毒湯方
- 勿誤薬室方函口訣：此方ハ胸中ノ熱邪ヲ清解スル聖剤也。一名倉公ノ火剤トス。其目的ハ梔子豉湯ノ小ニシテ熱勢劇シキ者ニ用ユ。苦味ニ堪カヌル者ハ泡剤ニシテ与フベシ。大熱有テ下痢洞泄スルモノ、或瀉病等ノ熱毒深ク洞下スル者ヲ治ス。又狗猫鼠ナドノ毒ヲ解ス。又喜笑不止者ヲ治ス。是亦心中懊膿ノナス所ナレバ也。又可氏ハ此方ノ弊ヲ痛ク論ズルレドモ、実ハ其妙用ヲ知ラヌ者也。又酒毒ヲ解スルニ妙ナリ。

図648

## 真武湯のめまいの特徴

1：歩いていてフラッとする
2：雲の上を歩いているよう
3：誰かと歩いていると　なんで私に寄りかかるのか、といわれたりする
4：まっすぐに歩いているのに横にそれそうになる
5：まっすぐに歩こうとするのに横にそれる
6：座っているのに時にクラッとする
7：目の前のものがザーと横に走るように感じる

図646

## 黄連解毒湯

- 一切の火熱、表裏ともに盛んにして　狂燥煩心、口渇咽乾、大熱乾嘔、錯語不眠、吐血衄血を治する。
  成方切用
- 煩燥・不安感・焦燥感または抑うつ　顔面紅赤、上火（のぼせ）唇暗紅、出血傾向、心下痞で不快感　いらいらと顔の赤み　心下痞を証とする
- 高血圧・ベーチェット病・アナフィラキシー・手部湿疹・三叉神経痛・子宮頸糜爛・ガイスベック症候群

図649

る）。症例213は統合失調症でリスペリドンを内服中イライラがとれないという。舌黄色苔、実証、便秘より三黄瀉心湯が効果があった症例である。次いで虚証のめまい、図653は釣藤散の原典である。図654は釣藤散のポイントであるが、朝の頭痛やめまいを使用目標とする。図655は本邦の釣藤散の解説である。症例214は72歳男性で朝のめまいである。虚証で舌乾燥、臍下不仁あり、特に朝の頭痛とめまいが特徴的で釣藤散にて効果があった。症例215は70歳女性で時々のふらっとするめまい。やはり虚証で舌乾燥、朝の頭痛、めまいより釣藤散が効果があった症例である。図656は八味地黄丸の原典である。図657は本邦の八味地黄丸の原典である。症例216は94歳女性で、めまいを訴える。高齢、虚証、舌乾燥、臍下不仁で冷えがないことより八味地黄丸にて効果があった。図658は耳鼻科領域の不定愁訴の漢方治療である。特に多いのが耳管狭窄や耳管開放症で耳鳴りを訴える症例である。これには胸脇苦満を目標に小柴胡湯加香蘇散が効果を発揮する。また更年期に伴う耳鳴りめまいなど不定愁訴には加味逍遥散がよい（胸脇苦満、便秘、ほてり）。めまいに対する予期不安には半夏厚朴湯がよい（舌白

---

### 三黄瀉心湯

- 半夏瀉心湯より腹部の熱が強い　胸部・頭部におこる炎症、充血　心尖拍動亢進　血圧上昇　顔面紅潮　神経過敏　興奮　のぼせ　鼻血　目の充血
  1：顔面紅潮して気の上衝が激しい人の高血圧
  2：神経過敏　ノイローゼ　精神不安　いらいら　せかせかしている人の耳鳴り　煩躁　興奮　のぼせ　血尿　眼底出血　肩こり
  3：皮膚病　蕁麻疹　皮膚の発赤　かゆみ　皮下出血
  4：抜歯や講演等の緊張
- 舌の黄色い苔　便秘を目標に
- 裏　熱　実

図651

---

### 三黄瀉心湯

- 心気不足、吐血、衄血、瀉心湯之主　心気不定
  　　　　　　　　　　　金匱要略
- 煩燥不安、顔面紅潮、大黄証（実証）　心下痞、便秘
- 舌は暗紅老黄膩苔　脈は実有力　便秘と心下痞　精神症状を証とする　CP系薬剤を内服している場合には副作用防止に
- 化膿性感染性疾患・膀胱炎・付属器炎・乳腺炎
- 出血性疾患・高血圧・脳梗塞・高脂血症
- アカシジア
- 裏　熱　実

図652

---

### 黄連解毒湯

- 48歳男性
- このところ朝起きたらめまいがする　医療機関にはかかっていない
- 170cm　84kg　舌紅　黄色苔　脈滑弦　腹部充実　胸脇苦満あり　臍下不仁なし　血圧 158/114　chol288　UA8.8　AST68　ALT88　便通は固い　下肢冷えなくむしろほてる
- 実証　高血圧　脂肪肝などより　黄連解毒湯7.5g/日　イルベサルタン50mg　ウルソデキシコール酸3T　フェブキソスタット10mg
- 1月後　ふらふらとれた　血圧142/88

症例212

---

### 三黄瀉心湯

- 28歳　男性
- 3年前から統合失調症にて治療中　リスペリドン2Tにて調子は良いが、焦燥感がとれない
- 175cm　62kg　舌紅黄色苔　脈滑　腹部充実　胸脇苦満左右にあり　便秘　下肢のひえなし
- 大黄証で統合失調症にて三黄瀉心湯7.5g/日を処方
- 2週間で焦燥感が改善　便秘もよくなった

症例213

---

### 三黄瀉心湯

傷寒論：心下痞　按之濡　其脈浮者　大黄黄連瀉心湯主之
本以下之　故心下痞　与瀉心湯　痞不解　其人渇而口燥　小便不利者　五苓散主之
傷寒大下後　復発汗　心下痞　悪寒者　表未解也　不可攻　心下　当先解表　表解乃可攻痞　解表宣桂枝湯　攻痞宣大黄黄連瀉心湯
金匱要略：心気不足　吐血衄血　瀉心湯主之
勿誤薬室方函口訣：此方ハ上焦瀉下ノ剤ニテ、其用尤広シ。局方三黄湯ノ主治、熟読スベシ。但気痞ト云ガ目的ナリ
太平恵民和剤局方：治丈夫婦人　三焦積熱　上焦有熱攻衝　眼目赤腫　口舌生瘡　中焦有熱　心陽煩燥　不美飲食　下焦有熱　小便赤渋　大便秘結

図650

---

### 釣藤散

本事方「肝厥頭暈ヲ治シ、頭目ヲ清スル」
- 勿誤方函口訣「此方ハ俗ニ所謂癇症ノ人、気逆甚シク、頭痛、眩暈シ、或ハ肩背強急眼赤ク、心気鬱塞スル者ヲ治ス。此症ニ亀井南冥ハ温胆湯加石膏ヲ用ユレドモ此方ヲ優トス。」

図653

## 釣藤散

- 「普済本事方」頭痛頭暈方
- 肝厥頭暈を治し、頭目を清するは釣藤散
- 使用目標：朝の起床時に強い頭痛・頭重・めまい
- 釣藤鈎3 陳皮3 半夏3 麦門冬3 茯苓3 人参2 菊花2 防風2 石膏5 甘草1 乾生姜1

図654

## 八味地黄丸

- 金匱要略「崔氏八味丸、脚気上ツテ少腹ニ入リ、不仁スルヲ治ス。」「虚労ノ腰痛、少腹拘急シ、小便利セザル者、八味丸之ヲ主ル。」「婦人ノ病、飲食故ノ如ク、煩熱臥スルコト能ハズ、而モ反ツテ倚息スルハ何ゾヤ、之ヲ転胞（尿閉）ト名ク、溺スルコトヲ得ザルナリ、胞系了戻スルヲ以テノ故ニコノ病ヲ致ス。但小便利スレバ即癒ユ、腎気丸之ヲ主ルヲ宣氏トス。」
- 裏　寒　虚

図656

## 釣藤散

- 中年以後の神経症でやや虚　頭痛・めまい・かたこりなどを呈するもの。
- この方は古方の竹葉石膏湯から竹葉・粳米をとり、釣藤・菊花・茯苓を加えたもので、虚証で気が上衝し　上部に鬱塞するのを引き下げ鎮静する
- 細野ら　本方は愁訴の多い者にもちいられ、特に頭痛、頭重、かたこり、めまいを訴え、さらに便秘、不眠、夜間尿、手足の冷え、動悸、耳鳴り、のぼせ、起こりやすい、食欲不振がある。頭痛は早朝覚醒時に多いとされる

図655

## 八味地黄丸

- 勿誤方函口訣「此方ハ専ラ下焦ヲ治ス、故ニ金匱ニ少腹不仁、或ハ小便自利、或ハ転胞ニ運用ス、又虚腫、或ハ虚労、腰痛ニ用テ効アリ、其ノ内、消渇ヲ治スルハ此方ニ限ルナリ。仲景ガ漢武帝ノ消渇ヲ治スト云フ小説アルモ虚ナラズ。此方牡丹皮、桂枝、附子ト合スル所ガ妙方ナリ。済生方ニ牛膝、車前子ヲ加ルハ一着輪タル手段ナリ、医通ニ沈香ヲ加エタルハ一等進ミタル策ナリ。」

図657

## 釣藤散

- 72歳男性
- 数カ月前から朝起きるときにめまい　立ち上がろうとするとフラッとする。近医内科にて血圧142/88 脳CT：皮質下虚血性変化　脳梗塞の前兆といわれアスピリン100mgを処方されたが効果がない
- 164cm 58kg 舌紅乾燥　脈沈渋　腹部中等度　胸脇苦満あり　臍下不仁あり　下肢冷えなし　便通は順　血圧148/102 上肢バレーサインなし　眼症状特記すべきものなし　朝に後頭部の張感がある
- 虚証で朝のめまい　頸部のこりより釣藤散7.5g/日を投与　2週間後血圧138/92 めまいが消失した

## 症例からみる八味地黄丸

- 94歳　女性
- このところフラッとする　自宅血圧は142/88でよい
- 138cm 32kg 舌紅乾燥　脈沈革　腹部軟　臍下不仁あり　便通はやや固い　下肢冷えなし　浮腫なし
- 血圧144/96 Cr1.12 K5.0 BNP88.0 脳CT多発性脳萎縮
- 超高齢で冷えがない　八味地黄丸1/2P（丸剤）を内服するように指示
- 2週間後にはフラッとするのがとれた　血圧138/90

## 症例からみる釣藤散

- 70歳女性
- 時々フラッとして体が引き込まれるような気がする。内科受診したが異常をみとめず
- 158cm 56kg 舌白やや乾燥　脈沈　腹部中等度　胸脇苦満あり　便通やや固い　下肢冷えなし　血圧128/86 脳CT：皮質下虚血性変化あり　朝起きるときにめまいがする　首が痛む　SDS28/67
- 虚証　朝の頭痛　めまいから釣藤散7.5g/日とアスピリン100mg1Tを処方
- 1月後にはめまい、フラッが消失

## 耳鼻科領域の自律神経失調症

- 小柴胡湯合香蘇散　耳管狭窄　耳管開放症　不安神経症　慢性扁桃炎
- 加味逍遥散　不定愁訴
- 半夏厚朴湯　めまいに対する予期不安

- 耳管開放症　桂枝加竜骨牡蛎湯合香蘇散
　　　　　　　柴胡加竜骨牡蛎湯合香蘇散
　　　　　　　加味帰脾湯

図658

苔、心下痞）。最も多い耳管開放症には香蘇散を加えるのが効果的で虚証の場合には桂枝加竜骨牡蛎湯合香蘇散、実証の場合には柴胡加竜骨牡蛎湯合香蘇散、虚証で不安神経を伴う場合には加味帰脾湯あるいは合香蘇散がよい。図659は小柴胡湯の原典である。目標は胸脇苦満と舌白苔である。図660は香蘇散の原典である。失感情症のうつには効果がよい。メーカーによっては不安神経症の適応がないので要注意である。症例217は38歳女性で耳管開放症の方である。ゴーゴーという耳鳴りがする。舌白苔、中間症、胸脇苦満あり小柴胡湯合香蘇散で奏効した。図661は半夏白朮天麻湯の解説である。胃腸虚弱で冷え症、低血圧などが目標であるが、舌の胖大と腹部心下痞が特徴的である。症例218は28歳女性で頭痛とめまいにて受診、虚証で心下痞あり、舌白胖大より半夏白朮天麻湯にて効果があった。図662はめまいのまとめである。急性期は沢瀉湯や五苓散（脈浮）、慢性期は自律神経過敏には柴胡加竜骨牡蛎湯（実証）・桂枝加竜骨牡蛎湯（虚証）、微小循環不全には桂枝茯苓丸、内耳性リンパ水腫には半夏白朮天麻湯（心下痞）・苓桂朮甘湯（上腹部動悸）・呉茱萸湯（左腹直筋緊張）・釣藤散（早朝頭痛）・真武湯（冷え・下痢）などを用いる。図663また加齢や高血圧のめまいにはこのような方剤を用いる。次いでアレルギー性鼻炎について解説する。アレルギーのところでも述べたが、図664はアレルギーの監視機構である。図665はいま注目されている自然リンパ球の種類とはたらきである。新型コロナでもこの自然リンパ球の免疫機能が低下するといわれる。特にグループ2のIL-C2はIL-4 IL-5以外にIL-13などの産生に関与し、アレルギーの原因をなす。また抗原認識機能を持たないIL-C2はサイトカインIL-33やIL-25によって機能することが分かっている。図666は自然リンパ球の関与する疾患をまとめたものである。図667はIL-33の関与する疾患であるがアレルギー性鼻炎では鼻粘膜のIL-33のmRNAの発現上昇が認められている。図668はこれらを踏まえたうえでアトピー性皮膚炎の発症を分類したものである。ついで図669はアレルギー性鼻炎の発症をシェーマしたものである。時に上皮細胞の感作にIL-25やIL-33が関与しまたTSLPと自然リンパ球のIL-C2が関与していることが重要である。またTh2細胞の感作にはIL-4・IL-5のサイトカインが関与しておりこれが好酸球を惹起する。またIL-31は肥満細胞を刺激しアレルギー発作を引き起こす。図670はこれに漢方薬がどこに関与するかを示した図であ

## 小柴胡湯

- 傷寒　五六日中風。往来寒熱。胸脇苦満、黙黙不欲飲食。心煩喜嘔。或胸中煩而不嘔。或渇。或腹中痛。或脇下痞硬。或心下悸。小便不利。或不渇。身有微熱。或嗽者。
- 少陽病　①胸脇苦満　②微熱の持続　③嘔気、口苦、食欲不振　④脈弦　舌白やや黄苔
- 長谷川　柴苓湯　慢性腎炎　小川　合桂枝茯苓丸　SLE 矢数　HistiocytosisX　本間　PSSにともなう間質性肺炎
- 柴陥湯　咳嗽　粘痰　目標は胸脇苦満と黄色苔　咳にて胸部痛
- 柴朴湯　喘息　ノイローゼ　目標は胸脇苦満と精神的要因での発作誘発
- 柴苓湯　尿蛋白　ネフローゼ　目標は胸脇苦満とむくみ
- 半表半裏　熱　虚実

図659

## 香蘇散

- 和剤局方　四肢の瘟疫傷寒を治す
- ①虚弱者の感冒　柴胡・麻黄・桂枝が胃にさわる人②頭痛・めまいを訴える抑鬱状態　失感情症のうつ状態③脈は沈腹は弱で胃内停水
- 魚のアレルギーの蕁麻疹によい
- 漢方薬の抗うつ薬
- 裏　寒　虚

図660

## 症例からみる耳管開放症

- 38歳女性
- 3月前からゴーゴーという自分の呼吸音がする　耳鼻科にて耳管開放症といわれた
- 165cm　60kg　舌白白苔　脈滑　腹部中等度　胸脇苦満あり　不眠あり　下肢冷え　浮腫なし　鼻すすりで症状は少しよい
- 中等症で胸脇苦満あり　小柴胡湯7.5g/日　合香蘇散7.5g/日にて1月後には耳閉感や呼吸音は消失した
- 胸脇苦満なければ加味帰脾湯

症例217

## 半夏白朮天麻湯

- 平素胃腸虚弱のもの　胃内停水があり　精神的ショックや食事の不摂生にて胃内の水毒が動揺して上逆し　頭痛とめまい嘔吐をひきおこしたもの
- 胃腸虚弱　やせ型　貧血　めまい　頭痛　嘔吐　肩こり　足の冷え　低血圧を主訴とする
- 腹部心下痞・振水音　舌白胖大
- 中国では　頭痛の部位が重要　眉の部位よりこめかみ　めまいは起きたり寝たりするとグラグラするもの　船に乗って揺られているようだと表現する
- 裏　寒　虚　水毒

図661

## 症例から見る半夏白朮天麻湯

- 28歳　女性
- 数カ月前から頭痛　特に雨の前に目の奥が痛む　立ち上がる時にふらっとする。耳鼻科で脳CT異常なし　耳や鼻には問題はない
- 162cm　54kg　舌白胖　白苔　脈滑　腹部中等度　心下痞あり　振水音あり　下肢冷え　便通は順　たまにフラッとするめまいがある　血圧98/60　SDS48/67
- 中間証と水毒より半夏白朮天麻湯7.5g/日を処方
- 2週間にて頭痛は改善　足も温まってきた　血圧108/74

症例218

---

## 自然リンパ球の分類

- Group 1　ILC
  NK細胞　ILC1　T-bet依存的分化　IFNγ産生
  ウイルス感染や細胞内細菌感染で働く
- Group2　ILC
  NH細胞　Nuocyte　GATA3依存的分化
  　　IL 4　IL-5　IL-6　IL-9　IL-13　産生
  　　寄生虫や真菌感染やアレルギーに
- Group3　ILC
  LTi細胞　NKp-46⁺ILC3　NKp-48⁺ILC3　RPGgt依存的分化
  　　IL-17　IL-22産生　細胞外細菌感染で働く
- 抗原認識機能を持たないILC2はサイトカインによって機能する　IL-33R　IL25-R

アレルギー学会　テキストより　東京薬科大　久保

図665

---

## めまい（メニエル病）のまとめ

- 急性期　沢瀉湯　回転性めまい　吐き気
  　　　　五苓散　めまい　のぼせ　発汗
- 慢性期　自律神経過敏　柴胡加竜骨牡蛎湯（実証）
  　　　　　　　　　　　桂枝加竜骨牡蛎湯（虚証）
  　微小循環障害　桂枝茯苓丸
  　水毒（内リンパ浮腫）
  　　　　半夏白朮天麻湯（胃腸障害）
  　　　　苓桂朮甘湯（たちくらみ）
  　　　　呉茱萸湯（頭痛）
  　　　　釣藤散（うつ状態）
  　　　　真武湯（冷え）

図662

---

## 自然リンパ球の関与

- アレルギー
- 気管支喘息　アレルギー性鼻炎　アトピー性皮膚炎　接触性皮膚炎　慢性副鼻腔炎　結膜炎　食物アレルギー
- 感染症
- 寄生虫感染　真菌感染　インフルエンザウイルス感染　ライノウイルス感染
- 代謝疾患
- メタボリックシンドローム　動脈硬化
- 自己免疫疾患
- COPD　多発性硬化症　好酸球性腹水　肺線維症　肝硬変　ウイルス性肝炎　胆道閉鎖症　バセドウ氏病　がん　アテローム性動脈硬化症

アレルギー学会　テキスト　理化学研究所茂呂

図666

---

## 加齢・高血圧によるめまい

- 高血圧
- 黄連解毒湯　のぼせ・高血圧
- 三黄瀉心湯　便秘
- 釣藤散　頭重感　うつ状態　胃腸障害
- 七物降下湯　高血圧　腎動脈硬化
- 加齢
- 八味地黄丸　加齢　動脈硬化
- 真武湯　冷え　ふわふわ感

図663

---

## IL-33とアレルギー性疾患

- IL-33はヒトの気管支喘息とアトピー性皮膚炎のゲノムワイド関連解析で疾患関連領域に含まれる
- 気管支喘息患者において重症度と相関し、気管支リモデリング促進とステロイド抵抗性に寄与する
- アトピー性皮膚炎患者のケラチノサイドはIL-33によってTSLP産生が促進される
- アレルギー性鼻炎患者の鼻粘膜ではIL-33のmRNA発現の上昇を認める
- IL-33は自然免疫および獲得免疫の両者に作用しアレルギー性炎症を惹起するDAMPsである

アレルギー学会　テキスト　千葉大中山

図667

---

## 免疫監視機構

IL-18存在下でTNFαとIFNγの産生とT細胞の活性化　Mori. K. Kido. T. J. Harbal med.

図664

---

## アレルギー発生メカニズム

1：アレルゲン→樹状細胞→Th2細胞→B細胞→IgE→肥満細胞→ヒスタミン　　　（IL-4）
　　　　当帰飲子・黄連解毒湯
2：アレルゲン→上皮細胞→ネクローシス→IL-33→IL-C2→IL-5・IL-13→好酸球浸潤
　　　　消風散・越婢加朮湯
3：バリア機能低下→細菌→TSLP賦活→IgE・肥満細胞→ヒスタミン
　　　　十味敗毒湯・黄耆建中湯
　　　　　　　　水嶋改変

図668

る。詳しくはアレルギーの項を参照していただきたい。IL-33からTSLPを抑制するのは石膏であり、Th2細胞の抑制には柴胡・黄芩が働く。またIL-31からB細胞を抑制するのが麻黄・桂枝である。これをふまえてアレルギー性鼻炎の漢方薬を解説する。図671は舌下免疫療法として現在広く行われている療法である。これはIL-10を通してTh2細胞を抑制するために効果がでる。しかし3年治療して花粉症の予防効果は50%にとどまり、またβブロッカーやステロイド使用や免疫低下状態には使用できないのが欠点である。図672は古典的アレルギー性鼻炎の漢方薬治療である。まず鼻腔粘膜の腫れをとるため麻黄の製剤である小青竜湯を用いる。これは好酸球や肥満細胞を抑制する。しかし使用目標が水毒にて必ず腹部振水音や舌白苔がなければいけない。効果が弱い時には抗ヒスタミン剤を追加するが、事情で漢方薬しか使えないときには冷えには附子末を、むくみには五苓散や苓甘姜味辛夏仁湯（適応外使用）を、熱には桔梗石膏を加えていく。しかしすべて水毒の反応がなければいけないが、ない場合には冷えには麻黄附子細辛湯、熱には葛根湯加川芎辛夷を用いる。図673はやはり古典的なアレル

---

## 舌下免疫療法

- 作用機序
  FceR1→樹状細胞→Tr1→IL-10→Th2抑制→IgG4/IgA誘導
- 喘息予防　3年　25%
- 花粉症予防　3年　50%
- 舌下投与　アナフィラキシー発作　0.0%
- βブロッカー・重篤喘息・悪性疾患・免疫低下状態・ステロイドには禁忌

図671

---

## アレルギー性鼻炎の漢方治療

鼻腔粘膜の腫れ（好酸球・肥満細胞）　　　　局所血管透過性の変化
　　　　　　　　　　小青竜湯　　　　　必ず心下水音
効果が弱い　　　　抗ヒスタミン剤　加味
冷え　　　　　　　加附子末（0.6〜2.0）
むくみ　　　　　　加五苓散
　　　　　　　　　苓甘姜味辛夏仁湯・参蘇飲
熱　　　　　　　　加桔梗石膏6.0
いずれも心下に水気音が目標
心下に水気音がなければ　冷え　麻黄附子細辛湯
　　　　　　　　　　　　熱　　葛根湯加川芎辛夷
　　　　　　　　　　　　　　　半夏瀉心湯

図672

---

## アレルギー性鼻炎

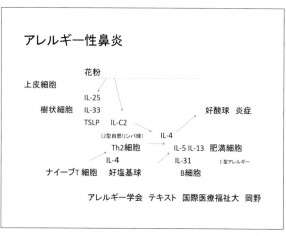

アレルギー学会　テキスト　国際医療福祉大　岡野

図669

---

## アレルギー性鼻炎

肥満細胞 → 粘膜型肥満細胞　くしゃみ
（即時型）　　　　分泌亢進　鼻漏
　　　　　　　　　うっ血　　鼻閉
抗体　　　　好酸球浸潤・抗IL-4　麻黄剤・抗ヒ剤
Bリンパ球　Th2
　　　　　　炎症細胞浸潤　　鼻閉
（遅延型）　Th2の抑制・抗TSLP　柴胡・黄芩
ただ　柴胡剤がすべて効くわけではない
　柴胡剤には胸脇苦満が必要　なければ麻黄剤
最近の知見では麻黄剤にもTh2抑制効果がある

図673

---

## アレルギー性鼻炎と漢方薬

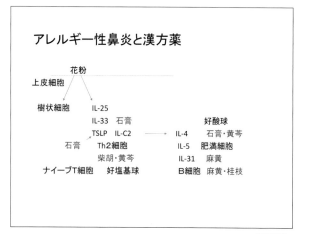

図670

---

## 漢方薬とサイトカイン

- 柴胡剤はこじれた風邪に
- 柴胡剤はウイルス感染にて副交感優位の初期にはIFNγ促進　交感優位の後期にはIFNγ抑制
- 柴胡剤　＋利水剤　Th1抑制　抗IFNγ
  　　　　＋清熱剤　Th2抑制　抗TSLP　抗IL-C2
- 当帰剤　Th2抑制
- 補剤　Th1賦活　地黄剤　Th1　賦活

図674

ギー性鼻炎の漢方薬治療であるが、大塚敬節先生は
慢性期には柴胡剤を使えと指導してくれた。これは
慢性期にはTh2細胞が炎症の主体となっているとい
うことであり、柴胡・黄芩はTh2の抑制効果がある
ということと合致する。経験的にこれらを把握して
いたということは感服する。図674は再度漢方薬と
サイトカインの関係を示したものである。感冒の項
でも説明したが柴胡剤に利水剤を加えるとTh1抑制
に働く。これはIFNγを抑制するからである。例え
ば柴苓湯などがしかり。また柴胡剤に清熱剤を加え
るとTh2抑制に働く。これはTSLPとIL-C2を抑制
するからである。当帰剤はTh2抑制に働くのは切迫
流産の予防のところで説明した。補剤はTh1賦活に
働くというのが漢方薬のサイトカインとの関係であ
る。図675はこれらを勘案してアレルギー性鼻炎の
漢方薬を解説するとIL-4・IL-5が関与する急性期の
アレルギーには鼻腔粘膜の変化に小青竜湯、粘膜が
蒼白には附子末を加味、粘膜は発赤には桔梗石膏を
加味。鼻腔粘膜の浮腫には苓甘姜味辛夏仁湯や参蘇
飲（どちらも適応外使用だが適応症候がある）、また
TSLPやIL-C2が関与している通年性変化には小
青竜湯加小柴胡湯や加桔梗石膏を用いるとよい。図
676は小青竜湯の原典である。心下水気音や舌白苔
などの水毒である。症例219は50歳男性で通年性ア
レルギー性鼻炎で実証、舌白苔、心下痞から小青竜
湯にデスロラタジンを加えたところ効果があった。
症例220は季節性アレルギー性鼻炎であったが車に
乗るため抗ヒスタミン剤が使えないという方であっ
た。実証、舌黄色苔、腹部振水音あり小青竜湯合桔
梗石膏にて効果を認めた。症例221は28歳女性で舌
白胖大、腹部軟、胃腸虚弱で心下痞あり、苓甘姜味
辛夏仁湯にて効果があった。ただし適応外使用にて
咳を訴えていたため病名はアレルギー性気管支炎
である。図677は新しい抗ヒスタミン剤の種類であ
る。ビラスチンは効果がよいが空腹時に内服しない
といけないのが欠点である。ルパタジンフマルは抗
PAF作用がある。これはアレルギーの項で説明し
た。効果が弱い時にはトロンボキサンA2受容体拮
抗薬を加えると効果がよくなる。図678は麻黄附子
細辛湯の原典である。冷え症のアレルギー以外に脈
の遅いSSSにも用いられる（適応外使用だが適応
症候がある）。症例222は38歳女性のアレルギー性
鼻炎である。虚証で舌の白苔がない、下肢冷えより
麻黄附子細辛湯にて効果があった。図679は参蘇飲
の原典である。本来は虚証で腹部振水音がある感冒
や気管支炎に用いる。症例223は季節性アレルギー

## アレルギー性鼻炎の漢方薬治療

- IL-4　IL-5の関与
- 鼻腔粘膜の変化　　小青竜湯　加附子（蒼白）加桔梗石膏（発赤）
- 鼻腔粘膜の浮腫　　苓甘姜味辛夏仁湯　参蘇飲

- TSLP　IL-C2の関与
- 通年性変化　　　　加小柴胡湯　加桔梗石膏

図675

## 小青竜湯

- 傷寒。表不解。心下有水気。乾嘔発熱自咳。或渇。或利。或噎。或小便不利。少腹満。或喘者。
- ポイントは咳嗽、痰は水様で量が多い。くしゃみ、鼻閉。悪寒特に背部に冷感あり、腹部には水気音がある。舌は白滑苔　麻黄湯の証に水気音
- 痰の多い小児喘息　アレルギー性鼻炎に　必ず心下に水気音があること　江戸時代には涎の多い脳梗塞に用いていた
- □ 口渇・出血性傾向のあるものには用いてはならない

図676

## 症例からみる小青竜湯

- 50歳　男性
- 長年にわたってアレルギー性鼻炎　1年をとおして鼻汁　くしゃみ　鼻閉あり　臭いもよくわからない
- 耳鼻科にてフェキソフェナジン・オロパタジンなど試すもどうもすっきりしない
- 174cm　72kg　舌紅白膩苔　脈滑　腹部充実　胸脇苦満あり　心下痞あり　下肢冷えなし　便通は順　鼻腔中鼻甲介粘膜発赤　鼻汁多い　鼻汁好酸球＋3　TARC892（450以下）胃腸は強い
- 実証と水毒にて小青竜湯9.0g/日とデスロラタジン1Tを処方　2週間にてくしゃみ鼻閉は消失

症例219

## 症例からみる小青竜湯

- 50歳男性
- 毎年春になると鼻汁　くしゃみ　目のかゆみはひどい
- 175cm　60kg　舌紅やや黄色苔あり　脈滑　肺浮　腹診実証　左右胸脇苦満　心下拍水音あり　鼻中鼻甲介発赤浮腫　鼻汁多い　眼瞼結膜発赤　鼻汁好酸球＋4　TARC1026　IgE1044
- 抗ヒスタミン剤は営業で車に乗るのでいらないと　実証で　熱型　水毒あり　小青竜湯9.0g　合桔梗石膏6.0gを処方
- 投与初日から鼻がスッキリして症状が改善した

症例220

## 症例からみる苓甘姜味辛夏仁湯

- 28歳女性
- 年間をとおして鼻がむずむずしてくしゃみと鼻水がつらい
- 155cm 48kg 鼻汁少量 鼻中鼻甲介蒼白 浮腫 眼瞼結膜やや発赤 鼻汁好酸球＋2 舌白胖 脈細 肺滑 腹部中等度 心下痞あり 拍水音あり 下肢がひえる 発作的に咳がでる
- 他院で小青竜湯をもらったが胃にさわると内服できなかった
- 虚証 水毒 胃腸虚弱にて苓甘姜味辛夏仁湯7.5gを処方 今度はのみやすい
- 内服1週間で症状軽減した
- 病名アレルギー性気管支炎

症例221

## 新しい抗ヒスタミン剤

- デスロラタジン 食事の影響を受けない
- ビラスチン 早く効いて強力
- ルパタジンフマル 抗PAF作用

効果が弱い時にはヒスタミン受容体拮抗薬 プロメタジン
アリメマジン
トロンボキサンA2受容体拮抗薬 ラマトロバン
プランルカスト
モンテルカストナトリウム

図677

## 麻黄附子細辛湯

- 少陰病 始之得、反発熱、脈沈者 傷寒論
- ポイントは無汗 悪寒が顕著 発熱もしくは発熱しない 精神衰弱 倦怠感が顕著 顔面暗で光沢がない 手足が冷える 脈は沈 無汗・倦怠感・冷えを麻黄附子細辛湯の証とする
- 冷えを合併するアレルギー性鼻炎 四肢の冷えをともなう疼痛疾患 脈沈遅が認められる SSS
- 帯状庖疹後肋間神経痛 麻黄湯の裏処方

図678

## 症例からみる麻黄附子細辛湯

- 38歳 女性
- 数年前から春と秋にアレルギー性鼻炎 くしゃみ・鼻汁・鼻閉がつらい 栄養士をしているが臭いもわかりづらい 近医で小青竜湯をもらうも効果がわからない
- 158cm 54kg 舌白やや乾燥 脈沈 腹部軟 胸脇苦満なし 臍下不仁あり 下肢冷え 胃腸は弱い 便通は順 TARC405 鼻汁好酸球＋1 鼻腔粘膜蒼白 浮腫はない
- 虚証 舌水毒がない 冷えより 麻黄附子細辛湯7.5g/日を処方 2週間で鼻がすっきりした
- 冷えがなければ苓甘姜味辛夏仁湯

症例222

## 参蘇飲

- 和剤局方「感冒・発熱・頭疼ヲ治ス 自カラ能ク中ヲ寛クシ 膈ヲ快クシテ 脾ヲ破ルコト至サズ 兼ネテ大イニ中脘痞満 嘔逆 悪心ヲ治ス。」
- 虚証で心下振水音の著明な者の感冒や気管支炎に用いる

図679

## 症例からみる参蘇飲

- 32歳 男性
- 春になると鼻水・鼻閉・かゆみあり RASTにてスギ花粉に＋4
- 170cm 68kg TARC754（450以下）鼻所見：中鼻甲介腫脹 蒼白 鼻汁好酸球重度 眼瞼やや発赤 舌白胖大 脈肺浮 腹部心下痞あり 右胸脇苦満あり 拍水音あり 便通は良好 足の冷えなし 胃腸はよくもたれる 花粉の季節になると夕方から朝にかけくしゃみと鼻水がひどく一晩にティッシュ1箱つかってしまう
- 舌下免疫療法をすすめるも花粉の季節のためできず 本人が漢方薬でよいと
- 体力あり・心下痞・拍水音では小青竜湯合桔梗石膏であるが、やや胃腸虚弱のため参蘇飲7.5g/日を処方 非常に効果あり 毎年春になると参蘇飲をもとめて受診する
- 病名アレルギー性気管支炎

症例223

## 桔梗湯

- 金匱要略「咳シテ胸満シ 振寒シ 脈数 咽乾クモ渇セズ 時ニ濁唾臭ヲ出シ 久久トシテ膿ヲ吐スルコト米粥ノ如キ者ハ肺癰ト為ス」
- 化膿性咽喉頭炎に用いる
- 扁桃炎の病名が必要

図680

## 症例からみるアレルギー性鼻炎

- 38歳男性 通年型のアレルギー性鼻炎
- 2年前より通年型のアレルギー性鼻炎 咽頭が詰まるような感じ 咳をすると喉がイガイガする フェキソフェナジンやオロパタジンをもらったが効果がない
- 172cm 62kg 舌紅 咽頭発赤 腹部中等度 右胸脇苦満あり 鼻汁好酸球陽性 TARC524
- 熱型のアレルギー性鼻炎と考え桔梗湯7.5g/日とラマトロバン1Tを処方
- 3日にて喉の違和感がとれた
- 病名慢性扁桃炎

症例224

性鼻炎であるが実証で心下痞があり腹部に振水音があるため参蘇飲を用いたところ効果があった。一晩でティッシュ1箱使うような方には参蘇飲がよいとされる。ただしこれも適応外使用にて病名はアレルギー性気管支炎である（咳を訴える）。図680は桔梗湯の原典である。化膿性咽喉頭炎に用いるが慢性扁桃炎に効果がある。症例224は通年性アレルギー性鼻炎で特にのどがイガイガする。実証で舌紅、咽頭発赤あり桔梗湯で効果があった。ただしこれも適応外使用にて病名は慢性扁桃炎である。図681は鼻閉型アレルギー性鼻炎で好酸球が関与していると考えられる。くしゃみ・鼻水型には胃腸の強い者には小青竜湯、虚証で冷えのある者には麻黄附子細辛湯を用いる。また麻黄が使えないものには胃腸虚弱には苓甘姜味辛夏仁湯を、冷えが強い場合には当帰四逆加呉茱萸生姜湯を用いるがどちらも適応外使用である。また鼻閉が強い場合には胃腸の強い場合には葛根湯加川芎辛夷を、後鼻漏には辛夷清肺湯を用いる。図682は鼻茸に関する漢方治療である。アレルギー性鼻茸の場合には葛根湯加川芎辛夷、炎症性鼻茸の場合には辛夷清肺湯や荊芥連翹湯を用いる。アスピリン喘息性鼻茸には辛夷清肺湯がよい。症例

### 好酸球性副鼻腔炎

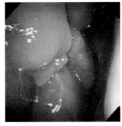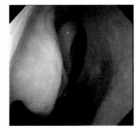

（好酸球性副鼻腔炎患者）

アスピリン不耐症に関係　小青竜湯合五虎湯　18歳女性自験例

図681-3

### 鼻茸

- アレルギー性鼻茸（Ⅰ型アレルギー）
- 葛根湯/葛根湯加川芎辛夷
- 炎症性鼻茸（Ⅲ型アレルギー）
- 辛夷清肺湯　柴胡剤　荊芥連翹湯
- アスピリン喘息性鼻茸
- 辛夷清肺湯

図682

### 鼻閉型アレルギー鼻炎　好酸球の関与

1：くしゃみ・鼻水型
　小青竜湯　若年で胃腸の強い者
　麻黄附子細辛湯　中高年の第1選択
麻黄の使えないもの
　苓甘姜味辛夏仁湯　胃腸が弱い
　当帰四逆加呉茱萸生姜湯　冷え症
2：鼻閉型
　葛根湯/葛根湯加川芎辛夷　若年者の鼻漏
　辛夷清肺湯　後鼻漏

図681-1

### 辛夷清肺湯

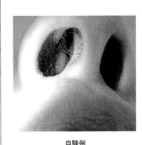

自験例

- 52歳　男性
- 鼻つまり　鼻茸あり　小さいころより喘息があった
- 170cm　62kg　舌紅黄色苔　脈弦　腹部中等　肺野喘息音なし　下肢冷えなし　便通順
- アスピリン喘息の合併あり
- 辛夷清肺湯7.5g/日とマクロライド2Tを処方
- 1月後鼻症状は改善　鼻茸は縮小した

症例225

### 好酸球性副鼻腔炎の鼻ポリープではIL-33産生細胞が増加している

アレルギー学会テキスト　千葉大大学院医学研究院　中山ら

図681-2

### 慢性副鼻腔炎

- 若年者
　急性期　葛根湯加川芎辛夷
　慢性期　荊芥連翹湯
- 中高年
　急性期　辛夷清肺湯
　慢性期　辛夷清肺湯＋補中益気湯や桂枝茯苓丸

図683

225はアスピリン喘息合併の鼻茸であるが舌紅、腹部中等度、下肢冷えなしより辛夷清肺湯が効果があった。図683は慢性副鼻腔炎に関する漢方治療であるが、若年者には急性期には葛根湯加川芎辛夷を、慢性期には荊芥連翹湯を用いる。どちらも実証であるが炎症にて用いることができる。どうしてもおなかに障る場合には次の中高年用を用いる。中高年には急性期には辛夷清肺湯、慢性期になると辛夷清肺湯に補中益気湯や桂枝茯苓丸を併用する。図684は荊芥連翹湯の原典である。耳だけでなく顔面の炎症に用いられるが実証である。図685は辛夷清肺湯の原典である。症例226は8歳男児でアレルギー性鼻炎と慢性副鼻腔炎が合併であった症例である。多分好酸球性の副鼻腔炎であろうと思われる。腹部中等度で舌紅より辛夷清肺湯とフェキソフェナジンと少量のステロイドの併用で効果があった。次いで眼科疾患である。図686眼科疾患での漢方治療は補足的なものであるが白内障、緑内障、眼底出血になる。図687は白内障に対する八味地黄丸の適応である。煎じが使えるならば八味地黄丸に人参・黄柏・甘草を加えるとよい。エキスでは八味地黄丸に桂枝茯苓丸を加えることが多い。もちろん眼薬は併

### 症例からみる辛夷清肺湯

- 8歳　男児
- 1年前からアレルギー性鼻炎で鼻閉・くしゃみが強く耳鼻科にて小青竜湯とフェキソフェナジンにステロイド吸入をもらうも良くならない
- 150cm　58kg　舌紅　脈滑　腹部中等度　胸脇苦満なし　正中芯なし　冷えなし　鼻腔粘膜蒼白　中鼻甲介見えず　Xpにて両側の副鼻腔に炎症あり　膿瘍はない　TARC524　IgE388
- アレルギー性鼻炎と副鼻腔炎の合併と考え辛夷清肺湯5.0g/日を処方　フェキソフェナジンとステロイドは継続する
- 1月後には鼻閉消失　楽になったと

症例226

### 眼科疾患に伴う諸症状

- 白内障
- 緑内障
- 眼底出血

図686

### 荊芥連翹湯

- 万病回春「両耳腫痛スル者ヲ治ス、腎経風熱有ルナリ。」
- 漢方後世要方解説「この方の主治は原方のごとくであるが、耳病、鼻病に限らず、解毒症体質の改善薬として広く応用される。清熱・和血・解毒の作用があって、青年期における腺病体質者に発する諸症に用いてよい。一般に肌が浅黒く、光沢を帯び、手足の裏に油汗多く、脈腹ともに緊張あり、主として上焦に発した鼻炎・扁桃炎・中耳炎・上顎洞炎化膿等に用いられる。」
- 裏　熱　実

図684

### 白内障に伴う頭痛

- 八味地黄丸
- 食欲不振には六君子湯を併用
- 効果がない場合には桂枝茯苓丸を併用
- 煎じが使えるなら八味地黄丸加人参3黄柏1甘草1

図687

### 辛夷清肺湯

- 勿誤薬室方函口訣「肺熱、鼻内瘜肉、初め榴子の如く、日後漸く大きく、孔竅を塞ぎ、気通せざるものを治す。」
- 裏　熱　虚実

図685

### 症例からみる八味地黄丸

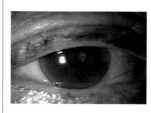

- 88歳　女性　最近目がかすむ　眼科で白内障といわれピレノキシンをもらったが、手術はまだ順番待ち
- 148cm　52kg　舌紅乾燥　脈沈渋　腹部軟　臍下不仁あり　下肢浮腫なし　冷えあり
- 八味地黄丸7.5g/日を追加　少し明るくなった
- 12月後も症状進行なく安定している

症例227

用する。これらも適応外使用であるため病名に気をつけたい。症例227は88歳女性の白内障である。虚証、臍下不仁より八味地黄丸とピレノキシン点眼にて12カ月後も現状を維持している。図688は緑内障の漢方治療である。もちろん閉鎖隅角緑内障には効果が認められないので要注意である。まず釣藤散が第一選択になる。次いで八味地黄丸合五苓散を用いることも多い。五苓散は眼圧の低下を示すことが多い。症例228は4歳男児でアトピー性皮膚炎でストロングステロイドを1年用いていたところ眼圧の上昇をみた。五苓散で眼圧が24 mmHg が16 mmHg になった。図689は緑内障の治療薬の一覧である。β遮断薬やαβ遮断薬の副反応に注意をしたい。図690は自験例であるが眼底所見を見る際に正常眼圧緑内障に注意したい。怪しいと思ったらすぐに眼科専門医に紹介が必要である。図691は眼底出血に対する漢方薬治療である。もちろん手術の必要のない例に対するものであるが、急性期には黄連解毒湯を用いる（適応外使用だが適応症候がある）。慢性期になると温清飲や七物降下湯、十全大補湯などを用いる。症例229は58歳男性で糖尿病治療中に眼底出血を引き起こした症例である。舌乾燥黄色苔、実証

---

### 緑内障治療薬

1：プロスタグランジン関連薬 キサラタン・レスキュラ
　虹彩への色素沈着 まつげが増える 全身の影響はない
2：α1遮断薬 デタントール
　結膜充血 全身への影響は少ない
3：副交感神経刺激薬 サンピロ
　暗くぼやける 視力低下 鼻水が出る
4：β遮断薬 チモプトール ミケラン
　喘息に禁忌 徐脈
5：炭酸脱水素酵素阻害薬 トルソプト エイゾプト
　かゆみ 全身への影響は少ない
6：交感神経刺激薬 ピバレフリン
　狭眼角には禁忌
7：α・β遮断薬 ニプラジロール
　徐脈 喘息には禁忌

図689

---

### 正常眼圧緑内障に注意

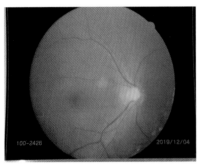

眼底所見で視神経の2重陥凹に注意　自験例

図690

---

### 緑内障に伴う頭痛

・釣藤散
・ 効果がない場合には八味地黄丸・五苓散
・煎じが使えるなら当帰芍薬散加釣藤4黄耆4

・アレルギー治療の際 緑内障・白内障に注意
・目がかすむという訴えがあると手遅れも

図688

---

### 眼底出血

・急性期：黄連解毒湯　舌黄色苔　不安神経症
・慢性期：温清飲　　　舌黄色苔　不安神経症
　　　　　七物降下湯　拡張期高血圧
　　　　　十全大補湯　貧血

図691

---

### 症例からみる緑内障

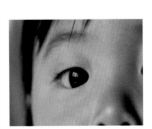

・4歳 男児
・アトピー性皮膚炎でストロングステロイドを1年外用していた
・自覚症状がないが時に頭痛あり眼圧右24mmHg
・舌紅 脈浮 腹部軟 冷えなし 便通軟
・五苓散2.5g/日を処方
・2週間後眼圧16mmHgに

症例228

---

### 黄連解毒湯

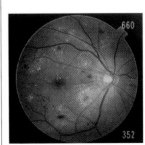

・58歳男性
・糖尿病治療中 FBS130 HbA1C6.0にて安定 最近目がかすむ
・舌紅乾燥 脈沈渋 腹部充実 胸脇苦満あり 血圧148/94 眼底検査にて微小出血あり
・実証で黄連解毒湯7.5g/日とカリジノゲナーゼ3T
・1週間で出血消失

症例229

より黄連解毒湯とカリジノゲナーゼを用いて効果があった。図692はその他の眼科疾患である。翼状片には越婢加朮湯（適応外使用）、流涙やアレルギー性結膜炎には越婢加朮湯（適応外使用）を、網膜色素変性症には明朗飲、頑固な副鼻腔炎（好酸球性）には排膿散及湯などを用いる。症例230は58歳男性の翼状片である。実証で黄色苔、便秘より大柴胡湯合越婢加朮湯を用いた。症例230-2はその前後の目の写真である。図693は明朗飲の解説である。エキスでは苓桂朮甘湯に牛車腎気丸（適応外使用）を用いる。慢性化した眼科疾患で羞明や流涙を伴うとされる。網膜色素変性症には京都大学が分岐鎖アミノ酸製剤の効果を調査中であるが、まだ結果がでていない。症例231は48歳女性の網膜色素変性症である。舌白、虚証より明朗飲を処方した。症例231-2はその前後の網膜色素の写真である。網膜電位図（症例231-3）でもA波B波ともに消失していたがA波が出現した。

次いで図694は口腔内疾患の漢方治療である。舌痛症（口腔内心身症）と反復性口内炎について解説する。図695は舌痛症の漢方治療である。立効散が第一選択である。虚実ともに用いられる方剤で含有

## 越婢加朮湯

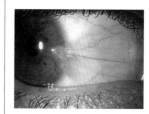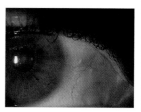

自験例

症例230-2

## 明朗飲

- 苓桂朮甘湯＋車前子・細辛・黄連
- 勿誤薬室方函口訣（此ノ方ハ風眼ノミナラズ、逆気、上衝、眼中血熱或ハ翳ヲ生ズル者ヲ治ス）
- 茯苓4　車前子2　細辛2　桂枝2　甘草2　黄連2　白朮2
- 慢性化した眼病で羞明・流涙・異物感が長くつづくやや虚証でめまい・動悸をともなう

- 苓桂朮甘湯＋牛車腎気丸

図693

## 眼科疾患

- 翼状片　越婢加朮湯（慢性胃炎伴う）
- 流涙・アレルギー性結膜炎　越婢加朮湯（慢性胃炎）
- 網膜色素変性症：明朗飲
- 頑固な副鼻腔炎：排膿散及湯

図692

## 症例からみる明朗飲

- 48歳女性
- 数年前から視野がせまくなってきた　眼科を受診すると網膜色素変性症と診断　治療はないといわれた
- 156cm　48kg　舌白やや乾燥　脈沈細渋　腹部軟　上腹部動悸　胸脇苦満なし　心下痞なし　下肢浮腫なし　冷え　便通は順　胃腸は弱い
- 虚証で羞明をともなう眼疾患で明朗飲を処方
- 1月後目が明るく感じる　視野は変化なし　5年後視力の低下なし　安定している

症例231-1

## 症例からみる越婢加朮湯

- 58歳男性
- 最近目があかいのに気が付いた　視診で翼状片が認められたため眼科へ紹介　まだ瞳孔にかかっていないので手術はいいとのこと
- 168cm　78kg　舌紅黄色苔　脈渋　腹部充実　胸脇苦満あり　冷えなし　便秘がつよい　慢性胃炎あり不眠を訴える
- 実証で便秘があるため　大柴胡湯7.5g/日と越婢加朮湯7.5g/日を処方　不眠症　慢性胃炎
- 1月後ほぼ翼状片が消失　不眠も改善した

症例230-1

## 48歳女性

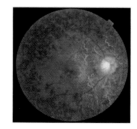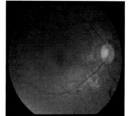

治療前　　　　　自験例　　　　治療後

症例231-2

細辛は局所麻酔薬の効果があるため口の中でよくすすいでからゆっくり飲みほすのがよいとされる。排膿散及湯は実証で熱がこもっている症例に用いる。清熱補気湯は虚証で虚熱がある場合に用いる。図696は立効散の原典である。元来は脈沈で寒の虚証の薬であるが実証にも応用できる。症例232は68歳女性で数年にわたる口腔内疼痛で舌紅、脈沈細、腹部軟で立効散にて効果があった。図697は排膿散及湯の原典である。金匱要略の排膿散の加減方で頑固な口腔内疼痛や三叉神経痛に用いる。実証で熱がこもっているのが使用目標になる。慢性副鼻腔炎や慢性歯肉炎にも応用できる。症例233は統合失調症にて左上顎部の疼痛を訴える症例である。実証で舌白苔にて排膿散及湯を内服したところ効果があった。図698は清熱補気湯の解説である。胃腸が弱い方の舌の乾燥や疼痛に用いる。最近ではCOVID-19後遺症の味覚障害にも効果がある。さらに舌の表面があれている場合には清熱補血湯もある。うつ傾向の強い場合には清熱解鬱湯もある。症例234は45歳女性でCOVID-19に感染後、味覚障害が出現した。冷えと胃腸虚弱で清熱補気湯を用いたところ、2週間で回復した。図699は反復性口内炎である。ヘルペス

---

舌痛症（口腔内心身症）

・立効散
・排膿散及湯　実証　慢性化膿症
・清熱補気湯　虚証

図695

---

立効散

・衆方規矩「牙歯痛ンデ忍ビガタク、微ニ寒飲ヲ悪ミ、大イニ熱飲ヲ悪ミ、脈三部陰盛ンニ陽虚ス。是レ五臓内ニ盛ンニ、六腑陽道ノ脈微小ニシテ、小便滑ナルヲ治ス。按ズルニ、此ノ方東垣ガ方ニシテ、牙歯疼痛ヲ治スルノ神ナルモノナリ。」
・歯痛　口腔内腫脹　口内炎に用いる
・脈は沈か緊
・八綱弁証　表　寒　虚　陰

図696

---

網膜電位図

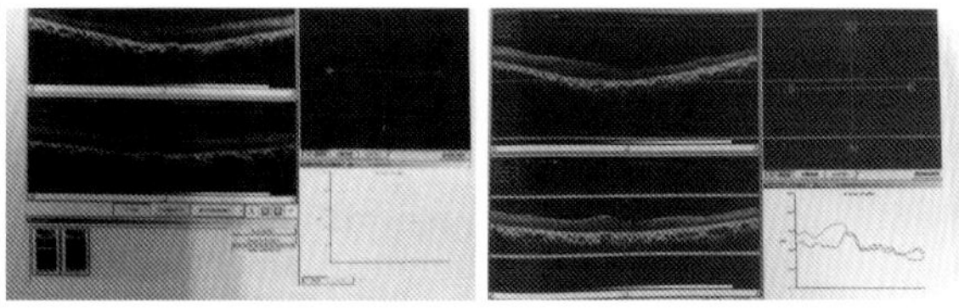

治療前　　　　　　治療後

症例231-3

---

立効散

・68歳女性
・数年前から口腔内の疼痛あり、耳鼻科・口腔外科にて異常なく、漢方薬を希望され来院
・155cm　50kg　やせ　神経質で口腔内の疼痛を訴える、味覚障害はないという　不眠なし　舌淡紅　脈沈細　腹部軟　臍下不仁あり
・口腔内心身症として立効散7.5g/日を処方
・1月で疼痛が消失した。

症例232

---

口腔内疾患

・舌痛症（口腔内心身症）
・反復性口内炎

図694

---

排膿散及湯

・疼痛を伴う化膿性の皮膚疾患　口腔や咽頭の腫れに用いる
・金匱要略の排膿散の加減方
・頑固な口腔内疼痛や三叉神経痛に用いる　慢性副鼻腔炎や慢性化膿症

・八綱　表　熱　実　陽

図697

173

## 48歳女性

- 20代より統合失調症にてクロルプロマジン内服中、ここ数年前より左上顎部の疼痛がつらい 歯科にかかったが異常ないといわれた
- 160cm 78kg 舌白白膩苔 腹部肥満 実証 胸脇苦満あり 脈沈滑
- 血液生化学的には異常を認めず、便秘あり 冷えなし 多汗
- 実証・三叉神経痛・慢性副鼻腔炎より排膿散及湯7.5g/日を処方
- 1月後には疼痛がVASスコアで10→5になり維持している

症例233

---

## 清熱補気湯

- 「中気虚熱, 口舌無皮状の如く, 或は発熱渇を作すを治す」証治準縄
- 体力が中程度以下で胃腸が弱い者の口内炎、口腔や舌の荒れ痛み 舌の乾燥の用いる
- 人参3 白朮3 茯苓3 当帰3 芍薬3 升麻1 五味子1 玄参1 麦門冬3 甘草1
- 八綱 裏 虚 熱 陰
- COVID-19後遺症の味覚障害にも
- 他に清熱補血湯 当帰3 川芎3 芍薬3 地黄3 玄参1 知母1 五味子1 黄柏1 柴胡1 牡丹皮1
- さらに清熱解鬱湯 山梔子3 蒼朮3 川芎2 香武子2 陳皮2 黄連1 甘草1 枳殻1 乾姜1 生姜1
- 裏 熱 虚 陰

図698

---

## 症例 45歳 女性

- 1月前にCOVID-19に感染、38.5度の発熱と咳嗽があったが、金羚感冒錠6T×3にアセトアミノフェン400mg×2で発熱は2日で解熱し咳嗽もよくなった。1週間後PCR検査にて陰性となったが味が戻らない。
- その翌日に受診 舌はきれいで味蕾も剥脱していない。身長160cm 体重48kg 舌白 脈沈細 腹部軟で足は冷える 便通は正常 WBC3400/μL Hb11.0g/dL CRP0.2 Ly20.42%であった。
- 胃腸虚弱と冷え症から清熱補気湯を処方。1週間後にはカレーの味がわかるようになり、2週間後には味覚は改善した。

症例234

---

## 反復性口内炎

- 人参湯 虚証 心下痞 慢性胃炎
- 清熱補気湯 虚証 冷え
- 黄連解毒湯 実証 舌黄色苔 慢性胃炎
- 半夏瀉心湯 実証 心下痞

図699

---

## 乾姜G（人参湯）のまとめ

- 人参湯 冷えにともなう消化器疾患 心下痞。唾液が多い 小児ヘルペス性口内炎ヘルパンギーナ
- 桂枝人参湯 人参湯＋桂枝湯 自律神経調整 頭痛・動悸 心下痞
- 呉茱萸湯 幽門筋の痙攣 習慣性頭痛 なぜか効果のある人にはおいしい 心下痞
- 苓姜朮甘湯 腰が水に浸かっているようにひえて痛い 臍下動悸
- 大建中湯 癒着性イレウス 腹部の腸管の動きがわかる

図700

---

## 人参湯の原典

- 金匱要略（弁厥陰病・理中丸） 吐利霍乱 頭痛発熱 身疼痛 熱多欲飲水者 五苓散主之 寒多不用水者 理中丸主之
- 金匱要略（胸痺心痛短気病） 胸痺 心中痞 留気結在胸 胸満 脇下逆搶心 枳実薤白桂枝湯主之 人参湯亦主之
- 勿誤薬室方函口訣「此方ハ理中丸ヲ湯ニスル者ニシテ、理ハ治也。中ハ中焦、胃ノ気ヲ指。及胃中虚冷シ、水穀化セズ、繚乱吐下シテ、例バ線ノ乱ルガ如ヲ治スル故ニ、後世中寒及霍乱ノ套薬トス。余ガ門ニテハ、太陰正治ノ方トシテ、中寒虚寒ヨリ生ズル諸症ニ活用スルナリ。吐血、下血、崩漏、吐逆ヲ治ス。皆コノ意ナリ」

図701

---

## 人参湯の原典2

- 勿誤薬室方函口訣「此方ハ胸痺之虚症ヲ治スル方ナレドモ、理中丸ヲ湯ノ意ニテ、中寒、霍乱、スベテ太陰吐利ノ症ニ用テ宜シ。厥冷ノ者ハ局方ニ従ヒ附子ヲ加ベシ。朮附ト伍スルトキハ附子湯、真武湯ノ意ニテ内湿ヲ駆ノ効アリ。四逆湯トハ其意梢異レリ。四逆湯ハ即下利清穀ヲ第一ノ目的トス。此方ハ行處ハ吐利ヲ以目的トスル也」

図702

---

## 人参湯のまとめ

- 人参3 甘草3 乾姜2 蒼朮3
- 体質虚弱の人あるいは病後で体力を消耗した人が、身体の冷えを訴え口に生唾がたまり、心下のもたれ感があり、下痢や嘔吐、食欲のない場合に用いる。
- 冷え・手足の冷えを基本に 消化器症状、よだれ、下痢、食欲不振、易疲労、胃痛、嘔吐、胃下垂、胃内停水、胃炎、痔などのほか気管支喘息、鼻炎、心臓神経症、肋間神経痛、口唇ヘルペス
- むくみの場合には五苓散を併用のこと
- 裏・寒・虚

図703

の場合が多いが人参湯、清熱補気湯、黄連解毒湯などを用いる。図700は以前にも紹介したが人参湯の解説である。冷えと心下痞を目標にヘルペス性口内炎や小児のヘルパンギーナに効果がある。図701は人参湯の原典である。図702も人参湯の原典である。図703は人参湯のまとめである。冷えと心下痞が使用目標になる。小児の場合にはこれはなくても広く使用すると効果がある。症例235は68歳男性の口腔内ヘルペス性口内炎である。心下痞と冷えより人参湯が効果があった。図704は見逃してはいけない舌癌と扁平苔癬の症例である。舌癌は潰瘍になることが多いが初期にはこのように陥凹を伴う発赤の場合もある。扁平苔癬はステロイド抵抗性も多くやはり人参湯、清熱補気湯、黄連解毒湯が有用である。図705舌癌の予防にはマグネシウムの適度の摂取がよいといわれる。マグネシウムの多い漢方薬は柴胡加竜骨牡蛎湯、桂枝加竜骨牡蛎湯、芍薬甘草湯である。人参湯にもマグネシウムが含まれるがこれは添付剤として含有するようである。

●参考文献
「IL-18存在下でTNFαとIFNγの産生とT細胞の活性化」Mori. K Kido. T J. Harbal med『第8回総合アレルギー講習会テキスト』日本アレルギー学会
『眼科疾患 最新の治療2022－2024』村上晶監修 南江堂
『中医医古文』上海科学技術出版社
「金属カチオン含有漢方エキス顆粒製剤とオフロキサシン同時懸濁時のキレート形成に関する基礎的検討」沼尻ら 城西大学薬学部 東京薬科大学薬学部薬学実務実習教育センター『薬局薬学』2018; 10: 246-251

---

### 症例から見る人参湯　68歳男性

- 68歳　男性
- 3月前から口唇にヘルペスができ　痛む　アシクロビルを外用するも治らず、アシクロビルの内服をすすめられたが、漢方薬を希望する
- 170cm　68kg　舌紅乾燥　脈滑　腹部中等度　心下痞あり　便通はやや固い　夜間尿は1-2回　下肢は冷えるという　胃部不快あり
- 心下痞と冷えヘルペスより人参湯7.5g/日を処方（適応はヘルペスではない　病名慢性胃炎）
- 投与後2月でヘルペスが消失　調子がよいという　胃腸の調子もよい

症例235

---

### 舌癌と口腔内扁平苔癬

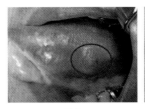 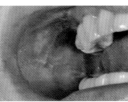

舌癌　　　　　　　　　　　扁平苔癬

自験例

図704

---

### 舌癌の予防にマグネシウム

- マグネシウムの多い漢方製剤
- 酸化マグネシウム
- 柴胡加竜骨牡蛎湯
- 桂枝加竜骨牡蛎湯
- 芍薬甘草湯
- 人参湯　添付剤か

金属カチオン含有漢方エキス顆粒製剤とオフロキサシン同時懸濁時の キレート形成に関する基礎的検討 沼尻ら 城西大学薬学部 東京薬科大学薬学部薬学実務実習教育センター 『薬局薬学』2018; 10: 246-251

図705

## 第24章　小児疾患と漢方

小児科診療では検査がむずかしい、またウイルス疾患が多いなどの特徴がある。漢方では腹診の仕方が成人（図706）と異なることがある。それは自律神経の発達がまだ十分でないためであるが、図707のように立ったままで腹部を打診してその清音か濁音かで判断する。小児科で用いる頻用漢方の腹診を解説する。図708麻黄湯は感冒や鼻アレルギー、乳幼児の哺乳困難に用いるが、腹診では右上腹部の肺野の部分に濁音を聴取する。図709は柴胡加竜骨牡蛎湯で小児神経症や夜啼症などに用いるが腹診では上腹部と下腹部に正中芯が出るのが特徴である。正中芯は胸脇苦満と同等に考えてよい。つまり自律神経の緊張と考える。図710は小青竜湯で喘息やアレルギー性鼻炎に用いるが腹診では上腹部正中の脾の反応点と右肺部に濁音を認める。図711は越脾加朮湯であり夜尿症や湿疹に用いるが上腹部脾の反応点に濁音をもとめる。図712は桂枝加竜骨牡蛎湯で小児の神経症や夜尿症に用いるが上腹部の正中芯と下腹部の膀胱反応点の濁音を特徴とする。図713は抑肝散で小児疳症や夜泣きに用いるが上腹部左の肝反応点の濁音を目標とする。図714は麻杏甘石湯で小児喘息に用いるが上腹部右の肺反応点の濁音に用い

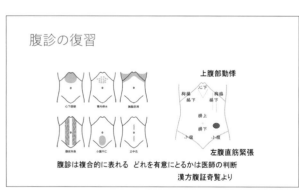

腹診の復習

上腹部動悸

腹診は複合的に表れる　どれを有意にとるかは医師の判断
漢方腹証奇覧より

図706

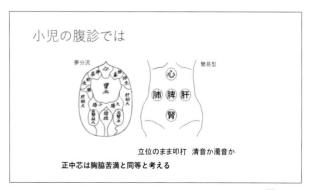

小児の腹診では

夢分流　　　簡易型

立位のまま叩打　清音か濁音か
正中芯は胸脇苦満と同等と考える

図707

小児科でよく用いられる漢方処方

1：麻黄湯
・「太陽病、頭痛、発熱、身疼、腰痛、骨節疼痛。悪風シ、汗無ク喘スル者」「太陽ト陽明ノ合病、喘シテ胸満スル者ハ下スベカラズ。」
・悪寒、発熱、頭痛、自然に汗の出ないものの感冒、インフルエンザ、関節リウマチ、喘息、鼻アレルギー、乳児の鼻閉塞や哺乳困難

高山宏世著　漢方常用処方解説　三考塾　改変

図708

小児科でよく用いられる漢方薬

2：柴胡加竜骨牡蛎湯
・「傷寒八九日、之を下し、胸満、煩驚、小便不利、讝語し、一身ことごとく重く、転側すべからざる者」
・比較的体力があり、心悸亢進、不眠、いらだちのある次の諸症状　高血圧、動脈硬化症、慢性胃炎、神経症、神経性心悸亢進、てんかん、ヒステリー、小児夜啼症、陰萎

図709

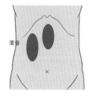

小児科でよく用いられる漢方薬

3：小青竜湯
・「傷寒、表解せず心下に水気ありて、乾嘔、発熱して咳す。或は渇し、或は利し、或は噎し、或は小便不利、小腹満、或は喘する者」
・気管支炎、気管支喘息、鼻水、薄い水様の痰をともなう咳、鼻炎

図710

小児科でよくもちいられる漢方

4：越婢加朮湯
・千金方「裏水の者は、一身面目黄腫し、其脈沈、小便不利、故に水を病ましむ。もし小便自利すれば此れ津液を亡す。故に渇さしむる也。」
・浮腫と汗が出て小便不利のある次の諸症　腎炎　ネフローゼ　脚気　関節リウマチ　夜尿症　湿疹

図711

176

る。図715は治頭瘡一方で乳幼児の湿疹に用いるが下腹部膀胱の反応部位の濁音に用いる。図716は甘麦大棗湯で夜泣きやひきつけに用いるが上腹部右と左の肺と肝の反応部位の濁音に用いる。図717は抑肝散加陳皮半夏でやはり小児神経症や夜泣きに用いるが上腹部左の肝の反応部位の濁音に用いる。図718は小児喘息に用いる神秘湯であるが、上腹部右の肺の反応部位の濁音に用いる。図719は柴朴湯でやはり小児喘息に用いるが神秘湯と同様に上腹部右の肺の反応部位の濁音に用いる。図720は小建中湯で小児夜尿症や夜泣きなどに用いるが上腹部の腹直筋の緊張に用いる。図721は升麻葛根湯である。湿疹を伴う感冒に用いるがやはり上腹部の右側肺の反応点に濁音を認める。図722は桔梗湯で扁桃炎に用いるが同じく上腹部右側の肺の反応点に濁音を認める。以上小児科独特の腹診の診方である。図723小児の感染症はウイルス疾患が多く漢方薬が役に立つことが多い。ヘルパンギーナには桔梗湯、リンゴ病には越婢加朮湯、RSウイルスには麻杏甘石湯、流行性耳下腺炎には小柴胡湯、プール熱には升麻葛根湯、手足口病にも升麻葛根湯、ウイルス性胃腸炎には五苓散、もちろん麻疹・風疹にも升麻葛根湯は役にたつ。しかし小児は漢方薬を飲んでくれないことも多くその場合には図724のようにお湯に溶かしてココアを混ぜるとよい。図725・726さて小児では舌の変化はよくあらわれる。漢方診断学では舌診も重要な要素となる。炎症にてIL-6が高くなると舌に黄色苔が付着する。小児のウイルス感染で発熱がでたり、細菌感染などの感染があるとこの黄色苔があらわれる。図727は成人のケースであるが、右の上・下の写真のような黄色苔が付着する。図728ウイルス感染の経過では麻黄を主薬とした漢方薬はIL-12の分泌を刺激しIFNγの産生抑制により細胞浸潤を抑制することが知られている。図729これは以前にも説明したが、傷寒論にあてはめるとウイルス感染の初期にIL-1αがでて発熱セットポイントを上げようとする。この際には血清中のリンパ球が増加して副交感神経を刺激するため鼻汁や悪寒が出現する。その際に発熱を体外に逃がさず汗腺や皮膚腠理を閉じてしまうのが無汗の状態で皮膚の自律神経が強く働いているという意味で実証という。この場合には実証の感冒薬である麻黄湯を用いる。その交感神経刺激作用を利用して乳幼児の哺乳困難にも用いることができる。またぞくぞくするのに汗腺がうまく閉じられずしっとりと汗をかいている場合には皮膚表面の自律神経がうまく機能していないため

小児科でよく用いられる漢方

5：桂枝加竜骨牡蛎湯
• 金匱要略「それ失精家は、小腹弦急、陰頭寒く、目眩し、髪落つ。脈極めて虚にして芤遅は、精穀亡血失精となす。脈は諸を芤動微緊に得れば男子失精し、女子は夢交す。」
• 下腹直筋に緊張のある体力が衰えているの者の諸症　小児夜尿症　神経衰弱　性的神経衰弱　遺精　陰萎

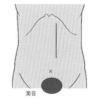

図712

小児科でよく用いられる漢方

6：抑肝散
• 保嬰撮要「肝経の虚熱、搐を発し、或は発熱咬牙、或は驚悸寒熱、或は土木に乗じて嘔吐沫、腹脹食少なくなく、睡臥不安なるを治す。」
• 虚弱な体質で神経が高ぶるもの　神経症、不眠症、小児夜泣き、小児疳症

図713

小児科でよく用いられる漢方

7：麻杏甘石湯
• 「発汗後、更に桂枝湯を行うべからず。汗出て喘し、大熱無きもの」
• 小児喘息　気管支ぜんそく

図714

小児科でよく用いられる漢方

8：治頭瘡一方
• 勿誤方函口訣「此の方は頭瘡のみならず、凡て上部顔面の発瘡に用う。清上防風湯は清熱を主とし、此方は解毒を主とするなり。」
• 湿疹　くさ　乳幼児の湿疹

図715

小児科でよく用いられる漢方

9：甘麦大棗湯
• 金匱要略「婦人臓躁、しばしば悲傷して哭せんと欲し、像神霊の所作の如く、しばしば欠神するは」
• 夜泣き　ひきつけ

図716

## 小児科でよく用いられる漢方

10：抑肝散加陳皮半夏
- 勿誤方函「此の方は四逆散の変方にて、凡て肝部の属し筋脈強急するを治す」
- 虚弱な体質で　神経症　不眠症　小児夜泣き　小児宿症

図717

## 小児科でよく用いられる漢方

11：神秘湯
- 外台秘要「備急に久しく嗽し喘奔り、坐臥するを得ず。並びに喉裏牙声、気絶するを療す方」
- 小児ぜんそく　気管支ぜんそく　気管支炎

図718

## 小児科でよく用いられる漢方

12：柴朴湯
- 小柴胡湯と半夏厚朴湯の証をあわせもつ
- 気分がふさいで咽頭、食道部に異物感があり、動悸、めまい、嘔気をともなう　小児喘息、気管支炎、せき、不安神経症

図719

## 小児科でよく用いられる漢方

13：小建中湯
- 「傷寒、陽脈濇、陰脈弦、法まさに腹中急痛すべし、先ず小建中湯を与え、差えざる者は小柴胡湯之を主る。」
- 「虚労、裏急。悸、衄、腹中痛み、夢に失精し、四肢療痛し、手足煩熱し、咽乾して口燥するは」
- 虚弱体質で腹痛、動悸、手足のほてり、冷え、頻尿などの小児虚弱体質、疲労倦怠、神経質、満之胃腸炎、小児夜尿症　夜泣き

図720

## 小児科でよく用いられる漢方

14：升麻葛根湯
- 万病回春「傷寒頭痛、時疫、寒を憎み熱壮く、肢体痛み、発熱悪寒、鼻渇きて眠るを得ざるを治す。及び瘡診已に発し、中略　未だ発せざるに似たルの間に宣しく要うべし。」
- 麻疹や感冒の初期、皮膚炎

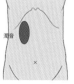

図721

## 小児科でよく用いられる漢方

15：桔梗湯
- 「少陰病ニ三日、咽痛むは甘草湯を与うべし。差えずば桔梗を湯う。」
- 金匱要略「時に濁睡醒臭を発し」
- 咽喉がはれて痛む　扁桃炎　扁桃周囲炎

図722

## 小児感染症

- ウイルス感染症が多い

| | | |
|---|---|---|
| ヘルパンギーナ　エンテロW　発熱　口腔内水泡 | ………… | 桔梗湯 |
| リンゴ病（伝染性紅斑）パルボW　頬の発赤 | ………… | 越婢加朮湯 |
| RSウイルス感染症　喘鳴　肺炎　パリビズマブ | ………… | 麻杏甘石湯 |
| 流行性耳下腺炎　ムンプス　耳下腺の腫れ | ………… | 小柴胡湯 |
| プール熱　アデノW　発熱　目の充血　のどの痛み | ………… | 升麻葛根湯 |
| 手足口病　コクサッキー　手足の水泡 | ………… | 升麻葛根湯 |
| ウイルス性胃腸炎　ノロウイルス　ロタウイルス　嘔吐 | ……… | 下痢五苓散 |

図723

漢方薬を美味しく飲ませる方法

（図解：お刺身用しょうゆ皿のような小さいお皿にカレーのスプーン1～2杯のお水を入れて／そこに漢方を入れて／レンジで15秒ほどチンするときれいに溶けます。／それにココアをとかしてできあがり。／おいしく じょうずにのめるよ。）

苦みは甘みではなく苦み系のトッピングで消えます
大人の場合はコーヒーや抹茶でも苦みが取れます

図724

## 漢方診断学

- 舌診　IL-6（炎症）にて黄苔　混合感染と細菌感染の状態を把握　炎症性サイトカインの有無の診断に適する
- 脈診　ウイルス感染では術者の示指つまり寸の脈が浮であるかどうかが重要　ウイルス感染の初期のインターロイキンの反応を調べる
- 腹診　自律神経失調（胸脇苦満）や副腎内分泌（臍下不仁・少腹不仁）血液循環不全（少腹急結）にて　感染における生体の反応を調べる　小児は腹診が重要

図725

## 舌診　小児は舌に表れやすい

- 舌黄色苔ーIL-6（炎症性サイトカイン）大黄・黄連剤・石膏
  漢方ではうつ熱・実熱といい柴胡剤では小柴胡湯ではなく大柴胡湯（大黄がはいる）を選択する
- 舌白色苔ー病理的水分貯留　利水剤（五苓散・猪苓湯・二陳湯）
  漢方では水毒といい胃腸剤では四君子湯ではなく六君子湯（二陳湯がはいる）を選択
- 舌乾燥ー循環血漿量不足　滋陰剤（麦門冬・人参剤）
  漢方では津虚といい呼吸剤では柴胡湯ではなく滋陰降火湯（麦門冬が入る）を選択
- 舌黒色斑ー末梢血液循環不全・骨盤腔内静脈うっ血　駆瘀血剤（桃仁・牡丹皮）
  漢方では瘀血といい腹診を参考に桂枝茯苓丸などを選択する

図726

虚証といい軽く汗を出しながら循環血漿量を維持する桂枝湯を用いるとされる。葛根湯は麻黄湯と桂枝湯の合方であるが主薬は麻黄であるため動悸・不眠など交感神経の過緊張に注意が必要である。しかし小児は基本的に副交感神経優位であるため割合に用いやすい。ウイルス感染から３〜４日経過すると混合感染を起こし発熱・関節痛といった交感神経優位の状態が出現する。この際には抗生剤が必要であるが、プロスタグランジンが出すぎた場合には胃腸障害を起こすことがある。これが遷延性感冒といわれ柴胡剤が適応になる。しかし後でも述べるが耳下腺炎の場合には感冒初期から柴胡剤を用いると有用である。図730は麻黄湯と桂枝湯、抗生剤と柴胡剤の鑑別である。図731なかでも葛根湯は急性期の病態を示す傷寒論には感冒初期で無汗に用いるとあり、慢性期の病態を示す金匱要略とその解説をした勿誤方函口訣には長年の肩こりに用いるとよいとある。これは葛根のパパベリン作用によるものと考えられる。図732は葛根湯のまとめである。症例236は６歳で咽頭痛と発熱で受診した女児である。舌黄色苔・無汗・上腹部右濁音より葛根湯が奏効した。図733は麻黄湯の抗インフルエンザウイルスの働きを示したものである。症例237は15歳男性でインフルエンザ感染で発熱があり、オセルタミビルなどの内服を拒否された症例である。舌黄色苔・無汗でこの年齢になると小児の腹診は適応にならないが腹部実証で麻黄湯を２日、咳が残るため竹筎温胆湯を５日内服して改善した症例である。図734は自験例であるがインフルエンザ抗体をオセルタミビル・パロキサビル内服５日にて調べたものである。どちらも有効に働いているものもあるが、まったく抗体ができない症例もあることがわかった。図735は麻黄湯か葛根湯を用いた場合の抗体値であるが、これらは抗体のできないものはなかった。おもしろいことに５日経過してから麻黄湯を投与しても低い抗体値はしっかり上昇することがわかった。つまり抗インフルエンザ薬の効果が弱い時には漢方薬を追加処方するとよいといえる。図736はウイルス感染初期の漢方薬の用い方である。図737はこじれた感冒の漢方薬の用い方である。特に麦門冬湯と柴朴湯はIL-8の抑制効果があり咳止めに効果を示す。図738はマクロライドの新しく研究された効果を示す。特に抗ウイルス効果やIL-8の抑制効果は感冒やせき止めに効果を示す。図739は麻黄附子細辛湯の解説である。インフルエンザワクチンの前に内服すると抗体がよくつく。ついでにスタチンは心不全の予防など

舌診

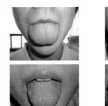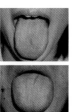

図727

ウイルス感染と漢方薬

インフルエンザ感染
インターフェロンα（IFN）
葛根湯
インターロイキン-1α
IL-12
細胞漫潤 → シクロオキシゲナーゼ
IFNγ                              NSAIDs
肺炎      プロスタグランジンE2
発熱

白木ら　医学のあゆみ　サイトカインと疾患　2013　医歯薬出版

図728

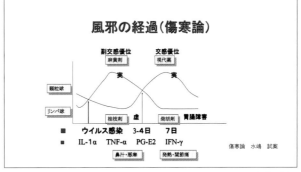

風邪の経過（傷寒論）

傷寒論　水嶋　試案

図729

ウイルス感染と漢方

- 麻黄湯と桂枝湯　虚実は自律神経反射の強弱　汗の出方でわかる
- 実際の治療ではほとんどのケースが白血球減少とリンパ球比率の減少を示す　その場合には中間証といい　麻黄湯＋桂枝湯＋葛根の合剤である葛根湯を用いるケースが多い
- 現代薬と柴胡剤　胃腸症状の有無　遷延型は柴胡剤　小柴胡湯（微熱）柴胡桂枝湯（腹痛）　大柴胡湯（便秘）　柴陥湯（胸痛）　柴朴湯（咳）
- 柴胡剤はウイルス感染初期にはIFNγの産生を促進　後期には抑制　つまり柴胡剤はこじれた風邪の薬
- 副交感有意ではTh2抑制　交感有意ではTh1亢進

図730

葛根湯

- 傷寒論「太陽病　項背強バルコト几几、汗無ク悪風スルモノ」
- 金匱要略「太陽病　汗ナクシテ小便反テ少ク　気胸ニ上衝シ、口噤語ルコトヲ得ズ　剛痙ヲナサント欲ス」
- 勿誤方函口訣「此方ハ外感ノ項背強急ニ用ルコトハ　五尺ノ童子モ知ルコトナレドモ　古方ノ妙方ハ種々アリテ思議スベカラズ。例ヘバ積年肩背ニ凝結アリテ其ノ痛ミ時々心下ニサシコム者　此方ニテ一汗スレバ忘ルルガ如シ」
- 葛根はパパベリン様鎮痙作用

図731

179

## 葛根湯

- 葛根湯は本来冬型感冒の薬
- 麻黄湯の加味方
- 葛根は塩酸パパベリンの効果があり頸部の筋緊張にともなう頭痛に有効
- 表・寒・実→寒熱　　　（漢方常用処方解説）

図732

## 葛根湯

- ６歳女児
- ３日前から咽頭部痛　発熱　38.5度　近医でインフルエンザキットと新型コロナはマイナスといわれた
- 118cm　22kg　咽頭部発赤　舌紅黄色苔　脈浮滑　汗はない　腹部軟　上腹部動悸なし　正中芯なし　左腹部濁音
- 黄色苔と脈浮　無汗　腹部右濁音より葛根湯2.5g/日を処方　発熱時アセトアミノフェンシロップ100mgを頓用
- 次日に解熱　３日で咽頭痛がとれた

症例236

## 抗インフルエンザウイルス

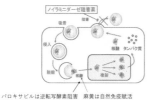

インフルエンザにおける麻黄湯の自然免疫賦活作用に関する検討　福岡大　綱島

図733

## 症例からみるインフルエンザ

- 15歳男性　インフルエンザ感染
- 昨日から発熱（KT38.0℃）関節痛
- 咽頭の発赤はさほどではなく、頸部リンパ節腫脹　インフルエンザ簡易キットにてＡ型陽性
- オセルタミビルリン酸塩やバロキサビルをすすめるも、副作用が怖いと拒否された。身長166cm　体重62.0kg　腹部実証で汗なく　舌紅薄黄色苔　そこで胃腸虚弱なく、無汗、脈浮を目標に麻黄湯7.5g　発熱時にアセトアミノフェン300mgを屯用をすすめた。麻黄湯は初日には４方から５方食後に服用を認めた（胃内pH高いほど麻黄が有効）
- 発病2日にて解熱　少しの咳が残るため竹筎温胆湯をさらに5日内服して治癒

症例237

## インフルエンザ抗体測定値　自験例

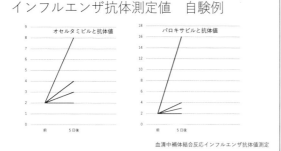

血清中補体結合反応インフルエンザ抗体値測定

図734

## 麻黄湯の抗インフルエンザ抗体　自験例

麻黄湯と葛根湯の抗体値

オセルタミビルとバロキサビル抗体不良症例に発症5日後に麻黄湯を加えた場合

血清中補体結合反応インフルエンザ抗体値測定

図735

## 感冒初期　ウイルス感染

- 悪寒・無汗　麻黄湯
- 悪寒・有汗　桂枝湯
- 悪寒・頸部こり　葛根湯
- 悪寒・冷え　麻黄附子細辛湯

図736

## こじれた感冒

- 胃腸障害には柴胡桂枝湯　小柴胡湯
- IL-8 の抑制には麦門冬湯　柴朴湯
- 半夏厚朴湯は咽頭咳反射の抑制

図737

## マクロライド療法の見直し

- 抗ウイルス作用　　　九州保健福祉大　佐藤ら
　　　　　　　　　　名古屋市立大　鈴木
- 血管内皮細胞増殖因子抑制　　鹿児島大　松根ら
- NFκB・p38活性化抑制　TARC抑制　東京大　小宮根ら
- 抗IL-8 作用　　九州大　井上ら　マクロライドの新亜用研究会

図738

## 麻黄附子細辛湯

- 冷え型の感冒
- 冬に受験する受験生には最適の漢方薬

- インフルエンザワクチンの前に飲むと抗体がよくできる
- スタチン製剤併用は抗体がつきにくい
- ワクチン接種１週間前には休薬のこと
　　　　　表裏・寒・虚　　　　　（漢方常用処方解説）

- Influence of Statins on Influenza Vaccine Response in Elderly Individuals
- http://jid.oxfordjournals.org/content/early/2015/10/15/infdis.jiv456.abstract

図739

にはエビデンスがあるがインフルエンザなどのワク
チンには抗体が付きにくいので要注意である。図
740は升麻葛根湯の解説である。症例238-1 8歳男
児手足口病でアフタ性湿疹ができ、とくに口が痛い
という。升麻葛根湯で内服で湿疹が早期に消退し
た。升麻葛根湯は湿疹を目標に投与するとよい。症
例238-2は男児の湿疹の図である。

　次いで喘息についてのべる。まず神秘湯と麻杏甘
石湯の違いは、釣藤散がなぜ早朝頭痛に効果がある
かという項目で解説したように、アルカロイドとポ
リフェノールの不溶性複合体の形成を石膏や牡蛎が
その効能の失効を抑制するかどうかによる。麻杏甘
石湯では石膏は入らないため比較的短時間で効能が
出現するため運動作働性の喘鳴に、五虎湯や神秘湯
は長く効果の持続が認められるため早朝の喘鳴に用
いるとよい。柴朴湯は半夏厚朴湯が合方されている
ため精神的な要因で発作を起こす場合によい（図
741）。症例239は8歳男児で運動作働性喘息で上腹
部右に濁音があり、麻杏甘石湯が有用であった症例
である。図742はアルカロイドとポリフェノールの
代表であるが、図743その応用として咽頭痛やのど
の炎症には桔梗湯を、早朝に強いのどの痛みには小
柴胡湯加桔梗石膏を、発作性咳嗽には麦門冬湯を早
朝に強い咳嗽には竹葉石膏湯を用いる。図744はか
ゆみにたいしては入眠時のかゆみには当帰飲子を、
終夜のかゆみには消風散を使用するとよいとする。
花粉症には秋型には麻黄附子細辛湯を、春型には小
青竜湯になるが、それぞれ熱型になると桔梗石膏を
加えるとよい。症例240は8歳男児で運動作働性で
はなく咳喘息のタイプであるため上腹部右に濁音あ
り、五虎湯が有用であった症例である。図745は麻
黄湯と小青竜湯、麻黄附子細辛湯の解説である。図
746は柴胡剤の解説である。図747は特に小柴胡湯
の陽明病の条文であり、陽明中風、耳の前後腫れと
あり、これが耳下腺炎に小柴胡湯を用いるとよい
という契機である。図748は抑肝散の解説で神経末
端のグルコサミン受容体抑制にてセロトニンの賦活
作用がありイライラや疳の虫に効果をもつ。図749
は以前にも紹介したがアレルギーのメカニズムを
解説したものである。図750は自然リンパ球の分類
で特にIL-C2の働きが重要である。図751はIL-C2
アレルギーの発生に関与しているという解説であ
る。図752これを簡単に解説するとTSLPからTH2
細胞に反応する獲得免疫系とIL-31からIL-C2に反
応する自然免疫系があると考えられる。その比率は
自然免疫系の方が多いようである。図753はこれら

升麻葛根湯

- 傷寒頭痛、時疫、寒ヲ憎ミ熱壮ク、肢体痛ミ、発熱悪寒、鼻乾キテ眠ルヲ得ザルヲ治ス。兼テ寒暄時ナラズ人多ク疾疫シ、乍チ暖ク衣ヲ脱シ、及ビ瘡疹已ニ発シ、未ダ発セザルニ似タルノ間ニ宣シク用ウベシ。
- 麻疹　風疹　水痘、痘瘡、猩紅熱、突発性湿疹など湿疹の不分明な時期の常用処方
- 陽明病の経病

図740

症例からみる：8歳男児

- 昨日から手と足、口腔内に湿疹　痛くて物を食べるのがつらい
- 発熱37.8℃　元気は良い　身長138cm　体重38kg　舌紅　口腔内にアフタ性湿疹　手と足に水泡　腹部中等度　肺部に濁音
- 近医にかかるが薬はないのでアセトアミノフェンSy8mLを処方食事前に内服するようにといわれた。不安になった母親が同日に当院受診させた。
- 升麻葛根湯5.0g/日を処方
- 通常平均5.4日かかる湿疹消退が3日で消退した

症例238-1

湿疹を伴う感冒症候群に升麻葛根湯

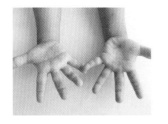

症例238-2

神秘湯と麻杏甘石湯の違いは

- 神秘湯　早朝喘鳴

- 麻杏甘石湯　運動作動性喘鳴

- 柴朴湯　精神的要因による喘鳴

図741

運動作動性喘息

- 8歳男児
- 3年前から運動時に咳がでる　近医で咳喘息といわれツロブテロールテープとステロイド吸入をもらった
- 138cm　32kg　舌紅　脈滑腹部中等度　圧痛なし　肺野喘息音なし　気管支音やや延長　腹部右濁音
- 給食を食べた後に運動をすると咳が出る　夜間や早朝はない
- 麻杏甘石湯5.0g/日を処方　1月で咳発作はなくなった　3月で咳発作なく廃薬

症例239

## 漢方（長時間作用）の応用

- アルカロイド：釣藤鈎　黄連　黄柏　黄芩　延胡索
- ポリフェノール：大黄　訶子　茶葉　紫根　芍薬
- 石膏・石決明・牡蛎などを加えると不溶性複合体を抑制し作用時間を長くできる（早朝に効果）
- 小児喘息への応用

| 麻杏甘石湯 | 五虎湯・頓嗽湯・神秘湯 |
|---|---|
| 麻黄・石膏・杏仁 | 麻黄・石膏・杏仁・桑白皮 |
| 走った後の喘鳴 | 早朝の喘鳴 |

図742

## 漢方（長時間作用）の応用2

2：咽頭痛（慢性扁桃炎）

| 桔梗湯 | ← → | 小柴胡湯加桔梗石膏 |
|---|---|---|
| 桔梗　甘草 | 柴胡　桔梗　石膏　黄芩 |
| 喉の炎症 | 早朝の喉の痛み |

3：乾燥型咳嗽

| 麦門冬湯 | ← → | 竹葉石膏湯 |
|---|---|---|
| 麦門冬　人参　半夏 | 麦門冬　石膏　半夏 |
| 発作性咳嗽 | 早朝の咳嗽 |

図743

## 漢方（長時間作用）の応用3

4：かゆみ

| 当帰飲子 | ← → | 消風散 |
|---|---|---|
| 当帰・地黄・蒺藜子 | 当帰・地黄・蝉退・石膏 |
| 入眠時のかゆみ・乾燥 | 終夜のかゆみ・湿潤 |

5：花粉症（寒型）秋　　　　　（熱型）

| 麻黄附子細辛湯 | 麻黄附子細辛加桔梗石膏 |
|---|---|
| 鼻閉・喉のイガイガ | 早朝覚醒時のくしゃみ |

6：花粉症（寒型）春　　　　　（熱型）

| 小青竜湯 | 小青竜湯加桔梗石膏 |
|---|---|
| 鼻汁　くしゃみ | 早朝くしゃみ |

図744

## 症例からみる五虎湯

- 8歳　男児
- 3日前から　咳が出る　以前より喘息といわれていた　ロイコトリエン阻害剤とステロイド吸入をするも夜間から朝にかけ断続的に咳をしている
- 138cm　30kg　舌紅　脈滑　腹部中等度　胸脇苦満なし　上腹部右濁音　正中芯あり　便通は順　肺野喘息音なし　咽頭部発赤なし
- 運動作動性の喘息発作でなく　夜間の咳喘息と考え五虎湯5.0g/日とICSを夜間にするように指示
- 次日には咳がおさまった
- 頓嗽湯は百日咳に
- 熱産生・体温調節系（サイトカイン調節）
- 表（裏）・熱・実→表証　　（漢方常用処方解説）

症例240

## 麻黄剤の解説

- 麻黄剤：交感優位　浮脈を目標に　清熱　抗ウイルス（特に抗インフルエンザウイルス）鎮痛効果
- 麻黄湯（27）風邪の引き始め　副交感の時期　交感：鼻閉塞　乳幼児の鼻閉塞
- さらに麻黄湯を慢性病に応用するため加味
- 小青竜湯（19）麻黄湯+半夏・細辛（利水）水の多い風邪：アレルギー鼻炎　麻黄湯の証で心下水気音（舌白）
- 麻黄附子細辛湯（127）麻黄湯+附子（冷え）冷えのアレルギー　附子が加味され麻黄湯より附子の証になる　細辛は局所麻酔剤　帯状疱疹など神経痛

図745

## 柴胡剤のまとめ

- 小柴胡湯（9）肝機能障害　上半身の炎症　強皮症に伴う間質性肺炎　舌白苔　KL-6チェック
- 柴胡桂枝湯（10）自律神経調整機能　本来はぶり返した風邪にもちいる　慢性膵炎　胃潰瘍の予防　心下支結
- 大柴胡湯（8）舌黄苔　抗コレステロール　胸脇苦満が強く左右につながっている　便秘　大黄剤
- 柴胡加竜骨牡蛎湯（12）取り越し苦労　左右胸脇苦満と臍動悸　取り越し苦労　神経質
- 抑肝散（65）自律神経失調　左腹直筋緊張が特徴　肝の虫を抑える　チックや顔面けいれん
- 四逆散（35）ストレス　左右腹直筋緊張が特徴　腹痛
- 柴胡桂枝乾姜湯（11）乾燥が特徴　不安障害　虚証

図746

## 小柴胡湯の条文　　陽明病巻5

- 陽明の中風、脈は弦浮大、而して短気、腹都て満ち、脇下及び心痛み、久しく之を按じて気通ぜず、鼻乾き、汗を得ず、臥を好み、一身及び目悉く黄、小便難く、潮熱あり、時々噦し、耳の前後腫れ、之を刺して少し差え、外解せず。病十日を過ぎ、脈続きて浮の者、小柴胡湯を与ふ。

図747

## 抑肝散

- 肝経の虚熱、発畜し発熱咬牙、或いは驚悸寒熱、或いは木土に乗じて痰涎を嘔吐し、腹脹小食、睡臥安からざるを治す。保嬰撮要
- 自覚的には　頭痛・眼痛・頚部のこり・眼瞼や顔のひきつれ　四肢のしびれ、不眠、倦怠感
- 精神的には　イライラ・怒りっぽい・落ち着きがない　チックや顔面痙攣　疳の虫　神経末端のグルコサミン受容体抑制
- 大塚によると緊張興奮型（腹直筋拘攣）と弛緩沈鬱型（腹弛緩・臍動悸）がある

図748

## アレルギーのメカニズム

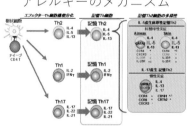

ヘルパーT細胞の分化と記憶Th2細胞の多様性

アレルギー学会　テキスト　国際医療福祉大　岡野

図749

## 自然リンパ球の分類

- Group 1 ILC
  NK細胞　ILC1　T-bet依存的分化　IFNγ産生
  ウイルス感染や細胞内細菌感染で働く
- Group 2 ILC
  NH細胞　Nuocyte　GATA3依存的分化
  IL-4　IL-5　IL-6　IL-9　IL-13　産生
  寄生虫や真菌感染やアレルギーに
- Group 3 ILC
  LTi細胞　NKp-46+ILC3　NKp-48+ILC3　RPGgt依存的分化
  IL-17　IL-22産生　細胞外細菌感染で働く
抗原認識機能を持たないILC2はサイトカインによって機能する　IL-33R　IL25R

アレルギー学会　テキストより　東京薬科大　久保

図750

をふまえてアトピー性皮膚炎の発生をまとめたものである。１：Th2からIL-4を介してヒスタミン遊離を起こす古典的アトピー性皮膚炎　２：IL-33からIL-C2を介して好酸球浸潤を引き起こす自然リンパ球のタイプ　３：バリア機能の破綻からTSLPを介してヒスタミン遊離を起こすタイプ。これらはすべてJAK受容体に関係するが最近では、４：非JAK受容体で皮膚のバリア機能の破綻を起こす症例も報告されている。図754これらを皮膚病に対する漢方治療にまとめると、湿熱いわゆる滲出性皮膚炎にはTSLP抑制にて消風散を、血熱いわゆる出血性皮膚炎にはIL-4抑制の温清飲（黄連解毒湯）を、血虚いわゆる乾燥皮膚炎にはTSLP抑制の当帰飲子を、熱毒いわゆる丘疹性皮膚炎にはIL-31抑制の十味敗毒湯を用いるとよい。図755柴胡清肝湯のまとめである。腹直筋の緊張が強い性格的に我が強い、いわゆるADHDの小児に効果がある。図756は柴胡清肝湯の解説である。図757治頭瘡一方の解説である。小児の特に頭部の湿疹に効果がある。図758は治頭瘡一方の解説であるが、大黄・川芎の配合により血熱の薬として用いることができる。中医では犀角地黄湯などを用いるが本邦では入手できないためこの方剤で代用することが多い。ただ補陰の配合がないため五苓散を合方して血熱の感染症、デング熱やブルセラ病などに応用することがある。中には治打撲一方の代用とする方もいるのは興味深い。図759・760は十味敗毒湯の解説である。特に小柴胡湯の加減方で胸脇苦満（正中芯）を目標に丘疹や膿痂疹などに用いる。症例241は２歳男児で顔面を中心に膿痂疹があり十味敗毒湯が有用であった症例である。図761越脾加朮湯の解説である。麻黄と石膏の合方で皮膚表面の炎症性湿疹に効果をもつ。いわゆる急性・慢性紅皮疹などである。図762は小建中湯の解説である。よく小児の体質改善に用いられるが陽脈濇、陰脈弦とはどういうことであろうか。図763つまり中虚内寒があり、また心気虚血虚ということであろう。同様に黄耆建中湯は黄耆が配合されることにて皮膚のバリア機能を強くする働きがある。一般的に体質改善には幼児には小建中湯、学童児には柴胡桂枝湯といわれる。幼児は副交感神経が強いため小建中湯、学童児になるとストレスが出現し交感神経優位になるため柴胡桂枝湯と考えられるが、では体質改善とはいかなるものか、ヒントは腸内細菌にある。図764は腸内細菌の種類とその分布を示したものであるが、善玉菌・日和見菌・悪玉菌は２：７：１がよいとされる。図765はそれぞれの

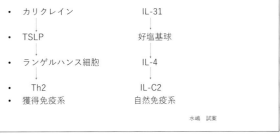

自然リンパ球の関与

・アレルギー
　気管支喘息　アレルギー性鼻炎　アトピー性皮膚炎　接触性皮膚炎　慢性副鼻腔炎　結膜炎　食物アレルギー
・感染症
　寄生虫感染　真菌感染　インフルエンザウイルス感染　ライノウイルス感染
・代謝疾患
　メタボリックシンドローム　動脈硬化
・自己免疫疾患
　COPD　多発性硬化症　好酸球性腹水　肺線維症　肝硬変　ウイルス性肝炎　胆道閉鎖症　バセドウ氏病　がん　アテローム性動脈硬化症

アレルギー学会　テキスト　理化学研究所茂呂

図751

アレルギーでは獲得免疫か自然免疫か

・カリクレイン　　　　　　　　　　IL-31
・TSLP　　　　　　　　　　　　　好塩基球
・ランゲルハンス細胞　　　　　　　IL-4
・Th2　　　　　　　　　　　　　　IL-C2
・獲得免疫系　　　　　　　　　　　自然免疫系

水嶋　試案

図752

アトピー皮膚炎発生メカニズム

１：アレルゲン→樹状細胞→Th2細胞→B細胞→IgE→肥満細胞→ヒスタミン（IL-4）
　　　　　　当帰飲子・黄連解毒湯
２：アレルゲン→上皮細胞→ネクローシス→IL-31→IL-C2→IL-5・IL-13→好酸球浸潤
　　　　　　消風散・越婢加朮湯
３：バリア機能低下→細菌→TSLP賦活→IgE・肥満細胞→ヒスタミン
　　　　　　十味敗毒湯・黄耆建中湯
４：非JAK由来性アレルギー　皮膚表面バリア破綻（フィラグリン・ロイケミン）→十全大補湯

水嶋改変

図753

皮膚病と漢方薬

・湿熱→滲出性皮膚炎→消風散　TSLP抑制
・血熱→出血性皮膚炎→温清飲　他　IL-4抑制
・血虚→乾燥性皮膚炎→当帰飲子　TSLP抑制
・熱毒→丘疹性湿疹→十味敗毒湯　IL-31抑制
・原因を分析してからTh1・Th2の調整剤を
・桂枝湯G・白虎湯G・麻黄湯G・柴胡剤Gなども皮膚病の方剤

自験例　アレルギー学会テキスト　水嶋

図754

柴胡清肝湯

・四物湯＋黄連解毒湯＋柴胡・連翹・桔梗・牛蒡子・瓜呂根・薄荷
・裏　虚　熱　腹直筋の緊張
・①神経質で癇が強い　②皮膚が浅黒い　③やせ　④好き嫌いが多い　⑤手足が湿っている　⑥性格がきまま　⑦靴下がきたない　⑧くすぐったがり　いわゆる腺病質といわれ炎症をくりかえす（ADHD）
・一貫堂の解毒証体質　首から上の炎症には荊芥連翹湯　上半身には柴胡清肝湯　下半身には竜胆瀉肝湯
・アトピー・アデノイド・不眠
・手の届くところだけをかいているアトピー性皮膚炎
　⇒成人には荊芥連翹湯

図755

183

## 柴胡清肝湯

- 外科枢要「鬢疽及ビ肝胆三焦、風熱怒火ノ症、或ハ項胸胸痛ミヲ作シ、或ハ瘡毒発熱スルヲ治ス。」
- 勿誤方函口訣「此方ハ口舌唇ノ病ニ効アリ。柴胡、黄芩ハ肝胆ノネライトシ、升麻、黄芩ハ陽明胃経ノ熱ヲサマシ、地黄、当帰、牡丹皮ハ牙銀ヨリ唇吻ノ間ノ血熱ヲ清解シ、瘀血ヲ清散ス。清熱和血ノ剤ニシテ。上部ニ尤モ効アルモノト知ルベシ。」

図756

## アトピー性皮膚炎

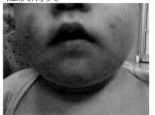

TARC768　十味敗毒湯　　　　2歳男児　自験例

症例241

## 治頭瘡一方

- 「くさ」といわれる小児の頭部湿疹　分泌物、かさぶたのあるもの　成人にはわきの下陰部の湿疹に応用
- ①頭部・顔面の湿疹　分泌物・びらん・痂皮。かゆみ・化膿　②比較的体力のある　③頚部・わきの下・陰部の湿疹　④舌黄苔
- 表　熱　中間

図757

## 越婢加朮湯

- 治一身悉腫。喘而渇。自汗出。悪風者。金匱要略
- 麻黄と石膏の合方である
- ポイントは発熱・悪風・汗は多い人もいれば少ない人もいる。口渇。浮腫。筋肉が重だるい。関節腫痛。小便不利。　指圧痕のつかない浮腫、皮膚表面の炎症、浸出液などを越婢加朮湯の証
- 関節腫脹・発熱を症状とする関節炎・リウマチ　むくみを主訴とする急性腎炎　皮膚の表皮にちかい部位の炎症性皮膚炎
- 表　熱　実

図761

## 治頭瘡一方

- 勿誤方函口訣「此方ハ頭瘡ノミナラズ、凡ベテ上部顔面ノ発瘡ニ用ユ。清上防風湯ハ清熱ヲ主トシ、此方ハ解毒ヲ主トスルナリ。」
- 小児の顔面アトピー性皮膚炎
- 成人の脇と陰部の湿疹

- 適応外：五苓散と合わせデング熱に

図758

## 小児科でよく用いられる漢方

13：小建中湯
- 「傷寒、陽脈濇、陰脈弦、法まさに腹中急痛すべし、先ず小建中湯を与え、差えざる者は小柴胡湯之を主る。」
- 「虚労、裏急。悸、衄、腹中痛み、夢に失精し、四肢痠疼し、手足煩熱し、咽乾して口燥するは」
- 虚弱体質で腹痛、動悸、手足のほてり、冷え、頻尿などの小児虚弱体質、疲労倦怠、神経質、満之胃腸炎、小児夜尿症　夜泣き

図762

## 十味敗毒湯

- 華岡清洲　十味敗毒散　家方　癰疽及び瘡腫起こりて、増寒壮熱、疒痛の者を治する
- ①小柴胡湯の適応する体質で胸脇苦満し化膿症やアレルギー性皮膚疾患　②湿疹は発赤腫脹、熱感、疼痛、かゆみなど炎症反応
- 丘疹や膿痂疹、蕁麻疹に
- 鑑別　消風散　分泌物が多い　口渇　表　熱　実
　　　　温清飲　乾燥して赤い　ひっかくと粉がこぼれる
- 表　熱　虚実

図759

## 黄耆建中湯

- 小建中湯　陽脈濇、陰脈弦とは中虚内寒　心中悸は心気虚　煩熱は血虚
- 黄耆建中湯
- 「虚労裏急　諸の不足は黄耆建中湯」
- 黄耆：固表止汗　拓毒生肌　利水消腫
- 膠飴：「仲景　建中湯に之を用う、其の甘以て中を緩にするを取る」強壮・緩和・補中緩急　潤肺止咳
　　　　　　蜂蜜は瀉下作用で乳児には禁

図763

## 十味敗毒湯

- 勿誤方函口訣「此方ハ青州ノ荊防敗毒散ヨリ取捨シタル者ニテ、荊敗ヨリハ其力優ナリ。」
- 膿痂疹を混ずる場合
- 胸脇苦満がある場合

図760

## 腸内細菌の種類

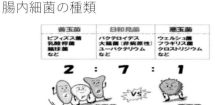

福田真嗣著　腸内細菌叢　羊土社

図764

代表的な菌類を示している。図766は1例ではあるが、腸内細菌を調べることができたので紹介する。8歳男児でアトピー性皮膚炎があった症例だが黄耆建中湯を3カ月内服すると善玉菌・日和見菌・悪玉菌の比率が2.8：5.2：2.0であったのが3カ月後には2.0：6.8：1.2となりほぼ正常になっていた。おもしろいことに、この小建中湯や黄耆建中湯を内服している小児では身長の伸びも良好であった。このような要因がいわゆる体質改善と言われる要因と思われる。図767話を元に戻してアトピー性皮膚炎の漢方治療のまとめである。外用コントロールが有用ならば小児には黄耆建中湯、成人には十味敗毒湯を用いて皮膚バリア機能の改善をはかる。皮膚に炎症が残っている場合には小児は治頭瘡一方、成人には越婢加朮湯、温清飲（黄連解毒湯）を用いる。ただし成人の場合には本書皮膚疾患の漢方治療を参照されたい。図768は特殊な皮膚疾患でTh1の関与が疑わしい場合（尋常性乾癬や自己免疫性皮膚炎、コリン作働性じんましんなど）には舌の白苔を目標に消風散、膿痂疹には十味敗毒湯、かゆみが強い場合（皮膚掻痒症）には黄連解毒湯や温清飲などを用いる。図769は小児の食物アレルギーの解説である。食物アレルギーは顔面皮膚からの吸収が多いとされる。アレルゲンの少量摂取が推奨されている。図770はすでに食物アレルギーを発症した場合にはオマリズマブなどを用いながら、食物負荷試験をして少量の摂取をすることがよい。皮膚ランゲルハンス細胞の抑制に腸内細菌の環境が影響していることもあり漢方では小建中湯や黄耆建中湯などが効果を認める可能性もあるが、これは今後の研究をまたなければいけない。図771は成人のアレルギー性鼻炎の方の花粉感受性の交差反応である。結構いろいろな果実に反応が出ることがあるので要注意である。また漢方でも生薬からなっているので当帰はセリ科、山梔子はクチナシ、厚朴はほうの木などでおもわぬアレルギーを持っている方がいるので注意深く用いたい。当院では当帰・厚朴・山梔子・人参・甘草などのアレルギーの方がいた。

　図772は小児の心身症の解説である。小児は感情表現ができず失感情症になることが多い。図773・774・775は小児心身症の種類と解説である。自閉症は頑固で友達と遊ぶのが苦手、朝起きられない、チックがあるという特徴があるが、外来では何もしゃべらず目を合わせない小児が多い。ADHDは落ち着きがない、集中力がないという特徴があるが、外来では動き回り、こちら（医師）を何かと

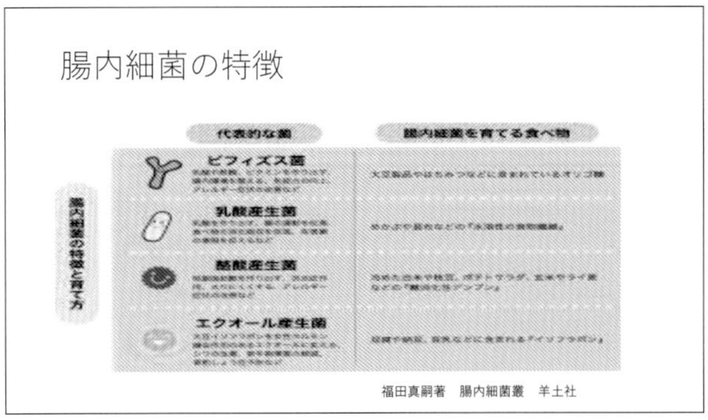

腸内細菌の特徴

福田真嗣著　腸内細菌叢　羊土社

図765

黄耆建中湯を用いて腸内細菌を測定した症例
8歳男児

| 治療前 | 治療3月後 |
|---|---|
| 善玉菌　2.8 | 善玉菌　2.0 |
| 乳酸稈菌 | ビフィズス菌 |
| 悪玉菌　2.0 | 悪玉菌　1.2 |
| ウェルシュ菌 | クロストリジウム |
| 日和見菌　5.2 | 日和見菌　6.8 |

自験例

図766

ポイント：皮膚疾患まとめ

• 外用コントロールができている場合
• 小児のアトピー性湿疹　黄耆建中湯
• 成人のアトピー性湿疹　十味敗毒湯

• 皮膚炎症が残っている場合
• 小児　治頭瘡一方
• 成人　越婢加朮湯　温清飲

図767

ポイント：皮膚疾患のまとめ

• Th1の関与が疑わしい場合
　消風散　（舌苔）
• 膿痂疹
　十味敗毒湯　（胸脇苦満）
• かゆみ
　黄連解毒湯　（舌黄色苔）温清飲

図768

小児の食物アレルギー

• 妊娠中の母親の摂食制限は意味がない
• 食物アレルギーは顔面皮膚からの吸収がおおい
• 炎症のあるルート（湿疹では抗原感作成立）炎症のないルート（食べるルート）では免疫寛容獲得　アレルギーにならない
• 皮膚特に顔面の保湿が重要（ティッシュがつくらい）
• 生後12カ月まで鶏卵を摂取しなかった群は38％卵アレルギー発症　生後6カ月から摂取した群は4％発症
• 母乳だけでなく生後1月から少量の人工乳を摂取した群は牛乳アレルギーが少ない
• 最近ではアレルゲン食品の少量摂取が推奨される

大矢幸弘　国立生育センター　アレルギー講習会

図769

触ってくる子が多い。学習障害の小児はうつ傾向がつよくゲーム中毒になっていたり外来でも親の携帯のゲームをしているような子がおおく、やはり目をあわせない小児が多い。図776は対策であるが、とにかくほめること、治療はまず漢方薬を優先することがおおいが、なかなか飲んでくれないこともある。図777その場合にはADHDにはメチルフェニデート、アトモキセチンが推奨されるが、易怒性の場合にはリスペリドンやグアンファシンがよいとされる。セルトラリンは悪夢を見るとか自殺企図の誘因となる場合があり半夏厚朴湯を併用しておきたい。図778漢方薬を用いる場合には広汎性発達障害には八味地黄丸、知的障害には小建中湯、ADHDには抑肝散、HD（学習障害）には四逆散、アスペルガー症候群には抑肝散、よく暴れる子には四逆散、内にこもる子には抑肝散、PFAPAで周期的に発熱する子には柴胡桂枝湯などを用いるが自閉症にはオキシトシンがよいのではないかという研究もあり加味帰脾湯の効果も注目されている。症例242は8歳男児で朝が起きられない、不機嫌、腹痛などを訴えるが何も話さない、腹診では両側の腹直筋緊張があり四逆散も考えたがやや暴力的なこともあり抑肝散と寝る前にクロチアゼパムを少量投与した。1カ月で学校に行けるようになり抑肝散のみでよくなった。症例243は6歳男児で典型的なADHDであった。腹直筋緊張と上腹部左濁音、四逆散とアトモキセチンを処方、3カ月でアトモキセチンは廃薬、学校にも行けるようになった。症例244は8歳男児でPFAPAにて発熱を繰り返す症例である。上腹部右に濁音があり柴胡桂枝湯にて緩解した。図779は不登校の原因となる起立性調節障害の解説である。図780〜785は起立性調節障害の解説である。新起立試験もあるが、朝起きられない、イライラする、学校にいけない、食欲不振など3つ以上の症状があればこの疾患を考えてもよい。ただこれは自律神経の調節障害で上半身や脳への血流障害が原因とされる。決してさぼりではないことを本人、両親ともに理解して治療することが重要である。症例245は15歳女性で上腹部動悸、めまいから苓桂朮甘湯を処方したところ、劇的に効果があった。起立性調節障害はまず苓桂朮甘湯がよいとされるが、それ以外にも適応方剤はある。症例246は咳にて不眠、学校にいけない。起立試験は正常でこれは自閉症スペクトラムと考えたが、本人には起立性調節障害と伝えたところ非常に納得した。柴朴湯を処方したところ効果があり3カ月後には月1〜2回であるが学校

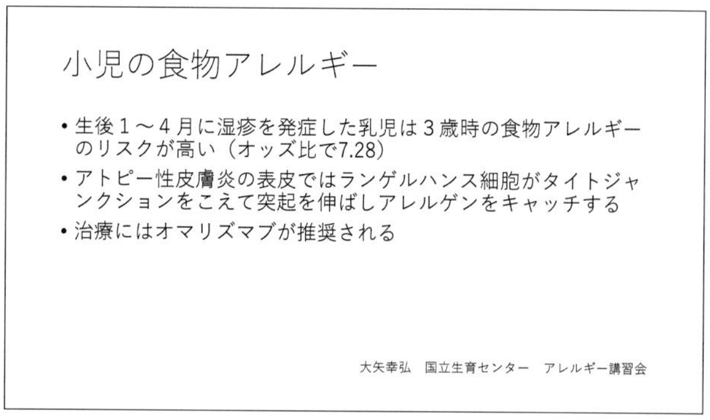

---

### 小児の食物アレルギー

- 生後1〜4月に湿疹を発症した乳児は3歳時の食物アレルギーのリスクが高い（オッズ比で7.28）
- アトピー性皮膚炎の表皮ではランゲルハンス細胞がタイトジャンクションをこえて突起を伸ばしアレルゲンをキャッチする
- 治療にはオマリズマブが推奨される

大矢幸弘　国立生育センター　アレルギー講習会

図770

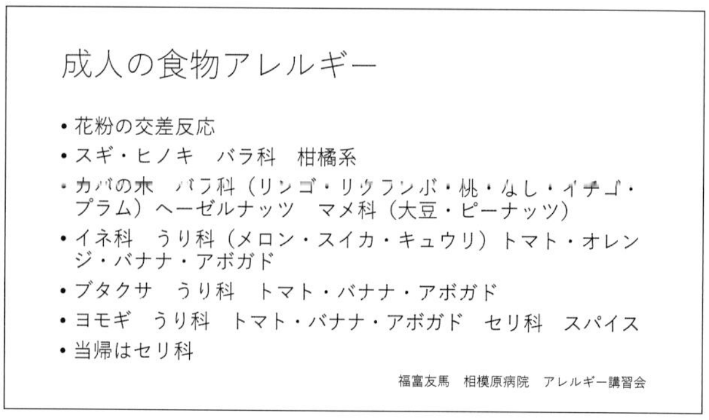

---

### 成人の食物アレルギー

- 花粉の交差反応
- スギ・ヒノキ　バラ科　柑橘系
- カバの木　バラ科（リンゴ・リクワンボ・桃・なし・イチゴ・プラム）ヘーゼルナッツ　マメ科（大豆・ピーナッツ）
- イネ科　うり科（メロン・スイカ・キュウリ）トマト・オレンジ・バナナ・アボガド
- ブタクサ　うり科　トマト・バナナ・アボガド
- ヨモギ　うり科　トマト・バナナ・アボガド　セリ科　スパイス
- 当帰はセリ科

福富友馬　相模原病院　アレルギー講習会

図771

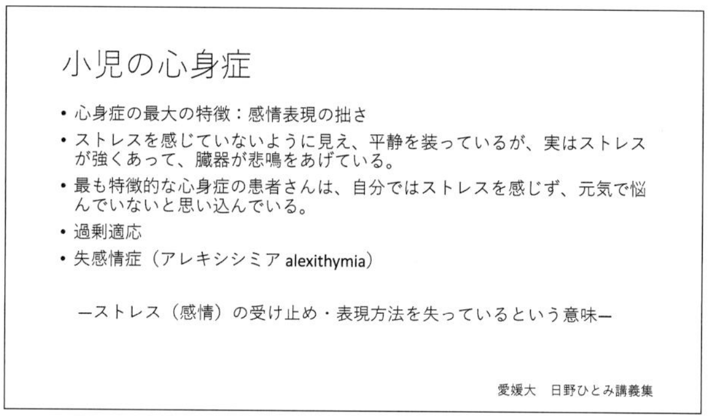

---

### 小児の心身症

- 心身症の最大の特徴：感情表現の拙さ
- ストレスを感じていないように見え、平静を装っているが、実はストレスが強くあって、臓器が悲鳴をあげている。
- 最も特徴的な心身症の患者さんは、自分ではストレスを感じず、元気で悩んでいないと思い込んでいる。
- 過剰適応
- 失感情症（アレキシシミア alexithymia）

―ストレス（感情）の受け止め・表現方法を失っているという意味―

愛媛大　日野ひとみ講義集

図772

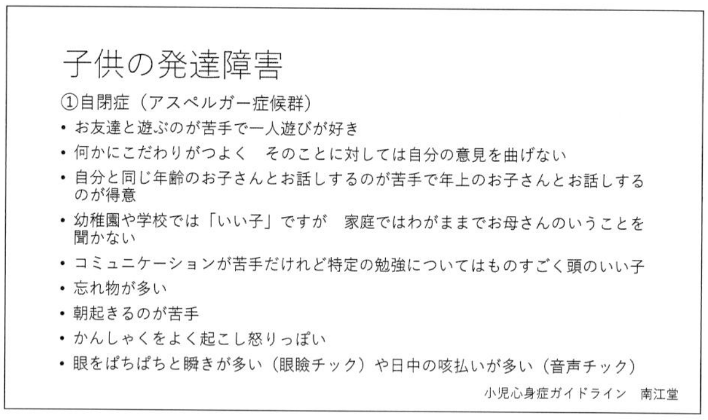

---

### 子供の発達障害

①自閉症（アスペルガー症候群）
- お友達と遊ぶのが苦手で一人遊びが好き
- 何かにこだわりがつよく　そのことに対しては自分の意見を曲げない
- 自分と同じ年齢のお子さんとお話しするのが苦手で年上のお子さんとお話しするのが得意
- 幼稚園や学校では「いい子」ですが　家庭ではわがままでお母さんのいうことを聞かない
- コミュニケーションが苦手だけれど特定の勉強についてはものすごく頭のいい子
- 忘れ物が多い
- 朝起きるのが苦手
- かんしゃくをよく起こし怒りっぽい
- 眼をぱちぱちと瞬きが多い（眼瞼チック）や日中の咳払いが多い（音声チック）

小児心身症ガイドライン　南江堂

図773

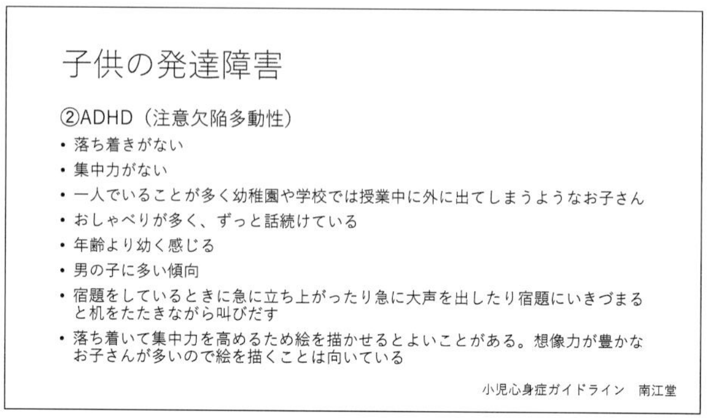

---

### 子供の発達障害

②ADHD（注意欠陥多動性）
- 落ち着きがない
- 集中力がない
- 一人でいることが多く幼稚園や学校では授業中に外に出てしまうようなお子さん
- おしゃべりが多く、ずっと話続けている
- 年齢より幼く感じる
- 男の子に多い傾向
- 宿題をしているときに急に立ち上がったり急に大声を出したり宿題にいきづまると机をたたきながら叫びだす
- 落ち着いて集中力を高めるため絵を描かせるとよいことがある。想像力が豊かなお子さんが多いので絵を描くことは向いている

小児心身症ガイドライン　南江堂

図774

## 子供の発達障害

③学習障害
- コミュニケーションが苦手で特定の勉強が苦手なお子さん
- 字は読めるが意味が分からない
- 学校での勉強がまったく手につかない
- ゲーム中毒であるため両目が内側に寄っている
- やや「うつ」傾向で内向的である

小児心身症ガイドライン 南江堂

図775

## 対策

- 発達障害のお子さんはそれを「特性」として受け止めてあげる
  ことが大切 そしてお子さんをほめてあげることが重要であり、
  できないと叱ってしまうことは逆効果である。
- 治療薬はまず漢方薬を優先

図776

## 小児発達障害

- ADHD メチルフェニデート（12時間）アトモキセチン（一日）
  受験生にはメチルフェニデート グアンファシン
- 易怒型自閉症スペクトラム リスペリドン 体重20kg以下
  0.25mg/日 20kg以上0.5mg/日 グアンファシン
- 強迫性障害 フルボキサミンマレイン酸25mg/日
- うつ状態 セルトラリン塩酸塩25mg/日
      SSRI 自殺企図に注意 半夏厚朴湯併用

図777

## 小児発達障害

- 広汎性発達障害 八味地黄丸
- 知的障害 小建中湯
- ADHD 抑肝散 四逆散
- HD 四逆散
- アスペルガー症候群 抑肝散
- よく動く暴れる子は四逆散 内にこもる子は抑肝散
- PFAPAには柴胡桂枝湯
- 自閉症にはオキシトシンの可能性

図778

## 抑肝散

- 8歳男児 ここ3月学校へ行けない 朝になると腹痛 めまい
  気分が悪いと
- 138cm 32kg 舌紅 腹部腹直筋緊張あり 診察室でも何も話
  さない 目もあわせない 不機嫌ですぐにここを出たい様子
- 抑肝散5.0g/日+クロチアゼパム0.03g寝る前に投与
- 1週間でよく眠れる、朝が起きられるようになった 1月後学校
  に行けるようになった。クロチアゼパムを廃薬 抑肝散でコン
  トロール

症例242

## 四逆散

- 6歳 男児 よく動き回る 授業中にジッとしていられない
- 130cm 30kg 舌紅 腹部腹直筋緊張 上腹部左に濁音あり
  腹痛はない 診察室でもうごきまわる、ねえこれなに 先生は
  何年などとよくしゃべる 医師の膝に座ったりする ADHDと
  して 四逆散5.0g/日+アトモキセチン塩酸塩２T処方
- 3月後落ち着きがでてきた アトモキセチン廃薬
- 四逆散でコントロール中

症例243

## 柴胡桂枝湯

- 8歳男児 2年前から2～3月に1回 38度台の発熱あり、最初は
  感冒と思っていたが、繰り返すため精査でPFAPAと診断される
- 138cm 24kg 元気で診察室を歩き回る 発熱以外は症状なく
  よく鼻血を出すことがある 舌紅 脈滑 腹部右肋骨下をくす
  ぐったがる 上腹部右に濁音
- 柴胡桂枝湯5.0gを処方 3月で発熱がなくなる

症例244

## 不登校の原因は

- 起立性調節障害（OD: Orthostatic Dysregulation）
- 朝起きれなくなる。
- 夕方には元気になっているので、家族は病気では
  なくただの怠けだと思い、関係も悪くなる。
- 不登校の一番の原因。

愛媛大 小野ひとみ 講義より

図779

## 起立性調節障害の特徴

- 起立性調節障害（OD）
- 中学に入るころから、娘は朝起きるのがつらいようになってきたんです。
  私も一生懸命起こすのですが、もし起きてきても、さえない感じで、ゆっ
  たりと支度をするんです。遅刻や欠席も絶えず、先生から何度も指摘され
  ました。
- 私も、最初はやる気がないだけかなと思っていたのですが、長く続くにつ
  れ、娘は何か病気にでもなってしまったんじゃないかと不安が募りました。
- でも、夕方にはスマートフォンをいじって、夜には起きていて寝付けなく
  なって、悪循環でした。私も不安の心労から、ふさぎ込むような感じでし
  た。

愛媛大 小野ひとみ 講義より

図780

## 起立性調節障害の病態

- 起立性調節障害：概要
- 自律神経系の異常で主に循環器系の調節がうまくいかなくなる疾患
- 症状：たちくらみ、長時間立っていられない、疲れやすい、失神、倦怠感、
  寝起き不良、頭痛、動悸など
- 過去には思春期の一時的な生理的変化であり身体的、社会的に予後は良い
  とされていた。
- 近年の研究によって重症ODでは自律神経による循環調節（とくに上半身、
  脳への血流低下）が障害され日常生活が著しく損なわれ、長期に及ぶ不登
  校状態やひきこもりを起こし、学校生活やその後の社会復帰に大きな支障
  となることが明らかになった。

愛媛大 小野ひとみ 講義より

図781

187

にも行けるようになった。症例247は13歳女性で腹痛、下痢など学校にいけないという。検査では特に異常がなく起立性調節障害と膵臓が弱いと伝え上腹部動悸より苓桂朮甘湯を処方した。3カ月後にはまだ学校にはいけないが朝起きられるようになり気分もよくなった。図786このように起立性調節障害の中には大人の発達障害と同じ病態を呈する場合も多い。ADSは敬語が使えない、目をあわせない、音や光、薬剤に敏感で（HSS・ハイリーセンシティブ症候群）なかなか薬も合わない症例が多い。ブロマゼパムやロラゼパムを用いるがこのようなHSSの方はまず薬を飲んでくれない。漢方ならということで苓桂朮甘湯を用いることが多い。SLDは怒りっぽい、文字やグラフが苦手という特徴がある。グアンファシンがよいが抑肝散や四逆散が効果を認めることが多い。ADHDはしゃべらない、また暴言を吐く、掃除が苦手といった特徴があるが、これも抑肝散が効果を認めることが多い。症例248は14歳男性で朝がおきられない、学校にいけないという。母親が起立性調節障害を調べてきてこれに違いないという。本人は目を合わせず何もしゃべらない。自閉症スペクトラムのASDと考えたが、腹部診では上腹部動悸はなく両腹直筋の緊張があるが、母親のいうとおり苓桂朮甘湯を処方した。1カ月立っても変化はなく食事が食べられないという。また強迫観念が出現しトイレにはいったまま長いときは4時間、通常でも2時間出てこないという。そこでアリピプラゾールを少量追加した。1カ月後には息苦しさは軽減し少しよい、トイレも数十分で出られるようになった。3カ月後には朝が起きられるようになった。さらに6カ月後に学校に行けるようになった症例である。症例249は15歳女性でやはり何も話さない、朝がおきられない、怒りっぽいという。これはADHDと考えたが本人には起立性調節障害であると伝え腹部左腹直筋緊張から抑肝散加陳皮半夏とタンドスピロン1Tを処方した。これで安心したのか3カ月後にはしゃべることができるようになり、6カ月後には学校に行けるようになった。このように起立性調節障害のほかにも成人型発達障害と思われる症例も多い。図787は学会などで報告されている、小児に多い愁訴にたいして漢方薬を用いた一覧である。特によこなでには葛根湯、お尻見張りタコには大建中湯、円形脱毛には当帰芍薬散、落ち着きがないには甘麦大棗湯などは効果があるので参考にされたい。

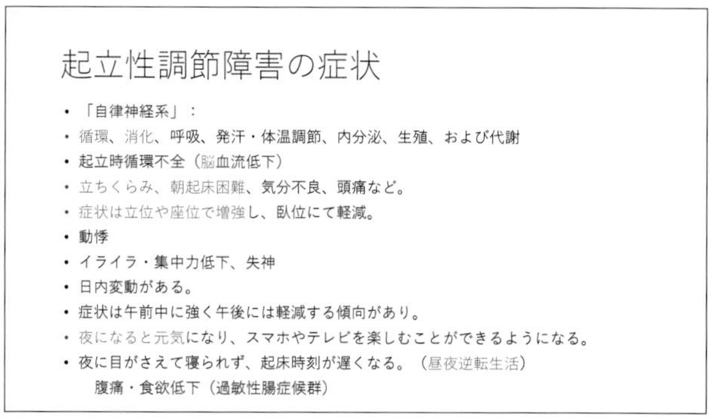

188

---

### 起立性調節障害の症状

- 「自律神経系」：
- 循環、消化、呼吸、発汗・体温調節、内分泌、生殖、および代謝
- 起立時循環不全（脳血流低下）
- 立ちくらみ、朝起床困難、気分不良、頭痛など。
- 症状は立位や座位で増強し、臥位にて軽減。
- 動悸
- イライラ・集中力低下、失神
- 日内変動がある。
- 症状は午前中に強く午後には軽減する傾向があり。
- 夜になると元気になり、スマホやテレビを楽しむことができるようになる。
- 夜に目がさえて寝られず、起床時刻が遅くなる。（昼夜逆転生活）
- 腹痛・食欲低下（過敏性腸症候群）

図782

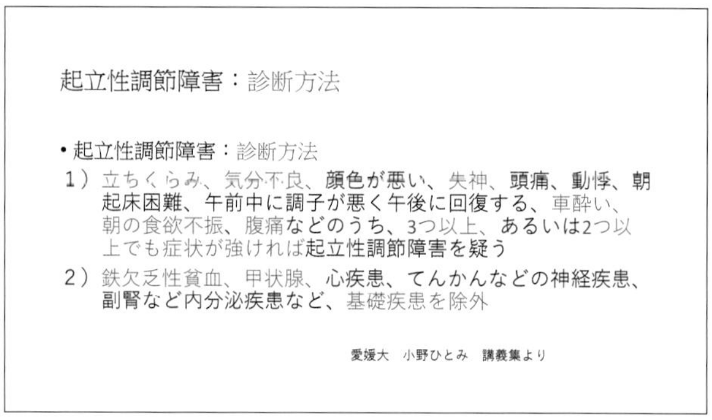

---

### 起立性調節障害：診断方法

- 起立性調節障害：診断方法
  1）立ちくらみ、気分不良、顔色が悪い、失神、頭痛、動悸、朝起床困難、午前中に調子が悪く午後に回復する、車酔い、朝の食欲不振、腹痛などのうち、3つ以上、あるいは2つ以上でも症状が強ければ起立性調節障害を疑う
  2）鉄欠乏性貧血、甲状腺、心疾患、てんかんなどの神経疾患、副腎など内分泌疾患など、基礎疾患を除外

愛媛大　小野ひとみ　講義集より

図783

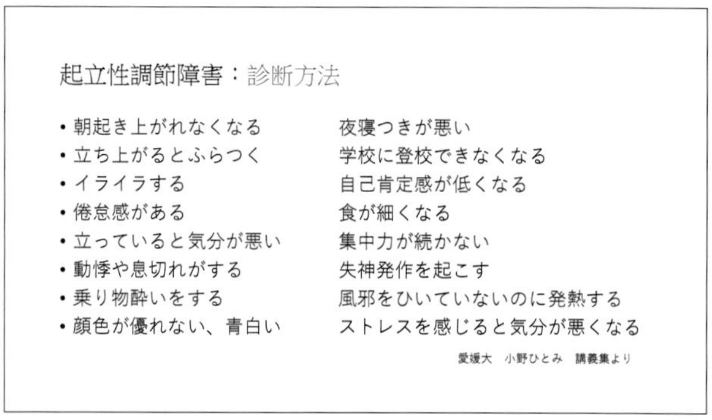

---

### 起立性調節障害：診断方法

- 朝起き上がれなくなる　　　　夜寝つきが悪い
- 立ち上がるとふらつく　　　　学校に登校できなくなる
- イライラする　　　　　　　　自己肯定感が低くなる
- 倦怠感がある　　　　　　　　食が細くなる
- 立っていると気分が悪い　　　集中力が続かない
- 動悸や息切れがする　　　　　失神発作を起こす
- 乗り物酔いをする　　　　　　風邪をひいていないのに発熱する
- 顔色が優れない、青白い　　　ストレスを感じると気分が悪くなる

愛媛大　小野ひとみ　講義集より

図784

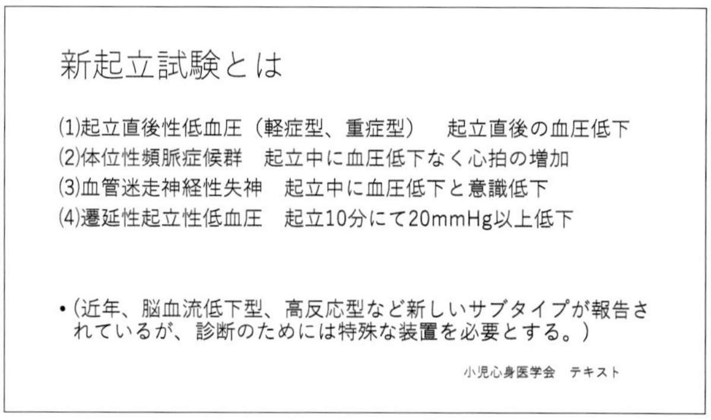

---

### 新起立試験とは

(1)起立直後性低血圧（軽症型、重症型）　起立直後の血圧低下
(2)体位性頻脈症候群　起立中に血圧低下なく心拍の増加
(3)血管迷走神経性失神　起立中に血圧低下と意識低下
(4)遷延性起立性低血圧　起立10分にて20mmHg以上低下

- （近年、脳血流低下型、高反応型など新しいサブタイプが報告されているが、診断のためには特殊な装置を必要とする。）

小児心身医学会　テキスト

図785

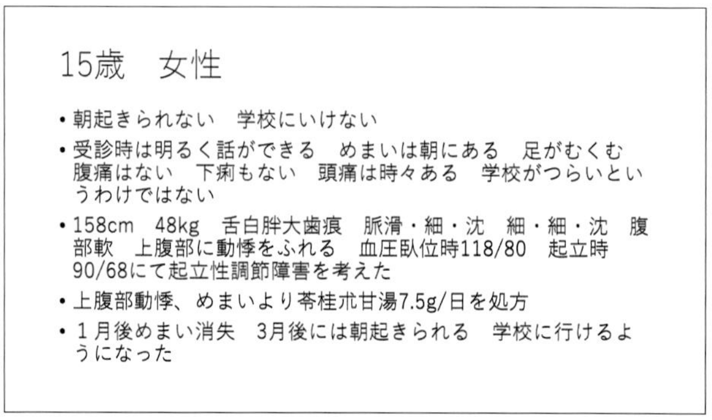

---

### 15歳　女性

- 朝起きられない　学校にいけない
- 受診時は明るく話ができる　めまいは朝にある　足がむくむ　腹痛はない　下痢もない　頭痛は時々ある　学校がつらいというわけではない
- 158cm　48kg　舌白胖大歯痕　脈滑・細・沈　細・細・沈　腹部軟　上腹部に動悸をふれる　血圧臥位時118/80　起立時90/68にて起立性調節障害を考えた
- 上腹部動悸、めまいより苓桂朮甘湯7.5g/日を処方
- 1月後めまい消失　3月後には朝起きられる　学校に行けるようになった

症例245

● 参考文献

漢方腹証奇覧　医道の日本社

『医学のあゆみ ── サイトカインと疾患』白木ら　2010
　　年7月31日号　医歯薬出版

『漢方常用処方解説』高山宏世著　三考塾叢刊

鍋島茂樹　福岡大学「インフルエンザにおける麻黄湯
　　の自然免疫賦活作用に関する検討」

「マクロライド新作用研究会記録集」九州大　井上ら
　　2019

アレルギー学会　テキスト　国際医療福祉大　岡野

『腸内細菌叢』福田真嗣著　羊土社

国立生育センター　アレルギー講習会　大矢幸弘

相模原病院　アレルギー講習会　福冨友馬

愛媛大　日野ひとみ講義集

『小児心身医学会ガイドライン集』南江堂

『大人の発達障害を診るということ』青木省三著　医学
　　書院

　図788はまとめである。特に漢方薬が現代薬より
優れているグループである。いくつか適応外使用が
あるが必ず適応症候があるので症候病名をつけてい
ただきたい。インフルエンザの初期には麻黄湯、足
のつれやスポーツ後の手足の疼痛には芍薬甘草湯、
気圧で変化する頭痛には五苓散、流行性耳下腺炎に
は小柴胡湯（感冒）、ヘルパンギーナや口腔内ヘル
ペスには人参湯（胃腸虚弱）、小児肛門周囲膿瘍に
は十全大補湯（食欲不振）、認知症のBPSDには抑
肝散（不安神経症）、小児の嘔吐下痢症には五苓散、
更年期障害には加味逍遥散、老人性うつ病には香蘇
散（不安神経症）・柴胡桂枝乾姜湯、PTSD型うつ
病には加味帰脾湯、翼状片には越婢加朮湯（湿疹）、
小児の腹痛には小建中湯、PCOSには温経湯、小児
のPFAPAには柴胡桂枝湯（胃腸虚弱）、口腔内真菌
症には人参湯（胃腸虚弱）、内痔核には乙字湯、慢
性便秘には大黄甘草湯・麻子仁丸、免疫低下には補
中益気湯（食欲不振）、伝染性軟属腫には黄耆建中
湯、非細菌性膀胱炎には猪苓湯、難治性口内炎には
半夏瀉心湯・人参湯、MRSA感染には当帰六黄湯、

---

**13歳　女性**

- 1月前から腹痛　下痢　頭痛　あり受診　受診時には何もしゃ
べらない　質問にも母親がこたえる　学校にいけないという
- 朝になると腹痛があり　150cm　44kg　血圧臥位時125/88
起立時128/70　腹部USにて膵管拡張　血液生化学的にはアミ
ラーゼ79u/mL　舌白胖大　脈細・細・沈　細・細・沈無力
腹部軟上腹部動悸あり
- 起立性調節障害による慢性膵炎と本人と母親に伝え　上腹部動
悸・下痢より苓桂朮甘湯7.5g/日を投与
- 1月後外来でしゃべれるようになった　ゲームが面白くて夜半
までしていると　3月後には学校にはいけていないが朝は起き
られるようになった

症例247

---

**大人の発達障害**

- ASD：自閉症スペクトラム　目を合わせないコミュニケーションが
苦手　敬語が使えない　音や光に敏感（HSS症候群）
プロマゼパム　ロラゼパム　苓桂朮甘湯
- SLD：限局性学習障害　文字をひとつひとつ拾って読む　グラフが
苦手　怒りっぽい　適当に読み飛ばす　知的障害が合併することも
抑肝散　四逆散　グアンファシン塩酸塩
- ADHD：しゃべらない　逆に饒舌でこちらの質問に答えない　衝動
的に暴言をはく　掃除が苦手　注意を持続することがむずかしい
グアンファシン塩酸塩　アトモキセチン塩酸塩　抑肝散

青木省三著　大人の発達障害を診るということ　医学書院

図786

---

**14歳　男性**

- 1年前から息ぐるしい　不眠　朝がおきられずご飯が食べられない　学校
にいけない
- 165cm　52kg　舌白　脈滑・滑・滑　滑・弦・沈　腹部中等度　両腹直筋
緊張　血圧臥位時124/84　立位時138/90　受診時には何もしゃべらない
自閉症スペクトラム適応障害（ASD）と考えたが本人と母親に起立性調節
障害（母親が調べていた）と伝え、苓桂朮甘湯7.5g/日を投与した。
- 1月後には変化なく不眠があり、食事は朝だけでなく昼もたべられない。
トイレにはいり2時間出てこないという。苓桂朮甘湯にアリピプラゾール
1mg/日を追加処方
- 更に1月後すこし息苦しいのがよくなった。外来でしゃべるようになった。
すこしずつよくなるから自分のペースでやりましょうと説明。3月後には
朝が起きられるようになった。
- 6月後には学校に行けるようになった。アリピプラゾールの副反応はなく1
年後には廃薬となった

症例248

---

**15歳　女性**

- 1年前から学校に行けなくなった。朝が起きられない　母親に連れら
れて受診　何も話さない　目を合わせない　母親いわく夜間に通信
をしていて眠らなく朝がおきられない。朝起こすと頭痛やめまい
を訴える。うるさくいうと怒りだすという。
- 155cm　45kg　舌白胖大　脈細・細・沈細　細・細・沈細　腹部軟
上腹部動悸あり　左腹直筋の緊張あり　便通は正常　自閉症スペク
トラム（ADHDタイプ）を考えたが母親が起立性調節障害と申し
立てる。血圧105/82（臥位）98/76（立位）にて起立性調節障害と
伝え、自律神経の問題だから必ず治るから自分のペースでゆっくり
と生活していこうと伝える。左腹直筋緊張より抑肝散加陳皮半夏
5.0g/日にタンドスピロンクエン酸1Tを処方。
- 3月後外来で少ししゃべるようになった。まだ朝は起きられないが気分
は少し良いと。
- 6月後学校に行けるようになり通信制であるが高校にも合格できた。

症例249

---

**14歳　男性**

- 1年前から咳がでる　夜は咳がでて不眠　朝が起きられない　学校に
いけない
- めまいはない　胸Xp:止常　呼吸機能：正常　NO検査10ppb正常
腹痛なし　下痢なし　受診時はほとんどしゃべらない　質問には答
える程度　168cm　50kg　舌白胖大　脈滑・細・沈　滑・弦・細
腹部軟　上腹部動悸あり　血圧臥位時132/74　立位時138/70　にて
自閉症スペクトラムHDを考えた
- 上腹部動悸と咳から苓朴湯7.5g/日を投与　母親にはさぼりではなく
起立性調節障害にて自分のペースでゆっくりと治すようにと伝えた
- 1月後大分咳がよいと　3月後には朝起きられるようになり学校に週
1〜2回ではあるがいけるようになった

症例246

---

**その他小児によくあらわれる諸症状**

| | |
|---|---|
| 横なで　葛根湯 | 多形性滲出性紅斑　越婢加朮湯 |
| ヘルペス・口内炎　黄連解毒湯 | 過呼吸症候群　小柴胡湯 |
| しもやけ　当帰四逆加呉茱萸生姜湯 | 乾皮癬　当帰飲子 |
| むずむず足　芍薬甘草湯 | 臍腹痛・歯肉炎　排膿散及湯 |
| リンパ節炎・頭痛　治頭瘡一方 | 打撲　治打撲一方 |
| 食欲不振　六君子湯 | 円形脱毛・爪が割れる　当帰芍薬散 |
| 下痢　啓脾湯　五苓散 | 夜尿症　五苓散 |
| 嘔気　半夏瀉心湯 | 落ち着きがない　甘麦大棗湯 |
| 頻尿・夜泣き　抑肝散 | 水いぼ　黄耆建中湯 |
| お尻張りたこ　大建中湯 | 肛門周囲膿瘍　十全大補湯 |
| 体重が増えない　小建中湯　黄耆建中湯 | |

図787

人工肛門周囲のびらんには十味敗毒湯（湿疹）、肺気腫の咳嗽には瓜呂枳実湯、レビー小体性認知症には加味温胆湯、急性紅皮症には越婢加朮湯、多発性硬化症には小続命湯、舌痛症には清熱補気湯、慢性骨髄炎には千金内托散、小児のアトピー性皮膚炎には黄耆建中湯、抗リン脂質抗体症候群には当帰四逆加呉茱萸生姜湯（レイノー症候群）、萎縮腎には人参湯（胃腸虚弱）、突発性湿疹には升麻葛根湯などである。図789は現代薬と漢方薬の併用で効果を増強するものをまとめた。片頭痛には呉茱萸湯にイミグレン、大腸憩室炎には大黄牡丹皮湯に抗生剤、三叉神経痛には五苓散にカルバマゼピン、関節リウマチには MTX に漢方薬（桂芍知母湯、大防風湯）、更年期障害の頭痛には鎮痛剤と川芎茶調散、NASH にはウルソに防風通聖散（便秘）、気管支喘息にはステロイド吸入薬に柴朴湯、癌治療中の嘔気に PPI と六君子湯（食欲不振）、逆流性食道炎には PPI と茯苓飲合半夏厚朴湯（慢性胃炎）、老人性うっ血性心不全には利尿剤に木防已湯、アレルギー性鼻炎には抗ヒスタミン剤と小青竜湯、好酸球性副鼻腔炎には抗ヒスタミン剤に小青竜湯合桔梗石膏、治療抵抗性高血圧には降圧剤に釣藤散、七物降下湯などである。ただこれらは私見の一部であり、これからもたくさんのドクターの研究によりさらに漢方薬の使用範囲が広がっていくものと信じてこの項を終わりにする。

## 漢方の方が現代薬より優れているもの1

| | |
|---|---|
| インフルエンザの初期……麻黄湯 | 小児の腹痛……小建中湯 |
| 足のつれ……芍薬甘草湯 | PCOS……温経湯 |
| 気圧変化で出現する頭痛……五苓散 | 小児のPFAPA……柴胡桂枝湯 |
| 流行性耳下腺炎……小柴胡湯 | 生理前不快気分障害……抑肝散 |
| ヘルパンギーナ……人参湯 | 口腔内真菌症……人参湯 |
| 小児肛門周囲膿瘍……十全大補湯 | 内痔核……乙字湯 |
| 認知症のBPSD……抑肝散 | 慢性便秘……大黄甘草湯 |
| 小児の嘔吐下痢症……五苓散 | 麻子仁丸 |
| 更年期障害……加味逍遥散 | 免疫低下……補中益気湯 |
| 老人性うつ病……香蘇散　柴胡桂枝乾姜湯 | |
| PTSD型新型うつ病……加味帰脾湯 | 伝染性軟属腫……黄耆建中湯 |
| 翼状片……越婢加朮湯 | 非細菌性膀胱炎……猪苓湯 |

図788-1

## 漢方の方が現代薬より優れているもの2

| | |
|---|---|
| 難治性口内炎 | 半夏瀉心湯　人参湯 |
| MRSA感染 | 当帰六黄湯 |
| 人工肛門周囲のびらん | 十味敗毒湯 |
| 肺気腫の咳嗽 | 瓜呂枳実湯 |
| レビー小体性認知症 | 加味温胆湯 |
| 急性紅皮症 | 越婢加朮湯 |
| 多発性硬化症 | 小続命湯 |
| 舌痛症 | 清熱補気湯 |
| 慢性骨髄炎 | 千金内托散 |
| 小児のアトピー性皮膚炎 | 黄耆建中湯 |
| 抗リン脂質抗体症候群 | 当帰四逆加呉茱萸生姜湯 |
| 腎萎縮 | 人参湯　突発性湿疹には升麻葛根湯 |
| COVID-19後遺症味覚障害 | 清熱補気湯 |
| COVID-19後遺症嗅覚障害 | 麗沢通気湯 |

図788-2

## 現代薬と漢方薬の併用で効果を増強するもの

| | |
|---|---|
| ・片頭痛 | 呉茱萸湯＋イミグレン |
| ・大腸憩室炎 | 大黄牡丹皮湯＋抗生剤 |
| ・三叉神経痛 | 五苓散＋カルバマゼピン |
| ・関節リウマチ | MTX＋漢方薬（桂芍知母湯・大防風湯） |
| ・更年期障害の頭痛 | 鎮痛剤＋川芎茶調散 |
| ・NASH | ウルソ＋防風通聖散 |
| ・気管支喘息 | ステロイド吸入薬＋柴朴湯 |
| ・癌治療中の嘔気 | PPI＋六君子湯 |
| ・逆流性食道炎 | PPI＋茯苓飲合半夏厚朴湯 |
| ・アトピー性皮膚炎 | ステロイド外用薬＋越婢加朮湯 |
| ・アレルギー性鼻炎 | 抗ヒスタミン剤＋小青竜湯 |
| ・好酸球性副鼻腔炎 | 抗ヒスタミン剤＋小青竜湯合桔梗石膏 |
| ・右心不全 | 利尿剤＋木防已湯 |
| ・治療抵抗性高血圧 | 降圧剤＋釣藤散 |

図789

# あ と が き

　この漢方と最新医療をまとめている間にもどんどんと新しい知見がふえています。医療にはこれでよいという終わりはありません。まず自分でこの方剤はどのように効くのか、それには何を調べたらいいのかという疑問をもちながら、それを実践することが重要です。古いイメージの漢方薬といえども医療や医学に用いるのには最新の知識とその実証が重要です。この本を読まれた先生方が実践と実証において新しい知見を発見されることを心から期待しております。たとえば麦門冬湯とIL-8、加味帰脾湯とオキシトキシン、石膏とアレルギー・IL-33、麻黄とIL-4、PCOSとテストステロン、萎縮腎とFGF23、癌治療とTreg細胞・IL-10、加味逍遥散とIL-6、葛根湯とIL-12など数え上げたらきりがありません。しかし私の自験例の数値は症例数が少ないので参考にしかなりませんが、これを読まれた先生方に是非追試をしていただいてその結果と考察を教えていただきたいと思っています。またいろいろな知見にもとづきこの方剤にはこのような作用があったという発見がありましたら是非御教授いただきたいと思っています。最新医学の中に漢方薬がどのようにかかわっていけるのか大変興味深い所以であります。

　最後に水嶋塾を後援していただいた㈱ツムラ様には会場の設営から参加者の連絡、リモートの準備など物心両面から数々のお世話をしていただきました。ここに深く感謝いたします。

　これからも水嶋塾は最新の研究成果を加えながら最新医学のどの分野に漢方薬が役に立つのか研究をつづけていきたいと思っています。

水嶋　丈雄 （みずしま　たけお）

1981年　大阪医大卒
1978年　東洋医学研究会を立ち上げ麻酔科兵頭教授に師事。鍼灸・漢方を学
　　　　ぶ（初代会長）
1981年　長野県佐久総合病院に入局。若月院長指導のもと診療全科において
　　　　認定医以上のスキルを目標に卒後10年間で全科ローテイト。総合診
　　　　療医（このときにはまだ学会ができていなかった）
1988年　中国北京中医薬大中国政府招聘留学。中医師。良導絡指導医
1990年　佐久病院内に東洋医学研究所を開設。初代所長。漢方治療・鍼灸治
　　　　療を開始、医師と鍼灸師の卒後研修制度（全科ローテイト・中国研
　　　　修）を開始。日本東洋医学会専門医
1992年　東洋医学会指導医。北京中医薬大講師（日本校・2015年まで、現顧
　　　　問）。信州大東洋医学講座非常勤講師（2018年まで、現臨床指導医）
1993年　新農業基本法首相諮問委員。総務省地域おこし講師（2000年まで）
1994年　厚労省指定全国鍼灸技術講習会講師
1998年　佐久市内に水嶋クリニック・東洋医学研究所開業。研修医・鍼灸師
　　　　の卒後研修
2000年　長野市内で医師のための漢方水嶋塾開催。現在100回を超える。
　　　　全国鍼灸マッサージ師会集中講座講師
2010年　WHO伝統医学部門委員。日本東洋医学会評議員
2012年　日本プライマリ・ケア連合学会認定医・指導医・評議員
2014年　日本東洋医学会理事
2019年　日本東洋医学会長野県部会会長
2020年　漢方水嶋塾、Webセミナー開始

【著書】
『漢方治療の診断と実践：漢方水嶋塾講義録』三和書籍
『鍼灸医療への科学的アプローチ』三和書籍
『アトピー・ぜんそく・花粉症が治る100のコツ』主婦の友社
『パーキンソン病は自分で治せる！』主婦の友社
『食べて元気になる漢方ごはん』信濃毎日出版社
『免疫力アップで心と体の病気を治す』主婦の友社
『肝臓病と肝臓強化法』主婦の友社
など多数

漢方と最新医学
漢方水嶋塾講義集
2024年1月28日　初版第1刷発行

著　者　水嶋丈雄
発行者　中田典昭
発行所　東京図書出版
発行発売　株式会社 リフレ出版
　　　　　〒112-0001　東京都文京区白山 5-4-1-2F
　　　　　電話 (03)6772-7906　FAX 0120-41-8080
印　刷　株式会社 ブレイン

© Takeo Mizushima
ISBN978-4-86641-683-0 C3047
Printed in Japan 2024

落丁・乱丁はお取替えいたします。
ご意見、ご感想をお寄せ下さい。